# 编委会

主　编：郭晓丽

副主编：杨　帆

编　委：邝春梅　叶少红　刘　玲
　　　　刘宝山　刘　军　李　静
　　　　李海英　张冠宇　张建红
　　　　张炳宇　张彦琴　张继惠
　　　　张　伟　杨　预　郑　莹
　　　　赵丽华　徐玉霞　谢海涛
　　　　谢礼花　崔丽杰　董红杰
　　　　董　艳　臧心怡

（以上名单以姓氏笔画为序）

郭晓丽/主编　孙文墅/审读

# 孕产百科

21世纪孕产读物第一品牌

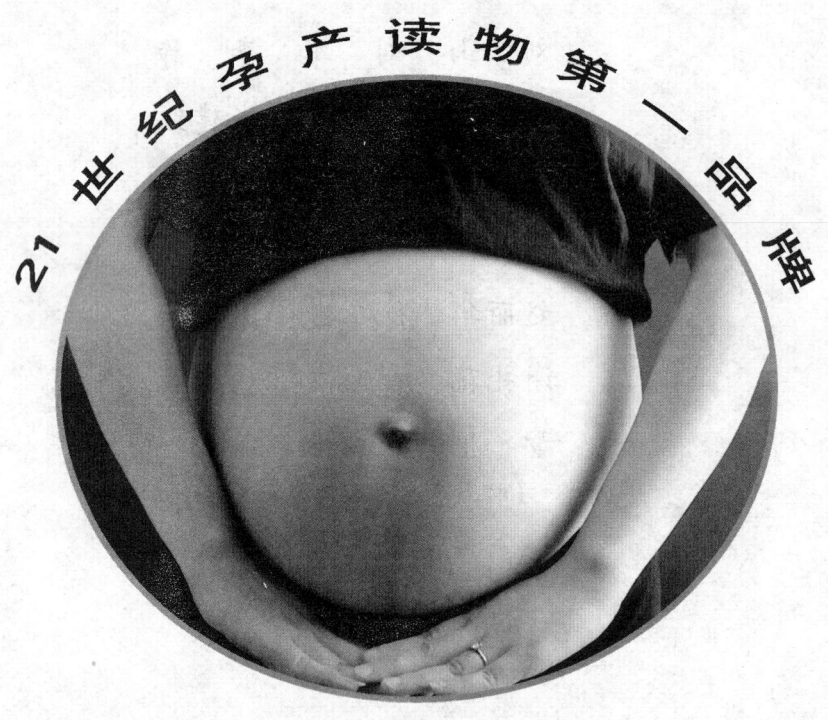

华夏出版社

# 编辑寄语

爱情让一对男女走进婚姻家庭。而生儿育女,则是每一个家庭的主要职责之一。上帝赋予女人特有魅力,她既是美丽的,又是伟大的。

怀孕,是每一位健康女性最期盼的时刻,因为,从这一刻起,她完全证明了自己是一个真正的女人,多了一份神圣的责任,拥有一生中将为人母的最骄傲的幸福感!

在这漫长的十月怀胎中,女人犹如经历了一次二万五千里长征,从怀孕初期的妊娠反应,到大腹便便的漫漫长路的艰难,从撕心

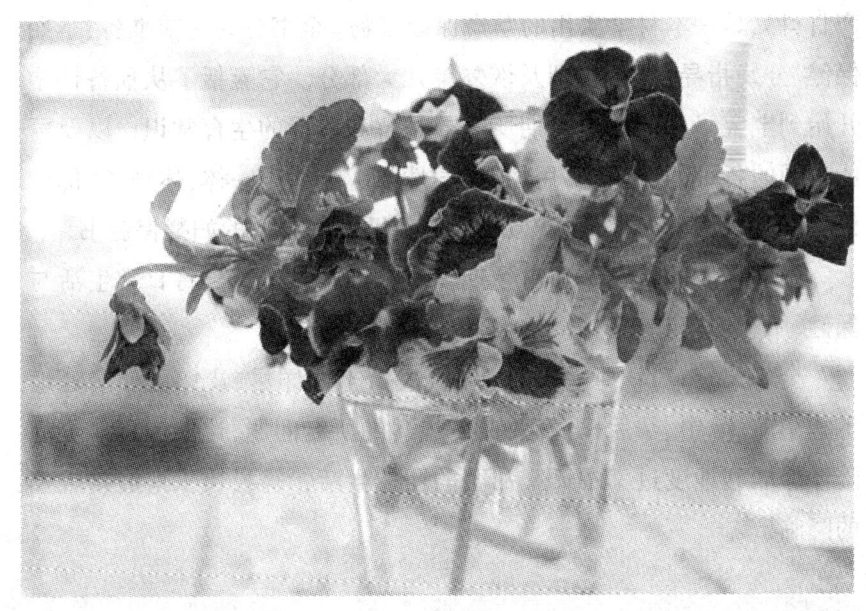

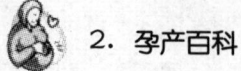

## 2. 孕产百科

裂肺的疼痛,到小宝宝"呱呱"落地,都伴随着妈妈的血汗。从胎儿到宝宝,妈妈身体的每一根神经无不牵挂着这个在肚子里慢慢成长的神奇生命。

怎样孕育一个既聪明又健康漂亮的宝宝,怎样轻松、愉快、平安、顺利地走好孕育小生命的历程,这是每一位即将为人母的女性所迫切想知道的。尤其是21世纪,是一个竞争激烈的社会,是一个人才济济的社会,要想让孩子成为这个世纪的弄潮儿,作为年轻的父母(准父母)必须从胎儿抓起,让孩子赢在起跑线上。

但是,许多家庭在准备迎接宝宝的降临之前都缺乏相应的孕产知识。从优生优育的角度,要想孕育一个活泼健康的宝宝,需要从孕前的早期准备开始。准父母需要了解怎样才能科学怀孕、科学分娩、科学保健以及科学护理等一系列知识,才不会出现手忙脚乱、束手无策的情况。由在妇产科具有十多年经验的留日医学博士孙文墅,结合国内与国外最新的生育知识及临床经验,精心策划、编著而成的《孕产百科》,是一本科学实用的孕产保健读物。全书分为孕前准备、孕期保健、分娩指导、产后护理及恢复等几大部分。它囊括了从预备怀孕开始到宝宝降生的各个时期所需要了解和掌握的生育常识,以及可能出现的各种问题,集实用性、科学性与趣味性于一体,体现了"优生优育"的宗旨,是一本最新、最权威的新婚家庭必备的妇婴保健书籍。

本书最大的特色是针对孕期10个月的具体情况,将日常生活与保健、胎教内容和步骤做了全面的安排和指导。

全书文字简练,通俗易懂,内容极为丰富详尽,让您更加清楚地了解孕前、孕中、孕后、分娩及产后出现的所有问题,让妇产专家全程陪伴您顺利地度过幸福而又甜蜜的孕期生活,轻松快乐地迎接宝宝的降临。

# 目 录

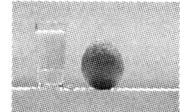

## 第一章 怀孕要做的准备 ...... 1

### 第一节 心理准备是优生的前提 ...... 2

#### 一、准妈妈的心理准备 ...... 2
1. 想做一个完整的女人 ...... 3
2. 能够承担起做母亲的责任 ...... 3
3. 对做母亲有信心 ...... 4
4. 提前安排好工作与生活 ...... 5
5. 能接受孕期的各种变化 ...... 5
6. 消除对分娩的恐惧 ...... 6
7. 有计划地消费 ...... 7

#### 二、准爸爸的心理准备 ...... 7
1. 能够承担起做父亲的责任 ...... 8
2. 做好受累的准备 ...... 8
3. 抛开生男生女的顾虑 ...... 10
4. 树立教育好孩子的信心 ...... 10
5. 给予妻子更多的呵护与爱 ...... 11
6. 理解妻子的情爱转移 ...... 12
7. 接受未来家庭心理空间的变化 ...... 12

## 2. 目录

### 第二节 生理准备是优生的关键 ………… 12

#### 一、准妈妈的生理准备 …………………… 13

1. 保证身体健康 ……………………………… 13
2. 戒烟酒 ……………………………………… 14
3. 慎用药物与化妆品 ………………………… 14
4. 体重要得当 ………………………………… 15
5. 停止避孕 …………………………………… 16
6. 加强身体锻炼 ……………………………… 16
7. 创造和谐的性生活 ………………………… 16
8. 不可忽视的环境因素 ……………………… 17
9. 远离辐射源 ………………………………… 18
10. 需要调换的工作 …………………………… 19
11. 流产后不宜立即受孕 ……………………… 20
12. 忌养小动物 ………………………………… 20

#### 二、准爸爸的生理准备 …………………… 21

1. 保证生殖系统健康 ………………………… 21
2. 排除不良情绪 ……………………………… 22
3. 戒烟酒 ……………………………………… 22
4. 谨慎服药 …………………………………… 23
5. 性生活不宜过频 …………………………… 24
6. 避免接触有害物质 ………………………… 24

### 第三节 饮食营养是优生的保障 ………… 25

#### 一、准妈妈的饮食营养 …………………… 26

1. 及时调整饮食结构 ………………………… 26
2. 孕前 3 个月补充叶酸 ……………………… 26

## 二、准爸爸的饮食营养 ········· 27
1. 及时调整饮食结构 ········· 27
2. 多吃一些番茄 ············· 28
3. 保证摄取优质蛋白质 ······· 29
4. 适量摄入脂肪 ············· 30

## 第四节 孕前检查是孕育健康宝宝的保证
·········································· 30

### 一、准妈妈检查的内容 ········· 30
1. 血常规、尿常规、肝功能、肾功能、心电图、血压测定 ·························· 31
2. 病毒及抗体检测 ··········· 32
3. 妇科及传染病筛查 ········· 35
4. 口腔检查 ················· 35
5. 染色体检查（有遗传病家族史者）········ 36
6. 营养状况检查 ············· 36

### 二、准爸爸检查的内容 ········· 36
1. 血常规、尿常规、肝功能、肾功能检查 ····· 37
2. 精液检查 ················· 37
3. 传染病筛查和染色体检查（有遗传病家族史者）·························· 37

### 三、不适合怀孕的疾病 ········· 37
1. 高血压病 ················· 38
2. 严重的糖尿病 ············· 38
3. 严重的心脏病 ············· 39
4. 肺结核病 ················· 40
5. 肾脏病 ··················· 40
6. 其他疾病 ················· 41

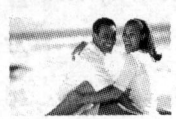

## 第二章　怀孕是做妈妈的第一步 …… 42

### 第一节　受孕的过程 …………………… 43

一、受孕的生理过程 ………………… 43
  1. 选择受孕的时机 ……………… 43
  2. 精子与卵子是怎样结合的 …… 44
  3. 受精卵是怎样演变的 ………… 46
  4. 自测排卵期的方法 …………… 46
  5. 最佳受孕年龄 ………………… 48
  6. 最佳受孕季节 ………………… 49
  7. 生男生女真的能选择吗 ……… 50

二、性生活与受孕 …………………… 51
  1. 夫妻性生活的质量 …………… 52
  2. 应掌握性爱技巧 ……………… 53

### 第二节　如何确定自己怀孕了 ………… 54

一、自我检查 ………………………… 54
  1. 月经停止 ……………………… 54
  2. 恶心、呕吐 …………………… 55
  3. 乳房胀大 ……………………… 56
  4. 小便频繁 ……………………… 56
  5. 基础体温升高 ………………… 56
  6. 面部出现孕斑 ………………… 57
  7. 突然出现便秘 ………………… 57
  8. 口味发生变化 ………………… 57
  9. 身体疲乏 ……………………… 58

二、医院检查 ………………………… 58
  1. 尿液检查 ……………………… 58

2. B超检查 ………………………………… 59

3. 血液检查 ………………………………… 59

4. 宫颈黏液涂片检查 ……………………… 59

5. 阴道检查 ………………………………… 60

三、推算预产期的方法 ………………………… 60

1. 最后一次月经推算法 …………………… 60

2. 胎动推算法 ……………………………… 60

3. 孕吐计算法 ……………………………… 61

4. B超检测法 ……………………………… 61

## 第三节 怀孕后的注意事项 ……………… 62

一、准妈妈的注意事项 ………………………… 62

1. 保持情绪稳定 …………………………… 62

2. 合理安排饮食 …………………………… 63

3. 忌服药物 ………………………………… 64

4. 防止病毒感染 …………………………… 65

5. 调整睡眠姿势 …………………………… 65

6. 孕后洗澡要领 …………………………… 67

7. 避开辐射源 ……………………………… 67

8. 注意服饰美容 …………………………… 68

二、准爸爸的注意事项 ………………………… 70

1. 营造快乐的家庭氛围 …………………… 70

2. 做好后勤保障工作 ……………………… 70

3. 性生活要有节制 ………………………… 71

4. 经常抚摸妻子的腹部 …………………… 71

5. 陪同妻子产检 …………………………… 72

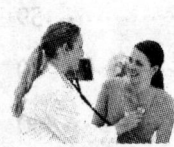

## 第三章 宝宝健康，孕期检查不可少 … 73

### 第一节 孕期检查的重要性 … 74

#### 一、检查前要做的工作 … 74
1. 心情放松 … 74
2. 最好不要化妆 … 75

#### 二、检查的时间与内容 … 75
1. 孕早期常规检查的内容 … 75
2. 孕中期常规检查的内容 … 75
3. 孕后期常规检查的内容 … 76

#### 三、孕期检查需注意的事项 … 76
1. 身体的变化 … 76
2. 按时进行孕期检查 … 77
3. 血压的变化 … 78
4. 孕期应少做 B 超 … 79

#### 四、孕期出现各种病症的防治 … 80
1. 先兆流产 … 80
2. 妊娠贫血 … 81
3. 妊娠便秘 … 81
4. 妊娠高血压 … 82
5. 妊娠糖尿病 … 83
6. 前置胎盘 … 84
7. 臀位 … 85
8. 胎膜早破 … 86
9. 胎盘早期剥离 … 86
10. 子宫收缩不良 … 86
11. 孕期忧郁症 … 86

## 第四章　解读孕期性生活 ·················· 88

### 第一节 怎样过孕期性生活 ············· 89

#### 一、性生活的要点 ··················· 89

1. 性生活应有节制 ················ 89
2. 性生活的好处 ·················· 90
3. 孕期性生活要掌握技巧 ············ 91

#### 二、性生活需注意的事项 ············· 91

1. 随孕期与身体的变化做调整 ········· 91
2. 选择不压迫妻子腹部的体位 ········· 92
3. 妻子要多与丈夫沟通和交流 ········· 93
4. 前戏不要过于激烈 ··············· 93
5. 孕后不宜性交的几种情况 ·········· 94

### 第二节 孕期性生活的体位 ············ 95

#### 一、孕期性生活安全体位 ············· 96

1. 准妈妈在上的体位 ··············· 96
2. 准爸爸在上的体位 ··············· 96
3. 侧躺体位 ······················ 96
4. 坐式 ·························· 97
5. 准妈妈坐在床缘体位 ············· 97
6. 由背后插入体位 ················· 97

#### 二、根据不同孕期采取相应的体位 ······ 97

1. 孕早期采取的体位 ··············· 97
2. 孕中期采取的体位 ··············· 98
3. 孕晚期采取的体位 ··············· 98

## 第五章　胎教是培养聪明宝宝的基础 … 99

### 第一节　胎教 …………………………… 100

#### 一、正确认识胎教 …………………… 100

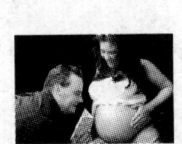

1. 胎教信息是如何传递的 …………… 101
2. 重视中医养生胎教 ………………… 101
3. 胎教不是教胎宝宝学习知识 ……… 102
4. 胎教不能急于求成 ………………… 102
5. 准妈妈的习惯影响胎教 …………… 103
6. 胎教宝宝的特点 …………………… 103

#### 二、胎教的分类 ……………………… 105

1. 情绪胎教 …………………………… 105
2. 光照胎教 …………………………… 106
3. 抚摸胎教 …………………………… 106
4. 语言胎教 …………………………… 107
5. 信息胎教 …………………………… 108
6. 音乐胎教 …………………………… 108
7. 运动胎教 …………………………… 110
8. 环境胎教 …………………………… 111

### 第二节　准妈妈和准爸爸的胎教 ………… 112

#### 一、准妈妈的胎教 …………………… 112

1. 写好胎教日记 ……………………… 112
2. 吃出营养胎教 ……………………… 113
3. 为胎宝宝唱歌 ……………………… 114
4. 给胎宝宝上音乐课 ………………… 115

- 5. 音乐会带来的好处 …………………… 115
- 6. 大自然中最简单的胎教 ……………… 116
- 7. 阅读在语言胎教中的作用 …………… 117

## 二、准爸爸的胎教 …………………………… 117
- 1. 做好妻子的营养师 …………………… 118
- 2. 适当调节妻子的情绪 ………………… 118
- 3. 布置一个温馨的胎教环境 …………… 119
- 4. 激发妻子的爱子之情 ………………… 120
- 5. 协助妻子做好胎教 …………………… 120
- 6. 丰富妻子的业余生活 ………………… 120

## 三、实施胎教需注意的事项 ………………… 121
- 1. 走出胎教的误区 ……………………… 121
- 2. 母爱是最好的胎教 …………………… 121
- 3. 语言胎教需注意的事项 ……………… 122
- 4. 抚摸胎教需注意的事项 ……………… 122
- 5. 音乐胎教需注意的事项 ……………… 123
- 6. 运动胎教需注意的事项 ……………… 124

# 第六章 怀孕第一个月 ……………………… 125

## 第一节 生理变化 …………………………… 126

### 一、胎宝宝的变化 …………………………… 126
- 1. 受精卵(胚胎)形成 …………………… 126
- 2. 胎盘 …………………………………… 127
- 3. 脐带 …………………………………… 128

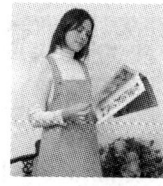

### 二、准妈妈的变化 …………………………… 128
- 1. 体形不变 ……………………………… 129
- 2. 基本上感觉正常 ……………………… 129

## 第二节 准妈妈的饮食与保健 …………… 129
### 一、饮食要点 …………………………… 130
1. 准妈妈需要的营养素 …………… 130
2. 多吃且常吃的有益食品 ………… 135
3. 不宜多吃的食物 ………………… 138

### 二、保健须知 …………………………… 142
1. 保持心情舒畅 …………………… 142
2. 进行适当的休闲运动 …………… 142
3. 性生活要温和 …………………… 143
4. 关注孕早期的变化 ……………… 143
5. 避免接触有害物质 ……………… 144
6. 新婚初孕谨防流产 ……………… 145
7. 谨防宫外孕 ……………………… 145
8. 不要忽视阴道流血 ……………… 146

## 第三节 怀孕第一个月的胎教 …………… 147
### 一、胎教的原则 ………………………… 147
1. 怀孕第一天就开始胎教 ………… 147
2. 制订详细的胎教计划 …………… 148

### 二、胎教的内容 ………………………… 148
1. 合理营养 ………………………… 148
2. 稳定情绪 ………………………… 148
3. 创造一个良好的环境 …………… 149

# 第七章 怀孕第二个月 …………… 150

## 第一节 生理变化 ………………………… 151
### 一、胎宝宝的变化 ……………………… 151
1. 初具人形 ………………………… 151

2. 大脑发育加快 ……………………… 151
  3. 心脏开始搏动且完全形成 …………… 152
  4. 内脏初具规模 ………………………… 152
  5. 羊水开始形成 ………………………… 152
  6. 睾丸或卵巢逐渐形成 ………………… 152

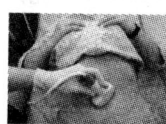

 二、准妈妈的变化 ……………………… 152
  1. 月经超时 ……………………………… 152
  2. 出现恶心、呕吐等早孕反应 ………… 153
  3. 基础体温持续偏高 …………………… 153
  4. 乳房发胀、尿频、便秘 ……………… 153
  5. 情绪不稳定 …………………………… 154
  6. 脸上开始出现斑点 …………………… 154
  7. 子宫变软,分泌物增多 ……………… 154

第二节　准妈妈的饮食与保健 …………… 155
 一、饮食要点 …………………………… 155
  1. 多吃含蛋白质丰富的食物 …………… 155
  2. 含钙丰富的食物不可少 ……………… 156
  3. 适当添加含铁丰富的食物 …………… 157
  4. 适量吃些缓解恶心、呕吐的食品 …… 157
  5. 养成良好的饮食习惯 ………………… 158
 二、保健须知 …………………………… 160
  1. 谨防流产 ……………………………… 160
  2. 谨防葡萄胎 …………………………… 161
  3. 慎重对待人工流产 …………………… 162
  4. 及时应对早孕反应 …………………… 163
  5. 防止出现营养不良 …………………… 165

- 6. 切忌乱用药 …… 166
- 7. 建立孕期保健手册 …… 166
- 8. 参加孕期保健课程班 …… 167
- 9. 准妈妈出行注意事项 …… 168
- 10. 准妈妈最好不要开车 …… 169
- 11. 适合这个月的运动 …… 169

### 第三节 怀孕第二个月的胎教与定期检查 …… 171

#### 一、胎教原则 …… 171
1. 保护好胎宝宝 …… 171
2. 准爸爸要积极参与 …… 172

#### 二、胎教的内容 …… 172
1. 营养胎教 …… 172
2. 培养生活规律 …… 173

#### 三、定期检查的内容 …… 173
1. 检查次数、时间 …… 173
2. 初查 …… 174

## 第八章 怀孕第三个月 …… 175

### 第一节 生理变化 …… 176

#### 一、胎宝宝的变化 …… 176
1. 尾巴逐渐消失 …… 176
2. 生殖器官开始形成 …… 176
3. 内脏和大脑器官形成 …… 176
4. 在羊水中能自由地活动 …… 177

#### 二、准妈妈的变化 …… 177
1. 乳房增大 …… 177

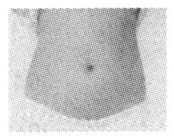

    2. 孕斑更明显 …………………… 177
    3. 有眩晕现象 …………………… 178
    4. 腹部、腰背部酸痛 …………… 178
    5. 子宫上升到腹部 ……………… 178
  第二节 准妈妈的饮食与保健 ………… 179
   一、饮食要点 ……………………… 179
    1. 吃些富含纤维素的食物 ……… 180
    2. 多吃一些含热量的食物 ……… 180
    3. 保持体内水与电解质平衡 …… 181
    4. 应避免吃的食物 ……………… 181
    5. 饮食中的一些禁忌 …………… 182
    6. 不要喝不健康的水 …………… 183
   二、保健须知 ……………………… 184
    1. 稳定情绪 ……………………… 184
    2. 生活要有规律 ………………… 185
    3. 可适当延长睡眠时间 ………… 185
    4. 适当做些家务 ………………… 185
    5. 保持个人卫生 ………………… 185
    6. 避免电磁波辐射 ……………… 186
    7. 忌去公共浴池洗澡 …………… 188
    8. 选择适合的床品 ……………… 189
    9. 不要做放射线检查 …………… 190
    10. 远离烟酒 …………………… 190
    11. 避免空调直吹 ……………… 191
    12. 预防泌尿道感染 …………… 191
    13. 防治溶血症 ………………… 193

14. 防治感冒 ……………………………… 193
15. 对怀上双胞胎有心理准备 …………… 194
16. 适合这个月的运动 …………………… 196

### 第三节 怀孕第三个月的胎教与定期检查 … 197

#### 一、胎教的内容 ……………………… 197
1. 饮食胎教 ……………………………… 197
2. 品行情绪胎教 ………………………… 198
3. 户外散步胎教 ………………………… 198
4. 夫妻恩爱胎教 ………………………… 199
5. 抚摸胎教 ……………………………… 199

#### 二、定期检查的内容 ………………… 200
1. 超声波检查 …………………………… 200
2. 血液检查 ……………………………… 200
3. 小便检查 ……………………………… 200
4. 风疹病毒检查 ………………………… 201
5. 宫颈癌检查 …………………………… 201

## 第九章 怀孕第四个月 ……………… 202

### 第一节 生理变化 ……………………… 203

#### 一、胎宝宝的变化 …………………… 203
1. 身体有了感知 ………………………… 203
2. 脸部完全形成 ………………………… 203
3. 能辨认性别 …………………………… 203
4. 出现打嗝 ……………………………… 204

#### 二、准妈妈的变化 …………………… 204
1. 出现妊娠纹 …………………………… 204

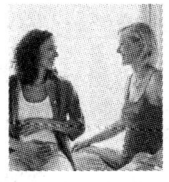

   2. 孕吐症状消失 …………………… 204
   3. 乳房里已经有了初乳 …………… 205
   4. 出现第一次胎动 ………………… 205
   5. 腹部隆起 ………………………… 205
   6. 易患牙龈炎症 …………………… 205
   7. 视力略有下降 …………………… 206

第二节 准妈妈的饮食与保健 ………… 206
 一、饮食要点 …………………………… 206
   1. 食物均衡,营养丰富 …………… 207
   2. 谨防肥胖 ………………………… 207
   3. 不要贪吃火锅与冷饮 …………… 208
 二、保健须知 …………………………… 209
   1. 保持好个人卫生 ………………… 209
   2. 要保持正确的姿势 ……………… 210
   3. 缓解腰痛和背痛的方法 ………… 211
   4. 怎样预防妊娠纹 ………………… 211
   5. 服装应宽松舒适 ………………… 212
   6. 注意腰腿保暖 …………………… 214
   7. 选择安全又舒适的鞋子 ………… 215
   8. 性生活要适度 …………………… 215
   9. 切不可滥用泻药 ………………… 216
   10. 适合这个月的运动 …………… 217

第三节 怀孕第四个月的胎教与定期检查
   ………………………………………… 218
 一、胎教的内容 ………………………… 218
   1. 语言胎教 ………………………… 219

2. 音乐胎教 ………………………… 219
3. 触压运动胎教法 ………………… 220

### 二、定期检查的内容 ………………… 220

1. 测量子宫底高度 ………………… 220
2. 血清检查 ………………………… 221
3. 羊水检查 ………………………… 221

# 第十章 怀孕第五个月 ………… 223

## 第一节 生理变化 ………………… 223

### 一、胎宝宝的变化 ………………… 223

1. 开始长出脂肪 …………………… 223
2. 在羊水中玩耍 …………………… 223
3. 听觉进一步完善 ………………… 224
4. 心脏跳动更加活跃 ……………… 224
5. 大脑得到快速发育 ……………… 224
6. 触觉和味觉更加完善 …………… 224
7. 身体五官发育完善 ……………… 224
8. 皮肤分泌胎脂 …………………… 225

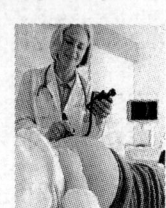

### 二、准妈妈的变化 ………………… 225

1. 心脏负担加重 …………………… 225
2. 胎动明显 ………………………… 225
3. 有的准妈妈可能生痔疮 ………… 226
4. 分泌物比以前增多 ……………… 226
5. 乳头颜色变深并有乳汁分泌 …… 226
6. 子宫变大 ………………………… 226

## 第二节 准妈妈的饮食与保健 …………… 227
### 一、饮食要点 …………………………… 227
1. 吃些富含钙的食物 ………………… 227
2. 增加微量元素的摄入量 …………… 228

### 二、保健须知 …………………………… 228
1. 乳房保健 …………………………… 228
2. 使用腹带支撑肚子 ………………… 230
3. 注意控制体重 ……………………… 230
4. 注意身体的姿势 …………………… 231
5. 要远离噪声 ………………………… 231
6. 警惕阑尾炎 ………………………… 232
7. 出游注意事项 ……………………… 233
8. 性生活注意事项 …………………… 234
9. 准爸爸的任务 ……………………… 235
10. 适合这个月的运动 ………………… 235

## 第三节 怀孕第五个月的胎教与定期检查
……………………………………… 238

### 一、胎教的内容 ………………………… 238
1. 胎谈胎教 …………………………… 239
2. 抚摸胎教 …………………………… 240
3. 亲子游戏胎教 ……………………… 242
4. 信息胎教 …………………………… 242
5. 情绪胎教 …………………………… 243

### 二、定期检查的内容 …………………… 244
1. B 超检查 …………………………… 244
2. 听胎心跳动 ………………………… 245

3. 记胎动次数 ········· 245
4. 自己寻找胎动规律 ········· 245
5. 检查羊水多少 ········· 246

## 第十一章 怀孕第六个月 ········· 248

### 第一节 生理变化 ········· 249

#### 一、胎宝宝的变化 ········· 249
1. 骨骼已经发育完全 ········· 249
2. 消化器官日渐成熟 ········· 249
3. 具备一定的听力 ········· 250
4. 出现开闭眼睑的动作 ········· 250
5. 内脏器官更加发达 ········· 250

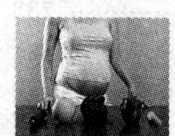

#### 二、准妈妈的变化 ········· 250
1. 呼吸粗重,身体出现浮肿 ········· 250
2. 有些关节部位变得松弛 ········· 251
3. 易患贫血 ········· 251
4. 出现易躁情绪 ········· 251
5. 腿部发麻抽筋 ········· 252
6. 牙龈容易出血 ········· 252
7. 皮肤瘙痒 ········· 252
8. 爱出汗 ········· 253

### 第二节 准妈妈的饮食与保健 ········· 253

#### 一、饮食要点 ········· 253
1. 这个月需补充的营养素 ········· 253
2. 这个月各种食物的需要量 ········· 255
3. 这个月最容易忽视的"营养素" ········· 256

4. 吃有益于宝宝视力发育的食物 ………… 257
 5. 这个月应禁忌的食物 ……………… 259
二、保健须知 ………………………………… 259
 1. 保证足够的睡眠时间 ……………… 260
 2. 性生活不宜过频 …………………… 260
 3. 丈夫应给予妻子更多的爱 ………… 260
 4. 注意温差的变化 …………………… 262
 5. 准妈妈应注意眼睛的保健 ………… 262
 6. 准妈妈不要熬夜 …………………… 264
 7. 孕期护发有讲究 …………………… 264
 8. 适合这个月的运动 ………………… 265

第三节 怀孕第六个月的胎教与定期检查
 ……………………………………… 267
一、胎教的内容 ……………………………… 268
 1. 情绪胎教 …………………………… 268
 2. 美育胎教 …………………………… 268
 3. 音乐胎教 …………………………… 269
 4. 拍打、推动和散步胎教 …………… 270
二、定期检查的内容 ………………………… 270
 1. 精密超声波检查 …………………… 272
 2. 妊娠糖尿病检查 …………………… 271
 3. 超声波心动检查 …………………… 271

第十二章 怀孕第七个月 ………… 272

第一节 生理变化 …………………………… 273
一、胎宝宝的变化 …………………………… 273
 1. 皮肤开始长肉了 …………………… 273

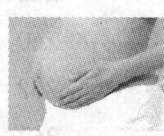

  2. 对光有了感应 …………………… 273
  3. 听觉、味觉更加发达 ………………… 274
  4. 脑组织发育完善 ……………………… 274
  5. 活动变得有规律了 …………………… 274
 二、准妈妈的变化 ……………………… 274
  1. 妊娠纹明显增多 ……………………… 275
  2. 眼睛变得干涩 ………………………… 275
  3. 肋骨和腰部有时疼痛 ………………… 275
  4. 会做噩梦 ……………………………… 275
  5. 四肢出现浮肿 ………………………… 276
  6. 胎动逐渐加强 ………………………… 276
  7. 血压上升 ……………………………… 276
第二节 准妈妈的饮食与保健 ……………… 277
 一、饮食要点 …………………………… 277
  1. 可以采用少吃多餐的方法 …………… 277
  2. 尽量少吃含糖量多及动物性脂肪的食品 … 278
  3. 吃一些补脑食品 ……………………… 278
  4. 做到科学饮水 ………………………… 278
 二、保健须知 …………………………… 279
  1. 选择合适的内衣 ……………………… 279
  2. 注意保养皮肤 ………………………… 280
  3. 避免发生妊娠高血压综合征 ………… 280
  4. 不宜盲目保胎 ………………………… 281
  5. 防止早产 ……………………………… 281
  6. 如何应对这一时期的妊娠反应 ……… 283
  7. 这一时期准爸爸的任务 ……………… 286

8. 为胎宝宝准备用品 ............ 287
9. 丈夫应当好妻子的保健助手 ............ 288
10. 避免蚊虫叮咬 ............ 289
11. 适合这个月的运动 ............ 290

## 第三节 怀孕第七个月的胎教与定期检查
............ 291

### 一、胎教的内容 ............ 291
1. 光照胎教 ............ 291
2. 讲故事胎教 ............ 292
3. 冥想胎教 ............ 293
4. 写字与画画胎教 ............ 293

### 二、定期检查的内容 ............ 294
1. 称体重 ............ 294
2. 量血压 ............ 294
3. 听胎心 ............ 294
4. 查胎位 ............ 295
5. 量宫高和腹围 ............ 295
6. 检查血红蛋白(贫血) ............ 295
7. 检查尿常规 ............ 295
8. 糖尿病筛查 ............ 295

# 第十三章 怀孕第八个月 ............ 297

## 第一节 生理变化 ............ 298

### 一、胎宝宝的变化 ............ 298
1. 身体的变化 ............ 298
2. 胎头向下 ............ 298

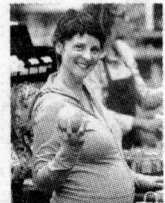

    3. 眼睛已经完全睁开 ………… 299
    4. 肺与消化系统完全形成 ……… 299
    5. 生殖器官区别明显 …………… 299
    6. 胎宝宝的活动减少 …………… 299
  二、准妈妈的变化 ………………… 299
    1. 子宫出现周期性的收缩 ……… 300
    2. 肋骨疼痛 ……………………… 300
    3. 外阴出现瘙痒 ………………… 300
    4. 胸口发闷，呼吸变得急促 …… 300
    5. 出现尿失禁和肩膀疼痛现象 … 300
    6. 体重迅速增长 ………………… 301

第二节 准妈妈的饮食与保健 ………… 301
  一、饮食要点 ……………………… 302
    1. 常吃预防早产的食物 ………… 302
    2. 多吃高蛋白质食品 …………… 303
    3. 适量吃些零食 ………………… 303
  二、保健须知 ……………………… 304
    1. 控制体重 ……………………… 304
    2. 保证休息 ……………………… 304
    3. 要注意妊娠高血压综合征 …… 305
    4. 警惕 ICP 引发的瘙痒 ………… 305
    5. 乳房保健注意事项 …………… 306
    6. 采取左侧睡眠 ………………… 306
    7. 练习做呼吸操 ………………… 307
    8. 不宜出远门 …………………… 308

9. 孕晚期出行时的注意事项 ………… 308
10. 准妈妈家务劳动注意事项 ………… 309
11. 为母乳喂养做准备 ………………… 310
12. 做好产前准备工作 ………………… 311
13. 丈夫为妻子应做哪些事情 ………… 313
14. 性生活注意事项 …………………… 314
15. 练习拉梅兹分娩呼吸法 …………… 314
16. 适合这个月的运动 ………………… 315

## 第三节 怀孕第八个月的胎教与定期检查
……………………………………… 317

### 一、胎教的内容 …………………… 317
1. 阅读胎教 ………………………… 317
2. 英语童话胎教 …………………… 318
3. 音乐胎教 ………………………… 318

### 二、定期检查的内容 ……………… 319
1. 检查妊娠高血压综合征 ………… 319
2. 超声波检查 ……………………… 320
3. 判断是否会早产 ………………… 320

# 第十四章 怀孕第九个月 …………… 321

## 第一节 生理变化 …………………… 322

### 一、胎宝宝的变化 ………………… 322
1. 性器官发育完全 ………………… 322
2. 头下降进入骨盆 ………………… 322
3. 肤色呈粉红色 …………………… 322
4. 指甲会抓伤自己 ………………… 322

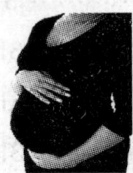

## 二、准妈妈的变化 ……… 323
1. 排尿次数比以前增多 ……… 323
2. 心情郁闷 ……… 323
3. 腿部出现痉挛 ……… 323
4. 胸部受到的压迫增大 ……… 323
5. 感觉腹部下沉 ……… 324

## 第二节 准妈妈的饮食与保健 ……… 324

### 一、饮食要点 ……… 324
1. 控制饮食 ……… 324
2. 补充营养素 ……… 325
3. 补充膳食纤维 ……… 326
4. 吃些有助于分娩的食物 ……… 326

### 二、保健须知 ……… 327
1. 做好临产前的准备 ……… 327
2. 制订产后护理计划 ……… 328
3. 如何应对浮肿和尿频 ……… 328
4. 性生活注意事项 ……… 329
5. 不要劳累 ……… 329
6. 注意区别真假宫缩 ……… 329
7. 观察乳房溢出的液体 ……… 330
8. 最好自然分娩 ……… 330
9. 适合这个月的运动 ……… 334

## 第三节 怀孕第九个月的胎教与定期检查
……… 335

### 一、胎教的内容 ……… 336
1. 触摸胎教 ……… 336

## 　　2. 为顺产做努力 ………… 336
## 　　3. 给胎宝宝唱歌 ………… 337
## 　　4. 文学胎教 …………… 337
## 　二、定期检查内容 ………… 338
## 　　1. 超声波检查 ………… 338
## 　　2. 检查血红蛋白（贫血） … 339
## 　　3. 检查阴道分泌物 ……… 339
## 　　4. 测定心脏跳动次数 …… 339

## 第十五章　怀孕第十个月 ……… 340

### 第一节　生理变化 ……………… 341
#### 一、胎宝宝的变化 …………… 341
　　1. 大脑内部开始形成髓鞘 … 341
　　2. 身体向骨盆的下方位移动 … 341
　　3. 肠道里积满粪便 ……… 342
　　4. 为初次呼吸分泌荷尔蒙 … 342
#### 二、准妈妈的变化 …………… 342
　　1. 出现假阵痛 ………… 342
　　2. 出现分娩信号 ……… 342
　　3. 子宫收缩间隔时间变短 … 343

### 第二节　准妈妈的饮食与保健 … 343
#### 一、饮食要点 ……………… 343
　　1. 分娩前进食要领 ……… 343
　　2. 注意补充维生素 K …… 344
　　3. 吃容易消化吸收的食物 … 344
　　4. 巧进食避肥胖 ………… 345

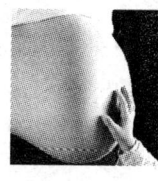

## 二、保健须知 …………………… 346
1. 不要独自出门 …………………… 346
2. 避免去拥挤的公共场所 …………… 346
3. 调节好情绪 …………………… 347
4. 勤洗澡 …………………… 348
5. 什么时间入院合适 …………… 348
6. 临近产期应注意的事项 …………… 349
7. 为分娩做准备 …………………… 350
8. 练习分娩时的用力方法 …………… 351

### 第三节 怀孕第十个月的胎教与定期检查
…………………… 352

## 一、胎教的内容 …………………… 352
1. 保持情绪稳定 …………………… 352
2. 胎谈胎教 …………………… 353
3. 练习分娩呼吸法 …………… 354

## 二、定期检查的内容 …………… 354
1. 常规检查 …………………… 354
2. 发现异常情况应及早住院 …………… 354

# 第十六章 分娩进行时 …………… 356

### 第一节 分娩前的准备工作 …………… 357

## 一、精神准备 …………………… 357
1. 思想放松 …………………… 357
2. 做好忍受产痛的准备 …………… 358
3. 做好意外情况的准备 …………… 358

## 27. 目 录

### 二、食物的准备 ……………………… 358
1. 多吃一些巧克力 ………………… 359
2. 分娩过程中需要补充的食物 …… 359

### 三、陪护准备 …………………………… 360
1. 准爸爸应做好陪护准备 ………… 360
2. 家人陪同不可少 ………………… 362

## 第二节 分娩方式及分娩前后 ………… 362

### 一、分娩的几种方式 …………………… 362
1. 竖式分娩 ………………………… 363
2. 水中分娩 ………………………… 364
3. 导乐分娩 ………………………… 365
4. 无痛分娩 ………………………… 366
5. 主动分娩 ………………………… 367
6. 拉梅兹分娩 ……………………… 368
7. 贵宾式分娩 ……………………… 369
8. 剖腹产 …………………………… 369
9. 双胞胎的分娩方式 ……………… 370

### 二、分娩前后 …………………………… 371
1. 减轻产痛的几种方法 …………… 371
2. 分娩所需要的时间 ……………… 371
3. 如何与医生配合进行分娩 ……… 372
4. 需要切开会阴的几种情况 ……… 374
5. 分娩后产妇的注意事项 ………… 375
6. 剖腹产前后的注意事项 ………… 376
7. 突然分娩时的应对办法 ………… 378

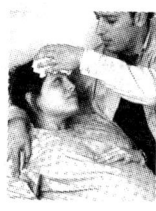

## 第十七章 关注产褥期与产后恢复 ··· 379

### 第一节 产褥期的身体变化及护理 ········ 380

#### 一、产妇的身体变化 ·············· 380

1. 产后生殖系统发生的变化 ········ 380
2. 产后其他系统的变化 ·········· 381
3. 产后乳房的变化 ············ 381
4. 产后身体的其他反应 ·········· 382

#### 二、产褥期的护理 ·············· 383

1. 产妇居住的环境 ············ 384
2. 产妇的个人卫生 ············ 384
3. 关注产后第一次大小便 ········ 386
4. 剖腹产后产妇自我护理 ········ 386
5. 谨防产褥期护理误区 ·········· 388

### 第二节 产褥期的饮食 ·············· 392

#### 一、产妇的饮食原则 ·············· 392

1. 饮食以清淡保热量为宜 ········ 392
2. 多吃流质与半流质食物 ········ 393
3. 荤素与粗细搭配合理 ·········· 393
4. 剖腹产妈妈的饮食 ············ 394
5. 月子里的饮食禁忌 ············ 394
6. 月子里的饮食误区 ············ 396

#### 二、适合产妇的食品 ·············· 399

1. 各种炖汤 ················ 399
2. 鸡蛋 ·················· 400

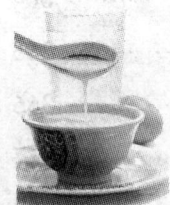

3. 小米粥 …………………………… 400
　　4. 鱼 ………………………………… 400
　　5. 芝麻 ……………………………… 401
　　6. 花生 ……………………………… 401
　　7. 红糖、红枣、红小豆 …………… 401
　　8. 蔬菜类 …………………………… 402
　　9. 水果类 …………………………… 403
第三节　产褥期的调养与运动 ………… 405
一、身体调养 …………………………… 406
　　1. 自然产伤口的愈合 ……………… 406
　　2. 剖腹产伤口的愈合 ……………… 406
　　3. 剖腹产后伤口护理及防护措施 … 407
二、日常生活调养 ……………………… 407
　　1. 保持心情愉快 …………………… 407
　　2. 保证睡眠充足 …………………… 408
　　3. 新妈妈的服饰 …………………… 408
　　4. 治疗产后便秘的方法 …………… 409
三、产妇的运动 ………………………… 410
　　1. 产后及时下床活动 ……………… 410
　　2. 活动要量力而行 ………………… 411
　　3. 运动有助于产妇恢复体形 ……… 411
　　4. 适合产妇的运动 ………………… 412
四、产褥期需注意的事项 ……………… 412
　　1. 产褥期要预防中暑 ……………… 412
　　2. 产褥期应慎用西药 ……………… 413

  3. 产褥期不宜滥用中药 ………………… 413
  4. 产褥期应重视产后检查 ………………… 414
  5. 产后滋补不宜过量 ……………………… 414
  6. 产褥期需防止感冒 ……………………… 415
  7. 产褥期应注意乳房护理 ………………… 415
  8. 产褥期不要看书、织毛衣 ……………… 416
  9. 警惕产后抑郁 …………………………… 417
  10. 防止产后肥胖 ………………………… 418

## 第四节 新妈妈产后恢复 …………… 419

### 一、产后心情恢复 …………………… 419
  1. 新妈妈应学会释放压力 ………………… 420
  2. 预防产后抑郁的方法 …………………… 421
  3. 如何消除产后消极情绪 ………………… 423
  4. 什么是产后情绪失调 …………………… 425
  5. 及时消除产后易疲劳状态 ……………… 426

### 二、产后身体恢复 …………………… 428
  1. 顺利度过产后第一天 …………………… 428
  2. 缓解产后疼痛 …………………………… 430
  3. 如何应对产后经常出汗 ………………… 432
  4. 谨防产褥期感染 ………………………… 434
  5. 如何应对痔疮 …………………………… 436
  6. 产后子宫复原不全 ……………………… 437
  7. 产后子宫脱垂怎么办 …………………… 439
  8. 产后怎样护理会阴部 …………………… 441
  9. 小心产褥期发热 ………………………… 443

10. 产后恶露怎么处理 …………………… 444
11. 如何防治产后尿潴留 …………………… 446
12. 避免产后风湿 …………………… 447
13. 怎样避免尿失禁 …………………… 449
14. 引起产后消化不良的原因 …………… 450
15. 产生肛裂的原因 …………………… 451
16. 谨防产后尿路感染 …………………… 452
17. 警惕产后心力衰竭 …………………… 454
18. 产后腹痛的原因 …………………… 455
19. 不可忽视产后贫血 …………………… 456
20. 消除疤痕的良方 …………………… 457
21. 预防脱发 …………………… 458

## 三、产后容颜恢复 …………………… 460

1. 吃出美丽肌肤 …………………… 460
2. 让皮肤白起来的妙方 …………………… 461
3. 选择适合自己的洗面奶 …………… 463
4. 巧用化妆水 …………………… 464
5. 不可不用的粉底 …………………… 466
6. 正确饮水能美容 …………………… 468
7. 让妊娠斑一扫而光 …………………… 470
8. 重现颈部美丽的方法 …………………… 471
9. 缓解额头纹的妙方 …………………… 474
10. 肤质不同,护理不同 …………… 475
11. 谨防紫外线伤害 …………………… 477
12. 不同季节的皮肤护理 …………… 479
13. 睡眠不可少 …………………… 481

## 目 录

- 14. 美丽秀发不打折 …………………… 483
- 15. 一双玉手添韵味 …………………… 485

### 四、产后苗条身材恢复 …………………… 486

- 1. 合理的饮食能瘦身 ………………… 487
- 2. 最新流行减肥法 …………………… 488
- 3. 安全可靠的中药减肥 ……………… 491
- 4. 产后慎做吸脂手术 ………………… 492
- 5. 腹部平坦有妙招 …………………… 494
- 6. 骨盆肌肉的保健 …………………… 495
- 7. 腰部肌肉的保健 …………………… 497
- 8. 如何塑造"S"型曲线 ……………… 498
- 9. 让胸挺起来 ………………………… 500
- 10. 防止乳房萎缩的办法 ……………… 502
- 11. 产后穿美体内衣有讲究 …………… 503
- 12. 让产后臀部美起来 ………………… 505
- 13. 产后如何打造一双玉腿 …………… 507
- 14. 重现完美的腰臀比例 ……………… 509
- 15. 扫除背部脂肪 ……………………… 510

### 五、产后的运动恢复 …………………… 511

- 1. 运动应分时进行 …………………… 511
- 2. 产褥操 ……………………………… 513
- 3. 散步给你好身材 …………………… 515
- 4. 产后瑜伽,重塑完美身材和自信 …… 516
- 5. 适合产后6周的运动 ……………… 518
- 6. 产后有氧运动 ……………………… 520

## 六、产后穿衣有讲究 …… 521
1. 产后妈妈巧穿衣 …… 521
2. 着装要根据体形 …… 523
3. 不同肤色的穿衣原则 …… 525
4. 身材肥胖怎样穿衣 …… 526
5. 突出胸部曲线美 …… 528
6. 让腹部平坦的穿衣技巧 …… 529
7. 腿部粗短该如何穿衣 …… 531
8. 怎样掩饰胸小臀大 …… 533
9. 下身肥胖如何穿衣 …… 534
10. 腰粗腹大怎样穿衣 …… 536
11. 首饰与服装巧搭配 …… 537

## 七、产后"性"福恢复 …… 539
1. 产后多长时间可以过性生活 …… 539
2. 产后性生活宜忌 …… 541
3. 产后性冷淡怎么办 …… 542
4. 产后第一次性生活注意事项 …… 544
5. 丈夫须知产后性生活要点 …… 545
6. 适当的按摩能助性 …… 547
7. 会阴切开是否影响性生活 …… 548
8. 产后如何保持性魅力 …… 549
9. 产后该如何避孕 …… 551
10. 放宫内节育器的时间 …… 553
11. 如何应对避孕失败 …… 554
12. 怎样预防产后阴道松弛 …… 556

# 目 录

## 第十八章　母乳喂养与人工喂养 …… 558

### 第一节　给宝宝最天然的爱 …………… 559

#### 一、吃母乳对宝宝的好处 ……………… 559

1. 母乳是宝宝最理想的食品 ……………… 559
2. 吃母乳容易消化 ………………………… 560
3. 母乳抑菌、抗菌能力强 ………………… 560
4. 母乳喂养可促进宝宝智力发育 ………… 561
5. 哺乳能增进母子之间的感情 …………… 561
6. 母乳喂养可提高婴儿的视力 …………… 562
7. 初乳对宝宝的重要性 …………………… 562
8. 母乳喂养安全卫生、经济简便 ………… 562

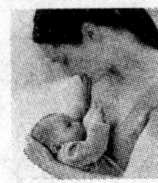

#### 二、哺乳对妈妈的好处 ………………… 563

1. 哺乳可使妈妈的乳房再发育 …………… 564
2. 哺乳可以瘦身纤腰 ……………………… 564
3. 哺乳会减少妇科病 ……………………… 564

### 第二节　怎样给宝宝哺乳 ……………… 565

#### 一、正确的哺乳方法 …………………… 566

1. 妈妈应看着宝宝吃奶 …………………… 566
2. 妈妈躺、坐着哺乳方法 ………………… 566
3. 帮助宝宝含吮乳头 ……………………… 567
4. 先吃奶水少的乳房 ……………………… 567

#### 二、如何才能保证乳汁的质和量 ……… 568

1. 保持心情愉快 …………………………… 568
2. 饮食要全面、科学 ……………………… 568
3. 产后哺乳时间越早越好 ………………… 570
4. 做到按需哺乳 …………………………… 571

5. 不要轻易给宝宝添加奶粉 …………… 571
　　6. 母婴同室益于哺乳 …………………… 572
　　7. 正确的挤奶方法 ……………………… 572
三、判断母乳是否充足的方法 ……… 573
　　1. 宝宝的睡眠状况 ……………………… 574
　　2. 宝宝的大小便 ………………………… 574
　　3. 宝宝的体重 …………………………… 574
　　4. 宝宝吃奶的时间 ……………………… 574
四、乳汁少的原因及应对方法 ……… 575
　　1. 化纤侵入乳管 ………………………… 575
　　2. 精神压力导致 ………………………… 575
　　3. 饮食结构不合理 ……………………… 576
　　4. 滥用避孕药 …………………………… 576
　　5. 分娩姿势与母婴接触 ………………… 576
五、不宜哺乳的妈妈 ………………… 587
　　1. 传染病急性期 ………………………… 577
　　2. 严重心脏病 …………………………… 577
　　3. 严重精神病及产后抑郁症 …………… 577
　　4. 慢性病需长期服用药物 ……………… 577
　　5. 细菌或病毒急性感染期 ……………… 577
　　6. 需放射性碘治疗的妈妈 ……………… 578
　　7. 接触有毒化学物质或农药的妈妈 …… 578

第三节 不可不知的人工喂养 …… 578
一、人工喂养注意事项 ……………… 578
　　1. 喂奶工具的消毒及配置 ……………… 579
　　2. 不要给新生儿喝鲜牛奶 ……………… 579

3. 为新生儿选择适合的配方奶粉 …………… 580
## 二、人工喂养的步骤和方法 …………… 581
1. 配奶前准备及奶粉配制 …………… 581
2. 喂养中正确操作方法 …………… 581
3. 喂养后的操作方法 …………… 582

# 第十九章 新生儿 …………… 583

## 第一节 认识新生儿 …………… 584
### 一、新生儿的基本情况 …………… 584
1. 根据胎龄、体重、健康状况分类 …………… 584
2. 怎样评价新生儿是否正常 …………… 585
3. 如何测量新生儿身长 …………… 587
4. 如何测量新生儿体重 …………… 587

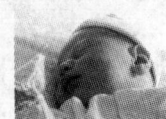

### 二、新生儿的生理特征 …………… 588
1. 出生时头部大于胸部 …………… 589
2. 看起来像个"小老头儿" …………… 590
3. 无意识地做一些运动 …………… 591
4. 新生儿不时地出现"惊跳" …………… 592
5. 新生儿有视力且视物距离短 …………… 593
6. 新生儿生理性黄疸会自行消失 …………… 593
7. 新生儿的活动和日常生活状态 …………… 594
8. 新生儿的囟门形态与闭合时间 …………… 596
9. 新生儿胎记会自动消退 …………… 597

## 第二节 怎样护理新生儿 …………… 599
### 一、新生儿的日常护理 …………… 599
1. 女宝宝的护理要领 …………… 599

## 37. 目 录

- 2. 男宝宝的护理要领 …………… 601
- 3. 日常护理应注意的细节 ………… 602
- 4. 新生儿是否需要枕头 …………… 606
- 5. 抱新生儿时需注意什么 ………… 607
- 6. 如何防止新生儿脐带感染 ……… 608
- 7. 宝宝啼哭需注意 ………………… 610
- 8. 新生儿可以趴着睡觉吗 ………… 612
- 9. 为新生儿选择被褥有讲究 ……… 613
- 10. 不要给宝宝裹"蜡烛包" ………… 614
- 11. 新生儿用纸尿裤需注意什么 …… 615
- 12. 怎样给宝宝换尿布 ……………… 616
- 13. 为什么要观察新生儿的大便 …… 617
- 14. 谨防新生儿出现尿布疹 ………… 619
- 15. 怎样护理早产儿 ………………… 620
- 16. 怎样护理新生儿的头面部 ……… 622
- 17. 新生儿的五官需格外护理好 …… 622
- 18. 给新生儿洗澡要注意什么 ……… 624
- 19. 为什么新生儿洗澡后不宜用爽身粉 … 625
- 20. 新生儿在夏季进行日光浴注意事项 … 626
- 21. 怎样给新生儿拍照 ……………… 627
- 22. 新生儿发烧时怎么办 …………… 628
- 23. 新生儿鼻子不通气怎么办 ……… 629
- 24. 新生儿的口腔如何护理 ………… 630
- 25. 新生儿如何保暖 ………………… 631
- 26. 健康睡姿睡出健康宝宝 ………… 633
- 27. 新生儿要不要剪指甲 …………… 635

- 28. 宝宝需要护肤品吗 …… 635
- 29. 给新生儿选床有学问 …… 636
- 30. 如何布置宝宝的卧室 …… 637

## 二、新生儿的日常活动 …… 638

- 1. 新生儿游泳是一项早期保健活动 …… 639
- 2. 按摩对新生儿的健康有好处 …… 640
- 3. 新生儿不必等到满月才出门 …… 641
- 4. 给新生儿做空气浴 …… 642
- 5. 帮助宝宝做快乐体操 …… 643

## 三、新生儿的衣物穿着 …… 644

- 1. 如何为新生儿购置衣服 …… 645
- 2. 新生儿穿旧衣有科学道理吗 …… 646
- 3. 新生儿衣服的PH值和甲醛含量不容忽视 …… 646
- 4. 可以给新生儿穿束腰裤吗 …… 647
- 5. 新生儿衣物的清洗和收纳 …… 647
- 6. 新生儿穿衣不能过多 …… 649
- 7. 不要给新生儿戴手套 …… 650

# 第一章　怀孕要做的准备

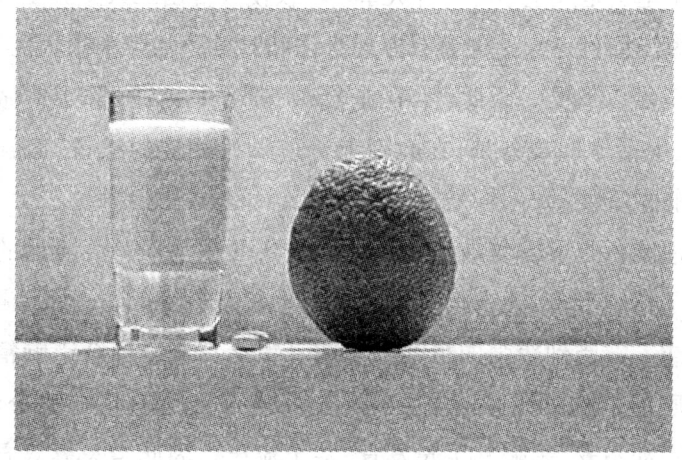

　　孕育健康而聪明的宝宝,将宝宝养育成人、教育成才是众多准父母的宿愿。现在,随着国际、国内对优生优育思想和政策的推广,越来越多的人重视起优生优育。它以颠覆传统的革命性的方法带领人们走出孕前、孕中和产后的盲点和误区,以新世纪的新观念要求准父母们在心理与生理、夫妻感情与性生活、工作与生活环境、饮食营养等方面,都要做精心的准备,全力打造"精品工程"。

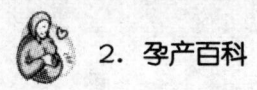

2. 孕产百科

# 第一节　心理准备是优生的前提

怀孕生子是人生中的一件大事。不仅使夫妻由二人世界变成一个三口之家，而且还会给夫妻双方的身体和日常生活带来很大的影响，有时甚至难以承受。因此，怀孕前先做好周全的考虑，除了应做好各种物质、生活方面准备外，在心理上也应做好相应的准备，而且这种准备是非常重要的。

心理准备是最容易被忽视的一个重要的孕前准备。所谓的心理准备就是精神准备，要求夫妻双方在心理状态良好的情况下受孕。如果双方或一方受到较强的精神刺激或者情绪抵制，都会影响精子或卵子的质量。即使受孕后也会因情绪波动而影响母体的激素分泌，使胎宝宝躁动不安，影响其生长发育，甚至流产。因此当夫妻双方或一方情绪不佳，或夫妻之间闹矛盾时都不宜受孕，应该等到双方心情愉快时再受孕，这样，也就做到了优生的第一步。

## 一、准妈妈的心理准备

如今，即将成为母亲的人，大多数都是独生女，没有结婚之前，衣食无忧。在家里，受到父母百般的疼爱；在社会上，也没有经受过什么较大的挫折，所以不管是在心理上，还是在生理上，承受能力都会比脆弱。由于怀孕是一个女人一生中非常艰辛的过程，无论是身体上还是心理上都会产生较大的变化，所以，为了能够很好地适应这个变化，准妈妈在怀孕前就更应该做好必要的心理准备。

## 3. 第一章 怀孕要做的准备

### 1. 想做一个完整的女人

人们常说:"生过孩子的女人才是完整的女人。"作为一个女人,一生中不仅有许多事情要做,而且还要扮演很多的角色,但最能体现女人的价值和完整性,彰显女人魅力的就是成为一名母亲的时候。对于女人来说,由女孩变为一个妻子是人生的重大转变,而成为一名母亲则是更大的角色转变,这不但意味着生理上的变化,大自然赋予的能力的实现,更意味着一种责任。当一个鲜活的小生命出现在你的眼前,当可爱的他(她)第一次叫你"妈妈"时,这是怎样的感觉。

每一个女人在决定要孩子之前都应反复地问自己:"你准备好接受一个小生命了吗?你准备好做母亲并愿意承担母亲的责任了吗?你准备好做一个完整的女人了吗?"仔细思考这些问题后,如果答案是肯定的,那么,恭喜你,去为做母亲准备吧!

### 2. 能够承担起做母亲的责任

在孕育生命之前,让我们了解母亲的责任,当你认识到做母亲的责任,并愿意勇敢承担责任时,你再决定做母亲。

生育后代并不是完成了简单的动物学意义上的繁衍后代,作为人类,造物主和人类社会赋予母亲更深的意义和更多的责任,作为一个妻子必须懂得,从知道自己怀孕的那一刻开始就意味着责任随之而来。在孕期,母亲的责任主要是保护好胎宝宝,为他(她)提供生长发育的营养,让他(她)安全诞生。当孩子出生之时,女人才真正意义上成为一名母亲。从那一刻开始,作为一名母亲便肩负起了更重、更多的家庭责任和社会责任。

(1) *保护孩子*

作为母亲,当你决定让一个生命来到这个世界的时候,就应该有足够的思想准备,无论风吹雨打,世事艰难,都要尽自己最大的努力保护孩子。2008年,汶川大地震有着感人的一幕:强烈地震,楼房倒塌,人们从废墟中救出一个婴儿,而在婴儿身体上面,一具僵硬的尸体,像弓一样佝偻着身子,拦挡支撑着将要砸向婴儿的砖瓦,保护着婴儿,那就是孩子的母亲,她在生命的最后一刻,在手机上留下一条短信息"孩子,记住妈妈爱你"。这种用生命保护孩子的母爱让人热泪盈眶。

(2)给孩子爱

母亲,是一个美好而神圣的字眼,母亲,意味着爱。孩子是从母亲身上掉下的一块肉,与母亲有着千丝万缕的联系。母爱对于孩子来说是最温暖的支持,伴随着他(她)一天天长大,独立面对世界。

(3)教育孩子

从孩子出生的第一天起,母亲就负有教育的责任,而且这种责任比父亲更重要。把一个孩子从肚子里领到这个世界上来,母亲就有责任让孩子接受良好的教育,让他(她)了解世界,了解人生,让他(她)懂得人世间的真善美,教育他(她),让他(她)具备较强的生存能力,成为一个对社会有价值的人。我国古代"孟母教子"、"陶母责子"的故事千古流传,歌颂了母亲对孩子教育的重视,培养有社会责任感的人才的劳苦功高。拿破伦说:"一个孩子的行为举止的好坏完全取决于他(她)的母亲。"教育不只是传授知识,更是言传身教,母亲的品行和修养,在日常生活中会潜移默化地感染子女。

## 3. 对做母亲有信心

从怀孕起,很多准妈妈就开始担忧,考虑到宝宝的出生就感觉心里没底。担心自己不会养孩子;担心自己哺乳不好,宝宝会营养不好;担心宝宝生病;更远的来说,担心自己不会教育孩子,孩子会学坏等。

于是,准妈妈向各方面寻求帮助,恨不得从所有的人那里寻找答案。尽管身边的人都会真心地向你提建议,但你千万不要那样做。在很多情况下,同样的一个问题,说法却各异。比如,有人告诉你应该让宝宝一个人睡小床,而又有人告诉你孩子应该和妈妈睡在一起;有人说小孩吮吸手指没什么,但有人说这是有危害的;有人说小孩要一直补钙、铁、锌,否则会发育不良,而有人说补一段时间就可以,否则会打乱微量元素的平衡;有人说养小孩很容易,有人却说养个孩子就没法睡觉了。甚至不同的专家给出的建议都不同。出现这种情况是因为这些人的文化素质、职业、习惯等千差万别,因此他们的意见往往不同。

虽然养育孩子是一件很辛苦的事情,但也是快乐的。因为孩子带来的快乐,是天下所有做了母亲的女人用语言无法表达的。只要你在育儿的过程中,用心、用情、细细体味,不断探索,总能发现养育孩子的规律,或者到书店有针对性的买几本自己认为比较好的育儿图书,遇到棘手的问题时,可以到书上找一些答案,解决难题。

爸爸妈妈不要费力地像"小马过河"一样去向各种各样的人请教,人云亦云,相信自己吧,淌过这条河就知道自己能行!

## 4. 提前安排好工作与生活

现代社会对女性的要求越来越高,大部分的女性经济很独立,有自己的工作,或者说有自己的事业。职业女性的工作和生活的压力之大不亚于男人。她们在职场担当着社会责任,实现着自我价值,而回到家里,又做起了温柔的妻子、母亲,既能上得了厅堂,又能下得了厨房。但是,过度的劳累会带给女性身心的损伤,由此还会导致内分泌紊乱,引发各种妇科疾病,甚至造成不孕的后果。为了避免出现这些情况,那些准备要孩子的女人,应该提前学会减负,妥善地调整和安排自己的工作、生活,在准备受孕的前半年,保证充足的睡眠和休息。

## 5. 能接受孕期的各种变化

怀孕会使女人在身体、情绪、饮食、生活习惯、工作等诸多方面发生变化。最为明显的变化是身体的变化,如体形变得臃肿而失去女性娇美,分娩后需要很长的时间才能恢复,且有的很难恢复到孕前的苗

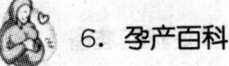

条身材。这对大部分爱美的女性来说,是一件无法接受的事实,尤其是从事特殊职业的女性,如主持人、艺人等。其实,有这样的担忧是没有必要的。因为事实证明,如果你在产前注意科学合理的饮食,多做运动,如孕妇健美操等,产后调理好饮食,少吃含脂肪高的食物,常做产褥操,这样坚持下去,无论是你的身体素质还是体形都能恢复得很好,重拾孕前的苗条身材是没有问题的。甚至有些人因为做了母亲,还会变得更加丰满而有魅力。

对于怀孕后,还可能出现妊娠纹、皮肤粗糙、黄褐斑、贫血、尿频、腰腿痛、呼吸短促等症状,就更不要担心,因为这些现象都是正常的妊娠反应,其大部分在分娩后一段时间就会自行消失。虽然妊娠纹不会完全消失,但如果在孕期和产后采用一些方法还是可以减轻的。

人们都说怀孕的女人是美丽的,也是幸福的。为了这个女人一生中最精彩的部分,所有想当妈妈的女人都应放下包袱,以平和的心态接受孕期的各种变化,愉快地迎接怀孕和分娩的到来。

## 6. 消除对分娩的恐惧

有许多结了婚的女人,各方面都没有问题,也不是要立志做"丁克家族",但却迟迟不想要孩子,追问其缘由,竟然回答是害怕生孩子。

其实,这种恐惧是没有必要的。分娩的确会出现疼痛,尤其是自然分娩,而且个别的还可能会出现危险。但随着医疗水平的发展和医学研究的深入,现在医学上已经极大地降低了分娩的危险性,并且有了很多方法减轻分娩时所产生的疼痛。分娩是道关,疼痛也只是很短暂的一阵儿,绝大多数的准妈妈都能承受并顺利分娩,所以,应该相信自己也能行。在孕期多了解孕产知识,了解怀孕和分娩是很自然的事情,分娩时只要能够很好地按照医生的要求去做,同医生密切配合,就能减少痛苦,平安分娩。在分娩过程中可以采用呼吸法、用力法、注意力转移法、心理暗示法,这些方法都可以有效地减轻产痛,实现顺产。分娩方式可以选择无痛分娩、水中分娩、主动活动式分娩等自然分娩方式,也可以选择速成的剖腹产。

怀孕的过程是艰辛的,分娩时的疼痛是不言而喻的。但为了做一个完整的女人,成为一个母亲,拥有一个完整的家庭,就应该勇敢地战胜暂时的苦痛,迎接即将到来的幸福体验。当你经过一番疼痛和努力后,猛然传来一声婴儿的啼哭时,所有的疼痛顷刻间都一扫而光。尽管你会很疲惫,但感觉更多的是轻松、自豪和幸福。

### 7. 有计划地消费

怀孕、养育小宝宝不仅辛苦,而且还需要一定的物质基础。因此从准备要孩子的那一刻起,就要开始在消费上制订计划,有心理准备,以后家里会多一名成员,不要再像二人世界时那样无所顾忌、铺张浪费了。应学会有计划地消费,在计划怀孕时就做好预算,预算好从孕前到产后所需的费用,包括孕前保健、产前检查、孕期营养、准妈妈物品、婴儿用品、医院分娩及服务、坐月子等各种费用,为怀孕和宝宝的出世准备足够的积蓄,以免在很需要钱的时候显得捉襟见肘。

## 二、准爸爸的心理准备

要一个宝宝和建立一个家庭一样,都是同等重要的大事情,经常让准爸爸准妈妈们烦恼不已,导致他们情绪恶化,发生很多问题和争执。尤其是丈夫,总在不停地问自己,我已经准备好做爸爸了吗?我会是一个合格的爸爸吗?宝宝会给生活带来什么变化?我可以为宝宝提供良好的生活吗? 我已经准备好去迎接宝宝的到来了吗等一系列的问题。面对这些问题,准爸爸们要有意识地学习怎样做个好丈夫、好父亲,树立起应有的责任感与自豪感,做好吃苦受累的心理准备。

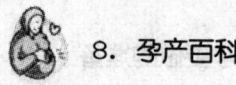 8. 孕产百科

## 1. 能够承担起做父亲的责任

父亲是一个神圣的称号,也是一种神圣的责任,一方面为人类的繁衍生息作出了贡献,另一方面,将孩子养育成人、教育成才的重任落在了你和妻子的肩上。虽然做父亲不像母亲那样,喜欢在生活细节的琐事上操心,但父亲在妻子怀孕及养育儿女方面却起着举足轻重的作用。从夫妻二人计划要孩子到妻子怀孕的那一刻起,作为丈夫就要进入父亲的角色,承担起做父亲的责任,不论是在家里,还是在工作中都时刻要为宝宝的平安和健康着想,这不仅需要准爸爸付出体力,而且还要付出爱心,为妻子营造出一个健康愉悦的环境,只要妻子的身心愉悦,宝宝就一定会健康。

当宝宝呱呱落地后,父亲工作的重心就要有所转移,开始为宝宝的健康成长做出努力了。一般观念,父亲在家中的地位是顶梁柱,主要负担着宝宝出生后增加的抚养、护理和教育等费用,这种地位注定父亲与母亲的角色不同,责任不同,在孩子心中的形象也不同。母亲更需要做的是家庭中的琐碎之事,给予孩子母爱,关心孩子的细节,而父亲更重的责任则是家庭的安全与经济补给。在孩子问题上更注重的是孩子意志和性格上的培养、知识的指引、社会责任和家庭责任的示范、人生目标的引导等等,这无疑对孩子的将来有更为重要和深刻的影响。

作为准爸爸要想得更深远,一方面把孕育当作一种幸福的体验,另一方面要为家庭、为社会担当起神圣的责任。

## 2. 做好受累的准备

夫妻从准备孕育新生命的那一刻开始,丈夫不仅要做好心理准备,而且还要做好受累的准备。扮演好丈夫和父亲的双重角色,树立起应有的责任感与自豪感,给予妻子更多的关爱。

(1)让妻子心情舒畅

丈夫应经常陪着妻子到外面散步;在家庭琐事上不要和妻子争

## 9. 第一章 怀孕要做的准备

吵;遇到事情要多与妻子沟通,从细节上给她关爱;平时可为妻子买她喜欢的物品或者吃的食品;家里的居室最好按照妻子的意愿布置得温馨、舒适;也可以陪同妻子一起去书店,帮助她挑选一些有关孕育方面的图书;经常播放一些轻松的乐曲;即使是平常工作压力很大,也不要将压力和不愉快的情绪带回家中。让自己变得风趣幽默,丈夫幽默风趣的话,会使妻子的心情舒畅、感情更为丰富,这有利于腹内胎宝宝的健康发育。

### (2) 安排好饮食、起居、生活和工作,多分担些家务

对于一般的家庭,家务活如买菜、做饭、洗衣服、收拾屋子等主要是妻子做,丈夫只做一些辅助性的工作,但如果妻子怀孕了,这样的模式就应该改变,丈夫应主动承担家务活,让妻子做些辅助性的工作。尤其是有些丈夫大男子主义思想很重,在家不仅什么活都不干,而且还强悍,对于这样的男人,我们在这里有必要提醒:在妻子怀孕后,一定要主动承担家里所有的劳动,不要让妻子提重物或剧烈活动,保证妻子有充足的休息时间。

### (3) 帮助妻子克服妊娠反应

妻子在孕早期会出现怀孕反应,如恶心、呕吐、厌食、倦怠、全身乏力和嗜睡等情况,丈夫可帮助妻子一同克服。在饮食上安排妻子少食多餐,看到妻子有孕吐反应时不要嫌弃,主动帮助她。

### (4) 丈夫实施的各种胎教都非常重要

从孕中期开始,丈夫可把手指或手掌放在妻子的腹部,经常跟腹中的宝宝说话,协助胎宝宝做体操等都是非常重要的胎教。

### (5) 陪同妻子做产前检查

怀孕期间定期到医院检查,不论是对准妈妈还是胎宝宝都非常重要。丈夫应多陪妻子到围产保健医院定期复查,特别是有妊娠高血压综合征、贫血、心脏病、双胎、前置胎盘等产科合并症或并发症的,

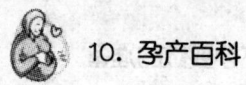

应遵照医嘱增加检查次数。

(6) 为妻子做按摩

到了怀孕晚期或分娩时,妻子的腹部越来越大,大腿、腰骶部和肩部常会出现酸痛不适,这时,丈夫每天应该帮助妻子按摩大腿、腰部、背部和肩部等部位,以缓解其疼痛。

## 3. 抛开生男生女的顾虑

如果你准备要孩子,就应该抛开生男生女的顾虑,无论是老人还是丈夫,都不要给妻子施加任何压力。

我国自古就有"重男轻女"、"不孝有三,无后为大"的封建传统思想,尤其对于在家中是独子的男人来说,重男轻女的观念更为严重。这种观念不是没有缘由,因为我国古代及解放前生产力低下,而传统习俗上生女不负担家庭,所以"养儿防老"的观念才会经久流传。另外,因为"血脉香火"的旧观念根深蒂固,造成"重男轻女"的现象。

这种现象在我国解放后才得以改变,尤其是实行计划生育政策后,更为改观了。新社会、新时期,国家一直在大力提倡"生儿生女一个样,女儿也是传后人"。男孩和女孩步入社会都能平等的获得工作,她们经济独立,赡养老人。而且中国的社会福利正逐步健全,城镇人口普遍拥有养老和医疗保险,农村医疗保险正在逐步展开。所以,丈夫应赶快改变旧观念,抛开顾虑,不管是男是女,关键是要生一个健健康康的宝宝。

## 4. 树立教育好孩子的信心

孩子的教育问题是继健康、平安之后的第二大重要问题。作为父亲,在孩子的教育上有着不同于母亲的角色。如果说母亲对子女的教育注重的是品行、修养的感染,是功课上的细微监督,那么父亲则更注重的是大方向。培养孩子的意志;身体力行地做孩子的榜样;培养孩子的社会责任感;引导孩子的兴趣;指引孩子的人生目标等等,这些都是更深远、更重要的责任。

有些准爸爸会担心自己做不好,教育不好子女,担心自己的文化水平不高而无法教育孩子。其实,你尽管抛开这些顾虑,看看那些伟人、名家的父母也都不是才高八斗、学富五车,甚至有的是目不识丁,但他们重视教育,重视孩子的言行修养,给予孩子极大的关爱和肯定,结果他们是成功的。

准爸爸应鼓起勇气来,从现在开始,树立起教育好孩子的信心,如果你立志能做到,那么你就能做到。

## 5. 给予妻子更多的呵护与爱

在夫妻二人甜蜜的世界里,妻子的温情和爱抚时时刻刻都在蔓延,作为丈夫,你感到特别的幸福。但在大多数妻子的眼里,丈夫简直就是一个时刻需要呵护的大男孩。而这种夫妻角色在他们决定要一个小生命的那时起就改变了,尤其是怀孕期间,女人不由自主地渴望被呵护,变得依赖丈夫,这是正常现象。所以,从这

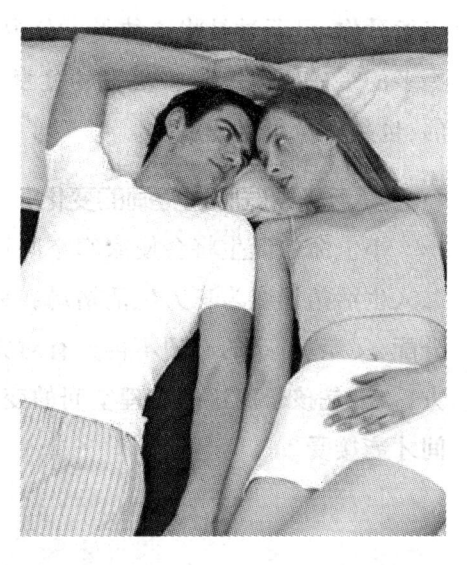

时起,丈夫就要意识到自己必须承担的责任和实际问题,学会照顾妻子,呵护和帮助妻子。有些妻子怀孕的时候反应很大,特别是在怀孕的前3个月最厉害,在生理上和心理上都产生了很多变化,如情绪变化无常、易烦躁、唠唠叨叨,甚至蛮不讲理。对于妻子的这些变化,准爸爸一定要理解和体谅,要想方设法让妻子开心和满意,即使受点委屈也不要在意。

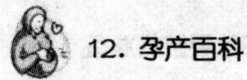

### 6. 理解妻子的情爱转移

自从妻子怀孕后,夫妻二人的甜蜜生活因小宝宝的出生而改变。不光是妻子的身体发生了变化,家庭生活也发生了变化,其中比较明显的还有妻子不再关心丈夫,把以前对丈夫的爱和注意力都转向宝宝了。过去一向温柔体贴的妻子似乎对丈夫有些冷漠,过去经常说的温柔甜蜜的话语没有了,甚至对夫妻性生活也不感兴趣。

对于妻子的这种情爱转移,准爸爸要有充分的心理准备,多理解妻子,充分认识到妻子不是故意冷漠你,要用宽容豁达的心态对待这种转变。虽然妻子这样做,但她依然将自己所有的爱奉献给家庭,她仍然爱你,只不过是将这种爱一分为二而已。因为孩子太弱小,需要更多的爱。所以妻子将更多的注意力和爱给了宝宝,这不仅是正常的,也是完全可以理解的。

### 7. 接受未来家庭心理空间的变化

小生命的诞生将会使家庭空间重新分配,一方面使夫妻双方的二人生活格局变为三人生活格局;另一方面将父母的心理空间进行分配,父亲、母亲的心理不再只有对方,而是都分成了两半,一半是对方,一半是孩子。这种心理空间的变化,年轻的夫妻往往需要一段时间才能接受。

## 第二节 生理准备是优生的关键

许多国内外的专家认为,仅靠父母的良好素质和充分的心理准备,还难以保证优生。因为优生还受许多外界因素的影响,所以婚后准备怀孕的夫妻,必须注意在怀孕的前半年做好孕前生理准备。因

# 第一章 怀孕要做的准备

为,夫妻双方的生理健康是优生的关键。从准备怀孕开始,夫妻就要为达到身体健康这一目标而努力,提前治愈身体疾病,改掉不健康的饮食习惯和生活习惯。

## 一、准妈妈的生理准备

孕前女性的生理准备是非常重要的一个环节,在饮食方面,要多吃些新鲜蔬果、五谷杂粮及适量的含动物蛋白质较多的猪肝、瘦肉等,给身体补充足够的营养。在计划怀孕前3个月服药应当慎重,要咨询医生,了解哪些药物会对胎儿产生不良影响。孕前6个月最好停服避孕药,至少应在怀孕前3个月停止服用。如果是采用宫内节育器来避孕,在计划怀孕前只需请医生代为摘除宫内节育器即可,假如你在放置了宫内节育器后发现意外怀孕了,而又想保存胎儿,应尽快到医院就诊。因为,宫内节育器留在受孕的子宫内可能会导致小产或婴儿先天不足。另外,受孕前,妻子应下决心先调整好身体,以便在怀孕期和哺乳期使身体一直保持在最佳状态。下面是准妈妈生理准备的具体要求。

### 1. 保证身体健康

女性在怀孕前的3个月,必须要保证身体健康,尤其是生殖系统健康,如患有结核病、肝炎、肾炎,特别是患有心脏病、糖尿病、甲亢、哮喘、癫痫、性病、肿瘤等都不宜怀孕。即使上述病情得到治愈,也要在病愈3个月后再怀孕。最安全可靠的方法是在准备怀孕前,应到妇产医院进行全面检查,具体检查项目包括以下三个方面:首先,做常规的健康检查,如血、尿常规,肝、肾功能,心电图等;其次,做妇科检查,以便能发现是否有生殖器官炎症、肿瘤、畸形、第二性征是否发育正常等;最后是进行口腔检查。口腔检查是孕期检查中不能忽视的,因为孕期许多常见病都和口腔检查密切相关。当所有的项目都检查完以后,若发现患有疾病,应听从医生的指导,尽快治疗。

## 2. 戒烟酒

假若你已计划好准备要生孩子,就应尽量在怀孕前戒烟戒酒。

酒精是常见的胎宝宝致畸因素,怀孕前和怀孕期准妈妈饮酒都会严重影响胎宝宝,酒精成分会造成胎宝宝身体畸形或发育不健全。

如今,很多女性都有吸烟习惯,如果想生一个健康的宝宝,那么在怀孕之前一定要戒烟,因为烟中所含有的焦油和尼古丁对人体健康不利。吸烟与不孕症有极大的关系,而孕后吸烟还有可能导致胎宝宝畸形。戒烟需要时间和恒心,为了宝宝的健康,女性怀孕前必须要戒烟。此外,吸二手烟的危害也不亚于主动吸烟,准妈妈和吸烟人在一起,她便会吸入大量飘浮在空气中的焦油和尼古丁。所以,准妈妈注意应远离吸烟的环境。

## 3. 慎用药物与化妆品

药物对胎宝宝的影响非常大,可大部分女性都是在怀孕一个月后才能够发现。因此,女性准备怀孕时应该从怀孕前3个月就开始慎重使用药物,特别是抗生素或感冒药。如果因身体不适需要服用类似这些药物时,应在医生开处方前就说明自己的怀孕打算,包括丈夫在内,因为很多药物会使精子受到损伤。另外,孕前服用药物,最重要的是千万不要自作主张,而要采取科学、慎重的态度,因为有些药物在体内停留和发生作用的时间比较长,可能会对胎宝宝产生不良的影响。

在准备受孕前,女人应慎用化妆品,不要再浓妆艳抹,更不要使用质量低劣的化妆品,像口红、眉笔、胭脂、指甲油等含有很多化学成分和重金属,若使用不慎容易进入女性体内,影响生育质量。

受孕前3个月,准妈妈不要去染发、烫发,因为染烫发产品都是化学制剂,不但会伤害头发、皮肤,还可能会渗入血液,进而影响卵子的质量,这将对怀孕构成很大的危险。所以,时尚的准妈妈在染烫发上就要做出割舍了。

## 4. 体重要得当

女性在怀孕前体重要得当。这是因为大量的科学研究证实,育龄妇女若体重过低,说明营养欠佳,易生低体重儿;若过于肥胖则易产生妊娠并发症,如高血压、糖尿病等,易生超常体重儿。

一般来说,女性体重低于标准体重的15%属于偏瘦,而大于标准体重的20%属于肥胖。

如果你的体重超重,那么就需要控制饮食,进而控制一下体重,这样既提高了受孕机会,也能减轻怀孕后期身体的负担。但如果怕肥胖而不吃或少吃,甚至吃一些减肥药来减轻体重,同样会对生殖系统产生不利影响。因为当身体缺乏营养,脂肪含量小于17%时,月经就会紊乱,造成月经周期延长甚至闭经,卵巢就不会正常排卵,因而就不会正常怀孕。科学控制体重行之有效的办法是:饮食均衡,不暴饮暴食,不刻意少吃,多进行各项有益于身心的运动和锻炼,养成良好的生活习惯。如果你坚持这样做了,相信你的体重会维持在正常水平线上,怀孕也就指日可待了。

如果你的体重低于正常标准,尤其是那些偏瘦的女人,如果没有一定的脂肪,生育能力可能就要大打折扣,而且低体重的准妈妈有分娩低体重儿的倾向。通常来说女性身体应该含有22%~25%的脂肪。当这个指标降至19%以下,女性制造卵子的功能就可能会出现问题。大多数情况下,由于身体脂肪含量过少而不孕的女性,只要增重,她们通常都能顺利地怀上孩子。所以,身体偏瘦的女性一定要先去增肥再受孕,注意增加优质蛋白质的摄取,如鸡、鸭、鱼、肉类、蛋类及大豆制品,并多吃主食。

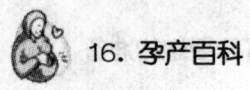

## 5. 停止避孕

如果你计划怀孕,那么就应在孕前6个月最好停止避孕。若采用的是口服避孕药避孕,至少要在怀孕前3个月停止服用,因避孕药中的荷尔蒙不够安全,可能影响胚胎的早期发育。避孕药中的雌激素和孕激素也会对胎宝宝性器官产生一定的影响。这期间可以采用其他的避孕方法,如男用避孕套及女用子宫帽等来避孕。这样,生育机能就有足够的时间逐渐地恢复过来。如果你是采用宫内节育器来避孕的,在计划怀孕前到医院摘除就可以了。

如果用避孕药避孕失败而意外怀孕,或怀孕后又服用了避孕药,应尽早流产,以保证生一个健康聪明的宝宝。

## 6. 加强身体锻炼

为了准备受孕,女性应在注重营养的前提下,加强锻炼,调整好身体,以便拥有良好的身体素质,让自己的身体在怀孕期和哺乳期一直都处在最佳状态,为怀孕、分娩时体力的消耗做准备,承担保护胎宝宝、教育胎宝宝的重任。你可在怀孕前通过游泳、攀岩、做体操、长跑、打网球、练健美操、跳舞等方法来健身。每天只需20分钟,坚持2个月就可以达到增强身体素质的目的。

## 7. 创造和谐的性生活

良好的夫妻情感和心态能够释放出有益于身心的活性因子,使身体呈现和达到最佳状态。有许多夫妻恩爱的女性都有这种体验。在夜深人静,充满温馨的卧室里夫妻恩爱缠绵,做爱时阴道就会分泌出许多黏液,润泽滑爽,使情绪更加昂奋,性爱很快就能达到高潮,此时正是最好的受孕时机。事实证明,只要夫妻二人的精神状态达到最佳,即思想、语言、行为、感情等方面都达到高度协调一致的时刻同房受孕,生出的宝宝就会在身体、容貌、智慧等方面集中双亲的优点,甚

17. 第一章 怀孕要做的准备

至青出于蓝而胜于蓝。

为孕而性时,有意识地努力营造一个适合孕育的最佳时机和氛围,这不仅是为自己,而且也是为你的另一半打造整个家庭的"精品工程"。

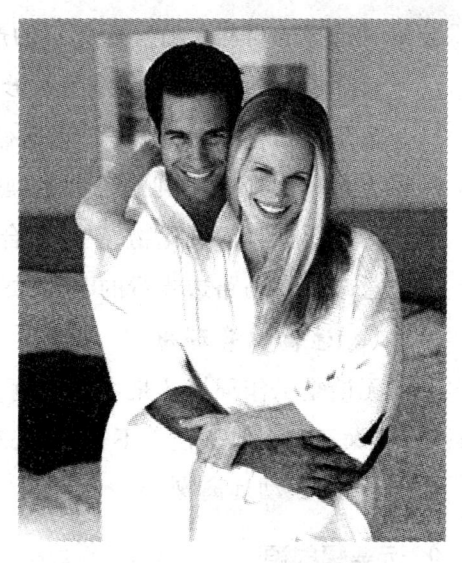

## 8. 不可忽视的环境因素

众所周知,环境因素与人类健康密切相关。尤其是现代科学技术的飞速发展,环境被化学物质污染的程度越来越严重,对人类后代的繁衍和发育也产生了不良影响。因此,对于想怀孕的女性,在工作和日常生活中都要有意地远离有害的环境,消除各种环境污染可能导致的胎宝宝致畸隐患。对人体有伤害作用的环境因素主要包括化学污染、大气污染、噪音污染等等。

### (1)远离有害的工作环境

研究表明,某些工农业生产及日常生活中接触的化学物质,如铝、铅、汞、尼古丁、酒精、咖啡因等均是优生的大敌,而且是造成胎宝宝大脑及神经系统缺陷的祸首,尤其是经常接触铅、镉、汞等金属的特殊工种及高温作业、振动作业和噪音过大的工种的女性,还会增加流产和死胎的可能性。而有些毒害物质在体内残留时间可长达一年以上,因此,女性应在离开上述工作环境一年以后再受孕比较好。

### (2)建立健康的生活环境

如果家里居住的房子是刚装修完的不要立即怀孕,因为室内空气污染主要是甲醛、苯、氡、氨等有害气体和石材放射性污染。除非在装修时选择的材料是有环保标识的产品,但是还要保证室内通风。

**(3)减少在繁华的马路边散步**

繁华都市由于汽车尾气、生活燃气、人群拥挤等原因,空气中充满了人体肉眼所看不到的各种污染物质,如铅、汞、磷、有机氯、二氧化硫、一氧化碳、氮氧化物、碳氢化合物、重金属以及各种病毒。因此,要注意减少在马路边步行的时间,尽量不要去人多拥挤的地方。

**(4)远离噪音环境**

无论是工作环境还是生活环境,如果声音达到一定分贝就构成噪音,噪音对人体的伤害不容小视,对于想怀孕或者已怀孕的女性都应该注意,主动远离噪音。

## 9. 远离辐射源

如今越来越多的家庭都进入了电器化时代,现代化的电器在带给我们方便的同时也给人类带来一些不可估量的灾害。比如辐射,对准妈妈和儿童的危害会很大。准备怀孕的女性应该远离辐射源。因为辐射源会产生电磁波,它可以穿透人体组织,使人体内的组织细胞产生变化,对人体具有一定的伤害。除了引发头痛、记忆力减退、脱发等不良反应外,还会引起性功能减退,生殖细胞变异等。

常见的辐射源有X射线、微波炉、手机、电视机、电脑、电吹风、电热毯、复印机等,它们的辐射程度各不相同,有轻有重。其中最强的是X射线。所以在怀孕前的一段时间内,女性不要接受X光照射。虽然医学X射线照射量很少,但它却能够杀伤人体内的生殖细胞。对于准备怀孕的女性来说,即使是微量,也可使卵细胞发生基因突变。所以,一般来说,接受过X射线透视的女性,尤其是腹部透视者,不要立即怀孕,过4周后怀孕较安全。对于微波炉、手机、电脑、电视等家电,在日常生活中尽量减少接触,与它们保持一定的距离,或采取措施减少辐射量。

## 10. 需要调换的工作

对于准备怀孕的女性,想要给宝宝打下一个健康的基础,受孕前就要做好准备。随着社会的不断发展,越来越多的女性从事着各行各业的工作。其中,有一些工作环境由于接触化学物质、病菌、辐射、噪音,或作息时间不定,不利于孕育健康的宝宝,需要准妈妈在孕前和孕中做些调换。需要调换的工种有:

### (1) 经常接触铅、镉、汞等金属的工种

长期从事接触这些金属工作的女性,怀孕后会增加流产和死胎的可能性,其中甲基汞可致畸胎;铅可引起婴儿智力低下;二硫化碳、二甲苯、汽油等有机物,可使流产率增高;氯乙烯可使女性所生的婴儿先天痴呆率增高。

### (2) 从事高温作业、振动作业和噪音过大的工种

经研究证实,工作环境温度过高,或振动剧烈,或噪音过大,均对胎宝宝的生长发育造成不良影响。

### (3) 经常接触电离辐射的工种

电离辐射对胎宝宝来说是看不见的凶手,可严重损害胎宝宝的健康,甚至会造成畸胎和死胎。

### (4) 医务工作者,尤其是科室的临床医生、护士

因为这些人员在传染病流行期间,经常与患各种病毒感染的患者密切接触,而这些病毒会对胎宝宝造成严重的危害。

### (5) 经常密切接触化学农药的工种

农业生产离不开农药,已经证实许多农药可危害女性及胎宝宝的健康,引起流产、早产、胎宝宝畸形等。因此,农村妇女应从准备受孕起就要远离农药。

### (6) 经常上夜班或常加班熬夜的工种

这类人员因作息时间不定,身体经常感到疲惫不堪,这样,不论

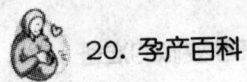

是男性还是女性,孕前都会影响精子或卵子的质量,孕中会对准妈妈或胎宝宝的健康造成威胁。

## 11. 流产后不宜立即受孕

如果刚刚经历过一次不成功的怀孕,造成了早产或流产,那么至少要等6个月后再怀孕。如果立即受孕,容易造成再度流产而形成习惯性流产。

如果是人工流产,最好要等一年后再怀孕为好,因为子宫、卵巢等生殖器官,以及机体都有一个恢复的过程,要恢复到正常状态,需一段时间的调养。如有特殊情况,至少也要等到半年后再怀孕。因为各种人工流产都要进行吸宫或刮宫,以便将宫腔内胚胎组织清除干净。在手术过程中,子宫内膜会受到不同程度的损伤,术后需要有一个恢复过程,如过早地再次怀孕,容易引起流产。

除此之外,剖腹产后的女性至少要在两年以后再怀孕。

## 12. 忌养小动物

喜爱宠物的女性请注意,如果打算要宝宝,就提前几个月不要再接触小动物了。

因为大多数喜爱宠物的女性,都喜欢把宠物抱在怀里,脸挨脸地与之亲昵,甚至嘴对嘴地接触,殊不知这些小动物常常带有细菌和传染病,对准妈妈的健康非常不利。在猫、狗等宠物的身上,有一种叫弓形虫的病菌,若家中喂养了宠物,并有喜欢吃半熟肉类食物或生食蔬菜等习惯的人很容易染上弓形虫。如果女性感染了弓形虫,又怀孕了,弓形虫就会通过母体的血液、胎盘、子宫、羊水、阴道等多种途径传染给胎宝宝,由此会引起很多不良后果。怀孕早期有可能引起流产或死胎;怀孕中期多会引起死胎、早产,或严重的脑、眼等部位疾患;到了怀孕晚期,由于胎宝宝已发育成熟,90%为隐性感染,即宝宝出生时也看不出有什么异常,但有可能在出生数月或数年后,出现心脏

# 第一章 怀孕要做的准备

畸形、智力低下、耳聋等畸形。所以,如果女性准备怀孕,最好提前3个月把家中的宠物送走。

## 二、准爸爸的生理准备

婴儿出生缺陷绝不仅仅与女性的整个孕期状况有关,同样与男性也有着直接重要的关系。也就是说男性育前保健同女性孕期保健、围产期保健一样,值得每一位准备做父亲的男性高度重视。因为精子的数量和质量,对能否孕育一个健康聪明的宝宝至关重要,而精子成熟需要两个多月的时间。因此,男性的准备也至少要在3个月之前开始。下面是准爸爸需要注意的几个事项。

### 1. 保证生殖系统健康

要孕育一个健康的宝宝,准爸爸要做到优生优育,保证生殖系统健康。男性生殖系统主要由睾丸、附睾、输精管、精索动脉、精索静脉、前列腺液构成。如果其中某一个环节出现问题,都会影响精子的质量,包括性病在内也会影响精子的生成、发育和活动能力。因此,男性如果发现身体有异常时,应抓紧时间进行治疗。要想了解自己的生殖系统是否健康,一定要做孕前检查。因为健康的宝宝首先必须是健康的精子和卵子的结合。男性孕前检查最重要的就是精液检查。不少男性过于自信,总认为自己的身体很棒,没有任何不适症状,不愿意到医院检查,殊不知,比如无精子症等疾病,本人并不一定有不适感觉。另外,随着社会的发展和工业化进程的加快,工作压力、环境污染及各种男性疾病等因素,导致男性生育能力呈逐年下降的趋势。

对于患有性病的男性,也不要有什么顾虑。如果你打算生育,一定要先治愈疾病。大多数男性性病患者,只要及时就诊,性病是可以治愈的,而且一般不会影响男子的生育功能。但若不及时治疗,以致反复感染,则会引起前列腺炎、附睾炎、输精管炎和精囊炎等疾病,这

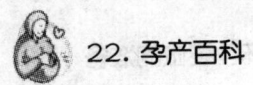

些炎症都会影响精子的贮存、存活及输出,最终造成男子不育。

## 2. 排除不良情绪

在现实生活中,人们长期在不良情绪下,人体的各种器官功能都会受到影响,表现最突出的是免疫系统、循环系统、内分泌系统等,其中,在生殖方面与情绪波动也有一定的关系。不良情绪常常影响女性正常的排卵期。但对于男性,人们就缺少足够的认识,认为精液不可能受精神因素与不良情绪的影响,事实上,男性的生殖功能也与情绪有关。临床资料证实,男性长期处于不良情绪之中,非常不利于精子存活,这会大大降低受孕成功的几率。不仅如此,严重者还会因不良情绪造成早泄、阳痿,甚至不射精。据有关资料统计,由于不良情绪引起的不育约占全部不育人数的5%,这足以说明情绪对生殖器官的重要影响。我们可以看到,在生活中,如果男性情绪长时间低迷,或者夫妻感情不和,或者精神压力过大,都会反映到性生活质量上,同样,也会反映到男性生殖能力上,常常会引发生育功能障碍。所以,男性要想准备当爸爸,一定要排除不良情绪。生活中不如意的事有很多,在悲伤、生气、压抑时,尽量调控情绪,往乐观的方面想,保持每天豁达、舒畅,使自己的情绪始终处于最佳状态,然后再迎接小生命的到来。

## 3. 戒烟酒

为孕育一个健康的宝宝,丈夫应在妻子怀孕前戒除烟酒,最好在受孕前3个月就停止喝酒和放下手中的香烟。因为吸烟和饮酒不但是优生优育的大敌,而且吸烟与不育症有极大的关系,据调查,吸烟、嗜酒的男性患不育症的概率是其他男性的5倍以上。而且精子比卵子更容易受损害,已有实例证明,吸烟能破坏吸烟者身体细胞中的染色体。在我国自古就有酒后不入室的说法,饮酒能危及生殖系统功能,导致内分泌紊乱,使生殖细胞染色体的结构和数目发生变化。酒精还会影响精子的质量,长期饮酒者的精液中,精子数目减少,活动力减弱,而酒后受孕很容易导致胎宝宝畸形、智力低下。因此,男性应在妻子受孕前戒烟酒。

### 4. 谨慎服药

对于一个家庭来说,夫妻二人如果计划要宝宝,那么在孕前3个月要尽量避免用药。尽管药物能治病,但也能致病,而且对精子发生诱变,一种染色体致畸剂很可能就是胎宝宝的杀手。另外,含有药物的精液会在性生活时排入阴道,经阴道黏膜吸收后进入女性的血液循环,对受精卵造成损害,致使低体重儿和畸形儿的发生几率增大。

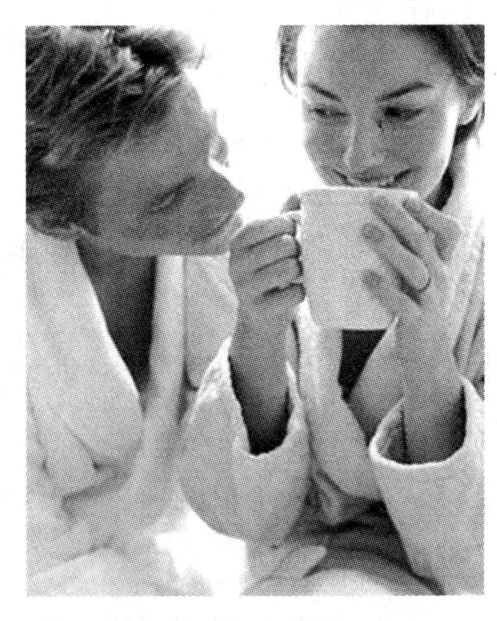

男性如果经常使用镇静药、抗肿瘤药,化学药物中的马利兰、呋喃类药、激素类药,可引起精子生长障碍,导致精子染色体损害和断裂。有些人误以为中药性温,补身无害,随意服用。其实不然,是药三分毒。中药也不例外,由于中药对生殖细胞的影响不容易察觉,所以,处于生育期的男性尽量不要随意滥用药物。下面是对精子有很大损害作用的药物。

(1) 化疗药物

绝大多数的化疗药物都有导致男性不育的副作用。

(2) 麻醉剂

能明显地抑制性功能,抑制精子的生成。如吗啡和海洛因等。

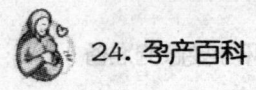

**(3) 镇静剂**

长期使用可出现性欲下降、阳痿等。

**(4) 抗高血压药物**

如甲基多巴、呱乙啶等,有降低男性性欲,导致射精困难,甚至不射精等副作用。

**(5) 雄激素和雌激素**

长期过量地使用雄雌激素后,将会抑制下丘脑、垂体、睾丸轴,使精子生成减少而导致不育。亦可使男性性欲迅速消退,最终出现阳痿而影响生育。

**(6) 抗胃酸药**

经常使用的有甲氰咪胍、雷尼替丁等药物,均对男性生育有影响。

**(7) 壮阳药**

在改善男性性生活质量的同时,对精子的质量有所损害。

## 5. 性生活不宜过频

人们都知道夫妻性生活频率过低,会减少受孕的机会,但夫妻性生活过频,也会影响受孕,甚至会引起女方免疫性不孕。当有些夫妻想要宝宝时,有意识地增加性生活的次数,认为这样可以尽快怀孕,但结果往往适得其反。这是因为夫妻性生活过于频繁,不仅会降低精子质量,影响受孕,还会在血液中形成一些抗体,成为受孕障碍。因此夫妻在准备怀孕时,性生活最好暂停一段时间,以提高精子的质量。性生活以每周 1~2 次为宜,在女性排卵期前后可以适当地增多。有规律的性生活,不仅对身体有益,而且还有助于生一个聪明健康的宝宝。

## 6. 避免接触有害物质

科学研究证实,男性如果经常接触电磁辐射、农药、杀虫剂、二氧化硫、铜、镉、汞、锌、镍等有害物质,会损害男性生殖健康,可使妻子自然流产及胎宝宝畸形的几率增高。而且这些有害物质会在准爸爸体内残留，残留时间一般在停止接触后6个月至1年以上才基本消除，故此期间不宜受孕。下面是工作和生活中应注意避免接触的有害物质。

♥化学物质粉尘、农药、杀虫剂和化学溶剂、重金属。

♥辐射危害，如X辐射、微波炉、移动电话、电脑、电视、复印机、电热毯等发出的电磁波。

♥塑料、泡沫和橡胶材料制品，聚集在通风差的房间所引起的静电。

♥宠物身上的病菌。

♥大气污染，如汽车尾气。

♥装修污染，如甲醛等物质。

♥制鞋、箱包、油漆和制药工厂中的有害物质。

## 第三节　饮食营养是优生的保障

大多数夫妻都习惯于在知道妻子怀孕后再补充营养，其实宝宝的健康与智力，尤其是先天性的体质往往从形成受精卵的那一刻起就已经决定了。可见，宝宝对父母精子和卵子的质量，以及受孕时双方的身体状况都提出了较高的要求。为了保证母亲和宝宝的健康，夫妻双方必须从准备受孕时就开始调整自己的饮食结构，根据《中国居民膳食指南》一书的标准，做到平衡膳食就可以了。饮食营养好，不仅可以保证准爸爸准妈妈的身体健康，还对宝宝的智力发育有好处，因此，夫妻双方应注意饮食营养，使二人的身体处于较佳的状态，为优生做好保障。

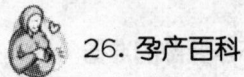 26. 孕产百科

## 一、准妈妈的饮食营养

女性在孕前必须补充营养。这是因为，母体是否健康以及营养是否充足，都会使卵子的活力受到影响。如果营养不足，会导致闭经而不孕及孕初胎宝宝缺乏营养，影响胎宝宝发育。一些女性由于挑食、偏食严重，也会导致营养缺乏，进而造成不孕。因此，为了能生一个健康聪明的宝宝，女性在想要宝宝的时候，就必须做好准备，开始适当增加营养。具体要求如下。

### 1. 及时调整饮食结构

如果你准备怀孕，在饮食上就应该开始有意识地调整饮食结构，不能随心所欲地想吃什么就吃什么，也不能像从前那样为了苗条而节食了，你的一切饮食都要围绕着未来的宝宝进行，平衡糖、蛋白质和脂肪三大营养物质的摄入，牛肉、鱼肉、动物肝脏、绿色蔬菜、新鲜水果、乳制品、谷类、海产品等食物应多吃，注意要搭配着吃，做到营养均衡。

所以，女性最好是在孕前做完全面体检后，根据专家建议进行孕前饮食调养。

### 2. 孕前 3 个月补充叶酸

叶酸是一种水溶性维生素，对胎宝宝细胞分裂和增长具有非常重要的作用。在你打算怀孕前的 3 个月，每天要补充叶酸。更早开始补充和延长补充时间，对准妈妈来说有益无害，而且怀孕后 3 个月也仍旧坚持补充。准妈妈如果缺乏叶酸，除了可引起准妈妈巨幼红细胞贫血外，还可导致胎

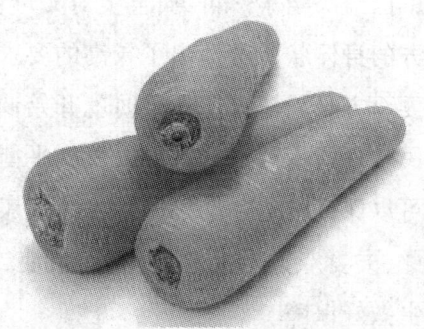

# 第一章 怀孕要做的准备

宝宝发生神经管缺陷畸形,因此要及早补充叶酸。另外,叶酸缺乏还是造成早产的重要原因之一。

含叶酸的天然食物有很多,蔬菜有西红柿、胡萝卜、青菜、龙须菜、花椰菜、油菜、小白菜、扁豆、豆荚、蘑菇等;新鲜水果有橘子、草莓、樱桃、香蕉、柠檬、桃子、李、杏、杨梅、海棠、酸枣、山楂、石榴、葡萄、猕猴桃等;动物食品有动物的肝脏、肾脏、禽肉及蛋类;豆类与坚果类食品有黄豆、豆制品、核桃、腰果、栗子、杏仁、松子等;谷物类有大麦、米糠、小麦胚芽、糙米等。这些食物虽然叶酸含量高,但由于叶酸遇到光、热就不稳定,容易失去活性,所以人体真正能从食物中获得的叶酸并不多。此外,补充叶酸有讲究,蔬菜贮藏2~3天后,叶酸损失50%~70%;炒、煮、炖等烹饪方法会使食物中的叶酸损失50%~95%;盐水浸泡过的蔬菜,叶酸的成分也会损失很大。

因此,你要改变一些烹饪习惯,尽可能减少叶酸流失,还要加强富含叶酸食物的摄入,必要时可补充叶酸制剂、叶酸片、多维元素片等。

## 二、准爸爸的饮食营养

想要一个聪明宝宝,绝不是妻子一个人的责任。专家指出,丈夫吃得好,宝宝才会更健康聪明。大多数人认为,小宝宝是在妈妈身体里孕育的,只要妈妈吃好了,宝宝就能健康聪明。所以,准妈妈们的饮食一直以来备受家人的关注。但是,国外最新的一项研究结果表明:丈夫的饮食习惯和生活方式对生育一个健康宝宝也起着至关重要的作用。男性营养状况的好坏直接关系着家庭生育能力和质量。因此,丈夫孕前的饮食必须做到以下几点。

### 1. 及时调整饮食结构

从怀孕前的营养准备方面来看,目前普遍存在着两个误区:一是很多人以为怀孕前后胎宝宝是在女性体内,只要女性注重营养,男性

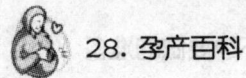

可以想吃就吃,对胎宝宝影响不大;二是人们往往只关注孕期的营养,而忽视了怀孕前的营养,特别是男性的营养。现在,这两个误区正被人们改变。男性准备生育前,必须改变不良的饮食结构和饮食习惯。做到饮食规律、均衡而有营养。

(1)少吃大鱼大肉、油腻之物,多吃瘦肉和蔬菜

瘦肉和蔬菜中富含的维生素 A、C、E 对精子很有好处,能激活精子,使精子再度充满活力。一般来说,男性过了 25 岁以后,精子的数量和质量就开始走下坡路,而这个时候正是男性的生育时期,如果常吃瘦肉和蔬菜,就能让老化的精子再度充满活力。

(2)多吃水果

水果不但营养丰富、口感好,而且可以提高男性的生育能力。国外的研究人员发现,西瓜、葡萄等水果可以治疗不育,因为这些水果中含有大量的维生素 C。所以男性每天至少摄取 60 毫克维生素 C,如果你以前吸烟,还应该多吃如橙子、苹果等水果,每天至少补充 100 毫克维生素 C。

(3)饮食中增加锌的含量

男性每天至少补充 12 毫克到 15 毫克的锌。研究表明,即使是短期锌缺乏症也会减少精子体积和睾丸激素的含量。富含锌的食物有瘦牛肉、乌鸡肉等。

(4)提高钙和维生素 D 的摄取量

美国威斯康星州大学的不育症研究人员发现,男性每天服用 1000 毫克钙和 10 微克维生素 D,能提高生育能力。富含钙的食物包括低脂牛奶、奶酪等。

## 2. 多吃一些番茄

番茄又名西红柿,是国内外闻名的十大健康蔬菜之一。番茄能提高男子受孕的几率。番茄曾经被称为"爱情果",是一种出名的壮阳补

品。西红柿之所以能获得营养学家的喜爱,是因为其中富含的番茄红素。

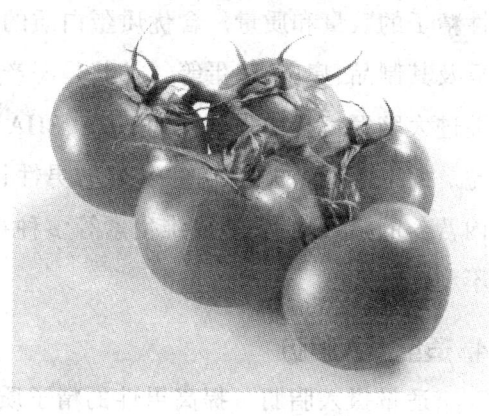

番茄红素(lycopene)是类胡萝卜素的一种,自然界分布很窄,主要存在于番茄、西瓜、红色葡萄柚、木瓜及苦瓜籽、番石榴等食物中,因其最早发现于番茄中而得名。番茄红素具有独特的长链分子结构,不仅提供了鲜艳的红色,而且还有抗氧化、抗紫外线、抗突变、抗癌变的作用,是人体健康的保护神。番茄红素可以调节人体的阴阳平衡,有滋阴壮阳的特殊功效。特别符合我国医学养身之道的"阴平阳秘,精神乃制"的养生学说。研究表明,日常食用西红柿与西红柿制品及含番茄红素的口服剂,对男性生殖健康有相当大的好处,可以增加精子的数量,提高精子的质量,并有预防前列腺癌的功效。因此,男性日常多吃番茄是十分必要的。

番茄可以生吃,也可以熟食。为了补充维生素C,应当生吃,以免因加热烹调使维生素C遭到破坏。如果为了补充番茄红素,则应当加热熟吃。这是因为在天然的番茄中,番茄红素的化学结构式为反式结构,而人体内的番茄红素多为吸式结构,经烹调加热,生番茄中的番茄红素发生转化后,番茄红素的释放量不仅增加5倍,而且能提高其吸收率。

## 3. 保证摄取优质蛋白质

蛋白质是细胞的重要组成部分,也是生成精子的重要原材料。合理补充富含优质蛋白质的食物,有益于协调男性内分泌机能,提高男

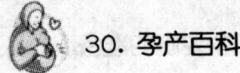

性精子的数量和质量。含优质蛋白质的食物包括深海鱼虾、牡蛎、大豆及其制品、瘦肉、鸡蛋等。尤其是海产品,不仅污染程度低,还含有促进大脑发育和增强体质的DHA、EHA等营养元素,对男性十分有益。但也不能走极端,许多年轻的男性长期摄入蛋白质,容易破坏体内营养的摄入均衡,造成维生素等多种物质的摄入不足,对受孕十分不利。

#### 4. 适量摄入脂肪

适量摄入脂肪可提高男性的精子质量。由于人的性激素主要是由脂肪中的胆固醇转化而来,而脂肪中含有精子生成所需的脂肪酸。如果缺乏脂肪,不仅影响精子的生成,而且还可能引起性欲下降。食物中肉类、鱼类、禽蛋中含有较多的胆固醇,适量摄入有利于性激素的合成。但应少吃猪肉,多选择鱼类、禽类食物,尤其是可多吃深海鱼。

## 第四节　孕前检查是孕育健康宝宝的保证

孕前检查是孕育健康宝宝的保证。无论是男性还是女性,在怀孕前应做全身体检和血常规检查,以便能清楚地知道自己的身体状况,确认自己是否适宜怀孕。孕前体检还能有效地排除危及准妈妈健康和胎宝宝生长发育的原发疾病,积极治疗原有的疾病,治愈疾病后再怀孕。因此,孕前体检不可忽视。

### 一、准妈妈检查的内容

孕前女性的健康状况对宝宝的影响最大。现在,虽然新的《婚姻登记条例》已经将"婚前医学检查"不再作为一个硬性规定,但当你

## 31. 第一章 怀孕要做的准备

计划怀孕时,无论你在婚前是否做过"婚检",都应在孕前4~6个月进行一次相关身体检查,以便全面地了解自己的身体状况,这样才能有助于你孕育一个健康的小宝宝。孕前女性检查的内容主要包括以下几方面。

### 1. 血常规、尿常规、肝功能、肾功能、心电图、血压测定

女性怀孕前应做全身体检和血液生化检查,以便清楚地知道自己的身体状况,了解自己是否适宜怀孕。

#### (1) 血常规

血型检查,可为分娩时输血做准备(有大量出血时),同时,也可预测有无血型不合的情况。在初诊时,做ABO型和RH型检查。血常规检查可以知道血红蛋白的高低,判断是否患有贫血。如果有的话,治愈后再怀孕是安全的。女性如果在有贫血的情况下怀孕,会使贫血现象更加严重。随着怀孕时间的增长,这种症状会逐步加重,对准妈妈及胎宝宝造成的危险更大。

血常规检查还可以得到血小板的数值,血小板与凝血机能有关,过多过少都会出血,所以有血小板问题的女性应先治疗好再怀孕。此外,血常规检查还有助于发现地中海贫血携带者。地中海贫血携带者的红血球会比较小,此病为隐性遗传性疾病,而且少见,如果父母都是携带者,下一代就会受到影响。

#### (2) 尿常规

检查尿液中蛋白、糖及酮体,镜检红细胞和白细胞等,以及是否患有肾病、糖尿病等疾病。

#### (3) 肝功能

肝功能检查是很有必要的。肝炎活动期的女性不适合怀孕,如果妈妈是肝炎患者,怀孕后会造成胎宝宝早产等后果,肝炎病毒还可直

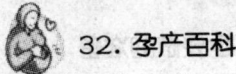

接传播给胎宝宝。可见,肝炎对准妈妈的影响非常大,不仅给准妈妈的健康造成危害,而且还会殃及胎宝宝。因此,女性在怀孕前做一次肝功检查非常重要,如果检查后身体健康,没有肝炎,就要注射肝炎疫苗,共3次,等产生抗体后再计划怀孕。如果不幸检查出患有肝炎,而又是处于活动期的女性,应在治愈之后再怀孕。

(4)肾功能

主要检测是否患有肾病,肾病患者怀孕会加重病情,甚至造成肾衰竭,所以患肾病的女性,怀孕前一定要积极治疗,等治愈后再怀孕。

(5)心电图

检查是否有心脏病,严重的心脏病患者不适宜怀孕,如果一旦怀孕就会很危险。

(6)测血压

检测是否血压异常,患高血压的女性怀孕后对自己和胎宝宝都有很大的威胁,因此,需要治愈后再考虑怀孕。

## 2. 病毒及抗体检测

病毒及抗体检测又称"TORCH检查",TORCH检查包括5项,T指弓形虫体,R指风疹病毒,C指巨细胞病毒,H指单纯疱疹病毒,O指其他,主要指梅毒螺旋体。

(1)弓形虫抗体检查

弓形虫一般寄生在猫、狗等宠物身上,如果家中养宠物的孕妇感染了弓形虫,弓形虫就可通过母体的血液、胎盘、子宫、羊水、阴道等多种途径感染胚胎或胎宝宝,由此会引起很多不良后果。

一般人感染上弓形虫自己发现不了,即使准妈妈感染弓形虫后,一般也没有什么明显的症状,难以识别。因此,准备怀孕的女性应高度重视,在怀孕前就应到医院进行咨询,特别是以前有过不良孕产史、免疫功能低下者,一定要抽血检查体内弓形虫抗体是否为阳性,如果是阳性,就不要马上怀孕。

### (2)风疹抗体检查

风疹对胎宝宝健康的影响不容忽视,因为怀孕早期此病毒可通过胎盘和血液进入胎宝宝体内,在胎宝宝的某些组织细胞中进行繁殖。而此时胎宝宝正处于各器官的形成阶段,病毒感染可使细胞分化受到抑制,如果胎宝宝器官发育受阻,有可能导致胎宝宝先天性心脏病、先天性眼病(白内障、视网膜色素沉着、小眼球、眼角膜浑浊等)、神经性耳聋、血小板减少性紫癜、肝脾肿大、小头、前卤门不闭合、智力低下等先天疾病。有25%的孕早期风疹患者会出现先兆流产、早产、胎死腹中。如果在怀孕4个月时得了风疹,会引起胎宝宝白内障、听力障碍、心脏疾病及发育障碍。

成人患了风疹,容易产生抗体。但是由于风疹症状轻,和感冒差不多,所以很容易被人忽视,但自己并不知道身体已有抗体,只有经过检查才能得知。因此,女性在决定怀孕之前,要检查自己是否具备风疹抗体,如果没有抗体就一定要注射风疹抗体,或者接种疫苗。

### (3)巨细胞病毒检查

巨细胞病毒是一种疱疹病毒,属于疱疹病毒亚科,是人类疱疹病毒组中最大的一种病毒,具有典型的疱疹病毒结构。其形态与单纯疱疹病毒及水痘带状疱疹病毒非常相似,二者很难区别。巨细胞病毒感染可引起泌尿生殖系统、中枢神经系统、肝脏、肺、血液循环系统等病变,该病毒通常由性交传播,故列为性传播疾病。

巨细胞病毒感染在人群中较为广泛,对胎宝宝具有传染性。在孕期,巨细胞病毒可通过胎盘传播给胎宝宝;分娩时,如宫颈分泌物中有病毒,可经产道传播给新生儿;产后,乳汁中可分泌病毒,在母乳喂养时可直接传播给婴儿。巨细胞病毒能引起全身各器官组织病变,尤其是对胎儿、婴儿损害严重,甚至死亡,因此,女性积极预防巨细胞病毒感染很重要。

### (4) 单纯疱疹病毒

人是单纯疱疹病毒唯一的自然宿主,此病毒存在于病人、恢复者或者是健康带菌者的水疱液、唾液及粪便中,会引起生殖器疱疹。在国外,生殖器疱疹的发病率在性病中仅次于淋病和梅毒,居性病发病率的第三位,在由病毒所引起的性传播疾病中占第一位。单纯疱疹病毒引起的感染症与CD4T淋巴细胞数有关,在口唇、阴部、肛门处形成溃疡病变、疱疹性瘭疽等难治病变,疼痛明显,也可见到疱疹性肺炎、消化道及疱疹性脑炎。

有免疫缺陷或免疫功能不全的人感染后症状会加重,可出现疱疹性湿疹、复发性角膜溃疡,甚至全身散播性疱疹而致命。因此,这项检查也不可忽视。

### (5) 梅毒螺旋体

梅毒螺旋体是在1905年由法国科学家发现并报道的。梅毒螺旋体是厌氧菌,在体内可长期生存繁殖,只要条件适宜,便以横断裂方式一分为二的进行繁殖。梅毒螺旋体对外界的抵抗力很弱,对化学药品、阳光照射敏感。

梅毒由梅毒螺旋体引起,患病后病程漫长,早期侵犯生殖器和皮肤,晚期侵犯全身各器官,并出现多种多样的症状和体征,病变几乎能累及全身各个脏器。梅毒通过性行为可在人群中相互传播,并可由母亲传染给胎宝宝,危及下一代。梅毒螺旋体只感染人类,它有获得性梅毒与胎传梅毒两种。获得性梅毒主要通过性接触传染;胎传梅毒由梅毒螺旋体通过胎盘,从脐带血循环传给胎宝宝,引起胎宝宝全身感染,并在胎宝宝内脏及组织中大量繁殖,引起胎宝宝死亡或流产。

上述5种病毒的发生与我们的日常生活密切相关,如与动物接触,吃半熟或生肉、生鱼、生菜的,输血、进行过器官移植的,性传播、常到人群密集处的,长期皮肤出现红斑、皮疹的。女性孕前要对这些病原体进行检查,确认自己的免疫状态,若病毒和抗体检测呈阳性,表示体内已经产生抗体,今后怀孕是安全的;若呈阴性,表示体内没有抗体,应注射疫苗,然后再准备怀孕。

### 3. 妇科及传染病筛查

妇科生殖系统检查,主要判断是否有妇科疾病,通过白带常规筛查滴虫、霉菌、支原体和衣原体感染、阴道炎症,以及淋病、艾滋病等性传播疾病。如果有普通的妇科炎症,最好先治愈,然后再怀孕;如果支原体及衣原体有一项是阳性,必须经过系统治疗后再怀孕,因为支原体和衣原体可导致输卵管堵塞,引发不孕。即使怀孕,易造成流产、早产。如患有性传播疾病,最好先彻底治疗,然后再怀孕,否则也会发生流产、早产等危险。

(1) 艾滋病检查

艾滋病(HIV)是传播性、致命性很强的一种疾病,很难治愈,而且极易传染给胎宝宝,所以,孕前检查 HIV 非常重要,以防无辜的艾滋病宝宝来到这个世界。

(2) 淋病检查

孕前做淋病检查非常重要。淋病会造成不孕,淋病在早期几乎没有什么症状,极易被人疏忽。这是因为淋球菌感染宫颈,可上行感染输卵管,使输卵管的功能紊乱,并导致输卵管闭塞。由此,患淋病的女性,不仅减少受孕的几率,而且很难受孕。即使怀孕,患有淋病的准妈妈早产率会比一般正常的准妈妈高,而且对胎宝宝的健康也有很大的影响。

### 4. 口腔检查

如果孕期准妈妈有口腔问题,会很棘手,因为治疗口腔的药物会

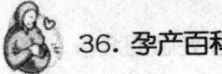

对胎宝宝有影响。怀孕后,女性因体内黄体酮水平升高,会使牙龈的血管增生,容易诱发牙龈炎,即"妊娠期牙龈炎",而在孕前就有口腔疾病的,怀孕期必然会加重炎症。

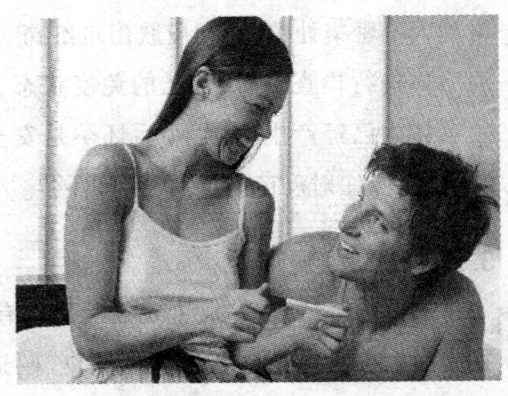

所以,女性最好在孕前控制口腔疾病,进行牙龈炎和牙周炎的全面检查和系统治疗,防止在孕期病情加重。

### 5. 染色体检查(有遗传病家族史者)

由于染色体数目和结构异常所引发的疾病称为染色体病。目前所了解的染色体病有数百种,通常伴有生长发育迟缓、智障、畸形等先天缺陷,此病并不常见。染色体检查一般针对有遗传病家族史的育龄夫妇。检查时间一般是在孕前3个月。

检查方法是静脉抽血,查看染色体组型。染色体组型检查告诉我们DNA的数目是否正确;DNA是否异常;个体的性别;个体的某些不育等问题。

### 6. 营养状况检查

此项检查主要看女性的营养状况是否良好,如果营养不良,一般会伴随身体瘦弱。孕前进行此项检查,主要针对营养不良的女性,检查缺乏何种营养素,以便在孕前及时补充,达到可以受孕并能负担10个月怀孕期重负的条件。

## 二、准爸爸检查的内容

随着社会的进步和工业化进程的加快,工作压力、环境污染及性病等因素,导致男性生育能力也呈逐年下降的趋势。大部分男性都认为,在生育方面女性比较重要,自己很健康,尤其是做过婚检的男性更是非常自信。然而事实并非如此。很多不孕家庭都是由男性生理问题导致的,因此,虽然生育是男女双方的事情,女性要承担更多的生育责任,但是要想有一个健康优质的宝宝,男性不仅要非常健康,而且还要进行下列检查才行。

### 1. 血常规、尿常规、肝功能、肾功能检查

男性的孕前身体检查,除男性生殖健康检查与女性不同外,其他的如血常规、肝功能、肾功能、传染病、染色体检查等都与之相似。

### 2. 精液检查

孕前3个月,停止性生活7天后进行检查。目的是检查精液和生殖系统疾病。通过检查精液,男性可以提前预知精液是否有活力或是否有少精症。如果出现少精,男性孕前还要戒除不良生活习惯,如抽烟、酗酒、穿过紧的内裤等。若白血球过多的话,有可能是前列腺炎,孕前应予以治疗。

### 3. 传染病筛查和染色体检查(有遗传病家族史者)

该小节内容与前面准妈妈检查内容相同,在此不一一详述。

## 三、不适合怀孕的疾病

如今,人们越来越重视优生,男女双方在准备做爸爸妈妈前,必须到医院做相应的孕前检查,这对下一代是否优生非常重要。在孕前检查时,医生会询问夫妻双方有无遗传病家族史、是否患有先天性疾病、女方有无流产经历等许多内容。若检查出双方中的任何一方患有心脏病、肝炎、肾脏病、高血压、甲状腺肿大、糖尿病、精神病、病毒感染性疾病、遗传病等,都要慎重考虑是否怀孕。病情轻者可以在医生

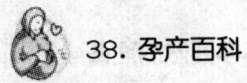

的指导下怀孕,病情重者则需避孕、治疗。但患有下列疾病的女性,则不适合怀孕。

## 1. 高血压病

如果女性孕前患有高血压,怀孕后血压就会更高,很容易出现妊娠高血压综合征,可造成流产、早产,对准妈妈的生命构成威胁。建议患有此病的女性,在怀孕前应积极治疗,稳定血压,在医生指导下怀孕。怀孕后必须注意孕期保健及定期检查。

原发高血压女性怀孕后,胎宝宝易发生宫内发育缓慢、早产、死胎及新生儿死亡。血压越高,情况越差,怀孕后准妈妈死亡的几率亦明显升高。确定高血压的程度及有无脏器损害也非常重要,如有脏器损害,则不宜继续怀孕。怀孕早期需注意休息、营养、进低盐食物。在医生的指导下密切监测及控制血压,如果情况不好,应在适当的时机终止怀孕。

高血压病还具有遗传性,它的遗传比例大约是,父母都健康,子女患高血压的几率仅为4%;父母中有一人患高血压,子女患病的可能性是30%;如果父母都患有高血压,子女患病的可能性就高达50%。可见,高血压有极大的遗传性。

## 2. 严重的糖尿病

女性在孕前应进行全面身体检查,明确糖尿病的病情程度。如病情十分严重者,则不适宜怀孕。如果受孕,在怀孕期间母婴并发症会明显地增加,故孕期应严格控制血糖,加强母婴监测。有轻度糖尿病的女性,如想怀孕,在孕前应停用降糖药物,改用胰岛素控制血糖。有的女性有隐匿性糖尿病,怀孕后就有可能成为真正的糖尿病患者(妊娠糖尿病)。糖尿病容易并发妊娠高血压综合征。准妈妈如果不能很好地控制病情,就会导致胎宝宝流产、早产,甚至出现死胎,或者有可能分娩巨大儿。由于糖尿病是一个难攻克的疾病,目前医学界还没有治愈该病的方法,只能靠个人在饮食和生活上控制病情。因此,有糖尿病的女性,一定要在怀孕前向内分泌医生咨询,采用合理的饮食疗法及相应的药物治疗,可在血糖、尿糖稳定及医生的监护指导下怀孕与分娩。

糖尿病具有一定遗传性,其遗传比例大约是,如果父母中有一人患有糖尿病,子女患病的可能性是8%~15.3%;如果父母都是健康的情况下,子女患糖尿病的几率是2%~7.7%。

## 3. 严重的心脏病

一个健康的女性,最好的受孕年龄为25~30岁。但是对于一些患有慢性疾病的女性,应根据患有的不同疾病加以具体对待。如果有遗传性疾病家族史,可通过孕前检查、咨询来确定能否怀孕。如果已经怀孕,可通过诊断加以确定。但是患有心脏病的女性一般不适宜怀孕,因为怀孕对母体和胎宝宝都存在重大风险。虽然患有心脏病不影响生育,但是对怀孕过程及胎宝宝的影响取决于准妈妈的心功能。一旦心功能代偿不全发生心力衰竭,则可因缺氧引起子宫收缩,发生早产或胎宝宝缺氧,严重时胎宝宝、准妈妈可发生死亡。

因为怀孕会加重心脏负荷,所以有严重心脏病的女性不适宜怀孕。从怀孕10周开始,准妈妈的心血排出量就增加了,也就是心脏负荷明显地增加,到怀孕32周达到高峰,分娩时在产程中准妈妈每一次用力,都会加重心脏的负担。同时怀孕对全身各重要器官均有影响,如肝脏、肺、肾脏等。所以,如果女性在孕前有严重的心脏病,就可能在孕期和产程中不能承受负担,发生心功能衰竭,危及母亲生命。若已怀孕,则应在怀孕早期进行人工终止,以防孕产期发生不测。

此外,值得注意的是,心脏病患者不宜使用药物避孕,这是因为短、长效避孕药中都不同程度地含有雌激素,使用避孕药后体内雌激素的含量过多,使体内纳离子和水分排出减少,血容量增加,加重心脏负担,甚至引起心力衰竭。避孕药可使血液黏性增加,容易形成血栓,对心脏不利。

### 4. 肺结核病

肺结核是一种慢性呼吸道传染病。不适宜怀孕的肺结核女性如发现意外怀孕,应在6周内做人工流产。

肺结核的病程和治愈都需要一定的时间。如果女性在怀孕前患有肺结核病,怀孕后可导致胎宝宝流产、早产。即使保住胎宝宝,治疗肺结核病的药物,也有可能影响胎宝宝的发育,因此,女性应在肺结核病治愈后再考虑怀孕。

肺结核病需长期服用抗结核药物治疗,有些抗结核药物,如利福平、异烟肼对避孕药有抵抗作用,可减弱避孕药的疗效,导致避孕失败,故有此病的女性不宜使用避孕药物来避孕。

### 5. 肾脏病

在正常情况下,分娩和生育是女性的专利,但是在病理情况下则不同了,甚至有时会被剥夺做母亲的权利。比如患有肾脏疾病的女性患者,如果一旦怀孕,风险是相当大的,容易较早合并妊娠高血压综合征,不利于胎宝宝发育,甚至导致胎宝宝流产、早产等,同时,对准妈妈的生命造成更大的威胁,极容易导致肾功能衰竭和尿毒症。因此,患肾脏疾病的女性,怀孕前一定要积极治疗,在病情没有治愈前,千万不可贸然怀孕。

如果怀孕前肾脏功能轻度受损,且不伴有高血压的女性基本能顺利怀孕分娩。但如果肾脏损害严重且合并其他的疾病,则病人通常不宜怀孕,若怀孕会发生早期流产,即使没有流产,其分娩的风险极大,容易造成心肾功能衰竭,严重者导致准妈妈死亡。女性要积极治疗原发病,尽量减轻肾脏的负担,预防并发症的出现。如果有肾脏病时怀孕了,那么终止怀孕,必须在医生的指导下进行。

### 6. 其他疾病

**(1) 慢性反复发作的哮喘**

患有此病的女性,应在严格治疗,病情稳定一段时间后,在医生的指导下怀孕。

**(2) 子宫肌瘤**

此病可导致不孕、流产以及产科的一些并发症,分娩时有的子宫肌瘤可导致产道阻塞而造成难产。妊娠合并子宫肌瘤多能自然分娩,不必过早地处理。怀孕期间肌瘤若发生了一定的变化,经保守治疗,对症处理,一般可缓解病情。

**(3) 宫颈炎症**

此病可在怀孕期间出现异常出血。如果出现阴道流血,需做常规阴道窥器检查,若宫颈有可疑病变,应做相应的宫颈检查。

**(4) 急性阑尾炎**

怀孕的时候,如果患有合并急性阑尾炎,那么严重者可引起流产、早产等后果,所以一旦确诊,应立即做手术切除阑尾,同时应给予保胎治疗。

**(5) 肿瘤**

肿瘤分为良性肿瘤和恶性肿瘤,良性肿瘤如果不是生长在生殖系统上,一般不影响怀孕。妇科的良性肿瘤一般以子宫肌瘤和卵巢肿瘤为多见。恶性肿瘤可发生在身体的许多部位,虽然大多数恶性肿瘤不会由母体直接传给胎宝宝,但由于恶性肿瘤是消耗性疾病,会使病情加重,原则上对孕期发现恶性肿瘤的准妈妈,应该终止怀孕。

# 第二章　怀孕是做妈妈的第一步

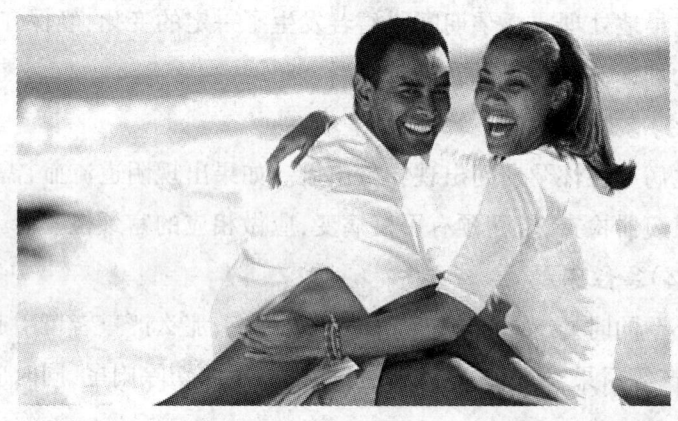

　　爱情让一对男女走进婚姻的殿堂，而怀孕则是他们爱情的升华，是做妈妈的第一步。当夫妻双方做好了孕前的一切准备后，就可以进入受孕阶段了。如果精子和卵子成功结合，就意味着孕育开始了。

第二章 怀孕是做妈妈的第一步

# 第一节　受孕的过程

生育的前提是男方提供的精子和女方提供的卵子各自携带着父母的遗传物质，通过性交而结合在一起，完成受精过程，即一个新生命孕育成功。受孕的过程是一个既微妙又复杂的生理过程，它受到许多因素和条件的影响与制约，并且充满了许多的偶然性。

## 一、受孕的生理过程

当一个卵子(细胞)与一个精子(细胞)结合成受精卵，一个新的生命便开始了。小生命从诞生的那一刻起，便开始不停地分裂生长，经过10个月的生长发育，受精卵从一个细胞变成了几百亿个细胞，最后分化成拥有各个系统和器官的成熟的胎儿。

### 1. 选择受孕的时机

受孕受到许多条件的限制，就像一个链条，环环相套，如果某个环节出现了问题，这个链条就衔接不起来，也就是说，不能达到怀孕的目的。

受孕必须具备的条件是，卵巢排出正常的卵子，精液中含有正常活动的精子，卵子和精子能够在输卵管内相遇并结合成为受精卵，受精卵能被送到子宫腔中，子宫内膜发育必须适合孕卵着床。如果上述条件有一个不正常，便能阻碍怀孕。因此，夫妻双方要想成功地完成这个受孕过程，就必须具备下列条件。

(1)男子的睾丸产生的精子正常

正常成年男子一次射出的精液量为2~5毫升，每毫升精液中的

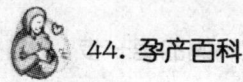

精子数应在6000万以上,其中有活动能力的精子达60%以上,异常精子在15%~20%以下。如果男方的精子达不到上述标准,就不容易使女方受孕。

**(2)女性的卵巢排出的卵子健康成熟**

月经正常的女性,每个月经周期都有一个健康成熟的卵子排出,这样才有机会怀孕。而对于卵巢功能不全或月经不正常的女性,就不容易受孕。

**(3)正常的性生活**

在女性排卵期前后要有正常的性生活,使精子和卵子有机会相遇受精。精子在女性生殖道内能生存1~3天,卵子排出后能生存1天左右,女性的排卵时间是在下次月经来潮前的14天左右,在排卵前后几天内性交才有受孕的可能性。而在非排卵期性交是不会受孕的。

**(4)输卵管必须畅通无阻**

男性的输精管道必须通畅,精子才能排出。女性的生殖道也必须通畅,这样性交时进入阴道内的精子才能毫无阻挡地到达输卵管,并与卵子相遇受精。受精卵也能顺利地进入宫腔,成功受孕。

**(5)子宫内环境必须适合受精卵着床和发育**

当卵子受精后,受精卵一边发育一边向子宫方向移动,约3~4天后到达子宫腔,6~8天就能到营养丰富的子宫内膜里,然后继续发育成胎宝宝。受精卵发育和子宫内膜生长是同步进行的,如受精卵提前或推迟进入宫腔,这时子宫内膜就不适合受精卵着床和继续发育,也不可能受孕。

## 2. 精子与卵子是怎样结合的

精子,生活在睾丸里,其形状像小蝌蚪,总长0.05毫米,它分为头部、颈部、躯干及尾部。精子的颈部与头部和躯干相连,躯干主要为尾部提供营养,使尾部能够游动,与卵子相遇。睾丸中产生的精子转

## 第二章 怀孕是做妈妈的第一步

移到副睾后发育成熟,储存在精囊中,通过射精进入女性子宫内。进入子宫颈的精子大约在2~3个小时后到达卵子生活的地方——输卵管。遇到了卵子的精子冲破卵子的外壳,头部进入卵巢。当精子进入卵母细胞透明带时,标志着受孕过程开始了。

卵子,生活在卵巢里,卵子里有上千个没有成熟的卵泡。这些未发育成熟的卵泡,在每个月发育为成熟的卵泡时,都会产生一个卵子,这个过程叫做排卵。而产生的卵子被吸入输卵管。其实发育成熟的卵泡并不只有一个,但在一般情况下,却只有一个能通过排卵成为卵子,其余的已经变质。卵子能够存活24小时左右,没有活动能力,它在人类细胞中体积最大。卵子从卵巢排出后15~18个小时受精最好,如果在24小时内未受精,则会变性,失去受精能力。如果有两个卵细胞完成了排卵和受精,就是怀上了双胞胎。

女性在进入性成熟期时,每个月经周期一般只有1个卵泡发育成熟排出卵子,排卵时间通常发生在两次月经中间。排卵后的卵子进入输卵管最粗的壶腹部与精子结合。排卵在两侧卵巢管里交替进行,一个健康的女性,一生大约可排卵400次。

当性交后,男性射出的精液有2~5毫升,内有1亿2千万到3亿个以上精子,这支庞大的"队伍"在女性生殖道内"争先恐后"地向上游走。精子靠它尾巴的摆动能快速地前进,每分钟能游动2~3毫米。为了和卵子结合,精子便沿女性生殖道逆流而上。女性生殖道的总长度也不过16~20厘米,但对精子来说,却是一段非常艰苦的历程,而且途中有很多障碍,会影响精子前进和寿命。精子同卵子"相会",至少要通过四关:精子要通过阴道;穿过子宫颈;在子宫腔内运行;最后才能进入输卵管同卵子"相会",为期3天左右。数量庞大的精子只有1%~5%可到达子宫腔,质量差的精子因为不能很快到达子宫腔而失掉活力。

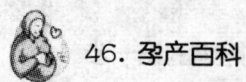

到达子宫腔的精子在遇到卵子之后,与卵子结合,受了精的卵子称为受精卵,又称孕卵,即一个新生命的开始。

## 3. 受精卵是怎样演变的

受精卵是新生命的第一个细胞。受精卵的出现,标志着十月怀胎正式开始。虽然受精卵是在输卵管内结合的,但它不能在这里生存,它一边迅速地分裂繁殖,一边蠕动,经过输卵管向子宫腔方向移动,大约4天的时间达到子宫腔内。受精卵先在子宫腔内游走,它能分泌一种分解蛋白质的酶,侵蚀子宫内膜。这时子宫内膜在卵巢激素的影响下呈分泌期变化,像经过精心耕耘、施足了底肥的土壤一样,肥沃而松软。受精卵像一粒种子种植在准备好的"土壤"里,这个过程叫做"着床",一般在受精后的7~8天。受精卵埋在子宫内膜里,得到子宫内膜腺体分泌的滋养,不断反复细胞分裂,成为胎宝宝。这个裂变过程非常快,也就七八周的时间,甚至有的女性还在怀疑是否已经怀孕的时候,受精卵已经发育到相当的阶段了。受精卵经过10个月的孕育,才会成为呱呱落地的婴儿。

## 4. 自测排卵期的方法

有调研结果表明,婚后不避孕或停止避孕后一个月内受孕率为53%,3个月内为77%,6个月为88%,一年内为92%。正常育龄女性每月多数只排一个卵,有时卵细胞发育不好,也不能受精,并且精卵存活时间相对较短,精子在女方体内只能存活48~72小时,卵子从卵巢排出24小时内活力旺盛,这期间精卵才能相遇受孕,因此夫妻必须在排卵期性交,才有受孕的机会。女性只有了解自己的排卵时间,才能准确有效地怀孕。下面介绍几种自测排卵期的方法。

### (1)月经推算法预测

月经周期正常者,多在两次月经中间排卵;月经周期后延者,排卵时应在下次月经来潮前14天。大部分女性在下次来月经前12~16

天左右排卵,所以可根据自己以前月经周期的规律推算排卵期。由于排卵期会受到疾病、情绪、环境及药物的影响而发生改变,所以该推算法有时并不准确,只能做一个辅助性的参考,需要与其他方法结合使用。

### (2)观察宫颈黏液

在排卵前24小时,宫颈黏液量增多,一般女性无特殊不适,少数人可感到下腹酸痛及坠痛,此即称为排卵痛。观察宫颈黏液的具体做法是,将手指伸入阴道深处,会碰到一个又硬又软的地方,这就是子宫颈。月经过后,宫颈黏液一般呈现三种情形:早期的宫颈黏液稠厚而量少,透明无色,甚至没有黏液,称为干燥期,提示非排卵期;中期随着内分泌的改变,黏液增多而稀薄,阴道的分泌物增多,称为湿润期;晚期也就是接近排卵期时,黏液变得清亮滑润而富有弹性,如同鸡蛋清状,黏性很强,不易拉断,出现这种黏液的最后一天的前后48小时之间是排卵日,也称为易孕期。

### (3)测量基础体温

女性的基础体温是对应月经周期变化的,这是因为孕激素的作用。孕激素的分泌活跃时,基础体温上升;孕激素不分泌时,则出现低体温。正常情况下,从月经开始那一天,到排卵的那一天,因孕激素水平较低,所以一直处于低体温,排卵后,卵泡分泌孕激素,基础体温突然上升到高温段。在基础体温处于升高水平的3天内为易孕阶段,但这种方法只能提示排卵已经发生,不能告诉你发生排卵的正确时间。

### (4)排卵痛

如果感到肚子下方隐隐作痛,就是排卵痛。这是卵子从卵巢排出时引起的疼痛,这种排卵痛并不是每个人都会有感觉,只有极少数的人能感觉到。出现排卵痛的时间,大约是在每个月来月经前十几天左右,将这些排卵痛的日期记录下来,可以用来帮助判断排卵日。

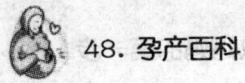

### (5)用排卵预测试纸测试

排卵预测试纸能准确地检测出黄体生成激素的峰值水平,使女性能预知最佳的受孕或避孕时间。女性可用干燥、洁净的容器收集尿液,需要注意的是不可使用晨尿,尽量采用每一天同一时刻的尿样。收集尿液前2小时应减少水分摄入,避免稀释的尿液样本妨碍LH峰值的检测。其方法是将试纸带有箭头标志线的一端浸入尿液,约3秒后取出平放10~20分钟。观察结果以30分钟内阅读为准。需要注意的是,试纸插入尿液深度不可超过MAX标志线。如果出现两条紫红色线,下端线(检测线)比上端线(对照线)明显浅色,表示尿液中LH尚未出现高峰值,必须每天测试;如果上、下端线(对照线、检测线)颜色基本相同,或下端线(检测线)比上端线(对照线)色深,表示你将在24~48小时内排卵;如果只出现一条紫红色线(对照线)于试纸上端,说明没有排卵。

通常在排卵前2~3天及排卵后1~2天为易受孕期,夫妻可根据上述5种方法综合考虑并推测排卵期。夫妻双方为了尽快达到怀孕的目的,在安全期应尽量减少性生活,以便能够养精蓄锐。当易受孕期到来的时候,尽量不要错过性交,这样才可能实现夫妻间共同的愿望。

## 5. 最佳受孕年龄

女性一般在20~23岁左右,身体发育开始进入成熟阶段,但此时结婚生育不适宜。据调查发现,女性20岁以前生育者比20~25岁生育者患子宫癌的人数高3倍,比26岁后结婚生育者高7倍。这是为什么呢?因为在23岁以前,女性身体各器官正处于急速发育时期,生殖系统还没有成熟,若结婚生育,容易给生殖器官留下致病的隐患。如果女性过早生育,刚到中年就会出现未老先衰、腰腿疼痛等症状。所以年轻夫妻最好在婚后两三年再生育,这对国家、个人和家庭来

## 第二章 怀孕是做妈妈的第一步

说,都是一件好事。而且新婚后的年轻夫妻需要一段时间相互适应、磨合,如果夫妻双方还未完全适应就添了小宝宝,有可能会使矛盾升级、加深。另外,不要做高龄孕妇,即使想晚婚晚育也要注意年龄合适,最好不要超过35周岁。因为过晚怀孕,卵子容易老化,胎宝宝先天畸形率较高;而且由于年龄过大,骨盆韧带松弛性下降到最低度,软产道和子宫收缩力均减弱,容易导致难产、产程延长、新生儿产伤、新生儿窒息等。由此可见,太早太晚生育都不合适。最佳的生育年龄是24~29岁之间。在这一年龄段,女性具有优质的生殖细胞和身体素质,且生育能力和子宫收缩力都处于最佳状态,这样早产和难产的几率会降低。

### 6. 最佳受孕季节

夏季由于气温高,人的食欲和睡眠质量也不好,因此这个季节不适合怀孕。专家认为,在室外气温20度左右时怀孕出生的孩子最强壮,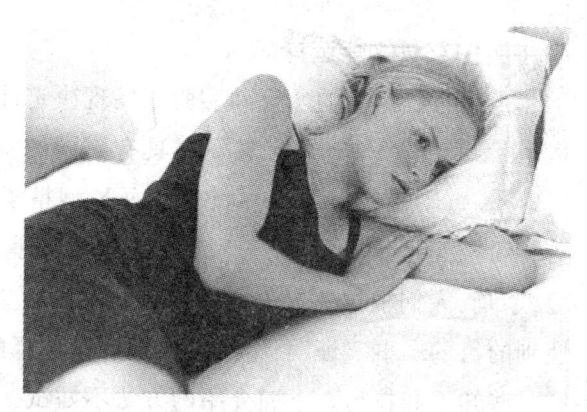
冬天怀孕出生的孩子身高优于其它时期的孩子,因而孩子出生的最佳时期为每年4~5月和9~12月。

从胎宝宝健康来讲,冬春季节怀孕需要注意的问题相对要多些。冬末春初是流行病猖獗时期,病毒性传染病多。病毒可引起胎宝宝先天缺陷。怀孕头3个月是胚胎的敏感期,若受病毒感染,易成为畸胎,所以,从健康的角度来看,最好不要在冬末春初怀孕。

每年的9~10月份,即夏秋之交是怀孕的较好季节。此时怀孕,可使胚胎在头3个月避开流行病毒感染,夏秋时节正是各种蔬菜、水

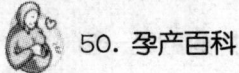

果、干果旺盛时期。在胎宝宝发育的早期,准妈妈能摄入丰富而均衡的营养,这是胎宝宝健康的必要条件;夏秋时节风和日丽,清爽宜人,满目翠色给人以赏心悦目之感,有利于准妈妈多到室外散步,充分吸收氧气,这对胎宝宝的发育有极大的好处。

总之,夏秋之季为准妈妈提供了良好的气候条件,所以说夏秋之交是理想的怀孕季节。另外,受孕最好在家中进行,家中比较安宁、卫生,夫妻对家庭环境又比较熟悉和放心,能做到精神放松、情绪稳定,利于优生。旅游怀孕不可取,因为旅途劳累,生活不安宁,卫生条件也得不到保障,一旦怀孕,易出现先兆流产和胎宝宝畸形。

## 7. 生男生女真的能选择吗

人们通过长期的研究和实验,发现决定性别的关键是男性的X型精子和Y型精子,两种精子又具有不同的特征:男性X型精子活动力弱,行动慢,但生存时间较长;而Y型精子活动力强,游动快,存活时间较X型精子短些。X型精子喜酸性环境,Y型精子则喜碱性环境,于是,人们根据它们的这些特性,采用一些方法来达到人工控制性别的目的。事实证明,生男生女是可以选择的,这需要夫妻双方了解一些知识和技巧。下面介绍的方法不妨试一下。

### (1)饮食控制法

采用该方法的时间应从准备怀孕前的一个月开始。通过饮食,可以从微观上改变人体内的酸碱度,创造一个适宜于X精子或Y精子的环境。想要生女孩,女方可多吃一些酸性食物或富含钙、镁的食物,如不含盐的奶制品、牛肉、鸡蛋、牛奶以及花生、核桃、杏仁、五谷杂粮、水产品等。想生男孩的可吃偏碱性的食物,或含钾、钠多的食物,如苏打饼干、不含奶油的点心、各种果汁、咸一点儿的食物,粮食中的根茎类,如白薯、土豆等都是不错的选择。

# 第二章 怀孕是做妈妈的第一步

**(2)掌握排卵期**

此方法是利用 Y 精子好动、寿命短和 X 精子动作慢但寿命长的特性,人为地制造促使精子和卵子成功结合的时机。在接近女方排卵的时候性交,容易生男孩。而过了排卵期后性交容易生女孩。

**(3)改变阴道的酸碱度**

同房前用配制 2%或 2.5%的苏打水冲洗阴道,能增加生男孩的机率。用 30%或 50%的食醋或 1.5%的乳酸钠冲洗阴道后同房,能够增加生女孩的几率。

**(4)性高潮控制法**

如果男方在女方达到性高潮时射精,生男孩的几率大;男方射精后女方才达到性高潮,或无明显性快感易生女孩。

**(5)掌握同房次数**

如果短期内性交频繁,且每次射精时的精子量少,生女孩的可能性就大,反之则生男孩子的可能性大。

**(6)掌握射精深浅**

想生女孩的在阴道浅处射精;想要生男孩的则要在临近子宫口的地方射精。

## 二、性生活与受孕

众所周知,正常的性生活是怀孕必须的条件。有了性生活,才会怀孕。怀孕是一个既复杂又微妙的生理和心理过程,当然也不排除性爱技巧的因素。尽管夫妻双方生殖器官在解剖构造和生理功能方面都正常,但如果性生活不合理或不讲究技巧,也会造成不孕不育。可见,性生活的质量在某种程度上决定着受孕的效果。

性生活频率要适度。有些医生往往过分地把不育症的病因,归结为"肾虚",因此让病人"清心寡欲"、"保存元气",甚至规定病人每月只能在排卵期性交 1~2 次。结果因所谓的"肾虚",导致不育夫妇拼命地压抑自己正常的性要求,把性欲全留给没有情趣的生活,久而久之真会影响双方的性欲和性功能。此外,若每月只射精1~2次,精子的数量虽然可能会有所增加,但老化的精子比例显著增加,这样既不利于受孕也不利于优生。与此相反,有些求子心切的夫妻性生活过于频繁,使精子数目显著下降,同样也不利于受孕。因此和谐、正常、有规律的性生活是受孕的前提,夫妻双方应高度重视。

## 1. 夫妻性生活的质量

国外性科学专家通过实验得出结论:孩子智商的高低与受孕时女性有无性高潮有直接的关系。理论上认为,当女性达到高潮时,血液中的氨基酸与糖分子等成份渗入生殖道,使进入阴道的精子存活时间延长,运动能力增强,同时还有利于提高精子的竞争能力,让强壮、优秀的精子与卵子相结合,从而孕育出健康聪明的下一代。因此,准备怀孕的夫妻必须注意性生活的质量。

一些已婚夫妻都有一个共同体验,如果夫妻双方在心情愉悦,有了较强烈的性要求的情况下做爱,就容易达到性高潮,性生活的质量也就高。由此不难发现,夫妻双方的心理感受直接影响到性生活的质量。

我国古代医学家在这方面论述颇多,一般认为受孕要避开月圆(农历的14~16日)、大寒、大热、大风、大雨、日月蚀、地动、雷电之时,因为这些自然现象会对人体内环境造成一定影响。受孕时辰以前半夜较好,且最好在男女双方心情愉快,达到性高潮时受孕。只要夫妻在思维、语言、行动、情感等方面都达到高度协调一致的时候怀孕,出生的孩子就会集中双亲的身体、容貌、智慧等方面的优点。事实证明,智力较高的儿童的父母通常是彼此情投意合、体贴关心的恩爱夫妻。

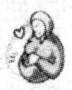

## 2. 应掌握性爱技巧

性爱技巧在夫妻生活中非常重要，性爱技巧的内容包括夫妻之间的拥抱、亲吻及充满深情的眼神等，都是性爱技巧的范围，都属于性爱的因素，其中的每一点都能激发性爱的高潮，提高性爱的质量。

(1) 前戏

前戏是性交的"前奏"，它能为男女双方的性爱增添更加和谐的音符。目前一直受到人们认可的性游戏有两种：第一种是能引起性交的性活动，主要是指性爱抚。性爱抚是有意的、试图引发性唤起的肉体接触，包括拥抱、接吻、抚摸等，它是性交前必不可少的重要环节。第二种是不引起性交的性活动。这种性游戏种类非常多，不同的国家和民族有不同的偏好。比如欧洲人爱开性玩笑、说情话、撕扯轻咬、水中嬉戏；非洲人比较喜欢调情舞蹈；而亚洲人乐于嬉戏打闹、打情骂俏等。

女性在大多数情况下都喜欢先浪漫，然后再慢慢进入狂野的状态。这是女性享受性爱的方式。如果男性愿意在这上面花点心思，并且开始注重前戏，女性就会迷恋上性爱。如果男女双方真正爱抚、嬉戏10~15分钟，男性就开始给女性真正需要的刺激了。此时女性已经被充分调动起来，更容易完全接受男性。

(2) 音乐

在做爱之前及整个性爱过程享受美妙的音乐，同样令人兴奋，可享受到非同寻常的美好感受；衣着打扮上也是这样，当妻子在温馨的卧室里穿着一件轻薄、性感的睡衣或内衣展现在丈夫面前时，相信此时夫妻之间的欲望一定会被激发起来。

(3) 变换体位

如果一旦习惯了一种性爱方式，长此以往没有什么变化，总是在同一个时间里，同一个位置上，以同样的体位和同样的节奏，进行同一个机械的程序。这样的性生活往往会使人产生例行公事的感觉，毫

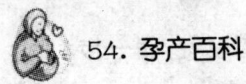

无新意,没有激情,更无法谈起性高潮。

性爱方式是多样的,比如改变以往的同一种体位,而尝试多种体位,打破原先固定在某一个时间的习惯,而尝试在中午或早上过性生活。做爱地点可在沙发上、地毯上,也可在浴室里、餐桌旁,甚至看电视看到动情处也可即兴做爱。

## 第二节　如何确定自己怀孕了

及时准确地判断自己是否怀孕,对女性朋友来说是一件非常重要的事情。这样不仅在不需要生育时及时做人工流产,还能及早发现并避免宫外孕等意外情况的发生。在最早的时间里发现自己已经怀孕的征兆并不难,怀孕后,身体会发出各种信号,而且随着时间的推移,信号也越明显。但因人存在着个体差异,怀孕后的反应也不尽相同,尤其是在女性刚怀孕时,若症状反应不明显,或根本没什么反应的,确实很难判断。所以,女性需要仔细检查自己的身体状态,向有经验的人咨询,及早确认是否怀孕。

### 一、自我检查

在不完全确定自己是否怀孕的情况下,很多女性会选择在家里做自我检查。只要掌握了正确的方法,确实有一定的准确性。不过,即使在家检查发现自己真怀孕了,也一定要到医院再确诊。下面是一些常见的怀孕征兆,可供准备怀孕的女性参考。

#### 1. 月经停止

怀孕后,第一个明显的信号就是月经停止,月经停止是因为卵

## 第二章　怀孕是做妈妈的第一步

巢不再排卵了。有性生活而又未避孕，月经一向正常的育龄女性过了预定日期一周仍然没有来月经，那很可能是怀孕了。

但是，仅凭这一点还不能完全确定怀孕。有时月经的推迟还受环境的变化和精神因素的影响，比如精神

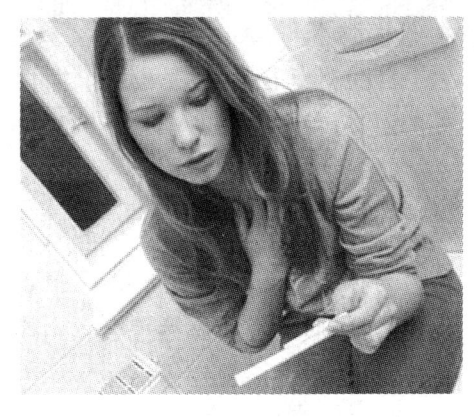

受到刺激、遭到创伤、生病或在恶劣的环境下工作等等，也会暂时停经。还有的女性，已经怀孕了，但阴道里还有和月经很相似的血排出，由此认定自己并没有怀孕，其实，有的人在受精卵着床的时候，也会有少量的出血，因此，月经停止的女性要特别注意这一点。

如果出现月经停止的状况，最好去医院检测一下，或通过别的措施检测，以便及早确定是否怀孕。

### 2. 恶心、呕吐

呕吐是一个怀孕信号，也是一种比较强烈的怀孕反应，它发生在停经 40 天左右。大部分女性怀孕后都会出现恶心呕吐，尤其在早晨空腹时更为明显。多数人会有食欲不振、消化不良等症状，轻的表现为厌油腻，重的表现为厌食；有些准妈妈还会突然特别厌恶某种气味，觉得不可忍受；有些则表现出对某种食物的特别偏爱，如喜欢酸(杏脯)、辣食物等。判断呕吐是否为怀孕所致，还要看身体的其他方面的反应，才能最终得到比较正确的答案。首先，在该来月经的时候，月经却没有如期而至，其次，身体出现倦怠、乏困现象，而且情绪莫名其妙的烦躁，在这个时候，如果发生了恶心、呕吐的现象，就极有可能是怀孕了。

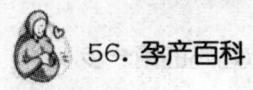

### 3. 乳房胀大

自受精卵着床的那一刻起,女性伴随着体内荷尔蒙的改变,乳房也作出相应反应,乳房发胀、发痛,且逐渐增大,乳头感到刺痛,乳晕变大并开始着色(色泽加深),乳房皮下可见静脉扩张。

怀孕早期,乳房表皮下的静脉会扩张,可以很明显地看到布在乳房上的脉络。乳房也会变大、坚挺。乳头变得较以前硬,而且特别敏感,有时衣服的轻微摩擦也会感到疼痛。同时,乳头周围颜色加深、变黑,这是怀孕后黑色素增加所致。

在整个孕期内,女性乳房会持续增长。不过随着时间的推移,疼痛的感觉将渐渐消退。事实上,这是大自然赋予人类天性的功能,其作用是为了适应分娩后哺乳的需要。同时,怀孕期间乳腺发育的程度也决定产后哺乳的情况。

### 4. 小便频繁

小便频繁常常是确定怀孕的一个标志,甚至有很多人是在尿频时去医院检查才发现自己怀孕。多数准妈妈都被尿频所扰。在整个怀孕过程中,有两个时期容易发生尿频现象。

怀孕的前3个月,准妈妈特别容易感到尿频,主要是子宫慢慢变大,造成骨盆腔内器官相对位置的改变,导致膀胱承受的压力增加,使其容量减少,即便有很少的尿也会使准妈妈产生尿意,进而发生尿频;有研究表明,身体中激素分泌的改变也是尿频的原因之一。

怀孕初期,许多准妈妈有尿频的情形,有的每小时一次,这是一种妊娠现象,用不着治疗。

### 5. 基础体温升高

基础体温是指清晨醒来,在身体还没有活动的情况下,立即用口表测出来的体温。女性的基础体温在一个月之中会有周期性的变

# 第二章 怀孕是做妈妈的第一步

化,呈现由低到高,再由高到低的变化。基础体温对应着月经周期,与孕激素分泌水平有关。正常情况下,基础体温曲线在女性排卵后,由于孕激素的作用比排卵前升高0.3℃~0.5℃,直至月经前1~12天或月经的第1天开始下降。若基础体温上升后,持续在36.7℃~37.2℃之间,月经到期没有来,基础体温持续不降,如长达16天之久,则受孕的可能性较大。注意,千万不要把这种持续低热当成感冒而吃药打针。另外,需排除其他可致体温升高的因素,如全身感染性疾病等。

## 6. 面部出现孕斑

一般来说,怀孕第二个月,由于向胎宝宝供应营养成分和氧气,所以准妈妈脸上发生色素变化,开始出现黑斑、雀斑,即妊娠斑。除此之外,此时出汗比平时更多,导致皮肤干燥,从而出现皮肤瘙痒或各种粉刺,这也是怀孕的一个信号。

## 7. 突然出现便秘

如果突然出现便秘,首先应该想一想近期是否水喝得少了、上火了等因素,如果都不是这些方面的原因,再综合身体出现的其他现象考虑,是否是怀孕了。怀孕后之所以会引起便秘,一方面是因为黄体荷尔蒙分泌异常活跃,从而减弱了肠子的蠕动,另一方面,变大了的子宫压迫肠子,导致肠子蠕动、吸收困难,因此造成便秘。无论出现何种原因的便秘,都应该积极的给予治疗,特别是因怀孕引起的便秘。如果不及时治疗,任其发展,便秘现象会随着孕期的增加而更加严重,在怀孕中期或分娩后可患上痔疮。所以,每天起床后要喝一杯水,达到顺利排便的目的。还要多吃新鲜的蔬菜水果,进行适量的运动。

## 8. 口味发生变化

大部分女性在停经后,口味与平常不一样了,突然发生了变化。

有的喜欢食酸味、辣味或其他原来并不喜欢的食品,有的不喜欢油腻食品,这都有可能是怀孕了。之所以会有这种现象,一是因为怀孕后,母体和胎宝宝的胎盘会分泌一种叫作绒毛膜促性腺激素的物质,这种物质有抑制胃酸分泌的作用,使胃酸减少,消化酶活性降低,从而影响胃肠的消化吸收功能,使准妈妈出现恶心、呕吐、食欲下降等怀孕反应。在所有食物中,由于酸性食物对味觉的刺激性最大,可使胃分泌胃液,增加食欲,提高消化酶的活性,促进胃肠蠕动,所以,多数准妈妈都爱吃酸食。二是因为准妈妈的地域和饮食喜好不同,有些准妈妈偏爱吃辣,这就是个体对刺激性食物的偏好,也与家庭的饮食习惯有关。

### 9. 身体疲乏

在怀孕初期,许多女性感到身体疲乏,没有力气,想睡觉。不过这种现象不会太长,很快就会过去。一般说来,有正常性生活的女性,在月经周期一周以后仍不来潮,应去医院检查小便,确定是否怀孕。

## 二、医院检查

尽管通过自我检查,可发现或者怀疑自己是否怀孕了,但仍需通过妇产科医生的检查才能完全确定。有些妇女的症状较为复杂,一时难以确定,但也不必着急,可在1~2周后,再到医院确诊。检查时医生除了问女性的自觉症状外,还要使用下列方法来确诊。

### 1. 尿液检查

尿液检查是检查女性早期是否怀孕最常见的方法,这种方法比较容易操作,可用怀孕试纸在家中自查,也可到医院检查。另外,为提高其准确性,最好用晨尿检测。怀孕试纸检查,是早期怀孕最重要的一个辅助检查办法。其方法很简单,将小便接放在试纸上,约3~5分钟后,根据试纸的反应就可以判断是否已经怀孕。如果试纸上出现一

## 第二章 怀孕是做妈妈的第一步

条紫红色带为阴性，就是未怀孕；若试纸上出现两条紫红色带为阳性，就表明怀孕了。怀孕试纸检查的准确率高达90%以上，这种方法之所以准确，是因为从怀孕的第7~10天起，准妈妈的尿液中就能测出一种特异性的激素，简称HCG，通常在医院进行尿液试验检查的就是这种物质。由于该项检查灵敏度很高，已有医院用早孕试纸作为一种初筛检查，一般可在上次月经后35天左右来测试比较准确。但如果是怀孕初期，就有可能测试不出来，所以，当月经持续不来的时候，再检查一次。

### 2. B超检查

采用B型超声波是检查早期怀孕快速、准确的一种方法。一般在怀孕5周左右就能作出诊断。怀孕45天以上，通过B超可见到子宫内有胚胎或早期胎心搏动。中期怀孕(孕3个月或孕12周后)腹部逐渐增大，可触到胎头及肢体，可听到胎心。B型超声波不但能诊断正常怀孕，还可诊断宫外孕。但专家并不赞成用B超来做早孕检查，要进行B超检查最好等到12周以后，因为B超是高频率声波，很可能对胎宝宝，特别是早期胚胎造成伤害。世界卫生组织提出，只有在必要时才可以使用B超检查。虽然现在还不能确定B超对胎宝宝到底有多大危害，但准妈妈频繁地做B超或超声剂量过大，肯定有害而无益，尤其是为了查看胎宝宝性别而照射的准妈妈，更应引起重视。

### 3. 血液检查

在受孕后两星期可到医院测试HCG在血液中的变化，血检如果呈阳性反应，则确认怀孕。

### 4. 宫颈黏液涂片检查

宫颈黏液涂片检查必须到医院的妇产科做。其方法是医生取一点黏液放在涂片上,如见到典型的羊齿状结晶,就可排除怀孕;若见到典型的椭圆体,则应考虑为怀孕。

### 5. 阴道检查

阴道检查是医生在消毒的条件下,对停经的妇女进行的一次妇科检查。该方法是将两根手指伸入阴道,直至触摸到子宫颈,而另一只手则按在下腹。如果触摸到子宫颈及子宫下端柔软,便可准确地知道是否怀孕了。这是由于怀孕后,女性阴道壁及子宫颈变软,并着色而呈紫蓝色,子宫会出现不同程度的增大变软。因此,根据此方法可检查是否怀孕。虽然阴道检查使人感到有些不舒服,但不要担心,胎宝宝不会受到任何影响。阴道检查对受孕后两周的准妈妈来讲,其准确率达 100%。

## 三、推算预产期的方法

当女性已经怀孕后,会很想知道自己肚子里的胎宝宝什么时候才能生出来,即预产期是哪一天。推算预产期的方法有许多种,下面推荐几种方法,供准爸爸准妈妈参考。

### 1. 最后一次月经推算法

最后一次月经推算法适用于月经比较规律,月经周期为 28 天左右的准妈妈。如果月经周期不准,或者时间太长,会与计算出来的结果有差距。最后一次月经推算法是最简单的计算方法。将最后一次月经来潮的月份减掉 3(不足者加上 9),而天数加上 7,即为预产期。例如:最后一次月经为 4 月 5 日开始,预产期则为翌年 1(4−3)月 12(5+7)日。

### 2. 胎动推算法

胎动推算法对月经不规律及月经日期不准确的准妈妈比较适合。感觉胎宝宝在体内(子宫)活动,称为"自觉胎动"。初次感觉胎动,一般是在怀孕 19~20 周之间,在怀孕日期上则为第五个月(20 周),因而再加 4 个月又 20 天,即为预产期。不过,曾生产过的准妈妈往往会提前感觉胎动,大概在 17~18 周就会发生,因此加 22 周(即 5 个月又 4 天)才是预产期。自觉胎动时间往往因人而异,所以这种算法并不精确。

## 3. 孕吐计算法

如果没有记清自己最后一次月经来潮的时间,你可以根据自己出现孕吐反应,如厌食、乏力、择食、恶心、呕吐等时间来推算。出现早孕反应的时间一般在第 4 周、第 5 周开始,在孕吐开始之时,加上 250 天即为预产期。但是孕吐开始的时间也会因人而异,此方法也并不完全准确。

## 4. B 超检测法

B 超检查推算预产期应在怀孕 20 周内进行。因为超过 20 周,每个胎宝宝发育的程度都有所不同,而 20 周内胎宝宝的大小和发育程度都比较接近,这样才能够准确地计算出预产期。具体方法是,通过超声波观察胎宝宝从头到臀部各个部位的大小,从而测定胎宝宝现在是几个月大,再计算出胎宝宝的预产期。B 超测算预产期主要适用于月经周期不规律的、忘记自己最后一次月经日期,或怀孕初期有流血现象的准妈妈们。

除上述 4 种方法之外,还有一种推算预产期的方法就是宫底高度测算法,此方法也是在忘记最后一次月经日期时使用的一种方法。

综上所述,预产期只是一个预备生产的大致时间。一般来讲,大部分准妈妈都会在预产期之前分娩。当然这并不是绝对准确的,因人而异。有的胎宝宝耐不住性子,还没到时间就提前来到这个世界。据

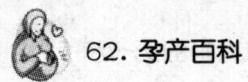

统计,早产儿占全部新生婴儿的5%。有的胎宝宝不急不忙,慢条斯理,已经超过了预产期,还没有丝毫的分娩迹象,让准爸爸准妈妈很着急,甚至让他们浮想联翩。出现这种情况时,准妈妈就要勤去医院进行检查。如果羊水量适当、胎盘的老化程度不严重、胎动检查结果都很正常时,胎宝宝延迟一周出生问题也不大。据资料统计,大约有10%的初准妈妈会超过预产期分娩。但如果怀孕超过了41周还没有分娩,就必须进行诱导分娩。

## 第三节 怀孕后的注意事项

怀孕是女性特有的生理发展过程,是女人从幼稚走向成熟的重要象征,意味着母亲生涯的开始。从此,一个女性将担负起生儿育女这一人类繁衍后代的重要使命,身为女性应该为此感到骄傲和自豪。但是在怀孕早期,随着怀孕反应的出现,准妈妈会出现情绪烦躁和厌恶感。此时又是胎宝宝发育和各器官形成时期,同时也是致畸的危险期,更是胎宝宝最不稳定、易于流产的时期。因此,准妈妈一定要重视怀孕后的一些注意事项,以便孕育一个健康聪明的宝宝。

### 一、准妈妈的注意事项

怀孕初期,大部分准妈妈没有什么剧烈的反应,因此只要做到以下几点就可以了。

#### 1. 保持情绪稳定

有的准妈妈怀孕后会有很多顾虑,如担心自己年龄还小没经验,担不起养育孩子的重任;担心怀孕后体形会变得难看,脸上会长斑;

## 第二章 怀孕是做妈妈的第一步

担心自己不漂亮了,丈夫会不爱自己了等等,而且伴随着怀孕期间一系列身体不适,心情会很不好,情绪不稳定。

怀孕后,准妈妈应该学会控制自己的情绪,让自己保持愉悦的心情。据科学研究证实,准妈妈情绪的好坏,直接影响胎宝宝的生长发育。这是因为人的脑下垂体有两种激素。一种激素与人的情绪有关,当情绪不好的时候,人体会分泌一些肾上腺素,叫压力激素,这些激素为胎宝宝及整个子宫环境带来不良的生理反应。如果准妈妈经常有忧伤、生气、害怕、紧张等不良情绪,出生的宝宝也容易情绪不稳定,免疫力减低,消化功能差,甚至出现流产、胎宝宝死亡等现象。当准妈妈情绪舒畅时,就会分泌另一种良性的快乐激素,它能通过血液传递到胎宝宝身上,通过脐带血管放松的过程,给胎宝宝提供更多、更好的营养物质和氧气。

因此,准妈妈在孕期一定要克服烦躁情绪,保持舒畅的心情是准妈妈自身和胎宝宝身心健康的前提。准妈妈应让自己处于和睦温馨、情意融融的环境气氛中,大方坦然,放松自我,平和地对待周围的一切消极因素,经常听一些优美抒情的音乐及幽默诙谐的语言,以保持轻松愉快的心情。

## 2. 合理安排饮食

孕期准妈妈要多吃一些富有营养的食物,以摄入蛋白质、无机盐、热量、维生素和叶酸等。总的一个原则是平衡饮食、少吃多餐。吃食物的种类要多些,粗粮、细粮比例适当,荤素搭配,饮食清淡,少吃油腻和辛辣食物。在饭量上,准妈妈一次不要吃得过饱,以免腹胀不舒服,也容易造成营养过剩。由于生理上的变化,怀孕期间的饮食要求也有不同,大致可分为3个时期。

(1)怀孕初期

怀孕的前3个月内,正是胎宝宝的器官形成时期,这时准妈妈要

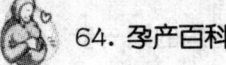

避免偏食现象,适当增加蛋白质的摄入。同时需注意粗细搭配。在这个阶段,可能因恶心等早孕反应而影响正常的饮食,准妈妈可进食碳水化合物和蛋白质混合的小餐。记住不要吃有刺激性的食物和精制糖块等。

### (2)怀孕中期

这一阶段是准妈妈重点的营养阶段。因为此时胎宝宝迅速生长而需要大量营养。

### (3)怀孕后期

接近分娩和哺乳的阶段,准妈妈要特别注意少吃或不吃不易消化的或可能引起便秘的食物。应尽量进食高热量、高营养、高纤维素的食物,这不仅有助于晚上睡眠,而且也能为分娩和哺乳提供能量储备。

## 3. 忌服药物

我国自古就主张准妈妈没有疾病忌服药物,如明代万全在《育婴家秘》中提醒说:"凡孕妇无疾不可服药,设有疾只以和胎为主,中病即已,勿过用剂也。"《妇人良方》中还特意编写了《孕妇药忌歌》,可见我国古代医学名家对孕期用药的重视。

孕期有病该治,但用药必须谨慎,因为母体所用药物可通过胎盘直接影响胎宝宝,也可作用于母体,干扰内分泌、营养物质代谢而间接影响胎宝宝。因此女性在怀孕之后,千万不能自己随意用药,若必须用药应在使用前咨询医生,在医生的指导下合理使用。孕期准妈妈不该随意吃的西药有激素类、抗生素类、抗癌药等;不该吃的中药有麝香、巴豆、商陆等,活血类的药物基本不能服用,容易导致流产。

女性怀孕后服药对胚胎和胎宝宝的影响很大,如在受精后2周内,孕卵着床前后,药物对胚胎的影响表现在胚胎早期死亡而导致流产;受精后3~8周是胚胎器官分化发育阶段,为"致畸高度敏感期"。受精后9周到足月是胎宝宝生长、器官发育、功能完善的阶段,此期间受到药物作用后,可表现为胎宝宝宫内生长受阻等,增加早产率。由此可见,药物对胎宝宝的危害不容忽视。

## 4. 防止病毒感染

准妈妈在怀孕期间抵抗力会下降,如果不注意很容易感染病菌,如果准妈妈感染上病毒,对胎宝宝的危害巨大,尤其是在怀孕早期,即受孕后的前3个月。此时正是胚胎形成的阶段,也称胚胎期,任何损害都可能影响胚胎的正常发育,准妈妈需要引起高度重视。

临床证实,准妈妈在怀孕早期感染风疹病毒,有50%可发生流产、死胎、先天性心脏病、聋哑、先天性白内障、肝脾肿大、小头畸形及智力发育迟缓等现象。怀孕中期感染,仍有10%生出畸形儿。

准妈妈也极易发生尿路感染,其发病率高达11%。原因是由于怀孕时,内分泌的改变及增大的子宫引起输尿管功能机械性阻塞所致。若不及时治疗,还可能导致流产、早产、胎宝宝发育不良,甚至胎宝宝畸形等。预防孕期感染要注意的是,不到或少到公共场所,少乘地铁,不要与传染病患者接触、进餐,杜绝各种感染机会;注意个人和环境卫生,居室要保持良好的通风和日光照射;勤洗澡,注意外阴部清洁卫生,至少每月去医院检查一次小便,以便及时发现和治疗尿路感染。

## 5. 调整睡眠姿势

怀孕期间,准妈妈睡眠姿势对胎宝宝的生长发育有重要的影响。准妈妈的睡眠姿势要根据怀孕所在的日期进行调整,但不论采取哪种姿势,总的原则是改善母体血液循环,保证胎宝宝在宫腔内生长发育所需营养的输送及代谢物排出的畅通,给胎宝宝创造一个安全、舒适的生活环境。

怀孕早期,胎宝宝的发育是在母体盆腔内,外力直接压迫或自身压迫都不会很重,因此准妈妈的睡眠姿势可随意,主要是采取舒适的体位,如仰卧位、侧卧位均可。但应改变以往的不良睡姿,如趴着睡觉,或搂抱一些东西睡觉等。

怀孕中期应注意保护腹部,避免外力的直接作用。如果准妈妈羊水过多或双胎怀孕,就要采取侧卧位睡姿,这样可以让准妈妈舒服些,其它的睡姿会产生压迫症状。如采取仰卧位时,准妈妈增大的子宫就可压迫脊柱前的腹主动脉,导致胎盘血液灌注减少,使胎宝宝出现因缺氧、缺血引起的各种病症。如发育迟缓,宫内窘迫,严重者还可造成死胎。对准妈妈来说,由于腹主动脉受压,回心血量和心输出量均降低,母体各脏器供血不足,出现头晕、心悸、脉搏增快、出虚汗,严重时还可引起低血压。此外,仰卧位时还可压迫下腔静脉,加重或诱发高血压综合征,也可引起排尿不畅、下肢水肿、下肢静脉曲张、痔疮等现象。由此可见,准妈妈不宜仰卧。最佳的睡眠姿势是左侧卧位。当然,整个晚上只保持

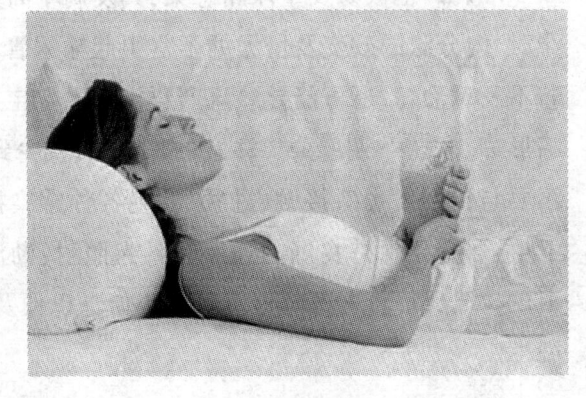

一个睡眠姿势是不太可能的,可以左右侧卧位交替,建议昼左侧卧位,夜右侧卧位,避免仰卧位。

怀孕晚期,准妈妈的睡眠姿势尤为重要。因为准妈妈的卧位对自身和胎宝宝的安危都有重要关系。此时宜采取左侧卧位,可纠正增大子宫的右旋,能减轻子宫对腹主动脉和髂动脉的压迫,改善血液循环,增加对胎宝宝的供血量,有利于胎宝宝的生长发育。准妈妈此时也不适合右侧卧位,因为子宫向右侧旋转倾斜,使右侧输尿管受到挤

## 第二章 怀孕是做妈妈的第一步

压,以致尿液积滞。

### 6. 孕后洗澡要领

怀孕期间,准妈妈的新陈代谢速度加快,身体分泌物增多,对外界病菌的抵抗力下降,因此更要注意卫生,勤洗澡,既可使全身清洁,又能促进血液循环,消除疲劳。准妈妈洗澡需注意以下事项。

♥最好选择淋浴,不要选择盆浴,以免脏水进入阴道。

♥有条件的话,最好每天都洗澡。如果做不到,也要保证每天擦洗身体,特别是外阴部。

♥准妈妈洗澡时注意安全,不要滑倒,洗澡时最好让丈夫或姐妹陪同,并注意浴室要通风。

♥洗澡水温不要太热,也不要太凉。洗澡后注意保暖,避免感冒,尤其是冬季。

♥最好不要去公共澡堂洗澡,不蒸桑拿。

♥洗澡后应换洗内衣,使用温润的护肤品护肤。

♥洗澡时间不要太长,每次都不要超过15分钟。如果洗澡的时间过长,不但会引起准妈妈自身脑部缺血,发生晕厥,还会造成胎宝宝缺氧,影响胎宝宝的神经系统生长发育。

### 7. 避开辐射源

电磁辐射对不同的人影响程度差别很大,特别是准妈妈和胎宝宝更容易受到影响。电磁辐射对胚胎而言,会阻止其早期细胞分裂,甚至会造成细胞死亡,同时还会阻止胎盘正常发育。科学证明,在胎宝宝的发育过程中,怀孕头3个月的危险比怀孕中、晚期的危险都大。具体地说,1~3个月为胚胎期,如受到强电磁辐射有可能导致流产,也可能造成胎宝宝肢体缺损或畸形;4~5个月为胎宝宝成形期,电磁辐射可能损伤中枢神经系统,导致婴儿智力低下;6~10个月为

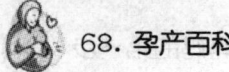

胎宝宝成长期,其主要后果则是免疫功能低下,出生后体质弱,抵抗力差。针对上述危害,准妈妈要避开生活中常见的辐射源。此外,应远离家电产品,与其保持安全的距离,减少使用时间,或使用小功率电器,而电器在不使用时,应将其插头拔掉。

## 8. 注意服饰美容

孕前孕后,准妈妈的身体发生了巨大的变化。怀孕以后,随着怀孕月份的增加,身体的确变得越来越丰满和笨重了。尽管如此,准妈妈也不应该放弃对美的追求。本人应该认识到自己孕期特殊的美,在符合孕期生理要求的基础上精心扮靓自己,并愿意骄傲地展示自己,这样不仅会保持良好的心情,而且有利于胎宝宝生长。那么,准妈妈该怎样着装才能达到舒适得体和美观大方呢?

(1)衣服要得体

十月怀胎,在人生的几十年中可谓是短暂的。然而,对一个家庭,对整个社会来说,准妈妈已经不是一个单独的人,而是两个生命的结合体了,她开始孕育一个刚刚萌芽的生命,时间虽短,而意义深远。因此,准妈妈着装需得体,而不是凑合。普通人着装要符合身份,准妈妈在怀孕初期亦可以此为原则。怀孕中期以后,准妈妈的上衣和裤腰均宜宽松,以免妨碍胎宝宝生长发育。如果是夏季,可以穿竖条连衣裙或是深红、暗紫、蓝色等收缩色的连衣裙,样式以筒裙、不束腰为宜;如果是春秋季,上身可以穿肥大的毛线衫,比平时的毛衣应略长一些,这样看起来比较舒服;冬季,穿深色的半大衣会更轻便、好看。

(2)选择天然面料的衣服

怀孕期间,准妈妈应当选择天然面料的衣服,因为天然面料质地柔软、透气性强、易吸汗、性能好。天然面料包括棉、麻、真丝等,不要选择化纤面料的服装,尤其是内衣,因为怀孕期间皮肤非常敏感,如果经常接触人造纤维的面料,容易引起过敏,甚至影响到胎宝宝在子宫内的正常发育。而合成纤维的面料,透气性差,天热时会感到非常不舒服。

**(3)服饰美容要适宜**

准妈妈追求美不宜过分,不可与孕前相比,像高跟鞋就不宜再穿。如果穿高跟鞋,不仅重心不稳,容易跌倒,而且还会增加腹坠和腹酸等不适。过于平薄的鞋底也不好,会使准妈妈感到脚下硌硬不舒适。准妈妈的鞋底以稍厚、坡跟为宜。比如布底或海绵坡跟等;鞋帮要松软,如布鞋或羊皮、泡沫塑料等;尺寸要稍肥大些,尤其是怀孕后期,大多数准妈妈会出现脚肿现象,鞋子小了会妨碍血液循环。

准妈妈适宜戴稍微宽松一些的胸罩,将乳房轻轻托起。如果胎宝宝过大或腹壁过松,形成"悬垂腹",就可以使用腹带。

冬季,笨重、紧身的衣物会妨碍身体的灵活性,容易摔跤。不透气的裤袜容易导致脚气、外阴、阴道疾病等。帽子和围巾不应遮挡视野和影响声音的传导。随着怀孕时间的增加,准妈妈的衣服要提前准备。另外,要多备几件,便于经常换洗,保持清洁卫生。

此外,怀孕后,喜欢浓妆艳抹的时尚准妈妈应该做出些牺牲,不能再化浓妆、擦口红了。因为大部分化妆品都含有一定的防腐剂和化学药品成分,特别是质量不合格的化妆品,往往铅、汞等重金属含量超标,会对胎宝宝发育产生不良影响,有致畸、致癌的可能,甚至诱发流产、早产、先天性疾病等。因此,为胎宝宝的健康着想,准妈妈在日常生活、工作中应化淡妆或不化妆,仅涂抹一些健康的护肤品就可以,但护肤品的选择也要讲究,建议选择质量有保证、无刺激性、无激素的天然的护肤品。

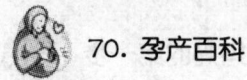

## 二、准爸爸的注意事项

怀孕可不是准妈妈一个人的事,准爸爸不仅要从心理上做好准备,而且更要在各方面尽心尽力,当好准妈妈的帮手。

### 1. 营造快乐的家庭氛围

怀孕期间,因受激素水平变化的影响,准妈妈的情绪易出现波动,而准妈妈的情绪对胎宝宝的发育影响很大。如果准妈妈怀孕期间长期情绪低落、抑郁,生出来的宝宝很容易瘦小、情绪不稳定,甚至有忧郁症。因此,准爸爸要营造一个快乐的家庭氛围,保证妻子心情愉快。

平时,丈夫应多和妻子进行情感交流,了解妻子的心理状态与需求,加倍爱护和体贴妻子,使妻子心情愉快,这对胎宝宝的发育很有好处。丈夫应主动做家务劳动,让妻子有更多的时间做她愿意做的事情;给妻子买喜欢的衣物和爱吃的食物;与妻子共同把居室装扮得更合理、更温馨、更舒适;工作之余经常陪着妻子到外面散散步,做些适量的运动;讲些幽默风趣的笑话逗妻子开心;经常播放些轻松的乐曲;陪妻子一起给胎宝宝做胎教,增强与胎宝宝的感情,让妻子感受到你对她和胎宝宝的关爱与重视。

### 2. 做好后勤保障工作

(1) 照顾好妻子的饮食起居

有些孕妇早孕反应较大,胃口不好,容易呕吐,精神负担加重,此时应考虑到胎宝宝生长发育对营养的需求,帮妻子随时调整饮食结构,保证妻子的睡眠与休息。

(2) 主动承担家务

随着胎宝宝逐渐地发育,准妈妈腹部膨大,活动开始不便,此时丈夫应该主动承担家务劳动,尽量减少妻子的重体力劳动,避免发生流产。可与妻子一起进行适当的体育及文娱活动,保证妻子的心情舒畅、愉快,或陪妻子一起练习分娩呼吸法、用力法。

(3) *物质准备*

临产前,做好妻子的物资准备工作,在物质上做好迎接新生命到来的准备。按照妻子的喜好和实际需要将居室装扮一下,并在宝宝出生前准备好婴儿室及抚育婴儿的必需品。提前做好准妈妈住院及出院物品的准备,检查婴儿用品是否齐全。

(4) *安排待产*

在妻子临产前,安排好各项事宜,如寻找护理人选、联系救护车、准备好住院费用到医院办理各种手续等,如需进产房陪产,要准备好妻子分娩所需的食物、水等。

## 3. 性生活要有节制

在怀孕的前3个月及怀孕的后3个月,应减少性生活或避免性生活,因为此时夫妻同房容易引起流产、早产、胎膜早破或宫内感染。孕中期过性生活比较安全,但应选择不压迫妻子腹部的姿势,注意不要过频,不要过于激烈。在怀孕期妻子对性的要求不高,所以丈夫要克制自己,体贴妻子,多沟通,不可强求。

## 4. 经常抚摸妻子的腹部

妻子怀孕后,丈夫应经常抚摸妻子的腹部,并坚持每天对腹中的胎宝宝讲话。不要以为腹中的胎宝宝什么也感知不到,就忽视与胎宝宝对话和交流。声学研究表明,胎宝宝在子宫内最适宜听中、低频调的声音。而男性的说话的声音正是以中、低频调为主。因此,父亲坚持每天对腹中的胎宝宝讲话,让胎宝宝熟悉父亲的声音,这种方法能够唤起胎宝宝最积极的反应,有益于胎宝宝出生后的智力发育及情绪稳定。如果胎儿时期得到爸爸爱抚的宝宝,出生后就特别喜欢让爸爸

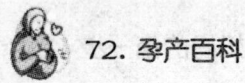

抱,好像与爸爸有一种与生俱来的亲近感。

尽情地说吧!因为人的大脑一生可以储存1000万亿个信息单位。

## 5. 陪同妻子产检

怀孕期间,丈夫要尽可能陪妻子到围产保健医院定期复查。妻子因为身体不方便,到医院产检时,挂号、见医生、检查、化验、交费、取结果等各项都要排队,如果有丈夫的陪同和在各项琐事上代劳的话,准妈妈不仅可以轻松很多,而且在医院里的心情也不至于那么烦躁。有丈夫陪伴,准妈妈会感到温暖,不会感到紧张、无助。生小孩是夫妻共同的事情,丈夫理应肩负起这个责任。特别是有妊娠高血压综合征、心脏病、贫血、双胎、前置胎盘等产科合并症或并发症的准妈妈,要遵照医嘱增加检查次数。面对有上述症状的妻子,丈夫要及时疏导妻子的恐惧心理,给妻子增加勇气和信心。

# 第三章　宝宝健康，
　　　　孕期检查不可少

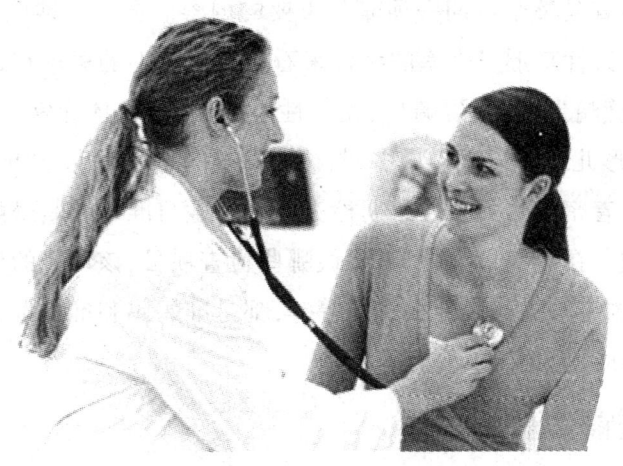

要想让宝宝健康地来到这个世界，孕期检查是不可少的。孕期检查是为准妈妈及胎宝宝设置的一道重要安全防线，对怀孕正常的准妈妈来说，通过孕期检查，做到心中有数，消除生产时的恐惧感，有利于胎宝宝的顺利分娩。对怀孕异常的准妈妈来说，通过孕期检查可及早发现怀孕过程中出现的问题，并采取有效措施，最大限度地控制和减少缺陷儿的出生率。因此，对准妈妈来说，要充分地认识到孕期检查的重要性和必要性。

# 第一节 孕期检查的重要性

孕期检查是整个孕期一项非常重要的内容。据一些地区对近5年胎宝宝先天性畸形发生率的统计来看，发生畸形的概率在逐年增高，如神经管畸形、唇腭裂畸形、先天性心脏病、染色体异常、泌尿系统畸形。畸形儿之所以逐年增多，与孕期检查的重视程度、产前筛查、产前诊断有着密切的关系。孕期检查需要医生与准妈妈紧密配合才能顺利完成。在孕期检查中，需要做哪些检查项目，该项目的作用是什么，其中的字符又代表什么意思等等，都是准妈妈和准爸爸需要知道的，下面逐一介绍。

## 一、检查前要做的工作

孕期检查准确与否，直接关系到准妈妈及胎宝宝的安危，千万不能掉以轻心。孕期检查前准妈妈要注意以下几点。

### 1. 心情放松

孕期检查的作用是了解和判定胎宝宝和准妈妈的健康状况，对优生有重要的意义。通过孕期检查，可以检查出各种问题，以便及时治疗和纠正，可以有效地降低分娩危险，降低畸形儿、发育不良婴儿的发生率。这也是为什么一些准妈妈一到定期检查就紧张的原因。准妈妈害怕通过检查被告知自己或胎宝宝有什么异常，害怕听到噩耗。其实，这一点大可不必顾虑过多，只要孕期注意饮食、生活环境和生活规律，不接触药物和其他有毒物质，一般都不会有问题。而且，现在医疗技术越来越发达，不必担心有什么危险。所以，准妈妈在检查前应放松心情,愉快地去医院接受检查。

### 2. 最好不要化妆

在怀孕期间,准妈妈最好不要化妆,上班或出行应以淡妆代替浓妆。如果到医院做产期检查时应注意,不要化妆,只需擦日常的润肤霜即可。孕期检查不仅检查胎宝宝状况,而且也检查准妈妈的身体状况,医生可从准妈妈的面部、皮肤、指甲等了解一些信息,而面部化妆品、指甲油具有掩盖的作用,会影响医生的正确判断。

## 二、检查的时间与内容

医学上一般把整个孕期分为三个阶段:第一个阶段是怀孕1~3月为孕早期;第二个阶段是怀孕4~6月为孕中期;第三个阶段是怀孕7个月至分娩为孕晚期。为了让准妈妈们对整个孕期检查了解的更加清楚,下面介绍上述三个阶段分期常规检查的内容。

### 1. 孕早期常规检查的内容

孕早期是指怀孕12周内,首先要建立产科病历及母婴保健手册,然后做如下检查。

**(1)全面检查**

身高、体重、血压、全身体检、盆腔检查。

**(2)化验检查**

血、尿常规,血型,肝功能,甲、丙肝抗体,乙肝五项,甲胎蛋白,血总胆汁酸,血糖;HIV病毒,RPR梅毒血清反应,弓形体,风疹病毒,巨细胞病毒,疱疹病毒抗体检查;初步筛查高危,决定能否继续怀孕。如无异常,则在4周后复诊。

### 2. 孕中期常规检查的内容

孕中期检查是指怀孕13~28周的定期产前检查,每4周一次。主

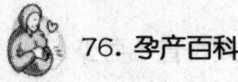

要包括以下内容。

**(1) 常规检查**

体重、血压、宫高、腹围、胎位、胎心率及指导孕妇数胎动,进行胎教,并进行血、尿常规化验。

**(2) 特殊检查**

妊高症监测、胎宝宝血阻力测定,在孕 20~24 周要进行彩色超声波检查,筛查胎宝宝畸形。妊娠糖尿病筛查在孕 24 周以后开始,唐氏综合征筛查是在孕 14~20 周进行。

### 3. 孕后期常规检查的内容

孕后期的检查时间缩短,正常情况在 28~36 周,每 2 周查一次,孕 36 周后每周查一次。如有异常遵照医嘱。检查内容包括:体重、血压、宫高、腹围、胎位、胎心、骨盆测量(孕 32~36 周)、B 超检查(接近预产期时)。化验检查血常规、尿常规、血凝四项(孕 38 周)。

## 三、孕期检查需注意的事项

孕期检查需注意的事项有以下几点,准妈妈应高度重视。

### 1. 身体的变化

为了生一个健康的宝宝,怀孕后必须到医院做全方面的检查,以便对自己的身体状况有个更清楚的认识和了解。孕期检查后有些注意事项也不能忽视,像对于一些侵入性的特殊检查,在检查完之后的 3~4 天内避免进行剧烈运动,随时要注意身体出现的各种变化。如果进行了经阴道绒毛取样术后,发现阴道有少量血流出,而且颜色是深棕色的,也不要担心,这属于正常现象,过几天之后就会自然停止。但如果出血时间超过 3 天,而且颜色鲜艳或出血量较大,并伴有血块,身体感到疼痛,就应该马上到医院就诊。

不管是做过哪些侵入性的检查,如果回家后数日内,出现发烧、持续腹痛、阴道出血、阴道持续水样液体渗漏等情况时,就应尽快到医院咨询医生,进行治疗。如果发现仅有流水现象,就不必担心,除非出现发热的情况。

## 2. 按时进行孕期检查

准妈妈定期做孕前检查能了解各个阶段胎宝宝发育和准妈妈身体变化的情况,例如胎宝宝在子宫内生长发育是否正常,准妈妈营养是否良好等;也可及时发现准妈妈常见的合并症,如妊娠水肿、妊娠中毒症、贫血等这些疾病的早期症状,以便及时得到治疗,防止疾病向严重阶段发展。如果不做定期检查或检查过晚,即使发现不正常的情况,也会因为延误而难于或无法纠正。因此,定期做产前检查是十分必要的。

整个怀孕期间的产前检查一般要求是 9~13 次。初次检查应在停经后 3 个月以内进行,以后每隔 1~2 个月检查一次,在怀孕 6~7 个月末,即 24~32 周末,每月检查一次,8 个月以后也就是孕 32~36 周,每 2 周检查一次,最后一个月每周检查一次;如有异常情况,必须按照医生约定复诊的日期去检查。

准妈妈要按时到医院进行孕期检查,不要怕麻烦,也不要心存侥幸,特别是怀孕早期,如果自以为是不去检查,不仅会发生很多意外,还会引起畸胎、流产。怀孕末期勤检查更为重要,因为越接近预产期,越容易发生各种合并症,所以准妈妈必须遵医嘱按期检查,以便及时得到医生的指导和监护。如果因为特殊原因错过了检查的时间或者没能及时检查,就应该尽快向医生说明在没有检查期间所发生的一切情况。如是否出现了腹痛、阴道出血、发烧、头痛、头晕、眼花等一些不适症状及有无胎动异常等,以便得到医生的及时诊治。

## 3. 血压的变化

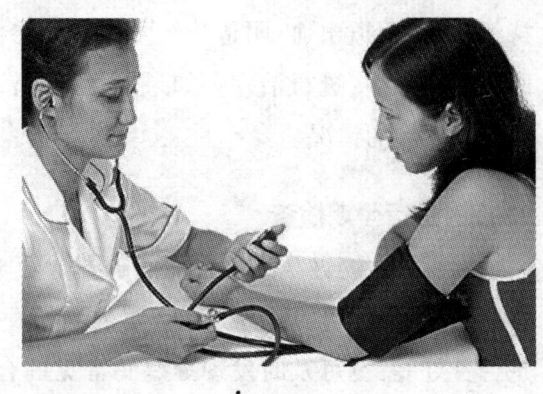

准妈妈的正常血压应不超过 17.3/12kPa (130/90mmHg)，或与基础血压相比不超过 4/1.95kPa (30/15mmHg)。超过者应属病态。比如一个基础血压为 110/70mmHg 的准妈妈,怀孕后期血压增到 140/100mmHg,这就不算正常了,称为妊娠高血压。

如果一个基础血压较低的人，怀孕后期收缩压比怀孕早期高 30mmHg 以上，或舒张压高 15mmHg 以上也是不正常的。一个血压为 85/60mmHg 的人,怀孕后期血压为 120/80mmHg,也应视为异常。

与准妈妈血压最有关系的病就是妊娠高血压综合征。在怀孕末期准妈妈最容易患此症，若出现浮肿、高血压和蛋白尿三种基本症状，就可以说患有妊娠高血压综合征。

为了预防妊娠高血压综合征,准妈妈应多注意血压的变化,坚持进行产前检查,怀孕第三个月需测量一次血压,以便了解基础血压,以后定期检查,如出现头昏、下肢浮肿等随时到医院就诊。

一般情况下,怀孕前已有血压高的准妈妈,怀孕后一定要更加注意血压的变化。比较容易疏忽的是那些怀孕前血压正常的准妈妈,如果不加注意,极有可能在怀孕中期以后会发生合并症,最常见的就是妊娠高血压综合征。

妊娠高血压综合征通常会在怀孕 20 周以后才会出现。开始仅仅是显示血压的上升。但随着孕周的增加,血压逐渐上升,准妈妈开始出现蛋白尿,最明显的症状就是全身水肿,由此造成供应胎宝宝氧分

## 第三章　宝宝健康，孕期检查不可少

的子宫血流量明显减少，使胎宝宝的发育速度迟缓下来，有时甚至胎死宫内。如果准妈妈血压持续过高，血管收缩太厉害，会造成大脑缺氧、功能失调，引起抽搐的现象，称作"子痫症"。由此可以看出，妊娠高血压综合征对母婴的危害巨大。

### 4. 孕期应少做B超

孕期B超对减少围产期新生儿死亡率，保证优生优育有积极的意义。B超是产科中应用最为广泛的检查手段，它能够诊断胎宝宝是否畸形、有无发育异常及胎盘、脐带、羊水的病变，从而为医生的诊断提供重要依据，以便及时采取治疗措施。虽然B超检查非常必要，但是对B超的安全性在医学领域中尚没有权威性定论，大多数学者认为B超检查对胎宝宝没有肯定的伤害。至今尚没有因B超检查引起胎宝宝畸形的报道。但是，这并不意味着在整个怀孕期可以随意地做B超检查，没有时间和次数的限制。B超毕竟有辐射性，B超对胚胎照射的时间越长，造成的不良影响就越大。对胎宝宝发育可能存在轻微影响，所以，孕期不宜多次做B超检查。一般情况在整个孕期以不超过4次为宜。这4次分别是：

**（1）怀孕早期**

在停经6周后，除了妇科常规检查之外，应通过B超确定宫内怀孕是否正常。

**（2）怀孕中期**

大约在16周左右，需要再做一次B超，可以了解胎宝宝生长发育大体情况。

**（3）在28周左右再复查一次B超**

此时B超能够比较清晰地了解胎宝宝组织器官发育情况，从而了解胎宝宝是否存在畸形。

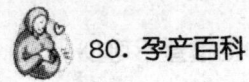

### （4）怀孕晚期

在36周到预产期前做B超，可以了解羊水多少和胎盘的功能，以及胎宝宝有无脐带绕颈，并根据胎宝宝的头径、骨骼的测量估计胎宝宝的体重，确定胎宝宝的胎位，预测准妈妈是否能够自然分娩。

## 四、孕期出现各种病症的防治

生一个健康宝宝并不是一件容易的事情，不仅要经历十月怀胎之苦及分娩之痛，有些准妈妈还会受到这样或那样的孕期病症的困扰。有些准妈妈在孕期检查时，发现了一些症状。由于正在怀孕期间，有些药物不能随便使用，这让准妈妈很苦恼、焦急，那么怎样才能做到既缓解症状，又不伤害胎宝宝，使准妈妈顺顺当当、平平安安地妊娠和分娩，防患于未然呢？下面就为准妈妈介绍在孕期出现的一些各种病症及防治措施，希望对准妈妈有所帮助。

### 1. 先兆流产

先兆流产是指有流产的表现，但经保胎处理后，可能继续怀孕不能至足月者，常发生在怀孕早期，中医称先兆流产为胎漏。胎动不安，进而坠胎、小产，一般在怀孕3个月以后。胎宝宝已成形而坠者，则称"小产"，或称"半产"，其症状有早孕反应，少量阴道流血，出血少于月经量，伴发轻微的间歇性子宫收缩。妇科检查子宫未开大，羊膜囊未破裂，子宫大小与停经月份相符，怀孕试验呈阳性，一般见于黄体功能不全、子宫敏感性增强等，若阴道流血量增多或下腹部疼痛加剧，可发展为流产。造成先兆流产的病因主要有：气血虚弱、肾虚、血热、外伤等。治疗先兆流产的方法可采用一般处理方法，即解除顾虑，保证适度的睡眠，及时补充营养，避免引起子宫收缩的刺激，如性交、便秘、腹泻、重复多次阴道检查等。若预防和治疗措施有效，仍可继续保胎、妊娠。

## 2. 妊娠贫血

贫血是怀孕期最常见的一种合并症。

正常妇女血的微量排泄和代偿摄取量保持着动态平衡。准妈妈怀孕后的血容量不断扩充，铁的需要量也就会增加。若不注意摄入铁的含量，准妈妈就容易患上缺铁性贫血，胎宝宝也容易出现缺铁。怀孕4个月以后至孕晚期，如铁的摄取不足后果很严重。准妈妈贫血症状表现为嗜睡、乏力、厌食、消化不良、食后腹胀、腹泻等一般性贫血的症状。此外，准妈妈严重贫血可发生心肌缺氧，导致贫血性心脏病、充血性心力衰竭。

预防妊娠期缺铁的方法：第一是定期到医院检查，检查红细胞和血红蛋白是否正常；第二是注意营养，多吃含铁丰富的食物，如瘦肉、猪肝、鸡蛋、黑木耳及绿色蔬菜；第三可采用口服补充铁剂，适量补充维生素$B_{12}$和叶酸；第四是积极治疗失血过多造成的各种疾病。

## 3. 妊娠便秘

便秘是准妈妈的常见病和多发病之一。因为怀孕期间黄体素分泌增加，使胃肠道平滑肌松弛，蠕动减缓，导致大肠对水分的吸收增加，食物残渣在大肠内滞留时间较长，粪便变硬而出现排便不畅。另外，怀孕期由于胎宝宝和子宫日益增大，对直肠产生一种机械性压迫，也容易形成便秘。便秘是可以预防的，主要的方法有：

♥养成每天固定时间上厕所的习惯。

♥保持愉快的心情。

♥摄取足够的水分。

♥常喝蜂蜜水。

♥多吃高纤维食物。膳食纤维包括：未加工的豆类，如黄豆、红豆、绿豆、芹菜、竹笋、桃子、黑枣等蔬果；全谷类及其制品，如燕麦、玉米、糙米、全麦面包、哈密瓜、桃子、苹果、枣子等。

### 4. 妊娠高血压综合征

妊娠高血压综合征是怀孕期所特有的疾病。本病发生于怀孕20周以后。下面是本病的三个阶段。

**(1) 轻度妊高征**

主要临床表现为血压轻度升高,可伴轻微蛋白尿和(或)水肿,此阶段可持续数日至数周,或逐渐发展、恶化。

**(2) 中度妊高征**

是指血压>150/100mmHg,但不超过 160/110mmHg;尿蛋白(+),表明24小时尿液中蛋白量>0.5g;无自觉症状或有轻度头晕。

**(3) 重度妊高征**

是指血压高达 160/110mmHg 或更高;24 小时尿蛋白>0.5g;可有不同程度的水肿;伴有一系列自觉症状出现。

本病对胎宝宝的危害很大,甚至造成母婴死亡。迄今为止,仍为准妈妈及胎儿死亡的重要原因之一。预防妊娠高血压综合征,准妈妈应做到以下几点:①了解血压水平:早孕登记时测量血压并了解孕前血压水平,每次产前常规检查应测血压、体重,检查尿常规。准妈妈应主动向医生讲述自己不适的感觉,特别是有妊娠高血压家族史、合并慢性高血压症状、糖尿病、肾脏疾病等的准妈妈,更应该重视血压的测量。②加强产前教育:准妈妈应自觉主动配合医生,按时就诊或有自觉症状及胎动不正常时随时就诊。③合理饮食:怀孕期间,准妈妈应注意饮食结构的合理性,要保证足够的热量,多吃富含蛋白质的食物,多吃新鲜蔬菜和水果,适当补充维生素和钙等。

### 5. 妊娠糖尿病

妊娠糖尿病是指在怀孕期发现或首次诊断的糖耐量异常的疾

病,发生率为0.15%~12.3%,除少数原来就有糖尿病未被发现外,大部分是因怀孕引起的。妊娠糖尿病易造成巨大儿、胎宝宝窘迫、胎死宫内、新生儿易发生呼吸窘迫综合征、低血糖、高胆红素血症、红细胞增多症及低血钙等。下面介绍怀孕期糖尿病的类型。

(1) 显性糖尿病

准妈妈有糖尿病的临床表现:空腹血糖升高、尿糖阳性、糖耐量减低。其中部分准妈妈在怀孕前已患有糖尿病,经治疗后受孕。部分准妈妈则在怀孕后才发现患有糖尿病,分娩后糖尿病继续存在。

(2) 潜在糖尿病

此类准妈妈怀孕前后均无糖尿病的临床表现,但糖耐量异常,经过一定时间后,可能发展成显性糖尿病。

怀孕前无糖尿病的临床表现,糖代谢功能正常。怀孕后出现糖尿病的症状和体征,部分准妈妈出现糖尿病并发症,但在分娩后糖尿病的临床表现均逐渐消失,在以后的怀孕中又出现,分娩后又恢复。这部分患者在数年后可发展为显性糖尿病。

妊娠糖尿病筛查是产前检查中的一项,可发现并及时治疗妊娠期糖尿病,可以减少准妈妈和胎宝宝的危险。妊娠期糖尿病的症状很明显,但也有些人没有明显异常感觉,疾病容易被忽视。因此,在常规产前检查中筛查就非常重要。准妈妈一旦发现血、尿糖及糖耐量异常就要及时控制和治疗。因为随着孕周的逐渐增加,体内激素水平变化越大,空腹血糖和餐后血糖就容易增高,所以相对来讲越早控制血糖,越有利于整个孕期的血糖控制,越有利于胎宝宝的正常发育。

妊娠糖尿病筛查的对象是所有准妈妈,但首先应在有可能发生糖尿病的准妈妈中筛查,即准妈妈年龄超过30岁;近亲中有糖尿病患者;肥胖;反复自然流产;曾有过找不到原因的早产、死胎、死产,新生儿死亡史和畸形史;准妈妈有慢性高血压病;尿糖阳性;反复发生感染;胎宝宝大于孕周或分娩过巨大儿;羊水过多;有多食、多饮、多尿等情况。筛查时间在孕24周左右。第一次筛查正常的准妈妈,如仍怀疑有妊娠期糖尿病,应在怀孕晚期即32周后重复筛查一次,以减少漏诊。

妊娠期糖尿病的治疗途径有两种,一是进行饮食控制,要根据血糖检测结果安排餐次,采取少吃多餐的原则,淀粉和糖类是绝对不能食用的。要主副食搭配、粗细粮搭配、荤素搭配,多吃蔬菜,花样品种要丰富、清淡;二是进行运动锻炼。怀孕前有糖尿病的准妈妈,可以到医院孕期营养监测门诊或营养咨询门诊进行个别指导。

## 6. 前置胎盘

胎盘在正常情况下附着于子宫体部的后壁、前壁或侧壁。孕28周后,若胎盘附着于子宫下部,甚至胎盘下缘到达或覆盖宫颈内口,其位置低于胎先露部,此即前置胎盘。前置胎盘是怀孕晚期出血的主要原因之一,是怀孕期的严重并发症,处理不当可能危及母婴生命。

前置胎盘对胎宝宝有极大的危害,造成早产及围生儿死亡率高。前置胎盘出血多发生于怀孕晚期,被迫早产。同时由于产前出血乃至手术、准妈妈休克而致发生胎宝宝窘迫。胎宝宝严重缺氧可死于宫内,也可因早产儿生活力差而死亡。前置胎盘的发生主要有以下原因。

♥ 子宫内膜病变与损伤。

♥ 胎盘面积过大。

♥ 胎盘异常。

♥ 受精卵滋养层发育迟缓。

前置胎盘的发生,大多与多产和子宫内膜发炎有关,因此,应做到有计划地孕育,如果分娩时感染病菌,就应及时采用治疗手段,使用抗生素,减少此病的发生。除此之外,注意孕期卫生,做好产前检查,采用安全、卫生的分娩方法。

## 7. 臀位

怀孕36周左右,大部分的胎宝宝就会转变成头部朝下的头位。这是分娩正常及最安全的胎位。据统计,有大约4%的胎宝宝在怀孕的后期不能自然地转变胎位,从而引起了臀位分娩。臀位一般在产前检查就可以查出,并由医生干预矫正,若没有检查,怀孕36周或以上,如果你感觉到胎宝宝的头部位置向上推进或者脚会踢到你的下腹的话,就要立刻找医生进行仔细检查,以便及时矫正。

臀位是最常见的异常胎位,其形成的原因主要有:

(1)胎宝宝在宫腔内活动过大

比如准妈妈腹壁松弛、羊水过多或胎宝宝较小等,使胎宝宝在宫腔内活动过于自由。

(2)胎宝宝在宫腔内活动受限

比如初孕妇女腹壁紧张。双胎、羊水过少及子宫畸形等,影响胎头不能自然下转。

(3)胎头衔接受阻

比如骨盆狭窄、头盆不称、前置胎盘、软产道阻塞及脐带过短等。

(4)胎宝宝畸形

如脑积水、无脑儿等,皆不能以胎头衔接入盆。这些原因通过妇科及B超检查,大多能够及时发现并妥善处理。

## 8. 胎膜早破

胎膜在临产前破裂称胎膜早破。发生率约占分娩总数的6%~12%。胎膜早破常致早产、围产儿死亡、宫内及产后感染率升高。破膜后,准妈妈突感阴道有液体流出,开始量大,继而间断少量排出。引起胎膜早破(破水)主要有以下原因:

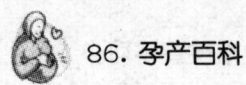

♥胎位不正、头盆不称、骨盆狭窄等,使前羊膜囊承受压力过大,致羊膜破裂。

♥羊水过多、双胎等。

♥胎膜发育不良或有炎症致胎膜脆弱易破,怀孕晚期性交亦能促使胎膜破裂。

## 9. 胎盘早期剥离

胎盘本来应该在分娩之后才从母体剥离,而早期剥离是在分娩之前,胎宝宝还在子宫内的时候胎盘就已经剥落,也就是说胎宝宝还没有分娩,胎盘已经从母体分离,导致子宫内大出血。胎盘早期剥离的主要症状是,突然出现持续性腹痛,伴有或不伴有阴道流血,多发生在有外伤或伴有妊高症者,胎动多或消失。胎盘剥离面小,胎盘后血肿小者可无体征;胎盘剥离面扩大,但尚未冲出胎盘边缘时,胎盘后血肿增大,即内出血增多。若出血冲出胎盘边缘,即出现阴道流血;若穿破羊膜,即出现血性羊水。出血多时,子宫较同孕周大,宫底升高,呈强直收缩,如板状硬度,压痛明显。胎位摸不清,胎心听不到,并伴血压下降、腹痛、面色苍白等休克表现。

## 10. 子宫收缩不良

子宫收缩不良可引起阴道不规则出血、准妈妈流产等现象。一般有习惯性流产史的妇女,应在怀孕前做必要的检查,包括卵巢功能检查、夫妻双方染色体检查与血型鉴定及丈夫的精液检查。女方尚需进行生殖道的详细检查,包括有无子宫肌瘤、宫腔粘连及子宫镜检查,以确定子宫有无畸形与病变,以及检查有无宫颈内口松弛等。检查时如果发现有上述情况,应在怀孕前及时治疗。

## 11. 孕期忧郁症

科学家表示,妇女在怀孕 32 周期间最容易患上忧郁症,这是个普遍的现象。孕期忧郁症产生的原因大概分为生理原因和心理原因。怀孕期间体内激素水平的显著变化,会影响大脑中调节情绪的神经传递素的变化,导致容易出现情绪低落、焦虑;另外,到了孕晚期,由于对分娩的恐惧、不安,或亲人的冷落,也容易使准妈妈陷入忧郁、胡思乱想的情绪之中。

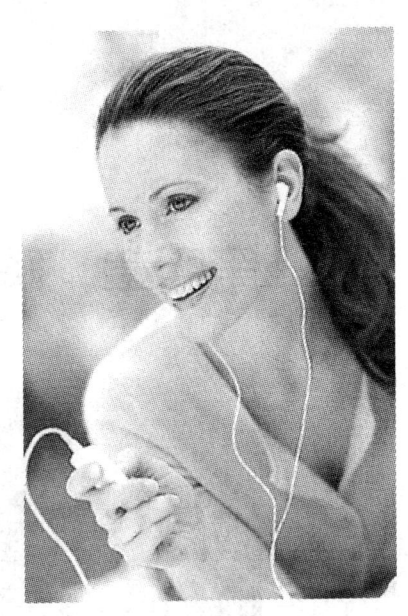

在产前患上忧郁症,对胎宝宝的成长很不利,因为母亲的情绪能够感染胎宝宝,母亲情绪低落,从脑部分泌的压力激素将影响到胎宝宝,导致出生时体重低于标准,或出现其他情况。

如果孕期抑郁情绪得不到及时调整,就很容易增加患产后忧郁症的几率。所以,如果你感觉到情绪不对,就及时与丈夫、亲密的朋友倾诉,或者是咨询医生。家人的关怀与照顾,尤其是丈夫的关心、呵护是治疗孕期忧郁症的良药。身为丈夫要多照顾妻子,多给她一些温暖及安全感。假日或饭后,陪妻子到公园散步或看电影,使她分散注意力及降低对胎宝宝的担心。遇有妻子脊骨酸痛时,丈夫可为她做按摩,减轻她的痛楚。在平日生活上,多照顾妻子的饮食起居,主动承担家务等。

# 第四章　解读孕期性生活

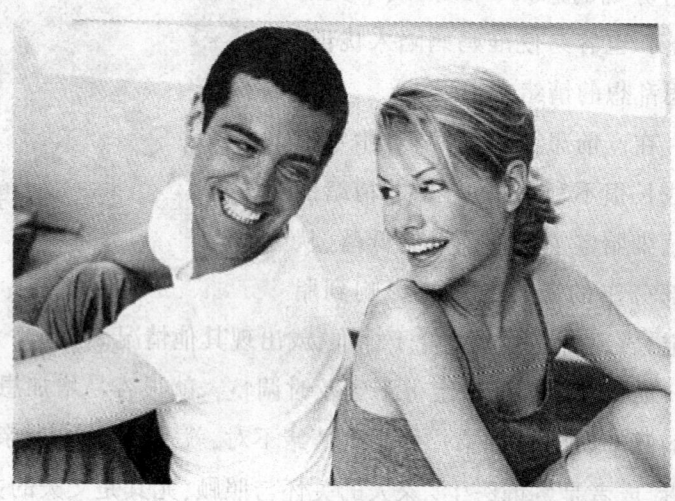

孕期并不忌讳性生活,更不必"谈性色变",只是准妈妈的生理情况特殊,导致夫妻性生活也有特殊性,准爸爸准妈妈只要了解其规律和注意要领,孕期性生活也可以过得安全而快乐。作为新时代的夫妻,应该了解更多、更全面的孕期性知识,努力创造出更完美、高质量的性和谐之音;同时,丈夫需要给予妻子更多的鼓励,共同走出孕期性爱的低谷,享受另一番美妙的感觉。

89. 第四章 解读孕期性生活

# 第一节 怎样过孕期性生活

为了保护腹中的胎宝宝,准妈妈只好冷落丈夫,拒绝与他亲热,若在长达10个月的孕期,一直如此,有可能会伤害到夫妻之间的感情。因此孕期性生活怎么过是困扰年轻夫妇的一个热门话题。许多科普读物都在告诫年轻人:为了确保母婴的健康和安全,丈夫在妻子怀孕期间要尽量克制自己的性冲动。尤其是在怀孕的前3个月和后3个月,更要避免性生活,以防发生流产、早产或感染等并发症。那么,究竟孕期可不可以过性生活,怎样过性生活才不会引起上述病症呢?

## 一、性生活的要点

孕期不仅能过性生活,而且有许多方法能帮助夫妻双方达到满意的效果。但并不是每个时期都能有性生活。

### 1. 性生活应有节制

妇女在怀孕期间,生殖器官发生了特殊的生理变化,阴道壁与宫颈明显充血,阴道上皮细胞受胎盘雌孕激素的影响脱落较快,上皮变薄,抵抗力降低,如果此时性交频繁,易造成生殖道感染与损伤,甚而引起流产与早产。随着怀孕月份的增加,子宫逐渐膨大,性交时子宫受压迫可引起胎膜早破而发生早产。鉴于上述原因,孕期性生活应有所节制。

孕期节制性生活不等于完全禁止性生活,那种整个孕期分床而睡的做法既不科学也不可取,不仅有碍于夫妻间感情交流,也不利于

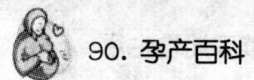

腹中胎宝宝的智力发育和情感培养。因此,只要根据孕期不同阶段的生理特点,适当加以节制性生活即可。

一般男性性欲较女性强而不易控制,妻子不能因为两人感情深就任意答应丈夫的要求,但也不要冷淡地拒绝丈夫,强迫他禁欲。要以夫妻双方的爱情为基础,运用智慧,如通过幽默的对话、甜蜜的接吻、深情的拥抱、温存的抚摸等形式,表达夫妻间的柔情和爱意,从而满足性的欲望和感情上的渴求。

## 2. 性生活的好处

传统观念认为,怀孕早期和怀孕晚期不宜过性生活,只有怀孕到了中期才可以适当地过性生活,但还要谨慎,有所节制。其实,从实际来看,能够完全按照这样做的夫妻很少,大部分年轻夫妻在整个孕期都没有停止性生活。实践证明,对于多数准妈妈来说,孕期适宜的性生活不仅安全,也有很多好处。从人性的角度看,有些刚刚步入婚姻的青年男女,如胶似漆,因为怀孕而突然停止性生活,这让很多年轻的准爸爸和准妈妈难以做到。从生理上讲,性生活有助于准妈妈保持愉快、稳定的情绪,从而有利于腹中的胎宝宝发育。科学研究表明,适当而有节制的性生活对胎宝宝并无显著的影响。

怀孕期间,舒心的性生活能充分地将爱心和性欲融为一体。如果丈夫给妻子或者妻子给丈夫亲吻与抚摸,爱的暖流就会传入对方的心田。体贴的性生活又能促进夫妻之间的恩爱,使准妈妈的心情舒畅,情绪饱满。这无形中又起到情绪胎教的作用。

值得注意的是:妻子怀孕后,由于激素的影响,阴道内的糖原增多,非常有利于细菌的生长和繁殖。因此,在怀孕早期禁止性交一段时间之后,重新恢复性生活时,丈夫务必将包皮垢及龟头冲洗干净,以避免妻子的阴道遭受病原微生物的侵袭,从而诱发宫内感染。

### 3. 孕期性生活要掌握技巧

孕期不仅能过性生活，而且还有诸多好处，那么是不是想过就过，想怎么过就怎么过，无所顾忌呢？这样做也是不对的，虽然孕期能过性生活，对胎宝宝没有什么大的影响。但不能随心所欲，要有方法和技巧。如何才能"巧"过性生活，这就要求准爸爸准妈妈学习一些孕期性知识和技巧。

性生活时应根据夫妻生理需要、心理需要与个人爱好而采用相互配合的姿态和身体位置。在孕早期和孕晚期怎样让自己和对方得到满足呢？对于丈夫来说，不能只是认为"非交不性"，夫妻之间还有丰富多彩的爱抚。拥抱、抚摸和亲吻都能给怀孕中的妻子带来安慰和愉快，而丈夫通过一些其他的方法也能获得性高潮。比如妻子侧躺，丈夫从后面插进妻子并拢的大腿之间，这时的感觉基本可以替代真正的插入阴道。同时丈夫可从后面环抱住妻子，抚摸妻子的乳房，亲吻妻子的颈部，这样双方都可以获得满足。

## 二、性生活需注意的事项

孕期性生活不同于平日，下面是夫妻在孕期性生活中需要注意的事项。

### 1. 随孕期与身体的变化做调整

孕期性生活，不同时期有不同的要求，关键是应根据妻子的孕期与身体的变化做调整。怀孕头3个月，不仅有早孕反应，准妈妈的性欲和性反应受到抑制，而且胚胎在母亲子宫里还未牢固地生存下来，随时有掉落的危险。性生活时阴道与子宫颈受到机械刺激，腹部会受到挤压，尤其是在性生活过于激烈的情况下，这样一些机械性力量会诱发子宫强烈震动、收缩，很容易使胎盘脱落，造成流产。即使性生活十分小心，由于准妈妈盆腔充血，子宫收缩，也会造成流

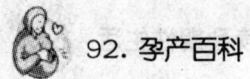

产。因此,孕早期性生活应比平时少,动作幅度不宜过大,最好避免性生活。

怀孕的最后3个月,性交次数要尽量减少,最好避免性生活。此时准妈妈腹部高高地隆起,性欲减退,且子宫口容易张开,易发生羊水早破,胎宝宝本已有分娩的可能,如果再性交就会引起子宫收缩,导致早产、早期破膜、感染。在临产的日子里,准妈妈因抵抗力下降,会有浮肿、高血压等症状,再有性生活,易导致感染病菌,一旦发生感染病变,就会增加正常分娩的危险性。如果准妈妈患有妊娠合并症,或有一些怀孕异常情况,例如前置胎盘、胎盘早期剥离等,未及时处理,又冒然性交,都会有很大的危险。

介于怀孕头3个月和临产前3个月之间的这段日子(主要指孕中期)夫妇过性生活是安全的。这一时期,没有了孕吐反应,身体又不像孕晚期一样沉重,心情比较舒畅,食欲良好,性器官分泌物也增多,是性欲高的时期,因此,可以适当地过性生活。但要有所节制,还要注意性生活的体位与时间,避免对胎宝宝造成影响。

性交前注意要排尽尿液、清洁外阴和男性外生殖器,选择不压迫准妈妈腹部的性交姿势。动作要轻柔,不粗暴,插入不宜过深,频率不宜太快,不要频繁地变换体位,每次性交时间最好不超过10分钟,丈夫还需注意不要刺激乳头。准妈妈在性交后,应立即排尿并清洗外阴,以防引起上行性泌尿系统感染和宫腔内感染。

孕期过性生活最好使用避孕套或体外排精,最好不让精液进入阴道。因为男性精液中的前列腺素被阴道黏膜吸收后,可促使子宫发生强烈地收缩,这不仅会引起准妈妈腹痛,还易导致流产、早产。

## 2. 选择不压迫妻子腹部的体位

孕期过性生活应选择不压迫妻子腹部的体位,如果一种体位让准妈妈在性生活中有不适的感觉,比如腹部肿胀或疼痛、眩晕等,都可能是准爸爸动作过大造成的,这时夫妻应协商好,暂时中断休息一会儿。千万不要强迫自己忍耐,应该马上换其他的体位。总之,准爸爸要小心,切不可一意孤行。

### 3. 妻子要多与丈夫沟通和交流

在孕期过性生活,无论是双方都想做爱还是都不想做爱,只要双方的意见和情绪一致就没有问题。怀孕期间,多数准妈妈有很多顾虑而避免性生活,而男性的性欲与从前一样,所以当丈夫想要做爱时,妻子最好不要断然拒绝,可根据自己的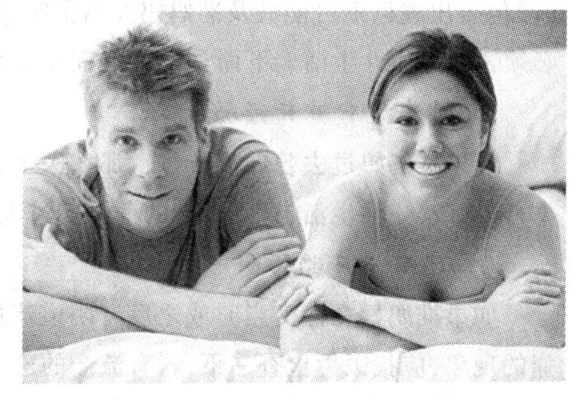身体状况、怀孕所处的时期和他沟通。丈夫要尊重妻子的意愿,绝对不能在妻子无性欲的情况下强行性交,这样做是十分有害的。当丈夫想要做爱,而妻子不想要的时候,拒绝丈夫的语气不可强硬,如果用强硬、否定的口吻说"不行""不可以"的话,往往就会使丈夫不高兴。妻子应该温柔而委婉地拒绝,然后再抚摸他的身体或相互拥抱,效果会更好。

### 4. 前戏不要过于激烈

在通常情况下,夫妻性生活的前戏可以促进夫妻双方的感情,调动双方的激情,使性生活更和谐。但是,在怀孕期就要多注意了,根据准妈妈的身体实际情况,前戏不要过于激烈,否则会对准妈妈造成一定的伤害。有些准妈妈的乳头因过度刺激而引发腹部肿胀,

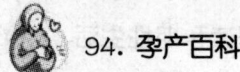

因此丈夫要尽量避免过度抚摸准妈妈的胸部。特别是在乳头有液体流出时,最好不要再进一步刺激乳房。另外,还要尽量避免过于激烈地爱抚阴道,以防发生意外。

## 5. 孕后不宜性交的几种情况

准爸爸准妈妈只要身体健康,怀孕期间就可以进行正常的性生活。但若出现以下可能危及准妈妈及胎宝宝健康与安全的情况时,就必须暂时停止性生活。下面是孕后不宜性交的几种情况。

(1)**过去曾有流产经历**

如果准妈妈过去曾经流产过,那么医生会建议准妈妈怀孕前几个月最好禁止性生活,直到流产的危险期过去为止。

(2)**已有流产的倾向**

如果准妈妈在性交当时或之后有阴道流血的情形,或有下腹疼痛的现象,应找医生检查一下,若有流产的迹象,应暂时停止性生活。

(3)**准爸爸患有性病**

性病的病菌会在性交时传染给准妈妈及胎宝宝,因此在彻底治愈之前,应禁止性生活。

(4)**准妈妈阴道发炎**

如果准妈妈阴道有炎症,那么在性交时就会将病菌传染给胎宝宝,因此在彻底治愈之前,应禁止性生活。

(5)**胎盘异常**

如果准妈妈有前置胎盘,或胎盘与子宫连接不紧密时,性交可能会导致流产,所以,应暂时停止性生活,等情况稳定后才可恢复性生活。

(6)**子宫收缩太频繁**

如果准妈妈发现自己的子宫收缩太频繁,为了避免发生早产,还是要避免性生活,并找医生检查一下。

### (7)子宫闭锁不全

如果准妈妈有子宫闭锁不全,那么随时都有流产的危险,应避免性生活。

### (8)早期破水

若未到预产期,此时准妈妈须安胎,但因保护胎宝宝的羊膜已破裂,病菌可能会进入子宫而感染胎宝宝,所以此时应避免性生活。

### (9)有早产史

在上次早产的相应月份前一个月开始,直至分娩的一段时期内,应避免性生活。

除上述9种情况以外,出现原因不明的出血、流水等现象,也要避免性生活。因为摩擦会增加出血的危险,严重时可致产前大出血,诱发子痫(出现抽搐、昏迷)、早产和胎宝宝死亡。

总之,若出现以上情况必须禁止性生活时,准妈妈可以用手爱抚丈夫来满足他的性欲望。但有一点必须注意,如果医生已警告准妈妈禁止性行为是因为子宫收缩的关系,那么此时任何可能引起准妈妈性兴奋的行为都必须禁止,包括触摸乳房及外阴部等等,因为这些刺激也会引起子宫收缩,危及胎宝宝的生命安全。

## 第二节 孕期性生活的体位

准妈妈们在怀孕的前3个月,被孕早期的各种不适困扰,往往性欲会降低,甚至对性生活不感兴趣,但在度过孕早期后,有更多的血液涌向阴门、阴道和乳房,此时,大多数准妈妈的性欲会增强。如果此时做爱,会得到更美妙的感受,性爱的质量也会得到相应的提高。此外,准妈妈的胸部比以前更翘挺,身体比原来更圆润、丰满,还有微微

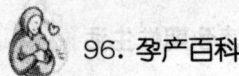

隆起的肚子,这一切变化,对准爸爸来说都是一件非常新奇刺激的事情,能为夫妻双方的性爱带来不一样的新鲜感。

目前,性生活的体位主要有男上位、女下位、侧位、坐位、蹲位、后进位、胸膝位、站位等常用8种。其中有些性交体位可增加快感,有些体位可增加生育机会,有些体位有利于优生,有些体位有利于卫生保健和预防疾病。故夫妻双方应根据自身不同的情况与不同的需要,选择合适的体位,既符合人体心理需要与保健需要,又使夫妻双方得到满足。

## 一、孕期性生活安全体位

妊娠期间性生活体位的选择应以女性舒适且腹部不承受挤压为原则。下面是孕期性生活的6种安全体位,可供准爸爸准妈妈参考。

### 1. 准妈妈在上的体位

准妈妈在上的体位,西方称为"骑马姿势",就是男性仰卧在床上,女性伏在男性身上,膝部向前伸出,前后移动身体,通过紧密相贴的摩擦运动来刺激阴蒂,体会活塞式运动的乐趣。另外,性交时准妈妈在上,可以自己控制力度及插入的深浅,这样比较安全。

### 2. 准爸爸在上的体位

准爸爸在上的体位是指男性可将两腿置于女性两腿之间,也可以将两腿置于女性两腿之外,或将两腿与女性两腿交叉,还可以将两腿压在女性两腿之上。全身压住女性的胸部和腹部,使双方性敏感区紧密接触在一起。注意不要过于用力和激烈,性交时如果准爸爸在上,就必须用手臂撑住自己的身体,切勿插入过深或动作过猛烈,以免造成准妈妈子宫颈受伤出血,或引起子宫收缩。

### 3. 侧躺体位

侧躺体位是指男性躺在女方的身体侧面,从后面进入的体位。该体位是最安全、最舒适的,不会压迫到准妈妈的肚子。准爸爸准妈妈可以面对面或面向同一方向,准妈妈将一条腿抬高,放在准爸爸的肩上或枕头上,这样准妈妈会比较舒服。

### 4. 坐式

准妈妈身体后仰,把两腿尽量分开,准爸爸跪在她面前,上身前倾,把阴茎插入阴道。或者准爸爸坐在椅子上,准妈妈坐在准爸爸腿上,用双腿缠住准爸爸的腰,双手搂住准爸爸的脖颈,当阴茎插入后,双方可随意扭动。

### 5. 准妈妈坐在床缘体位

此方法是准妈妈坐在床缘,双脚向外张开弯曲,脚底用小凳子撑着,上身半躺,用手支撑住;准爸爸在床下取半蹲位,手撑在床上。

### 6. 由背后插入体位

由背后插入体位就是女性双膝跪地,上半身前倾,用手掌或双肘支撑身体,臀部抬高,男性双腿骑跨在后阴茎插入方向和阴道方向一致。

## 二、根据不同孕期采取相应的体位

孕期性生活,是准爸爸准妈妈一段难忘的经历。准爸爸准妈妈在享受鱼水之欢时,一定要顾及到胎宝宝的安全,做爱时要根据准妈妈的不同孕期来采取相应的体位。下面为准爸爸准妈妈介绍不同孕期性生活应采取的几种体位。

### 1. 孕早期采取的体位

孕早期性生活以每月1~4次为宜。性交时,应采取不压迫妻子腹部的体位,如丈夫手臂伸直的正常体位、不压迫腹部的交叉体位或扩张体位,动作要缓慢,避免剧烈刺激。性交达到高潮时,要注意慢慢地抽动,进行中不要频繁地变换体位。为了母子健康,孕早期夫妻应尽量减少性生活,或者禁止性生活。由于胎宝宝着床还处于不稳定状态,稍有不慎会有诱发流产的可能性。另外,准妈妈本人的自身调节也极其重要。

## 2. 孕中期采取的体位

孕中期为安全期,性生活以每周1~2次为宜,性交可采取夫妻双方习惯和舒适的姿势,但要注意不要压迫妻子的腹部,体位可采用前侧体位、侧卧体位、前坐体位或后背体位。丈夫不要刺激准妈妈的乳头。准妈妈仍然要注意自身调节,不要过度兴奋,以免诱发流产。

## 3. 孕晚期采取的体位

这一时期,夫妻双方应尽可能减少性生活次数,以每月1~4次为宜。性交时间要缩短,动作要柔和,最好采用丈夫从背后抱住准妈妈的体位,以免使准妈妈的腹部受压。但孕36周后严禁性交。

# 第五章 胎教是培养聪明宝宝的基础

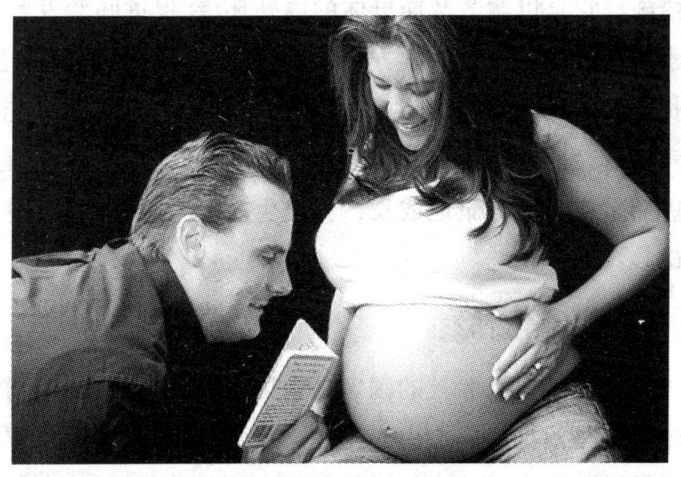

　　胎教正越来越被年轻的父母重视，人们清楚地认识到，经过胎教的宝宝普遍更聪明，适应力、身体素质和运动能力更强。为了让自己的宝宝不落后于别人，赢在起跑线上，准妈妈准爸爸开始主动学习胎教方法，并积极地实施，这对优生优育和我国国民素质的提高有重要的意义。

# 第一节 胎 教

胎教是指母体对胎宝宝进行一系列的促进其身心发育和健康的一种措施。它是以调节孕期母体的内外环境,促进胚胎发育,改善胎宝宝素质为目的的一种科学方法。胎教的主要目的是创造适合胎宝宝生长发育的有利条件;同时利用现代科学技术,根据胎宝宝各时期的发育特点、发育状况,有针对性地、积极主动地给予各种信息刺激,以促进胎宝宝身心健康地成长,为出生后宝宝的早期教育打下良好的基础。

## 一、正确认识胎教

世界上最早提出胎教的国家是中国,而我国最早对胎教一说有精辟论述的是西汉时期杰出青年政治家、文学家和思想家贾谊,他认为胎教是胎宝宝在母体内能感受到各方面的感化,母体在怀胎期间,在精神、饮食、生活起居等方面采取有利措施,可使母子身心得到健康地发展。中国古代第一个对孩子进行胎教的是周文王的母亲太任。太任在怀孕的时候,不看不正的颜色,不听淫秽的声音,不说狂傲的话语,不吃辛辣生冷等食品。等周文王生下来之后就非常聪明,文王的孙子周成王也是接受过胎教而出生的,长大后也是智力超常。后来,各种书籍中就出现了大量胎教的内容,初步形成了胎教学说。由此可见,胎教在我国源远流长。

怀孕,不仅是女性生理的一个特殊过程,而且在心理上也同样会发生相应的变化与反应,也就是所谓情志的变化。因此,女性怀孕后

## 第五章 胎教是培养聪明宝宝的基础

应该情志舒畅,遇事乐观,心境平和,不要喜怒无常,大动肝火,甚至经常恼怒,以免影响准妈妈和胎宝宝的健康。

### 1. 胎教信息是如何传递的

众所周知,胎教越来越受到更多的父母喜欢。胎教的作用是无穷的,那么胎教的信息是如何传递的呢?这是因为准妈妈与腹中的胎宝宝血肉相连,互相作用。不管母体的生理变化,还是情志变化都在积极或消极地影响着腹中胎宝宝的生长发育。如果准妈妈心情愉悦,或有嗜烟、酗酒、遭受不安等情况发生时,她所分泌出来的激素就会使血液中的化学成分发生不同性质的变化,这种变化会通过胎盘影响胎宝宝的生长发育。在这种相互影响的作用下,准妈妈与胎宝宝之间就形成了一种生理信息的传递。母亲舒畅的心情和正确的胎教会使其身体分泌出有益的激素,有利于胎宝宝的生长发育,而不正确的胎教会使准妈妈的身体分泌出有害的激素,进而通过生理信息的传递,影响胎宝宝的正常发育。这就是胎教信息的传递过程,胎教就是通过这种生理信息的传递发挥作用。

### 2. 重视中医养生胎教

我国经过历代传统医学的长期实践,总结出一套孕胎、保胎、养胎,提高胎宝宝生命质量和身心素质的一种方法,那就是中医养生胎教理论,也被称为胎宝宝时期教育学说的中医心音胎教。其理论依据是胎宝宝生活在母体中,不仅接受母体的营养供给,受到母体内部环境的影响,而且会受母体外部环境的影响,母体的身体素质、情绪、思维以及外界的各种刺激,都会作为生理信息传递给胎宝宝,因此借助外界好的刺激和信息对胎宝宝实施胎教,能促进胎宝宝的生长发育,促进智力和身心素质的开发。经过长期的研究实践证明,我国古代胎教理论得到了中外学者的重视。虽然如今已经进入高科技发展时代,但我国传统的中医养生胎教理论有一定科学性,希望准爸爸准妈妈

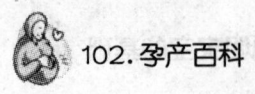

引起重视。

### 3. 胎教不是教胎宝宝学习知识

胎教所说的"教育"不同于出生后的"教育",不是向胎宝宝"灌输"知识,教胎宝宝唱歌、说话、算数等等。请准妈妈准爸爸走出胎教的误区。

人的智力体现在三个方面:感知、记忆能力与才能;抽象概括能力与才能;独创性分析问题的能力与才能等三个方面。虽然这些主要取决于后天的勤奋与知识积累,但在怀孕时期注意对胎宝宝空白大脑的开发非常重要。正确的胎教是训练准妈妈创造良好舒适的怀孕环境,保持健康的心理及精神状态,通过科学的方法,对胎宝宝的感官进行良性刺激,促进其健康地生长发育,促进胎宝宝的大脑感知和记忆功能。

胎宝宝在准妈妈的肚子里是没有思维能力的,更谈不上运用这种意识学习知识。但胎宝宝对来自母体的各种信息具有特别敏锐的感知并能将其转换为记忆。胎教运用刺激胎宝宝脑细胞的活动,可以对其知觉能力做一些初级训练。胎宝宝在母体 10 个月的时间,时刻都依靠胎盘从母亲血液中获得营养和氧气,母亲血液里的激素和其他化学成分的变化影响胎宝宝的生理、心理活动。母体则通过营养的供给为胎宝宝创造一个良好的发育环境,促使脑细胞健康、快速地发育,从而使胎宝宝的神经系统发育得更加完善,这就是胎教的正确途径和最大目的。所以,胎教是个复杂的系统工程,不能简单的定义为胎教就是教胎宝宝学习知识。

### 4. 胎教不能急于求成

胎教不是一蹴而就的,而是一个循序渐进的过程,有效的胎教应与胎宝宝的发育程度相符合。从怀孕早期到临产整个时期应根据胎宝宝身体不同的演化和完善,胎教应与之配合。医学研究结果表明,胎宝宝的神经系统，视网膜形成，对外压触觉的反应以及听力等发育过程，都是随着不同的成长月份逐步完成。因此，在准妈妈怀孕的前4个月内，不要急于为胎宝宝实施具体的胎教措

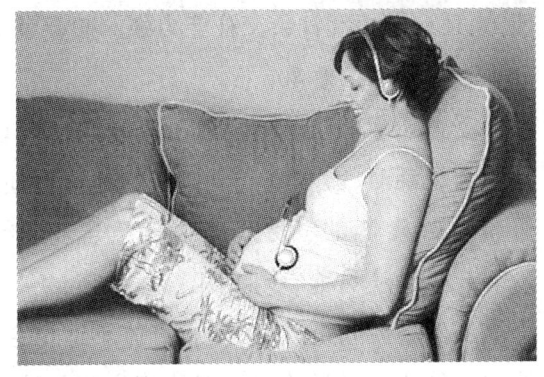

施。准妈妈最重要的胎教是做好准备工作，比如调节好自己的心情，保护好胎宝宝，补充充足的营养等。从第四个月起，当胎宝宝的视觉、听觉、味觉和触觉等发育到一定程度时，再实施有针对性的各种胎教。

## 5. 准妈妈的习惯影响胎教

国外专家曾对新生儿的睡眠类型进行了实验，结果证明：新生儿的睡眠类型是在怀孕后几个月内由母亲的睡眠所决定。专家把准妈妈分为早起型和晚睡型两种类型，然后对这些准妈妈进行追踪调查，结果发现：早起型的母亲所生的孩子天生就有同妈妈一样的早起习惯。而晚睡型母亲所生的孩子也同其妈妈一样喜欢晚睡。通过实验我们是否可以得出这样一个结论：新生儿的睡眠习惯是受妈妈的睡眠习惯影响，换句话说，也就是新生儿的睡眠习惯基本上是由妈妈的睡眠习惯决定的。因此，要想使胎教收到理想的效果，准爸爸准妈妈一定要从自我做起，养成良好的生活习惯。最后我们得出的基本结论是：一个人的生活习惯是在胎宝宝时期受到母体的影响，并潜移默化地继承下来，从而某些习惯已基本养成。所以，准妈妈从怀孕那天起就应养成一个良好的生活习惯。

## 6. 胎教宝宝的特点

研究表明，受过胎教的孩子明显要比没有受过胎教的孩子的学习

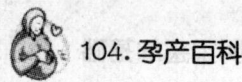

能力、适应能力和社会交往能力强。胎教宝宝的具体特点如下。

(1) 学习兴趣高

受过胎教的孩子更喜欢听儿歌、故事,喜欢看书、写字,有些孩子在不会说话时,就拿着书要妈妈给他读。他们的学习能力强,容易接受新的知识、新的事物,记忆的速度也较同年龄的孩子快。

(2) 情绪稳定,少哭闹

虽然婴儿在饥饿、尿湿和身体不适也会啼哭,但得到满足之后啼哭便会停止。受过胎教的婴儿感音能力较好,每当听到母亲的脚步声、说话声就会停止啼哭。此外,孩子比较容易养成正常的生活规律,如在睡前播放胎教音乐或母亲哼唱催眠曲,婴儿就能很快入睡,满月后就能养成白天醒、晚上睡的习惯。

(3) 能较早与人交往

受过胎教的婴儿出生 2~3 天就会用小嘴张合与大人"对话",20 天左右就会逗笑,2 个多月就能认识父母,3 个多月就能听懂自己的名字。见到陌生人时也比没受过胎教的孩子胆大些,更能熟悉和接受。性格活泼,喜欢和他人接触,较早学会笑,当别人挑逗时表现出能与人互动。

(4) 较早地学会说话

受过胎教的婴儿 2 个月时会发几个元音,4 个月会发几个辅音,5~6 个月发出的声音能表达意思,让妈妈明白是饿了还是要大小便。经过胎教和早教的孩子 9~10 个月时,就会有目的地叫爸爸妈妈,如果出生后不继续给以发音和认物训练,胎教的影响在 6~7 个月时就会消失。受过胎教和早教的孩子在 20 个月左右便能背诵整首儿歌,并且也能背数,入学后成绩都比较优秀。

(5) 较早地理解语言

受过胎教的婴儿 4 个半月时能认出第一件东西,6~7 个月时能辨认手、嘴、水果、奶瓶等。能较早地理解"不"的意思,早期学会服从"不"的孩子更懂事、更听话。还会较早地学会用姿势表示语言,会做"欢迎"、"再见"、"谢谢"等动作,也能较早地理解别人的表情,所以,胎教过的宝宝显得特别聪明可爱。

**(6) 眼睛明亮**

受过胎教的婴儿眼睛明亮,视听注意能力优秀。

**(7) 运动能力强**

受过胎教的婴儿,运动和感音能力发育较早,吸吮手指的能力、手的握力、四肢运动能力更强,更早地学会走路,运动的协调性也好。

## 二、胎教的分类

胎教的种类很多,大致可分为以下几种。

### 1. 情绪胎教

科学研究证明,准妈妈情绪不安时,胎宝宝的身体运动会增加,胎动次数也比平常多3~10倍。如果胎宝宝长期不安,体力消耗过度,出生时的体重往往比一般婴儿轻0.5~1千克。如果准妈妈与人争吵、极度悲伤、情绪压抑等,婴儿出生后常有不同程度的消化功能失调现象,如呕吐、消瘦,甚至脱水,躁动不安,爱哭闹等。

准妈妈不良的精神状态给婴儿所造成的刺激,常引起婴儿性格行为异常。特别是怀孕后期,准妈妈的精神状态突然改变会使大丘脑受影响,进而引起体内肾上腺髓质激素的分泌物增加。

胎宝宝是一个活泼敏感的小生命,他(她)的发育与母亲紧密相关,受母亲情绪影响很明显。母亲要为胎宝宝创造良好的宫内环境和精神世界,应保持豁达乐观的情绪,这不仅有助于小生命健康地发育,也有助于出生后活泼开朗性格的形成。

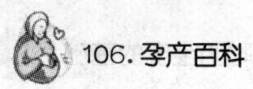

## 2. 光照胎教

视觉在胎宝宝的整个发育过程里,是所有的感觉功能中发育最晚的。在一般情况下,当胎宝宝发育到 7 个月时,视网膜才具有感光功能。此时,对母亲腹壁进行直接光线照射,利用 B 超做探测观察,可以见到胎宝宝会躲避光源,背过脸去,同时,也可以看到胎宝宝有睁眼、闭眼的动作。

光照胎教的具体做法是,怀孕 7 个月后,每天选择固定的时间,用装有 1 号电池的手电筒,通过紧贴准妈妈的腹壁照胎宝宝的头部,手电筒应一闪一灭,时间不要太长,每次持续 5 分钟。

光照胎教有利于胎宝宝的视觉功能健康地发育。同时还有助于强化昼夜周期,并可促进其动作行为的发育,这对宝宝日后视觉敏锐、协调、专注、阅读都将会产生良好的影响。此外,记住光照胎教要在胎宝宝处于觉醒的状态时进行,切忌用强光照射。

## 3. 抚摸胎教

准妈妈本人或者准爸爸用手在准妈妈的腹壁轻轻地抚摸胎宝宝,引起胎宝宝触觉上的刺激,以促进胎宝宝感觉神经及大脑的发育,这就是抚摸胎教。

抚摸胎教是准爸爸准妈妈与胎宝宝之间最早的触觉交流,通过抚摸准妈妈的腹部,可让胎宝宝感觉到父母的存在并做出相应的反应。抚摸胎教有如下好处:

♥ 抚摸胎教可以锻炼胎宝宝皮肤的触觉,并通过触觉神经感受体外的刺激,从而促进胎宝宝大脑细胞的发育,加快胎宝宝的智力发展。

♥ 抚摸胎教还能激发起胎宝宝活动的积极性,促进其运动神经发育。经常受到抚摸的胎宝宝,对外界环境的反应也比较机敏,出生后翻身、抓握、爬行、坐立、行走等大运动发育都能明显提前。

♥抚摸胎教不仅让胎宝宝感受到父母的关爱,还能使准妈妈身心放松、精神愉快,同时也加深了一家人的感情。

抚摸胎教通常安排在怀孕3个月以后,与胎动出现的时间吻合,也就是在有胎动的时候进行,注意胎宝宝的反应类型和反应速度。如果胎宝宝对抚摸的刺激不高兴,就会用躁动、踢腿来表示。这时,父母应该停止抚摸。如果胎宝宝受到抚摸后,过了一会儿才以轻轻地蠕动做出反应,这种情况可以继续抚摸。从胎宝宝的头部开始抚摸,然后沿背部到臀部至肢体,动作应轻柔,来回抚摸,重复动作。最好在每晚临睡前进行,每次抚摸5~10分钟。

抚摸胎教不拘泥于来回抚摸法,还有触压拍打法、推动散步法、亲子游戏法。这些方法应在不同的孕期,根据准妈妈和胎宝宝的状况挑选采用。

在整个抚摸胎教的过程中,准爸爸最好也参加进来。准爸爸应经常隔着肚皮轻轻地抚摸胎宝宝,并协助准妈妈让胎宝宝进行一些宫内运动,最好是一边抚摸一边与胎宝宝说话,同时告诉宝宝是爸爸在抚摸他(她)。准爸爸还可以加入到亲子游戏中,一家人一起玩游戏,不仅乐趣无穷,还会让胎宝宝充分地感受到家的温馨。

## 4. 语言胎教

有目的地与胎宝宝进行交流,使胎宝宝感受最初的语言刺激,就是语言胎教。

语言是准妈妈准爸爸与胎宝宝交流的最直接的手段。胎宝宝的听觉系统发育得较早,听神经从怀孕6周开始到第22周逐渐发育完成,听觉感受器于怀孕15~20周分化完成,开始有听觉。到第24周左右,耳蜗的形态和听神经的分化基本完成。至25周,几乎接近成人。所以可以较早地对胎宝宝进行语言胎教,当然,到了孕中晚期,胎宝宝开始形成意识,这时开始进行语言胎教效果会更好。胎宝宝不仅能

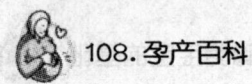

听见妈妈的声音,而且能记住妈妈的声音,尤其是妈妈的心脏搏动声。准妈妈准爸爸向腹中的胎宝宝说话时,他(她)也会一直很有耐心地倾听。

语言胎教能促进胎宝宝大脑中的粗浅记忆,促进其出生后语言能力及智力的发展。同时将父母的爱传给胎宝宝,对胎宝宝的感情发育有很大好处。语言胎教还可以加强母子之间和父子之间的交流,也能使准妈妈准爸爸更加关注胎宝宝。经试验表明,准爸爸低沉的声音更能增加胎宝宝的愉悦感和安全感,所以准爸爸应经常对胎宝宝进行语言胎教,这样会使胎宝宝的心情更加愉快。语言胎教的方法包括:

(1) 日常生活语言诱导

例如:可以给小宝宝起好名字,每天反复和胎宝宝打招呼,对胎宝宝讲在他(她)出生后要对他(她)讲的日常生活语言。

(2) 系统性语言诱导

例如:儿歌、童谣、故事、英语等,分阶段,由浅入深地进行。

## 5. 信息胎教

信息胎教是依据实物的形象进行胎教,包括文字、书法、绘画胎教。在书法、画画时联系实物,向胎宝宝讲解其形态、颜色,如:苹果、梨、牛、羊、蔬菜。或者在准妈妈写字或绘画时,边写边画的同时给胎宝宝讲解。如:画西瓜的时候,说"宝宝,我们现在来画一个西瓜,西瓜是很甜的",画的时候先画一个圆形,再画上一条一条的绿色,这是它的纹……信息胎教对胎宝宝的大脑开发有很大的帮助。

## 6. 音乐胎教

世界上的一切声音中,音乐是最美妙悦耳的,音乐由于速度、节拍、旋律的变化,能起到调节人体节律的作用。音乐能渗透人的心灵,激起人们无意识的超境界幻觉,能唤起平时常被抑制了的记忆。

给胎宝宝听音乐,并进行适当的良性刺激,就是音乐胎教。音乐胎教能使胎宝宝的心率随着音乐的节律变化,使胎宝宝情绪稳定,有益于生长。经过音乐胎教训练的婴儿通常较没接受训练的婴儿反应更快,语言能力更强,动作协调更敏捷,也更富有想像力和创造性。音乐胎教一般采用下列方法。

(1)哼歌谐振法

准妈妈每天哼唱几首歌,最好是抒情歌曲,也可以是摇篮曲。唱时应心情愉快,富于感情。通过歌声的和谐振动,使胎宝宝有一种"世界是美好的"感觉,从而获得感情、感觉上的满足。

(2)音乐熏陶法

准妈妈在每天多次的音乐欣赏中,会产生许多美好的联想,如同进入美妙无比的境界,而准妈妈的这种感受,可通过神经体液传导给胎宝宝。

(3)器物灌输法

将耳机放在准妈妈的腹部,播放胎宝宝喜爱的乐曲,也能收到良好的效果,但每次不要让胎宝宝听得过于疲乏。

(4)母教子"唱"法

胎宝宝虽有听觉,但毕竟不能唱,准妈妈可以想像自己腹中的胎宝宝会唱。你可以从音符开始,然后教一些简单的乐谱,通过反复教唱,使胎宝宝产生记忆印迹。

适用于音乐胎教的中外乐曲有中国的优秀古典乐曲:如《高山流水》、《春江花月夜》、《梅花三弄》、《阳春白雪》及《牧童短笛》等,这些乐曲表现出来的那种深邃的艺术感染力,能够陶冶准妈妈的身心,而且音乐形象鲜明,音乐结构集中,这样的音乐对胎宝宝必将产生潜移默化的影响。在外国优秀乐曲中,如舒伯特、柴可夫斯基等作曲家的

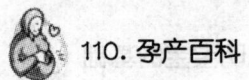

小夜曲,舒曼的钢琴曲《梦幻曲》,巴赫的钢琴曲以及小提琴协奏曲。此外,还有一些专门为儿童创作的简单器乐曲,如舒曼的《小士兵进行曲》、德彪西的《雪花飞舞》、汤普森的《青蛙合唱》等都是不错的选择。

## 7. 运动胎教

经常抚摸胎宝宝,帮助胎宝宝做体操,这就是运动胎教。运动胎教可以激发胎宝宝运动的积极性,促进胎宝宝智力发育,增强胎宝宝出生后的活动能力。

一般在怀孕4个月胎宝宝出现第一次胎动。随后,胎宝宝在宫内的活动方式更是丰富多采,如握拳、吸吮手指、吞咽羊水、蹬腿、翻身等。大量资料表明,在母腹中进行过体操锻炼的胎宝宝,肌肉活动力比较强,出生后翻身、抓、握、爬、坐等各种动作的发展,都比没有进行过体操锻炼的宝宝要早一些,动作也更灵活些。

实施运动胎教,可以通过抚摸胎宝宝和帮助胎宝宝做体操来进行。抚摸胎宝宝的方法是准妈妈平卧在床上,全身尽量放松,用一手指轻按一下腹部再抬起,胎宝宝会做出反应。胎宝宝的反应速度有快有慢,有的要用几天才能做出反应,如果遇到胎宝宝用力挣脱时,应立即停止。过一段时间后,胎宝宝对母亲的动作熟悉了,如果母亲用手一按压抚摸胎宝宝,他就会主动迎上去,要求"玩耍"。到怀孕7个月左右,准妈妈已能分辨出胎宝宝的头和肢体了,这时可以轻轻地推着胎宝宝在宫内"散步"。如遇到胎宝宝"发脾气"或"撒娇"时,母亲也可以用爱抚的动作来安慰胎宝宝,过一会儿胎宝宝会安静下来。

如果在进行运动胎教的时候,同时播放悦耳的音乐,与音乐胎教相结合,效果会更好。需要注意的是,给胎宝宝做操应该定时。比较理想的时间是在傍晚胎动频繁时,也可以在夜晚10点左右。但不要太晚,以免胎宝宝兴奋起来,影响准妈妈休息。每次胎教的时间也不要过长,每次以5~10分钟为宜。此外准爸爸最好也参与进来。

## 8. 环境胎教

我们可以将胎宝宝所处的环境分为内环境和外环境,"内环境"指的是胎宝宝居住于母体内的环境,它与母体的健康状况和身心状态息息相关;"外环境"一般被认为是婴儿房,其装潢设计也会影响到胎宝宝的学习。所谓的"环境胎教法",就是要为胎宝宝营造一个内外都很好的生活环境,让胎宝宝能够愉快地成长。

专家建议夫妻从预备怀孕的时候起就应好好地经营"内环境",而"外环境"胎教可以在怀孕7个月时开始实施。进行内环境胎教时,除了要保持健康愉快的身心,克服孕期所有身体不适,将怀孕始终看做幸福的事情;养成良好的饮食习惯、作息习惯;还要经常摸着肚皮和腹中的宝宝说说话,给他(她)唱歌,这样,胎教的功效才会更好。

外环境胎教的实施方法:

♥给准妈妈布置一个温馨、宁静的生活环境,在居室的墙壁上挂一些活泼可爱的婴幼儿画片或照片,能给屋子增添很多生趣,也给准妈妈准爸爸多了一些期待。或者悬挂一些景象壮观的油画、挂画,让准妈妈经常足不出户就能欣赏到大自然的美景,心情会变得开阔。在家中其他房间的墙上也可以悬挂书法作品,书法的内容最好是励志名言,这样能给准妈妈带来勇气和力量。

♥再布置一个有情趣、浪漫的婴儿房,可在墙上贴上生动有趣、色彩鲜艳的图画,图的内容可有动物、卡通图片、人物图形或几何图形。增添婴儿用的物品,并且经常在婴儿房中与宝宝说话、阅读等胎教方法和宝宝交流,让宝宝知道这就是他(她)出生后要居住的地方。

♥多买些绿色植物、盆景及漂亮的金鱼,能给家中增添不少情趣,有利于陶冶准妈妈的情操。

♥经常到空气清新、风景秀丽的地方游览,到花草茂盛的公园散步,多听听悦耳动听的音乐,多看看美丽的图画和花草,以调节情趣,这样,可让准妈妈心情舒畅,体内各系统功能处于最佳状态,同样,胎宝宝也处在最佳的生长环境。

## 第二节　准妈妈和准爸爸的胎教

新世纪的准妈妈准爸爸越来越重视胎教,胎教已经成为每一个准妈妈准爸爸必须实践的功课。但绝不能为了赶时髦的虚荣心理及不切合实际的想法,将胎教神化。准妈妈准爸爸应根据自己的家庭状况和现实条件,掌握胎教的方法和重点,将胎教的实效放在第一位,使胎教起到应有的作用。

### 一、准妈妈的胎教

准妈妈从怀上宝宝的那一刻开始,胎宝宝的心灵和性情在妈妈肚子里就已经开始蕴酿和培养了。因此,准妈妈胎教不仅有其必要性,而且很重要。

#### 1. 写好胎教日记

准妈妈最好从怀孕开始就实施胎教。由于胎教是全方位的,在准妈妈的衣、食、住、行中,如果任何一项出现偏差,都会对胎宝宝产生负面的影响。所以准妈妈写胎教日记就显得尤为重要。其实,写胎教日记的方法很简单,只要备一个小本子和一支笔,放在床头或枕头边。准妈妈可以自己写,也可夫妻双方讨论后写,但最好是准妈妈自己写。胎教日记不必刻意追求文字优美,只要所写的内容真实、详细即可。对于日记的内容主要记胎教的内容、胎宝宝的反应情况等,但一定要写准日期、孕周、胎动开始的日期、每小时胎动次数,以及自己身体的状况与情绪、用药、产前检查等内容。下面是一则准妈妈的日记内容,可供大家参考。

2006年9月12日:末次月经。

10月19日:恶心、食欲下降、喜酸食。

10月23日:诊断为怀孕。

2007年1月15日:第一次胎动。

1月30日:胎动18次,实施了音乐胎教。

2月3日:胎动17次,和胎宝宝说话,并做抚摸胎教。

2月21日:同房。

3月3~6日:感冒咳嗽,流清鼻涕,体温38.5℃,服阿莫西林,每次2粒,1天3次,共服2天。服退烧药1片,1天2次,共服2天。未数胎动,未做胎教。

3月12日:到医院做产前检查一次,各项指标均正常,晚上做拍打、推动运动胎教。

6月10日:做B超一次,一切正常。

6月11日:下午给胎宝宝唱歌,晚上丈夫给胎宝宝讲了2个童话故事。

……一直记到分娩为止。

## 2. 吃出营养胎教

胎教历来是准妈妈准爸爸关心的话题,也似乎更能吸引大家的眼球。因为谁都希望自己的宝宝聪明。但在孕育胎宝宝的整个过程中,各种形式的胎教只能作为一种辅助手段。事实上,营养胎教,即保证充足的营养才是每

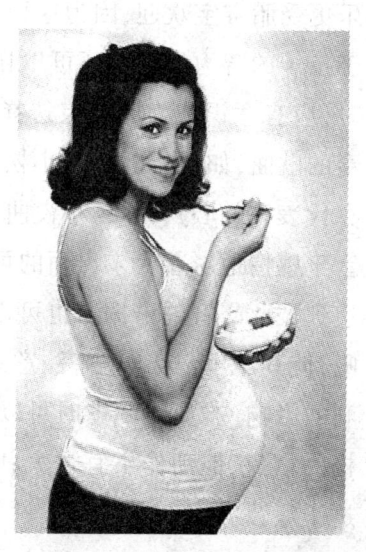

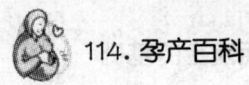

个准妈妈在胎教时期最应重视的。

对于营养问题,很多人存在着误区,认为补得越多,对宝宝越有利。这种观点显然是错误的。因为吃下去的东西未必都能被宝宝吸收。如果没有吸收,那是徒劳,如果吸收过多,那么很有可能导致产下巨大儿。因此营养也要适量。

准妈妈在饮食上摄取营养时,应有意选择那些与胎宝宝智力发育密切相关,富含优质蛋白质、卵磷脂、叶酸及多种维生素和锌、铜等微量元素的食品。富含这些营养成分的食物有大米、小米、玉米、红小豆、黑豆、花生、核桃、芝麻、红枣、黑木耳、金针菇、紫菜、海带、芹菜、柿子椒、莲藕、猕猴桃、西红柿、萝卜叶、胡萝卜、鹌鹑蛋、牛肉、兔肉、羊肉、鸡肉、动物肝脏、草莓、金橘、苹果、香蕉等。由于胎宝宝的健康发育与准妈妈营养物质的提供有着密切的关系。所以,准妈妈保证足量、科学合理的饮食不仅是胎教的基础,也是最重要的胎教。

## 3. 为胎宝宝唱歌

为胎宝宝唱歌,是音乐胎教的一种形式,准妈妈的歌声比播放音乐更受胎宝宝欢迎,因为这种方式有助于培养胎宝宝的情绪,也有利于孩子的智力发育,还可以让准妈妈拥有良好的心情。准妈妈唱歌时,应有意识地为胎宝宝选择那些舒缓、明快、类似于胎宝宝心音节奏的歌曲,如《小红帽》、《小松树》、《上学歌》、《世上只有妈妈好》、《月亮代表我的心》、《绿岛小夜曲》、《摇篮曲》等。此外,要保持心情舒畅,富于感情地对着尚未谋面的可爱宝宝,倾诉母爱柔情,只有这样才能达到彼此心音的谐振,也可以想像是在教胎宝宝唱歌,通过反复教唱,使其产生记忆印迹。注意不必放声大唱,以免吓着胎宝宝,造成不利的影响。准妈妈唱歌时可以随着音乐轻轻摆动,同时也可以做些轻松的家务,但动作不宜过大;时间最好以 10~20 分钟为宜,千万不可过于疲劳。

## 4. 给胎宝宝上音乐课

准妈妈在实施音乐胎教时,除了给胎宝宝听音乐、唱歌之外,也可以采取上音乐课的形式实施胎教。给胎宝宝上音乐课的时间,一般从准妈妈怀孕满5个月开始进行,母子一起聆听室内乐,每天2次,每次5~10分钟,循序渐进,逐渐加强。具体时间可以放在每天下午及晚上临睡之前。每次上课之前,准妈妈先用手轻轻触压几下胎宝宝,让胎宝宝知道要上音乐课了。对于选择什么样的乐曲,应根据胎动的类型而定:对活泼好动的胎宝宝,可多播放一些舒缓优美的乐曲,对文静少动的胎宝宝,则应多给听一些明快轻松的乐曲。音乐课的内容可重复使用,也可以选择几首音乐交替播放。但音量应控制在75分贝左右,若声音过低则达不到胎教的目的,若声音过高,就容易使胎宝宝的听力受损。注意,准妈妈不要认为胎宝宝听就行了,自己却在胡思乱想,一定要全神贯注,否则效果不好。

适合胎宝宝的音乐最好经常聆听,因为声波经过反复不断被强化,可促进胎宝宝右脑发育。在胎宝宝出生后,对这样的音乐特别有记忆,在他(她)哭闹不安时,给他(她)再听熟悉的音乐,可以安抚其情绪。

## 5. 音乐会带来的好处

音乐胎教方法多种多样,除了一般的音乐胎教方式,举办家庭音乐会和到剧场听现场音乐会也是有效的胎教方法。

通常情况下,在举办家庭音乐会时可选用卡拉OK的形式或播放胎教CD的形式。这种形式简单易行,随意性强,大多数的准妈妈准爸爸都会操作。只是在选择胎教音乐时,要购买正规的专用胎教音乐产品,最好选择舒缓的中外古典音乐。适合家庭音乐会播放的曲目有《小太阳》、《月光小夜曲》、《春天来了》以及柴可夫斯基的《b小调第一钢琴协奏曲》等西方音乐;《二泉映月》、《高山流水》、《江南好》、

《喜洋洋》等中国音乐也是不错的选择。但无论什么乐曲,都不能频率过高,节奏和力度过强,否则对胎宝宝健康不利。

此外,如果有条件的话,准妈妈可以在准爸爸的陪同下去剧院听现场音乐会。剧场里真实的现场感更能激发准妈妈的音乐情绪,感受高雅音乐的熏陶,但注意不是什么音乐会都适合准妈妈,分贝过高、有演唱歌词的、或节奏激烈的音乐、或伤感的歌剧等都不适合准妈妈听。

近些年来,国际与国内都出现了由妇幼医学专家与著名乐团共同组织的"准妈妈音乐会",专门为准妈妈量身定做。如2006年12月,在北京朝阳剧场,由北京妇产医院、北京妇幼保健院与多美滋公司、《父母》杂志社联合举办的"准妈妈新年音乐会"。该音乐会门票一抢而光,音乐会上,中国电影乐团以精湛的技艺演奏了《圣母颂》、《天鹅湖》、《春之声》、《蓝色的多瑙河》等世界名曲,受到很多准妈妈的喜爱。

## 6. 大自然中最简单的胎教

音乐胎教不一定都在室内,也可以选择一个风和日丽的日子,准爸爸驾车带着准妈妈到大自然中,感受它的广阔、神奇、美丽、富饶和温馨。而对于一个新生命来说,了解大自然可促进其智力开发。

在大自然中听听小溪哗啦啦的流水声、风吹树叶的沙沙声、蝉叫声、田野里的蛙鸣,以及各种小鸟的叫声,这诗一般的境界,不仅使人赏心悦目,而且还可经母亲的情感传递给胎宝宝,使他(她)受到大自然的陶冶。

另外,大自然中新鲜的空气有利于胎宝宝的大脑发育。大自然中如郊外、公园、田野、瀑布、海滨、森林等,对人身心健康有益的负离子含量可达数千甚至上万个,但是在城市的室内,只含40~50个负离子。因此,如果准妈妈经常到山川、旷野呼吸新鲜空气,就能有机会获得这种"空气维生素"。

大自然中的太阳光可以促进血液循环,杀灭麻疹、流脑、猩红热等这些传染病的细菌和病毒,还能促使母体内钙的吸收,促进胎宝宝骨骼的生长发育。但到大自然中去,要注意天气变化,做好必要的准备,不要让准妈妈走太多路,时间不能太长,以免过于劳累而发生意外。

### 7. 阅读在语言胎教中的作用

阅读胎教属于语言胎教的一种,语言胎教是一个很重要而又基础的胎教方式。语言胎教的内容包罗万象,准妈妈准爸爸可以给胎宝宝读些中文或者英文的书籍、画册。只要用心阅读,一定会取得好的效果。另外,文学作品对胎教的作用不可忽视,它和音乐一样,容易对人的情绪产生影响,将优雅的文学作品以柔和的语言传达给胎宝宝,可培养孩子的想像力、独创性以及进取精神。让胎宝宝与母亲一起感受文学的趣味,培养艺术情感。文学是一种充满感性色彩的艺术,准妈妈读了能激发爱子之情。文学作品不一定要选择名著,虽然它的思想性、艺术性都好,但对准妈妈不一定适合。最好读一些童话、寓言、幼儿画册,并将其所展示的幻想世界,用你富于想像力的大脑放大并传递给胎宝宝,可促使胎宝宝的心灵健康地成长。或者读一些古代散文、古诗词,在高尚纯洁的文学中,感受文学的趣味,可达到怡情养性的目的。

准妈妈或准爸爸在阅读并与胎宝宝进行交流时,一定要倾注情感,因为胎宝宝对你的语言不是用身而是用脑来接受的。此外,多读文学作品,可以使孕期生活艺术化,准妈妈的情感也得到优化。

## 二、准爸爸的胎教

在一般人的观念中,总以为胎教是准妈妈一个人的事,与准爸爸

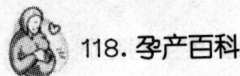

没有任何关系,其实不然,准爸爸参与胎教是非常重要的一件事情。根据一项研究报告指出:胎宝宝对男性低频率的声音比对女性高频率的声音还敏感。而且,准爸爸参与胎教,能让准妈妈感受到重视与疼爱,胎宝宝也能感受到妈妈愉快的心情,使得他(她)日后成为一个快乐的孩子。

### 1. 做好妻子的营养师

胎教是夫妻两个人的事情,不要忽视了准爸爸的作用。怀孕后,准妈妈在很长一段时间,不但要工作,还要照顾家庭,而且又多了一个孕育新生命的使命,担子沉重;而准爸爸是准妈妈一生当中接触最多、最亲密的人,也是最需要依赖的人。但准妈妈在孕期需要充足的营养,如果营养不足,会导致胎宝宝的胚胎细胞数目以及核酸含量降低,特别是孕早期及孕中期是胎宝宝形成的关键时期,营养更为重要。另外,营养不足或食欲不佳,还会使准妈妈体力不支,身体虚弱,严重影响胎宝宝的身体发育、大脑发育,甚至引起流产、早产、死胎或畸形。所以丈夫要关心和妥善安排好妻子孕期的饮食营养,尽心尽力当好妻子和胎宝宝的"后勤部长",保证妻子和胎宝宝的健康。在准妈妈怀孕期间出现孕吐反应,身体不适、食欲不振时,要制订灵活的饮食计划,鼓励妻子进食,监督好妻子的饮食情况。

### 2. 适当调节妻子的情绪

胎宝宝的身体发育由母体供给营养来完成,同样,胎宝宝脑细胞的发育既依赖母体供给物质营养,又依赖于母体的神经调节与信息训练。因此,准妈妈的"七情"对胎宝宝影响很大,研究表明,胎宝宝躯体或精神方面的障得多与父母不和及不幸的婚姻生活有关。这方面的原因给孩子带来的危害,比怀孕期生病、吸烟、劳累等危害还要严重。丈夫应该充分地认识到,在妻子的整个怀孕期间,要持之以恒地做到温存与体贴,快乐和幽默,理解加宽容,安排好妻子的物质生活与精神生活,这是保证胎宝宝健康发育的良方妙策。

作为准妈妈,应该有意识地调节自己的情绪,不但有利于自身健康,而且更有利于胎宝宝的发育。准妈妈由于怀孕后体内性激素的改变,在心理、生理和情绪等方面都可能发生很大变化。在孕期如果准妈妈情绪低落、高度紧张或长期经受情绪压力,胎宝宝也会不高兴,胎动次数就会比正常多几倍,另外,若长期情绪不好,忧郁、易怒、烦躁,胎宝宝出生后不仅体重轻,而且消化功能失调,喜欢哭闹,不爱睡觉,易受惊吓,发生喂养困难、智力低下或个性怪癖、容易激动和活动过度等;因此,准爸爸要了解准妈妈的生理和心理变化规律,给予更多的关爱。

当准妈妈情绪低落时,准爸爸要多加疏导,多听她倾诉,使其不良情绪得到宣泄。如陪她到处转转、听音乐、欣赏画册,去林荫道、田野散步或短途旅行等来分散妻子的注意力,确保准妈妈心情愉快、精力充沛地度过怀孕期。

## 3. 布置一个温馨的胎教环境

作为准爸爸,为准妈妈和胎宝宝的成长发育布置一个温馨整洁的环境,营造一个实施胎教的氛围和空间,是一件非常重要的事情。因为优美的环境能够陶冶准妈妈的情操,让她感到那种旺盛的生命力无处不在,进而产生美好的联想。准妈妈居住的场所应光线明亮、柔和,空气流通,力求安静舒适和整洁卫生,不能有强烈的噪音刺激,并要防止烟雾污染,以免感染疾病。夏季室温以27℃~28℃为宜,与室外温差要保持不超过5℃,空气湿度应保持在30%~40%。

居室的色彩应该简洁、柔和、淡雅。准妈妈从繁乱的环境中回到宁静优美的房间,内心的烦闷便会趋于平和、安详,心情也会好起来。居室还要进行绿化装饰,而且应以轻松的格调为主,无论盆花、插花装饰,均以小型为佳,不宜用大红大紫,花香也不宜太浓。另外,在居室悬挂一些景象壮观的油画也是有益的，它不仅能增加居室的自然色彩，而且能使人的视野开阔。还可以悬挂一些隽永的书法作品，时时欣赏，以陶冶性情。书法作品的内容最好是令人深思的名句，从中不仅能欣赏字体的美，还能使人感到有一种健康向上、给人以鼓舞的力量。

### 4. 激发妻子的爱子之情

准妈妈的情绪会直接影响胎宝宝的发育和身心健康，丈夫要引导妻子去爱护腹中孕育的胎宝宝，切不可因怀孕反应、怀孕负担或因肚子大起来影响了外貌、体形或面部出现色素沉着，损害了自己的容貌等情况而怨恨腹中的胎宝宝。许多实验都证明，母亲对胎宝宝有任何厌恶情绪，都不利于胎宝宝的身心健康。准爸爸要多让妻子看一些能激发母子感情的书刊或电影电视，引导妻子爱护胎宝宝。可同妻子一起想像并描绘胎宝宝活泼、自在、健康、漂亮的模样，这对增进母子感情非常重要。而孕期良好的母子感情又是将来母子感情的基础。

此外，丈夫还要多与妻子谈谈胎宝宝的情况。如询问胎动、提醒妻子注意胎宝宝的各种反应等都是必须的问候。

### 5. 协助妻子做好胎教

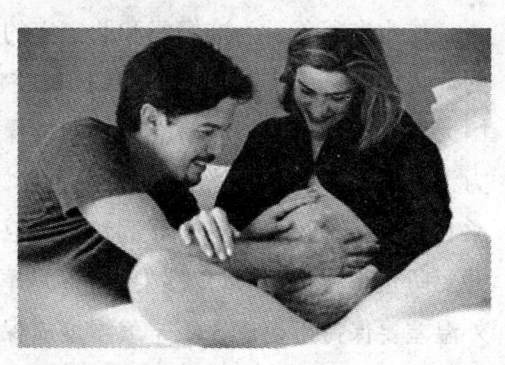

准爸爸应帮助妻子制订胎教计划，收集磁带、童话故事、简单的绘画常识等资料，以用来进行音乐、图画、语言等方面的胎教。丈夫应积极主动参与胎教过程，陪同妻子一起和胎宝宝做"亲子游戏"。

### 6. 丰富妻子的业余生活

准妈妈除了多听音乐外，还可参观画展，观看文艺演出，以提高艺术修养。同时,丈夫要鼓励妻子多学习一些孕产知识,以及科学文化知识,以此来丰富妻子的业余生活,帮助她顺利地度过孕期。

## 三、实施胎教需注意的事项

现在,年轻的父母之所以关注胎教,是出于对后代的责任感。他们意识到此生只有一次养育子女的机会,因此"只能成功,不能失败"。这使他们愿意接受胎教、早教,但也往往容易出现操之过急、过度等情况。因此,准妈妈准爸爸在实施胎教的时候,一定要注意以下几个方面。

### 1. 走出胎教的误区

目前,早期教育已由婴幼儿提前到胎宝宝时期,许多准父母已意识到胎教的重要性,胎教方面的书籍及音像资料也层出不穷。因此,胎教已经成了当代育儿界出现频率最高的一个词汇。但不少准妈妈准爸爸为了使自己的宝宝长大以后成为有用之人,把胎教看成了正式教育,出现了急于求成和拔苗助长的倾向。其实,这样做的结果不仅给自己造成了巨大的压力,而且对胎宝宝不一定真有收获,甚至适得其反。

正确的胎教首先应该是一种有效的调节剂,保持健康的心理、精神状态,让美好的心情贯穿于整个怀孕过程当中;其次是通过科学的方法,对胎宝宝的感官进行良性刺激,促进其健康地生长发育。胎教看起来很深奥,但做起来又是那么简单,所以,在实施胎教时,千万不要看得太重,不要陷入为胎教而胎教的误区。

胎教作为早期教育的一段重要时期,其施教时间、内容及方式,必须符合胎宝宝的生长发育规律,只有科学胎教,才能做到事半功倍。

### 2. 母爱是最好的胎教

无论是做父亲还是做母亲,都是人生中的一个重大责任。尤其是女人有了孩子,成为母亲之后,付出的爱心与耐心无法用语言能说

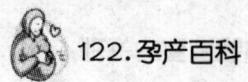

完。当一个新生命在母亲的身体里"扎根"的那一刻起,你就和身体里的这个小生命有了心与心的联系。你的一言一行都影响着他(她)。因此,无论是通过听音乐、读书、散步或者与胎宝宝说话等,实施任何一种形式的胎教,其主要目的都是让胎宝宝每一天都能得到充足的母爱。当然也包括保证为胎宝宝提供一个最安静、舒适的生长环境,让其摄取丰富的营养等。

作为准妈妈,要用全部的爱心去做一个好母亲,用爱的语言,爱的心情,向胎宝宝传递爱的信息。为了让胎宝宝得到完整的爱,准爸爸也要用温柔的爱来呵护准妈妈,共同参与科学的胎教。

### 3. 语言胎教需注意的事项

实施语言胎教时,应注意以下要点:

♥避免讲脏话、粗话和吵架,而应使用有礼貌、有修养、优美的语言,并且说话声音轻柔、缓慢。使胎宝宝感受父母之间和谐的情感和父爱、母爱的伟大。

♥丈夫可把双手放在妻子腹部同胎宝宝讲话,同时抚摸妻子腹部。

♥尽量做到语言胎教的"视觉化",也就是要将鲜明的图画、文字变成影像印刻在脑海中,尽量将所讲的内容生动形象地描述给胎宝宝听。

♥讲故事时要集中精力,保持平静的心态,尽量使讲故事的时间保持连续与固定,并反复讲同一则故事,以增强胎宝宝神经系统对语言的敏锐性。

### 4. 抚摸胎教需注意的事项

实施抚摸胎教时,应注意以下要点:

♥抚摸胎教应选择在怀孕 5 个月以后,需有规律,坚持在固定的时间,以每天晚上胎宝宝觉醒时及胎动较频繁时进行。每次持续5~10分钟,每天1次,每周3天。之后随着怀孕周数的增加,抚摸胎教的次数和频率可以慢慢增加。

♥胎宝宝对抚摸的刺激不高兴,出现用力挣脱或者蹬腿的情况时,应停止抚摸;如果胎宝宝的反应是轻轻的蠕动,就可以继续抚摸。

♥抚摸的动作不宜过重,以免引起宝宝的不适和反感。

♥宫缩出现过早的准妈妈不宜实施抚摸胎教。

♥实施抚摸胎教时,最好配以轻松愉快的音乐,并与胎宝宝对话,此外,室内环境需舒适,空气新鲜,温度适宜。

♥抚摸胎宝宝之前,准妈妈应排空小便。

♥抚摸胎宝宝时,准妈妈应保持稳定、轻松、愉快、平和的心态。

♥一些不适宜实施抚摸胎教的情况。孕早期以及临近预产期,不宜进行抚摸胎教;有不规则子宫收缩、腹痛、先兆流产或先兆早产的准妈妈,不宜进行抚摸胎教;曾有过流产、早产、产前出血等不良产史的准妈妈,也不宜进行抚摸胎教。

## 5. 音乐胎教需注意的事项

实施音乐胎教时,应注意以下要点:

♥音乐频率范围应在500~2000赫兹,不可过高。

♥在乐曲的选择上,应以优雅、舒缓、流畅、悦耳动听,并有节奏感的轻音乐曲为主,音乐胎教最好选择不带歌词的、产品合格的胎教音乐CD,最好经过医学界优生学会审定。不可选择过度嘈杂的音乐、节奏太快的音乐、音量太大的音乐、音域过高的音乐和中途有突然巨响的音乐,否则可能会对胎宝宝造成惊吓,甚至使他(她)的脑神经受损伤。

♥不要把传声器直接放在准妈妈的腹部,因为这样会使声波直接进入体内,其高频声音对胎宝宝内耳基底膜上面的短纤维刺激很

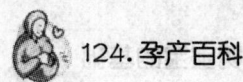

强,耳蜗底部最容易遭到破坏,轻者导致胎宝宝出生后听觉能力受到损害。传声器应当经过卫生部鉴定,防止伤害胎宝宝的耳膜。

♥在实施音乐胎教时,全身心放松,采取半卧式,坐在沙发或躺在椅子上静静地欣赏。

♥实施音乐胎教的时间不可过长,一般掌握在5~10分钟较为适合,而且最好反复聆听,这样才能得到适当的有效刺激。

## 6. 运动胎教需注意的事项

一般来讲,为胎宝宝实施运动胎教,应根据准妈妈的身体情况以及所处的孕期来决定。实施运动胎教的时间,以傍晚胎动频繁时比较理想,也可以在夜晚10点左右施行。但不要太晚,以免使胎宝宝过于兴奋,影响准妈妈的睡眠。每次胎教的时间也不可过长,以5~10分钟为宜。但有早期宫缩者不宜实施运动胎教。

# 第六章 怀孕第一个月

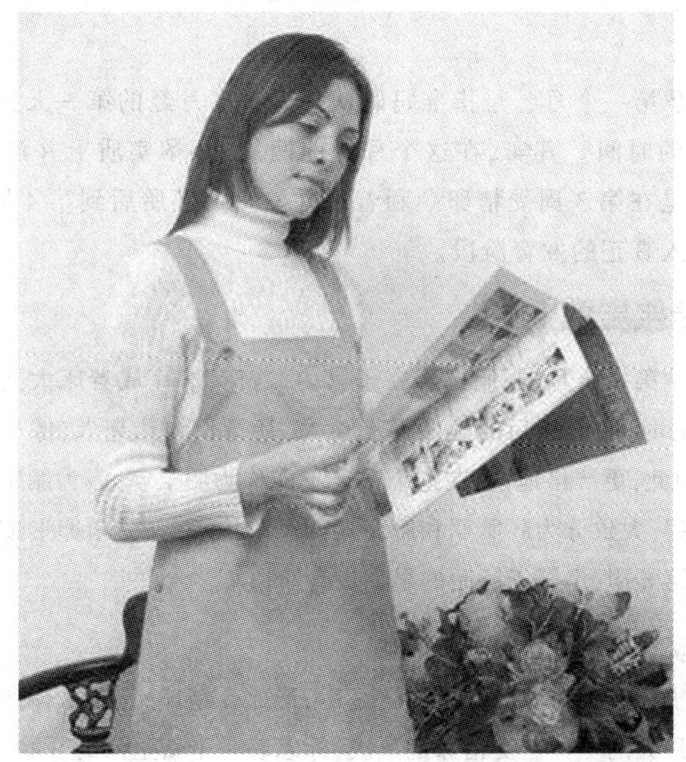

在怀孕第一个月里,虽然大部分的准妈妈在表面上没有什么反应,但在这貌似平静的日子里,准妈妈和胎宝宝的生理上都在发生着本质的变化。因此,为了给胎宝宝提供一个良好的生长发育环境,准妈妈无论是在饮食上,还是在其他方面都要格外地小心。

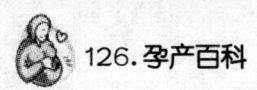

## 第一节 生理变化

怀孕第一个月,是指准妈妈从最后一次月经的第一天算起4周以内的时间。其实,在这个月的前两周,怀孕实质上并没有开始,而是在第3周受精卵顺利着床并发育成胚胎后到第4周,才开始进入真正的发育阶段。

### 一、胎宝宝的变化

怀孕第一个月,胚胎已经在子宫内"着床"。完成着床大概需要4~5天的时间,着床后的胚胎慢慢长大,其身长约几毫米,像小海马一样。因此,更严格地说,在这个月还不能称为胎宝宝,因为胎宝宝的发育过程,大致分为胚胎期和胎儿期两个阶段,而在受精卵形成以后一直到第8周,仍属于胚胎的早期发育阶段。

#### 1. 受精卵(胚胎)形成

精子和卵子在输卵管里相遇之后,形成受精卵,它是人体所有的细胞中最大的一种。受精卵的形成,标志着一个新生命的开始。

受精卵又叫孕卵,在输卵管内膜纤毛的运动和管壁的蠕动作用下,逐渐侵入子宫腔。孕卵在移动过程中逐渐分裂发育,其滋养层细胞上的透明带逐渐消失,并分泌出一种叫做蛋白分解酶的物质,这种物质与它接触的子宫内膜表面溶解后,形成一个小洞,受精卵钻到这个小洞里后,准妈妈的子宫内膜开始迅速修复,直到受精卵完全植入子宫内膜才完成孕卵"着床"的整个过程。从受精到孕卵着床需要7~8天的时间,着床部位多在子宫体上部的前壁或后壁。受精卵着床后慢慢长大，逐渐发育成胚胎及与母体相联的附属物——胎盘、胎膜、脐带及羊水等，这样，一个新生命在这里需要经过约10个月的生长发育过程后，我们所期盼的一个真正意义上的小宝宝才能来到人间。

## 2. 胎盘

胎盘是胎宝宝与准妈妈进行物质交换的器官。准妈妈怀孕到第3周时，胚胎长度大约在0.5~1厘米左右，重量还不足1克，此时由无数绒毛组成的胎盘已经开始成形。胎宝宝生长发育所需的营养都来自于胎盘。一个小小的受精卵能发育成一个聪明可爱的小宝宝，胎盘的作用不可低估。

胎盘又被称为万能脏器。具体作用如下。

### (1) 代谢解毒作用

胎盘能像成人的肝脏一样，促进胎宝宝体内重要的蛋白质与氨基酸的代谢，并将葡萄糖转化为糖原供给胎宝宝。此外，胎盘与肝脏一样具有解毒的作用。

### (2) 呼吸作用

胎盘能像成人的肺一样帮助胎宝宝呼吸，一般所说的呼吸是指吸入氧，排出二氧化碳，但是在准妈妈体内的胎宝宝无法呼吸外界的空气，只有通过胎盘从准妈妈的血液中吸取氧气并排出二氧化碳，送到准妈妈的血液中。

### (3) 排泄作用

胎盘能像人的肾脏一样帮助胎宝宝吸取营养，排泄体内废弃物，达到新陈代谢的目的。

### (4) 内分泌作用

为了维持怀孕，必须要分泌必要的荷尔蒙，胎盘的功能如同人的脑下垂体和卵巢一样，分泌胎宝宝发育所需的荷尔蒙。

### (5)免疫作用

胎宝宝尚无抵抗细菌和病毒的能力，胎盘可以代替脾脏发挥其免疫机能。

此外，胎盘还具有防止血液凝固的作用，这对于输送血液给胎宝宝非常重要。可见，胎盘的作用神通广大，它所富含的多种营养成分，都是人体维持生命所必需的。

### 3. 脐带

脐带是连接准妈妈的胎盘和胎宝宝的组织。在胚胎与胎盘之间，由一条带状物相联接，这条带状物就是脐带。它由2根动脉和1根静脉组成。胎宝宝通过脐带内的血管，从准妈妈体内吸收氧气和营养，然后把二氧化碳和废物送给妈妈。

脐带是准妈妈与胎宝宝之间营养物质的传送带，因此也被称作是胎宝宝的"安全带"和"生命线"。怀孕到足月时，脐带的长度大约是55厘米左右，太长或太短都属于不正常。如果脐带太长，容易出现打结或导致脐带缠绕胎宝宝颈的现象，造成难产甚至引起胎宝宝窒息。如果脐带太短，胎宝宝的活动受到限制，影响胎宝宝的四肢正常发育，严重时还可能因胎宝宝活动，特别是在准妈妈分娩时受到外力拉扯而影响宝宝的健康，甚至会造成胎盘早期剥离等严重后果。上述所说的脐带太短或太长只是个别现象，大部分准妈妈的脐带都在正常范围之内，所以准妈妈们也不要担心或害怕，只要在怀孕开始后定期到医院进行检查就可以了。

## 二、准妈妈的变化

怀孕第一个月，准妈妈的身体基本上感觉不到有什么变化，看上去和普通女性一样。因此，这个月准妈妈完全不必把自己当作一个特殊的人来对待；可以做与原来一样的事情，当身体感到不适时，就躺下休息，尽量保持自己原来的生活节奏，这样才能更从容地面对怀孕这一事实。

### 1. 体形不变

准妈妈的体形在怀孕第一个月不会发生任何变化。虽然这个月准妈妈已经怀上了小宝宝，但因胚胎刚刚形成，体内的荷尔蒙虽然在不停地分泌着以维持怀孕所需要的营养，但子宫的外表和形状根本不会发生任何明显的变化。这是因为准妈妈在怀孕第一个月的前一周左右，实质上还没有完成怀孕过程，而真正孕育胎宝宝是从第一个月的中旬开始的，所以，此时准妈妈子宫的大小基本与怀孕前是一样的，只不过是比怀孕前稍微棉软了一些。

### 2. 基本上感觉正常

这个月准妈妈的感觉基本上正常，没有明显的不舒服症状。原因是这个月由于胚胎太小，准妈妈体内的激素水平也较低，所以，这个时期大多数准妈妈不会出现不舒服的现象。但也有一些准妈妈出现发困，身体出现疲乏、发热或怕冷，好像要患感冒一样的症状。还有一部分准妈妈的乳头变得敏感并伴有疼痛，有极少数的准妈妈偶尔会感觉肚子有些不舒服。面对上述可能出现的任何一种情况，告诫女性朋友只要月经过期或者出现上述现象，就应该马上想到自己是不是怀上小宝宝了，应及时到医院进行怀孕检查，以免因怀孕了，自己还不知道而发生意外，遗憾一生。

## 第二节　准妈妈的饮食与保健

从怀孕到分娩，准妈妈需要不断的能量和营养物质的供应，这是

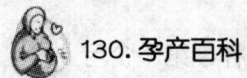

胎宝宝健康的决定性因素之一。因此,贯穿始终的饮食与保健就是准妈妈准爸爸不可轻视的问题。随着胎宝宝的发育,不同体质,不同条件的准妈妈,对饮食营养的需求各不相同。在不同的孕期,饮食结构也应各有侧重。所以,准妈妈应根据自己的实际情况,制订饮食与保健计划。

## 一、饮食要点

### 1. 准妈妈需要的营养素

**(1) 热量**

准妈妈怀孕之后,由于胎宝宝这个新组织的生成,促使母体基础代谢比以前高,这就需要母体大量贮存脂肪,加之准妈妈的活动耗能也比以前高出很多,所以热能需要量比孕前大量增加。

由于怀孕早期基础代谢增加不明显,胚胎发育缓慢、母体体重、乳房发育变化很小,所以热能的摄入量不必太多。人体所需热能的来源主要是碳水化合物和脂肪,脂肪主要来源于动物油和植物油。植物油中如芝麻油、豆油、花生油、玉米油等,既能提供热量,又能满足母体和胎宝宝对脂肪酸的需要,是烹调食物的理想用油。碳水化合物主要来源于蔗糖、面粉、大米、玉米、小米、红薯、土豆、山药等食物。

**(3) 蛋白质**

蛋白质是细胞生长发育的物质基础,是维持生命活动最基本的营养素。蛋白质由 20 种氨基酸组成,人体本身可以合成 12 种氨基酸,但仍有 8 种氨基酸不能靠人体自身合成,必须从食物中摄取,称为人体必需氨基酸。

从怀孕开始,准妈妈就应增加蛋白质的摄取。因为胎宝宝的生长发育需要蛋白质,它是胎宝宝细胞分化、器官形成的最基本的物质。蛋白质又是人的大脑智力活动中不可缺少的基本物质,如果在怀孕期蛋白质供应严重不足,就会引起胎宝宝大脑发育障碍,将严重影响其出生后的智能水平。此外,准妈妈也需要蛋白质来维持子宫、胎盘、乳腺组织及全身的变化。同时准妈妈还需要有一定量的蛋白质储备,以供应分娩时消耗及产后泌乳。因此,准妈妈每天都应吃些含有优质蛋白质的食品,如牛奶、鸡蛋、瘦肉、鱼类、禽类、坚果、豆类和豆制品。

(3)**维生素**

维生素是人体不可缺少的有机物。虽然它与人体所需的碳水化合物、蛋白质和脂肪相比,人体的需求量相当少,只能用毫克或微克来计算,但维生素对身体的健康和发育起着非常重要的作用。如果缺乏维生素,其他营养素就无法发挥其原有的功能。维生素就像润滑剂一样,使人体正常地不断地运转。准妈妈若缺少维生素,则会对胎宝宝造成很多不良影响。下面是对人体影响较大的维生素,主要有维生素A、B、C、D、E、K等。

♥维生素A。维生素A能促进机体生长及骨骼发育,具有维持上皮组织健全的功能。可以保持皮肤健康,增强膀胱、肾脏、肠、支气管及妇女阴道抗感染的能力。如果准妈妈能够摄取足量的维生素A,分娩后便可减少子宫、肺、膀胱及胸部感染细菌的机会。如果缺乏维生素A,胎宝宝骨骼发育不良,也就容易患夜盲症,严重不足时还可能造成流产。不过维生素A不可过多食用,若准妈妈服用维生素A过量,同样会导致胎宝宝畸形,如耳朵缺陷、胸腹发育不全等。

富含维生素A的食物有各种动物肝脏、鱼肝油、鱼卵、牛奶、蛋黄等;绿色蔬菜,如菠菜、苜蓿、胡萝卜、西红柿、豌豆苗、辣椒、甜薯、韭菜、南瓜、油菜、苋菜等。

♥维生素B族。许多营养学家认为维生素B族对大脑的功能有间接的作用。如果准妈妈缺少维生素B族,胎宝宝出生后有易哭闹、不安、烦躁等症状,还可引起胃肠蠕动减弱、便秘、消化液分泌减少、食欲不振等症状,并且还会加重准妈妈的早孕反应,使母体对营养的吸收更差,造成胎宝宝各方面营养缺乏,从而严重地影响胎宝宝大脑发育,甚至影响今后的智力。因此,准妈妈一定要注意维生素B族的摄取。

维生素B族主要包括维生素$B_1$、维生素$B_2$、维生素$B_5$、烟酸、维生素$B_{12}$等物质。维生素$B_1$的作用是能促进糖代谢,帮助消化,维持神经健康,促进生长和增强抗病能力。含有维生素$B_1$的食物主要有花生米、胡桃、蚕豆、酵母片等。维生素$B_2$不仅能维持神经、消化器官和视觉器官的健康,还可促进乳汁分泌。含维生素$B_2$丰富的食物有牛奶、干酵母、蛋黄、动物肝脏、卷心菜、菠菜和萝卜等。维生素$B_5$能促进氨基酸和脂肪的代谢。含维生素$B_5$丰富的食物有酵母、肝、蛋、牛奶、豆类、花生等。维生素$B_{12}$又称抗恶性贫血维生素,若缺乏维生素$B_{12}$,易引起身体失衡、手指及脚趾酸痛、慢性腹泻等。含维生素$B_{12}$丰富的食物有动物肝脏、奶、肉、蛋、鱼等。

♥维生素C。它不仅能促进人体生长,还能促进胎宝宝的大脑功能发育。准妈妈摄取充足的维生素C,可使子宫强壮,使分娩过程更加顺利;若缺乏维生素C,子宫收缩无力将会使分娩时间延长,造成大出血。因此准妈妈除了每天摄入足量的维生素C以外,还要注意合理烹调食物,以防造成维生素C流失。维生素C含量丰富的食物有柠檬、橘子、番茄、茶叶、新鲜蔬菜等。

♥维生素D。因具有抗佝偻病的作用,又被叫做抗佝偻病维生素。如果准妈妈缺乏维生素D,可出现骨质软化。严重者可出现骨盆畸形,由此影响自然分娩。所以,准妈妈应多吃含有维生素D的食物。维生素D含量丰富的食物有鱼肝油、鸡蛋、鱼、动物肝脏、小虾等。只要准妈妈能正常食用这些食物,就能保证维生素D的需求量。

♥维生素E。它能促进人体新陈代谢,增强机体耐力,防止血液凝固,安胎助产,减轻手脚抽筋,促进生殖能力。准妈妈如果缺乏维生素E,会出现不孕、早产和肌肉萎缩、疼痛等症状。可见,准妈妈保证维生素 E 的摄取量是非常必要的。维生素 E 的来源主要是麦胚油、棉籽油、玉米油、菜籽油、花生油及芝麻油等。此外,猪油、猪肝、牛肉以及杏仁、土豆中也含有维生素 E。只要准妈妈在饮食上做到多样化,就不会缺乏维生素 E。

♥维生素 K。维生素 K 有"止血功臣"的美称。如果准妈妈缺乏维生素 K,其流产率会增加,即使胎宝宝存活,由于其体内凝血酶低下,易出血,可引起胎宝宝先天性失明和智力发育迟缓及死胎。因此,准妈妈在预产期前一个月,尤其要注意每天多吃些富含维生素 K 的食物,必要时可在医生指导下口服维生素 K。维生素 K 含量丰富的食物有卷心菜、菜花、白菜、菠菜、莴苣等蔬菜。

(4)叶酸

叶酸是一种水溶性的维生素,也是胎宝宝中枢神经系统发育所必需的营养素,尤其是在怀孕最初数周内更需要。另外,叶酸还是蛋白质和核酸合成的必要因子,血红蛋白、红细胞、白细胞快速增生、氨基酸代谢、大脑中长链脂肪酸如 DNA 的代谢等都需要它。叶酸不仅有抗贫血性能,还有助于提高胎宝宝的智力,使新生儿更健康更聪明。准妈妈一旦缺乏叶酸,除可引起巨幼红细胞性贫血外,还会导致脑神经受损。若叶酸摄入不足时,体内的细胞分裂与增长就会产生影响,更为严重的是导致胎宝宝神经管畸形,如神经管闭合不全、无脑儿、脊柱裂等。

此外,准妈妈体内叶酸缺乏也是造成早产的重要原因之一。叶酸缺乏引起的流产或早产,采取其他任何措施都难以避免。母体并不积存叶酸,怀孕期间的排出量又远远高于平常的数量。因此,每天要有足够的叶酸摄入是非常必要的,可防止新生儿体重过轻、早产以及婴儿腭裂(兔唇)等先天性畸形。

富含叶酸的植物性食物有菠菜、芹菜、菜花、土豆、莴苣、蚕豆等；水果类如梨、柑橘、香蕉、柠檬以及坚果类等；动物类食物有动物肝脏、肾、蛋类、鱼类等。注意：大量服叶酸也有副作用，所以应在医生指导下合理服用。

（5）锌

锌是人体200多种酶的必需组成部分，这些酶参与人体骨代谢、糖代谢、RNA和DNA的合成等。整个胚胎乃至胎宝宝的生长发育过程中均需要锌的参与，这样，才能保证这些含锌酶的活性。若准妈妈在孕期，尤其是孕早期，母体缺锌，酶活性降低，势必会严重影响胎宝宝的生长发育，导致无脑儿、小脑儿、脊椎裂儿、骨骼畸形儿、先心病儿、尿道下裂儿、睾丸发育不良儿、肾畸形儿、低智儿、低体重儿等出生率增高，也会引起食欲不振、营养不良、流产、早产等现象。

为了防止畸形儿的发生，做到优生优育，准妈妈应注意早期补锌。在饮食上应多食用含锌丰富的食品，如鱼类、动物内脏、奶类、瘦肉、大豆及其制品、花生、坚果类、蛤蜊、蚌、牡蛎等；必要时在专科医生的指导下酌情药补。一般每天补充15~20毫克的硫酸锌或醋酸锌即可，不必大量服用锌补剂。此外，准妈妈还要适当增加含锌的食物的摄入，以保持相对平衡，才有利于胎宝宝的正常发育。

（6）钙

钙是人体不能缺少的微量元素，尤其准妈妈更不能缺钙。因为胎宝宝骨组织的生成和发育及准妈妈生理代谢，均需要大量的钙。如果膳食中钙的含量不足会导致准妈妈血钙下降。而胎宝宝所需的钙又是从母体中获得，即使母体缺钙，胎宝宝仍然要从中吸取一定量的钙，从而导致母体骨骼和牙齿缺钙，引起腰痛、腿痛、骨头痛、手足抽搐及牙齿脱落等现象，严重者会出现骨软化症、骨盆变形，造成难产。胎宝宝缺钙可导致骨骼发育不良，引起先天性佝偻病、颅骨软化、骨缝宽等病症。所以,准妈妈孕期及时补钙是非常重要的。

在补钙时,人们首先想到的是从均衡饮食中补钙。食物中的奶和奶类制品,不但钙含量丰富,而且吸收率高,一般250克鲜奶或酸奶中含300毫克的钙,绿色疏菜如甘蓝菜、花椰菜,因含钙丰富而含草酸少,也是补钙的较好来源,其他如海米、虾皮等含钙量也较多,且易于被人体吸收。在烹饪食物时讲究一些技巧,可以提高食物中钙含量。若感到饮食补充钙仍不足,可在医生指导下,根据需要口服乳酸钙、葡萄糖酸钙等钙补剂。

(7)铁

铁是制造血红蛋白的主要物质。怀孕之后,准妈妈所需血量大量增加,缺铁会引起母婴缺铁性贫血。胎宝宝在正常发育过程中,除制造血液和肌肉组织需要一定量的铁外,还需要在肝脏贮存一部分铁,以供出生后6个月之内消耗。如果准妈妈在怀孕期间膳食补铁不足,往往易出现贫血,胎宝宝的生长发育也会受到影响。

富含铁质的食物有瘦肉、动物肝脏及金枪鱼等;植物类有菠菜、油菜、芹菜、黄豆、油豆腐、银耳、黑木耳、海带、海蛰、芹菜等。相比而言,动物性食品中的铁质比来自植物类的铁质更容易被人体吸收。

## 2. 多吃且常吃的有益食品

对于准妈妈来说,怀孕是一个特殊的时期,在这个特殊的时间里,准妈妈的饮食显得尤为重要,不仅要保证自己身体所需的营养,还要保证供给胎宝宝足够的营养。因此,准妈妈必须从大量食物中摄取所需的营养物质。有些食品可以适当多吃、常吃,但也不可过量。下面为准妈妈介绍一些既有益又可常吃的食品。

(1)木耳

木耳味甘、性平,归胃、大肠经;具有益气、润肺、补脑、轻身、凉血、止血、涩肠、活血、强志、养颜等功效;主治气虚或血热所致腹泻、尿血、齿龈疼痛、脱肛、便血等病症。现代营养学家盛赞黑木耳为"素中之荤"。其营养及药用价值主要有：

♥铁含量极为丰富。常吃木耳能养血驻颜，令人肌肤红润，容光焕发，并可防治缺铁性贫血。

♥含有维生素K，能减少血液凝块，预防血栓症的发生，有防治动脉粥样硬化和冠心病的作用。

♥木耳中的胶质可把残留在人体消化系统内的灰尘、杂质吸附集中起来并排出体外，从而起到清胃洗肠的作用。

♥对胆结石、肾结石等内源性异物也有比较明显的化解功能。

♥含有抗肿瘤活性物质，能增强机体免疫力，经常食用可防癌、抗癌。

（2）大蒜

大蒜是餐桌菜肴中一种最常见的食物，它含有多种营养物质。既可以生吃，也可以调味。大蒜有抗炎灭菌、调节胰岛素、抗癌防癌、降低血脂、防止血栓、延缓衰老、预防铅中毒、预防关节炎的作用。其中抗炎灭菌最为明显，尤其对上呼吸道和消化道感染、霉菌性角膜炎、隐孢子菌感染有显著的功效。一般准妈妈吃大蒜有益健康，但不宜过多生食大蒜，以免刺激胃肠道，引起不适，伤肝损目。此外，患有胃、十二指肠溃疡的人宜少吃。

（3）核桃仁

核桃仁的营养价值和药用价值都较高。核桃味甘、性温，入肾、肺、大肠经；有温肺定喘、补肾、益肝、健脑、固精强腰、壮骨的功能。其药用及营养

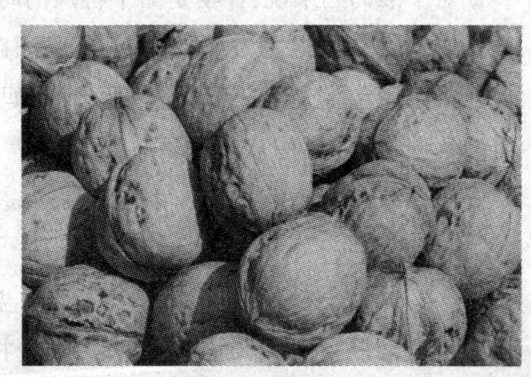

价值有：

♥含有较多的蛋白质及人体营养必需的不饱和脂肪酸,这些成分皆为大脑组织细胞代谢的重要物质,能滋养脑细胞,补脑增智。

♥有防止动脉硬化、降低胆固醇、增强机体抗病的作用。

♥含有大量维生素 E、磷脂,经常食用有润肌肤、乌发的作用,是理想的肌肤美容食品。

♥对癌症患者具有镇痛、提升白细胞及保护肝脏的作用。

♥准妈妈经常食用核桃仁,可促进胎宝宝骨骼、毛发和细胞的生长发育,还可预防妊娠高血压综合征的发生。

(4)海带

海带属海藻类食品,海带主要是自然生长,也有人工养殖。海带含有蛋白质、氨基酸、维生素、无机盐、微量元素等多种营养素。民间素有"长寿菜"、"海上之蔬"、"含碘冠军"的美称。其主要营养价值和药用功效有:

♥海带中的碘极为丰富,它是合成甲状腺素的主要原料。如果人体缺少碘,就会患甲状腺机能减退症。

♥海带中的磺可以使女性体内雌激素水平降低,恢复卵巢的正常机能,改善内分泌失调,消除乳腺增生的隐患。

♥海带中所含的钙,可降低人体对胆固醇的吸收,降低血压。

♥海带中富含硒元素,具有防癌的作用。

♥海带胶质能促使体内的放射性物质随同大便排出体外,从而减少放射性物质在人体内的积聚,降低了放射性疾病的发生率。

(5)莲藕

莲藕,自古以来就是人们所钟爱的食品,具有很高的药用价值。老年人常吃藕,可以调中开胃,益血补髓,安神健脑,有延年益寿之功。妇女产后吃藕能消瘀。

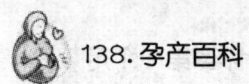

鲜藕含丰富的钙、磷、铁以及多种维生素、纤维素。莲藕的食用方法可按自己的口味及身体情况随意食用。既可当水果吃，也是烹饪的佳肴。准妈妈食用最好以小火煨烂，切片后加适量蜂蜜或白糖食用，有安神入睡的功效。尤其是藕粉，既富有营养又易消化，是妇幼老弱皆宜的良好补品，常以开水冲后食用，久食可安神、开胃、补髓益血、轻身延年。

### 3. 不宜多吃的食物

怀孕第一个月，准妈妈在饮食上要特别注意，有些食物在这一时期不宜多吃，应适当地摄入。

**(1) 罐头食品**

罐头食品营养价值并不高，经高温处理后，食品中的维生素和其它营养成分都已受到一定程度的破坏。此外，罐头食品在制作过程中都加入一定量的添加剂，如人工合成色素、香精、防腐剂等。因此，准妈妈及婴儿过多食用罐头食品，对健康极为不利。

**(2) 菠菜**

在传统观念中，人们一直认为菠菜含铁丰富，具有补血功能，所以被当做孕期预防贫血的佳品。其实不然，菠菜中铁的含量并不高，却含有大量草酸，草酸可影响锌、钙的吸收。因此，准妈妈过多食用菠菜，会使体内钙、锌的含量减少，影响胎宝宝的生长发育。

**(3) 巧克力和山楂**

准妈妈过多食用巧克力会产生饱腹感，影响食欲，其结果是缺乏必需的营养素，身体发胖。而山楂酸甜可口，营养价值丰富，并有消食开胃的功效，受到准妈妈喜爱，尤其是常有恶心、呕吐、食欲不振等早孕反应的准妈妈，更爱吃山楂之类的酸甜零食。即便如此，也绝不能多吃，因为山楂对子宫有兴奋作用，准妈妈过多食用会引起子宫收缩，导致流产。

### (4) 动物肝脏

尽管动物肝脏中含有丰富的铁和维生素 A，但准妈妈也不宜多吃，原因是在现代饲料中，添加了过多的催肥剂，其中维生素 A 含量很高，致使它在动物肝脏中大量蓄积。尤其是猪肝，准妈妈过多食用会使大量的维生素 A 很容易进入体内，危害胎宝宝发育，甚至致畸。另外，动物肝脏是动物体内最大的毒物中转站和解毒器官，一些有毒物质不可避免地被准妈妈吸收，必然会对准妈妈及胎宝宝产生不良影响。所以，准妈妈最好少吃动物肝脏。如果缺乏维生素 A，可以从胡萝卜、橙子、西红柿等果蔬中摄取；如果要吃动物肝脏，每星期以一次为宜，每次不超过 50 克。

### (5) 热性调料

小茴香、八角、花椒、胡椒、桂皮、五香粉等都是热性调料，准妈妈如果多吃，容易消耗肠道水分，使胃肠分泌减少，造成肠道干燥而发生便秘。准妈妈发生便秘后，必然要用力屏气解便，这样会使腹压增加，压迫子宫内的胎宝宝，易造成胎动不安、早产等不良后果。

### (6) 味精

味精的主要成分是谷氨酸钠，血液中的锌与其结合后便从尿中排出，准妈妈摄入味精过多会消耗大量的锌，导致体内缺锌，而锌又是胎宝宝生长发育之必需品，因此，准妈妈要少吃味精。

### (7) 久存的土豆

土豆中含有生物碱，尤其是放置时间越长的土豆生物碱含量越高。过多食用这种土豆，可影响胎宝宝正常发育，导致胎宝宝畸形。此外，土豆放久了会发芽，发芽的土豆可

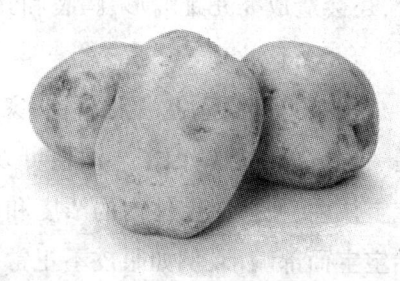

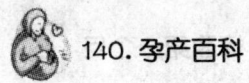

引起食物中毒,这一点早已为人们所知。当然,人的个体差异很大,并非每个人食用后都会出现异常,但准妈妈还是不要吃长期贮存的土豆。

(8) 油条

虽然油条是我国常见的一种早点,但并不是一种健康食品。因为油条在制作时都加入一定量的明矾,而明矾是一种含铝的化合物。一般每 500 克炸油条用的面粉中含有 15 克明矾,如果准妈妈每天吃两根油条,就等于吃了 3 克明矾,加起来其摄入的量就非常大了。与此同时,铝摄入量也相当惊人,而这些铝会通过胎盘,侵入胎宝宝的大脑,阻碍其大脑发育,增加痴呆儿的发病率。

(9) 咖啡和浓茶

咖啡不仅能提神醒脑,还有减轻疲劳的功效,它给人们生活与休闲增添许多生活情趣,少喝咖啡对身体有一定的好处。由于咖啡中的咖啡碱能破坏维生素,导致人体维生素 B 缺乏。如果长期过量饮用咖啡,会使人得失眠症,心跳节律加快,血压升高,易患冠心病。如果准妈妈嗜好咖啡危害更大。有研究表明,咖啡中所含的咖啡因会加快胎宝宝心跳速度及新陈代谢的速度;也能降低母体血液流入子宫的速度,从而使供给胎宝宝血液中的氧气量与养分降低,增加自然流产、早产及围产儿死亡的几率。

此外,准妈妈也不宜喝太多浓茶,因喝浓茶与喝咖啡的结果非常相似。准妈妈饮茶过浓、过多,不但会刺激胎动,影响胎宝宝的生长发育,还会造成婴儿趾畸形、腭裂和其他畸形的发生。

(10) 酒

准妈妈饮酒危害极大。科学家们经过长期的研究和调查发现,酒是一种危险的致畸因子。酒精可以毫无阻拦地通过胎盘屏障进入胎宝宝体内,使胎宝宝体内的浓度和母体一样高。准妈妈饮酒容易造成胎宝宝面部畸形,例如眼皮不正常,鼻子扁平,内侧眼角皮外翻,脸蛋扁平且窄小、鼻沟模糊、下巴短等先天性畸形。这种受酒精毒害造成面部发育不健全的儿童,约占饮酒母亲所生子女的 1/3。酒精还会影响胎宝宝脑部发育,准妈妈饮酒后容易造成子女智商低,反应迟钝,甚至成为白痴。此外,如果准妈妈有饮酒嗜好,其婴儿死亡率高,还可能导致婴儿患心脏病,甚至流产。因此,为了保障胎宝宝的发育和健康成长,请准妈妈不要饮酒。

(11) 盐

人离不开盐,如果没有盐,人体便不能维持正常状态。但是,食盐的摄入不可过多也不可过少。在怀孕期间,很多妇女由于妊娠反应,口淡无味,喜欢吃口味重的咸食物,却忽略了准妈妈应忌食过咸食物的要求。准妈妈进食盐分太多会加重心、肾负担,不利于胎宝宝生长发育。此外,易引发妊娠高血压综合征,出现浮肿,严重者可伴有头痛、眼花、胸闷、晕眩等症状,甚至发生子痫而危及母婴安康。为了防止妊娠高血压综合征的发生,怀孕早期、中期准妈妈每天食用盐量不要超过 6 克,怀孕后期每天不要超过 5 克。

专家建议采用"餐时加盐"方法,即烹调或起锅时,少加盐或不加盐,而在餐桌上放一瓶盐,等吃时再放。由于就餐时放的盐主要附着于食物和菜肴表面,还未渗入内部,人吃起来咸味已够。这样既控制了盐量,又可避免碘在高温烹调时的损失。

(12) 冷饮

很多准妈妈在孕前喜好冷饮、冰棍,这种喜好到了孕期可要控制了。因为在孕期胃肠对冷热的刺激非常敏感,准妈妈多吃冷饮会使胃肠血管突然收缩,胃液分泌减少,消化功能减弱,从而引起食欲不振、消化不良,甚至引起胃部痉挛、腹部疼痛。另外,准妈妈的鼻、气管等呼吸道黏膜往往充血并伴有水肿,贪食冷饮可使充血的血管突然收缩,血液减少,导致局部抵抗力下降,使细菌趁虚而入。尤其是孕中

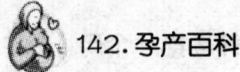

期、孕晚期,胎宝宝对冷的刺激更敏感,当准妈妈喝冷饮后,胎宝宝会在腹中躁动不安、乱踢乱蹬。所以,为了自己和胎宝宝的健康,准妈妈切不可贪食冷饮。

## 二、保健须知

怀孕第一个月,是胎宝宝健康发育的一个非常重要的时期。由于大多数准妈妈都是初次怀孕,还不甚了解身体的反应。如果忽视了生活上的细节,就很有可能给自己或胎宝宝造成不良的影响。因此,准妈妈一旦确认怀孕,就要慎重对待。

### 1. 保持心情舒畅

怀孕是一件人生大事,对于在我国的现有生育政策下初孕的准妈妈准爸爸来说,怀孕、分娩不仅仅意味着身体的变化,对于一个家庭来说,意义更重大。在得知自己怀孕后,大多数准妈妈都是欣喜的,这时,一方面要将愉悦的心情保持下去,另一方面要正视将来的一系列生活和身体的变化,为将来的孕期和生产做些计划。了解相关知识,科学地做个快乐的准妈妈。上班的职业妇女,应保持愉快的工作情绪,以免因心理负担过重、压力大而影响胎宝宝的发育。如果怀孕后仍然需要工作,除了一些需要注意的事项外,其他问题不大,但最好将怀孕的事情告诉同事和上司,以便得到他们的理解和照顾。

### 2. 进行适当的休闲运动

鉴于怀孕的特殊情况,尤其是怀孕 1~3 个月,很多激烈的运动不宜进行,但可运用的锻炼方法还有很多,如散步、做简单的体操及在家中做些轻便的劳动等。

散步可以呼吸新鲜空气,增强神经系统和心、肺功能,促进血液循环,增强新陈代谢,加强肌肉活动,增强体力,为正常顺利分娩打下一个良好的基础。散步地点应选择在空气清新,氧气充足,安宁静,干净柔和的环境,这对身心将是极好的调节。特别应当注意的是准妈妈活动和锻炼都要躲开人群,以防撞击到肚子和(或)传染疾病。最好每天清晨、傍晚各散步一次。

床上体操运动,既简单易做,又可活动筋骨,放松心情。具体做法如下:

❤自然地坐在床上,两腿前伸成V字形,双手放在膝盖上,上身右转。保持两腿伸直,足趾向上,腰部挺直,目视右脚,慢慢数至十。然后转至左边,同样数到十,再恢复原来的正面姿势。

❤仰卧床上,膝部放松,双足平放床面,两手放在身旁。将右膝抱起,使之向胸部靠拢,然后换左腿。

❤仰卧,双膝屈起,手臂放在身旁,肩不离床,转向左侧,用左臀着床,头向右看,恢复原来姿势。然后转向右侧,以右臀着床,头向左看,此动作可以反复做几次,以便活动头部和腰部。

❤跪床,双手双膝平均承担体重。直背,头与脊柱成一直线,慢慢将右膝抬起靠近胸部,抬头,然后伸直右腿。再换左腿做同一动作。

## 3. 性生活要温和

怀孕第一个月,一般不提倡准爸爸准妈妈过性生活,如果有性要求,也要减少性交次数,注意性交姿式,准爸爸的动作一定要温柔、轻缓。这是因为怀孕一个月是受精卵分裂发育成胚泡,进入子宫内膜,实现着床的关键期。这个时期可以说是最不稳定,也是最容易发生流产的时期。如果准爸爸准妈妈过性生活,会对准妈妈和胎宝宝产生强烈的刺激。此外,有的女性会在怀孕初期性欲要求不多,这就要求丈夫不仅要自己克制,学会忍,还要帮助妻子转移注意力,例如可以多陪她一起散步、聊天等,以便让妻子安全地度过孕早期。

## 4. 关注孕早期的变化

绝大多数的准妈妈都是初次怀孕,而且在刚怀孕时准妈妈感觉不到什么,直到怀孕的第3周,受精卵顺利着床并发育成胚胎后,胎宝宝才开始进入真正的发育阶段。因此,从这段时间开始一直到第三个月,是胎宝宝健康发育的一个非常关键的时期。

大多数准妈妈因不懂孕期常识或没有发现自己的身体变化,怀孕了都不知道,对生活中的细节也不重视,再加上不良的生活习惯、娱乐休闲等,都有可能给自己或胎宝宝造成不良影响,致使孕早期流产。因此,准妈妈一旦确认怀孕,就要慎重对待,尤其是误认为自己可能患了感冒的时候,不要立即吃药,应及时咨询医生,更不要轻易接受X线检查,以免给胎宝宝带来不利影响。总之,孕早期的各种变化都是不容忽视的。

### 5. 避免接触有害物质

从怀孕第一个月开始,准妈妈不能滥用药物,同时也应避免接触有害物质。因为这个月是胎宝宝的各种器官的神经组织开始进入形成的时期,而且此时由于对外环境的刺激反应比较敏感,如果接触严重的毒性物质侵害,就有可能出现流产或胚胎停止发育的情况。

在化妆品中,不论是染发剂,还是脂粉或口红,如果它们当中所含的铅超标,就有可能通过胎盘传递给胎宝宝,从而造成母源性铅中毒。同时,胎宝宝的神经系统对铅也非常敏感,如果发生铅中毒,就会损伤胎宝宝的脑组织,甚至造成大脑发育迟缓,宝宝出生后体重下降或智力低下,严重者还会影响宝宝在婴幼儿时期的体能和智力发育。因此,在怀孕期间,特别是怀孕的前3个月,准妈妈尽量避免烫发、染发和化妆,最好使用一些优质化妆品来保养肌肤。

此外,准妈妈还应避免接触有害的环境。目前,在大气污染严重的地区,怀孕并发症发生率高,已经引起了广泛的重视,并提出环境污染是患怀孕并发症的重要指标。所以,怀孕期的女性要尽量避免去人口密集的地方,不要在工业区附近逗留,可以到环境清幽的地方散散步，这对胎宝宝和母体都有好处。

## 6. 新婚初孕谨防流产

新婚时期，夫妻都非常恩爱、甜蜜，两人飞到气候、风景宜人的地方，享受"蜜月旅行"，很多时候，蜜月宝宝就是在这个时候诞生的。然而，很多新婚夫妇没有想到他们的宝宝这么快就来了，因忽视而导致流产。

经研究证实，怀孕后有三种情况最容易发生流产，一种情况就是在旅游结婚时受孕的，这是由于旅游结婚时，不仅生活不规律，饮食不周，情绪也比较容易激动，而且因乘车、船或跋山涉水时，过度劳累，使刚刚进入发育初期的胎宝宝经不起这些不良刺激，最终导致流产。另一种是新婚初孕期间，准妈妈和准爸爸的性欲都比较强烈，过性生活时情绪亢奋，动作猛烈，使准妈妈子宫强烈收缩而导致流产。另外，由于准妈妈在强烈的性兴奋刺激下，体内分泌大量的雌激素，而孕激素分泌却相应减少，也是容易引发流产的一个因素。还有一种是怀孕后，准妈妈不注意保健，工作上过度劳累，睡眠不足，饮食不科学等都可能会造成流产。

那么如何预防流产呢？有三个要点可以帮助准妈妈，第一，在怀孕之后，准妈妈一定要及时补充维生素与矿物质，保证营养均衡；第二，要正确处理工作与生活的关系，做到劳逸结合，做到饮食起居有规律，讲究卫生，节制性生活；第三，要定期进行孕期检查，如患有内科合并疾病，应立即治疗。

但是，在特殊情况下，因胚胎发育不健全也会发生自然流产，如果出现这种不幸，准妈妈和准爸爸也不要过于悲伤。

## 7. 谨防宫外孕

宫外孕就是受精卵在子宫腔以外的某些地方"着床"。发生宫外孕的主要原因是输卵管狭窄或功能不健全，导致受精卵不能正常进入子

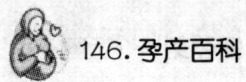

宫腔而在其他的地方安家落户了。大多数的宫外孕,是受精卵在输卵管壶腹部着床,因此也叫输卵管怀孕。它占宫外孕总病例的95%左右,其他还有卵巢怀孕、腹腔怀孕和子宫颈怀孕等,其所占比例相对较少。

引起宫外孕的原因主要有盆腔炎、慢性输卵管炎、输卵管发育不良或畸形、盆腔内肿瘤压迫或牵引、反复流产等。下面是宫外孕的主要症状。

(1) 闭经

一般在月经过期一段期间,甚至于出现孕吐的情形。

(2) 下腹突然剧痛

下腹部会突然发生剧痛,严重时还会造成准妈妈昏迷。

(3) 急性贫血

因腹腔大量出血,会出现脸色苍白、恶心、出冷汗、打哈欠、头昏眼花等症状,甚至还会呕吐并陷入休克状态。

(4) 阴道出血

阴道不规则出血,量少、深褐色,多为点滴状。主要是因子宫内膜剥离或输卵管出血经宫腔向外排放所致,应提高警惕。

若发现以上症状时,准妈妈应立刻前往妇产医院接受诊察。因为宫外孕是比流产更为严重的疾病,必须特别留心。

防治宫外孕的方法是,首先,不要轻易做人工流产,一旦发现下腹痛或流血的症状后,应立刻急救,以防休克。治疗时需输血、输入营养液、输氧、注射强心剂、增压剂、肾上腺皮质素,同时,要实施剖腹手术,摘除功能不良的输卵管。此外,还需除去腹中积血后,再缝合腹部。其次,要注意经期卫生,防止感染。

## 8. 不要忽视阴道流血

怀孕后由于体内孕酮的作用,准妈妈月经周期停止,因此,在正常情况下不会出现阴道流血的现象。通过医学实践发现,在怀孕初期,发生阴道出血现象大致有宫颈糜烂、先兆流产、宫外孕、葡萄胎或宫颈癌等几种。宫颈糜烂和先兆流产导致的阴道出血,其出血量、出血时间,以及血液的颜色很难鉴别,因此,发现这种情况千万不能马虎,必须及时到妇产医院进行检查。

预防阴道出血,除了及时治疗孕期妇科疾病外,在生活中还要注意,如节制性生活,不要吃太多的巧克力、辣椒或桂圆等热性食物。

## 第三节 怀孕第一个月的胎教

### 一、胎教的原则

第一个月的胎教应注重环境和营养,其最主要的胎教原则是,为准妈妈营造一个良好的胎教环境。具体内容包括以下几点。

#### 1. 怀孕第一天就开始胎教

胎教的正确用途和最大目的就是运用刺激胎宝宝脑细胞的活动,对其知觉能力做一些初级训练,并通过营养的供给为胎宝宝创造一个良好的发育环境,促使脑细胞健康、快速地发育,从而使胎宝宝的神经系统发育得更加完善。由于胎宝宝在准妈妈的肚子里是没有思维能力的,即使在外界刺激的作用下,也不会经过大脑的思考而形成意识,更谈不上运用这种意识学习各种知识了。但胎宝宝的脑细胞发育完全又是在胎儿期形成的,且在以后的一生中脑细胞都不会增多,只会减少死亡。因此,正确的胎教应该是在有了想要宝宝的想法时,就应做好思想准备,最好是在怀孕第一天就制订胎教计划,只有这样才能做好科学合理胎教的第一步。

## 2. 制订详细的胎教计划

怀孕第一个月,准妈妈应先学习一些相关的孕产知识,全面详细地了解自己和胎宝宝所需要的胎教内容及营养素,以此制订出科学的、切实可行的胎教计划。胎教计划第一步是制订饮食计划,保证准妈妈的身体健康和胎宝宝健康发育所需要的各种营养。第二步是制订日常生活中各种事项的安排时间,以便准妈妈养成良好的、有规律的生活节奏和生活习惯。除此之外,准爸爸应经常陪准妈妈到空气清新的地方散步,经常播放一些轻松、优美的乐曲,让准妈妈的心情得到完全放松。

## 二、胎教的内容

怀孕第一个月,胎教的主要内容有以下几个方面。

### 1. 合理营养

第一个月胎教计划的重点是制订饮食计划,确保准妈妈的身体健康和胎宝宝健康发育所需要的营养。从怀孕的第一个月起开始,准妈妈应摄入合理而全面的营养,特别是

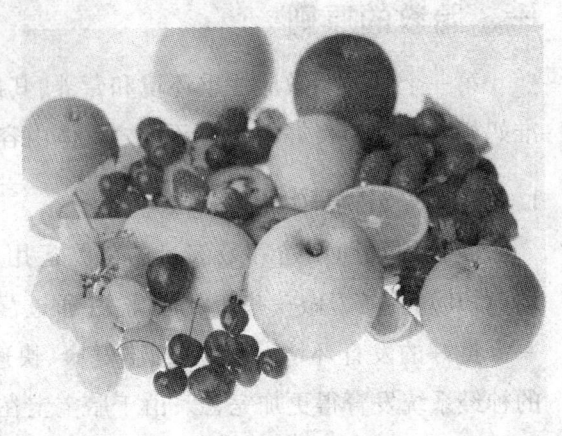

优质蛋白质和热量,同时还要保证所需各类维生素和微量元素的摄入平衡。改变以前不良的饮食习惯,做到生活、饮食有规律。

### 2. 稳定情绪

对于准妈妈,尤其是初孕,在得知自己怀孕后,会有欣喜、激动、紧张甚至不知所措的心情,因为这是一件有重要意义的人生大事,是

爱的结晶即将诞生、血脉传承的大事,所以必然会百感交集。但在复杂的心情过后应冷静下来,稳定情绪,开始与丈夫共同计划以后的事情,积极地面对生理上和生活上的变化,保持乐观和舒畅的心情。

## 3. 创造一个良好的环境

从现代胚胎学的角度来讲,准妈妈怀孕第一个月期间,正是受精卵发育成胚胎的时期,而胎儿所需要的营养和氧气都要由准妈妈供给,因此,孕初期,家人要努力地给准妈妈营造一个宁静、整洁、舒适的生活环境,以便顺利安全地度过漫长的孕期。

# 第七章　怀孕第二个月

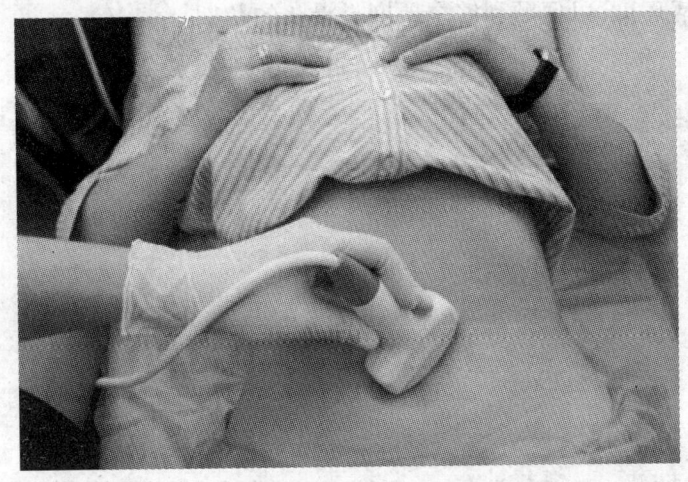

怀孕第二个月,胎宝宝已经初具人形,尽管其大脑和身体器官开始发育,但仍不稳定,处在流产高发期。而准妈妈的身体也出现了一些变化,有了早孕反应。

## 第一节　生理变化

怀孕进入第二个月,胎宝宝的身体发育有了比较明显的变化,胚芽发育成胚胎。胚胎有躯体和"尾",身长 2~3 厘米,重约 4 克,已经长出了手和脚,眼睛、耳朵、嘴也大致可看出,脸部初具人形。准妈妈的身体还会延续上个月的症状,尽管周围的人看不出你有了身孕,但自己的感觉还是与以往不同。

### 一、胎宝宝的变化

怀孕到了第二个月,胎宝宝的身体发育有了比较明显的变化。

#### 1. 初具人形

怀孕 4 周时,胎宝宝的手和脚还蜷曲在一起,到第 5 周时完全伸展开来,胎宝宝的身躯和头部已经能明显地分辨出来了。其背部颜色较深的部分,将发展成为脊髓。神经管两侧突出的部分,将会发展成为脊椎、肋骨和肌肉。从第 6 周开始,尽管胎宝宝后面还拖着一条小尾巴,但整体上已初显身形。胳膊比腿长,脸部也有了眼睛、嘴巴、鼻子、耳朵的雏形。满 8 周时胎宝宝就初具人形了。脖子的最上端形成耳朵的外耳,脸上长出眼睑,鼻子和上嘴唇开始显露出来。胃、肠、心、肝等内脏及脑部器官开始分化。

#### 2. 大脑发育加快

怀孕第二个月时,胎宝宝的大脑发育速度开始加快,神经管闭合,管腔分化演变成脑室,并积满脑脊液;肝、胰腺、甲状腺、肺等器官的原始状态开始显形。

### 3. 心脏开始搏动且完全形成

第 5 周时，胎宝宝的心脏尽管还没有成形，但已经有了由两个血管结合而成的心室。虽然超声波无法听到他(她)的心跳声，但可以看到，小小的心室不停地反复收缩，喷出血液。这就足以证明，胎宝宝的心脏开始搏动了。到了怀孕第 7 周时，心脏完全形成，左心室、右心室及内部器官均在快速生长，心脏以每分钟 150 次的速度跳动着。

### 4. 内脏初具规模

怀孕满 7 周时，胎宝宝长长的尾巴逐渐缩短，到了第 8 周时，小尾巴就消失了。此时胎宝宝的头和躯体能明显地看清楚，肚子也明显突起，这就是肝脏的雏形。肺部形成支气管；盲肠、胰脏、胃和肠均初显雏形。

### 5. 羊水开始形成

怀孕进入第 8 周时，羊膜腔里开始积存羊水，胎宝宝就在羊水里漂浮着。他(她)的小尾巴已经没有了，其形状依然是头大身小。

### 6. 睾丸或卵巢逐渐形成

第 8 周时，胎宝宝的卵巢或睾丸逐渐开始形成，身体显得较长，可以直立身体和抬头了；皮肤薄而透明，血管清晰可见。在大多数情况下，胎宝宝的膝盖向下弯曲，双手放在肚子上，好像在游泳。

## 二、准妈妈的变化

一般情况下，怀孕进入第二个月后，准妈妈可以根据以下身体发生的变化，确定自己怀孕了。

### 1. 月经超时

一个健康的女性，月经超过了预定日期，仍然没有来，那就很可能是怀孕了，应及时到医院检查，以防发生意外。

## 2. 出现恶心、呕吐等早孕反应

怀孕第二个月，大多数准妈妈出现早孕反应。早孕反应俗称"害喜"，而且大都在怀孕的第6周开始才会有明显的症状。这些症状一般不需特殊处理，大约持续到第12周左右即消失，晚的要到第14周结束。

准妈妈害喜通常是在早晨刚起床或空腹时，会感到一阵阵恶心或呕吐得很厉害，但有些准妈妈甚至一整天都感觉到不舒服，常有食欲不振、全身无力、唾液量增加等症状。

怀孕之所以会发生恶心、呕吐等现象，是因为血液里的荷尔蒙增加了，它刺激雌性荷尔蒙和黄体素继续分泌，使子宫内膜不致剥落，从而可以维持正常怀孕。荷尔蒙突如其来的骤增，直接刺激胃内壁黏膜，导致出现妊娠反应现象。

## 3. 基础体温持续偏高

怀孕进入第二个月后，准妈妈的体温会因激素分泌的作用而增高，如果不确定自己怀孕，在月经迟迟不来的情况下，不妨测量一下基础体温，若基础体温呈现持续的37℃高温就可能是怀孕了。从怀孕第5周开始，这种高温状态一般会持续到14~19天结束。

## 4. 乳房发胀、尿频、便秘

怀孕到第二个月时，准妈妈的乳房开始胀痛，乳晕颜色变暗，还会出现尿频、便秘等现象。为什么会出现这种现象呢？这是因为膀胱位于子宫的正上方，胎宝宝就着床在这个温暖的小巢里，随着时间的发展，胎宝宝不断长大，这时逐渐变大的子宫开始挤压膀胱，所以准妈妈出现了尿频，这属于妊娠正常现象。但如果排尿时有痛感，或出现排尿不畅的情况时，准妈妈就应注意，有可能是膀胱受到了细菌感染，患上了膀胱炎，应及时到医院检查，在医生的指导下服用一些抗

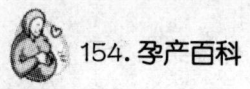

菌药物。

此外,有的准妈妈还出现便秘现象。发生便秘的原因,首先是由于子宫变大之后同时挤压肠道,使肠道内的粪便不能及时排出而发生便秘。粪便在肠道内滞留越久,便秘越严重;其次是体内缺水也会引起便秘,有时准妈妈肚子会出现疼痛,这就是因为便秘造成的,所以,在孕期准妈妈要多喝水,注意卫生,不要憋尿,这样才能保持大便畅通,减少不适感。同时要经常做一些适量的运动,以增强抗御疾病的能力。

### 5. 情绪不稳定

怀孕到了第二个月,由于出现恶心、呕吐、食欲不振、乏力倦怠等早孕反应,准妈妈的神经会变得敏感,情绪会变得不稳定,即使是一些很小的事情,也会争个不停,也不喜欢做事情,每天都像睡不醒似的。针对上述不稳定情绪,准爸爸要及时开导准妈妈,帮助她度过这个特殊的生理时期。

### 6. 脸上开始出现斑点

怀孕进入第二个月,有一些准妈妈的脸上开始出现斑点,原因是这个时期,准妈妈的新陈代谢非常旺盛,不断地向胎宝宝提供营养成分和氧气,所以脸上发生色素变化,开始出现黑斑、雀斑。此外,由于怀孕后容易出汗,导致皮肤缺水而干燥,从而出现了皮肤瘙痒或各种粉刺。这些都属于孕期正常的生理现象,准妈妈不要担心和顾虑。产后只要保养、护理得当,脸上的斑点就会慢慢消失。

### 7. 子宫变软,分泌物增多

为了保护子宫的需要,这一时期准妈妈的子宫壁变软,子宫颈部的黏膜变厚。在整个孕期里,子宫都被宫颈黏膜严严实实地包围着,其大小像鹅蛋一样,虽然它与没有怀孕时相比稍微大点儿,但从腹部表面还看不出有增大的痕迹。从体形上也看不出有怀孕的迹象,但从这时开始,准妈妈会发现自己的体重增加了,穿平时的衣服会有紧绷感。下腹部也和以前不一样,感觉变硬,有些肿胀。另外,还有一种现象就是准妈妈阴道的分泌物也比平时多,这也不用担心。因为白带增多不一定是受到感染了,也属于这个时期正常的生理现象。

## 第二节 准妈妈的饮食与保健

当怀孕进入第二个月时,有的准妈妈因出现食欲下降、恶心呕吐、挑食、偏食等早孕反应就放弃进餐。这种做法是不对的,因为这个时期正是胎宝宝大脑发育和身体生长的重要时期。尽管准妈妈身体有各种各样的不适,很难摄入多种食物,但是,还应尽最大的努力摄取必需的营养物质,以保障胎宝宝生长发育所需的各种营养。

这一时期的保健主要是,注意容易发生先兆流产和自然流产。为了母子的健康和安全,准妈妈应避免激烈的活动和不适宜的动作,减少工作量,注意合理的休息,保证充足的睡眠。

### 一、饮食要点

怀孕到了第二个月,准妈妈的饮食要点是,尽最大的努力摄取自身和胎宝宝必需的营养元素。除此之外,应保持良好的饮食习惯,这不仅对准妈妈有好处,对胎宝宝也有极大的好处。

#### 1. 多吃含蛋白质丰富的食物

蛋白质的好处很多,尤其是对于准妈妈来说,是怀孕初期最重要的营养。准妈妈所摄取的蛋白质,有一大部分要供给胎宝宝脑部细胞发育所需；有一少部分是供给胎盘等胎儿附属物的形成所需。同时准妈妈因子宫和乳房变大，血液量的增加，也需要大量的蛋白质。因此，要想生个健康聪明的宝宝，准妈妈一定要摄取足够的蛋白质。

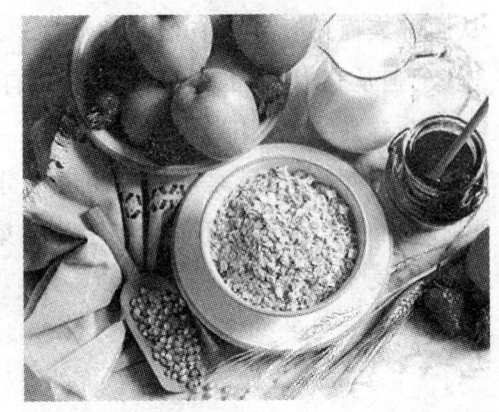

蛋白质存在于各类食物中，有植物性蛋白质和动物性蛋白质两种，二者的蛋白质含量与质量均不同，动物性蛋白质中含有大量的高质量蛋白质，是构成胎宝宝的大脑、血液、肌肉等身体组织所必需的营养成分。可见，准妈妈要常吃动物性蛋白质食品，如鸡、鸭、鱼、羊肉、牛肉、瘦猪肉等。除此以外，准妈妈还要多吃杂粮，如米、面、豆等。不要只吃单一的一种食物，把各种食物搭配着吃，效果会更好。比如大米和小豆放在一起煮着吃等。豆制品含有丰富的蛋白质，准妈妈也要常吃，多吃豆腐、豆浆、豆腐脑等。

如果准妈妈长期缺乏蛋白质，就会影响到母体的新陈代谢而引发一系列的问题，如出现浮肿、血压升高等症状，极有可能会患上妊娠高血压综合征，进而造成分娩困难，分娩后体力很难恢复。所以，准妈妈摄取足够的蛋白质是非常重要的。但也并不是越多越好，一定有量的限制，否则导致体重迅速增加。

## 2. 含钙丰富的食物不可少

钙质是胎宝宝骨骼和牙齿形成的重要成分。因此，在准妈妈的饮食中，应多吃一些含钙的食品。刚出生的婴儿体内总钙量为 30 克，全部是从母体中获得，而且几乎均在怀孕最后 3 个月积存于胎宝宝体内,用于胎宝宝骨骼和牙齿的发育。如果准妈妈得不到充足的钙,就会出现下列情况:首先,为了保证胎宝宝对钙的需要,母体会动用自身骨骼中的钙,结果是准妈妈血钙降低,诱发小腿抽筋或手足搐搦,严重时出现骨质疏松、骨质软化;其次,会使宝宝患先天性佝偻病,宝宝出生后因体内的钙储备量不足,新生儿期容易出现手足搐搦症,表现为烦躁不安、肌肉抽搐、面色发青等症状。因此,准妈妈补钙非常重要,每天都要吃些富含钙的食品。

### 3. 适当添加含铁丰富的食物

铁元素无论对准妈妈还是对胎宝宝都非常重要。对怀孕2个月的准妈妈来说,如果体内铁质不足,易导致贫血,这会增加难产的几率;对胎宝宝来说,如果准妈妈缺铁,可使胎宝宝体内铁贮存减少,出生后易患缺铁性贫血。目前已有大量证据证明,准妈妈缺铁与胎宝宝早产及低出生体重有关,因此,准妈妈在这个时期应该充分摄取铁质,以满足自己和胎宝宝将来的需要。

铁质的摄取,可通过以下两种方式获得:一种是服用补铁口服液,但在怀孕初期服用补铁口服液,容易加重恶心和呕吐的症状;另一种是通过食物摄取,从食物中摄取丰富的铁,对准妈妈来说是最好的补铁办法。

### 4. 适量吃些缓解恶心、呕吐的食品

怀孕后恶心是正常的生理现象,其具体症状也是因人而异。有的准妈妈想吃酸的食物;有的想吃辣的食物;有的想吃平时不大吃的食物;也有的准妈妈除了口味上的变化和挑食外,还忍不住要不停地吐口水。特别是怀孕进入第二个月,大多数准妈妈只要一闻到肉味、油腥味、香烟味甚至牙膏味等就有反胃现象,出现恶心甚至呕吐。有的是在早晨恶心,有的是在吃饭时恶心,有的是在晚上刷牙时恶心。若准妈妈

出现恶心、呕吐等早孕反应,可采取一些措施予以缓解,例如,吃些缓解恶心、呕吐的食品,否则会影响准妈妈和胎宝宝吸收营养。

♥ 酸性食品。如酸梅汤、调味汁、柠檬、食醋等。

♥ 菜肴方面。如凉拌黄瓜、朝鲜拉面、醋辣白菜、酸醋鱼等。

♥ 蔬菜和水果。如西红柿、柑橘、草莓等。

♥ 坚果类。如核桃、杏仁、南瓜籽、葵花籽、开心果、松子、芝麻等。

♥ 在饭前、饭后1小时左右,喝些大麦茶、燕麦片、牛奶、果汁等。

♥ 为了不致在早晨起床时因胃里空空而恶心,在睡觉前适量吃一些饼干、小酥饼等含碳水化合物丰富的食物。

除上述方法外,这一时期准妈妈最好远离厨房,尽量避免油烟味。吃饭时,饭菜要放凉一些再吃,这样气味变淡了,就不会刺激胃黏膜,可以减轻恶心。但如果吃了缓解孕吐的食品也不见好转时,就需要引起关注了。因为呕吐情况如果过于严重,连食物和水都无法下胃的话,准妈妈易出现营养不足,全身虚弱,发生怀孕恶阻现象,它会影响胎宝宝的发育与健康。

## 5. 养成良好的饮食习惯

在怀孕期间,准妈妈养成良好的饮食习惯,不仅有利于自己健康,也对胎宝宝出生后的饮食习惯有着胎教影响。经研究发现,准妈妈在怀孕时的饮食状况不太好,出现偏食、挑食、饮食

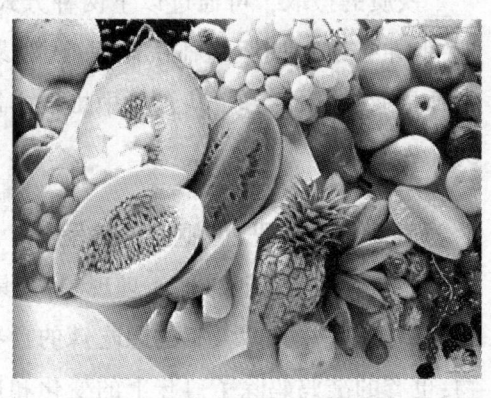

没规律的现象,胎宝宝出生后也对吃不太感兴趣,常吐奶、挑食、消化吸收不良等。所以,为了胎宝宝出生后饮食正常、规律,在孕期准妈妈就应养成良好的饮食习惯。

## 第七章　怀孕第二个月

### (1) 一日三餐应定时、定量、定点

民以食为天，准妈妈再忙碌，到了吃饭的时间也要停下来，或自己在家烹炒炖煮；或找个清静、卫生的餐馆，从容、愉快地进餐。严格遵守作息饮食规律，吃饭时间不要拖得太长，也不要狼吞虎咽。最理想的吃饭时间为早餐7~8点，午餐12~13点，晚餐18~19点。每顿饭最好用半个小时左右吃完。

三餐要保证各自的量。早餐吃饱、午餐吃好、晚餐吃少。三餐都不能凑合，或暴饮暴食，更不能被忽略或合并。这些习惯和毛病都要及时纠正。但在早孕反应时期，因常出现恶心、厌食的现象，就餐可以灵活机动，不用拘泥于进食时间，只要想吃就可以吃。

此外，准妈妈要养成定点吃饭的习惯。如果因工作关系每天中午需要在外边进餐，那么选择一个干净、清静、幽雅的定点餐馆是非常必要的，尽量不被外界的干扰和影响而打断用餐，也不要忙于和同事聊天而没吃好。在家里用餐也要安静地和家人坐在餐桌旁进餐，不要被电视吸引，时不时地端着碗跑到电视旁吃饭。如果你这样，将来的宝宝很可能也会像你一样不专心吃饭。

### (2) 营养丰富而均衡

怀孕期间，准妈妈需要从饮食中摄取所需的各种营养素。不同的食物所含的营养成分及比例各有不同，因此，准妈妈的饮食种类不可单一和重复，每天的饮食要尽量富于变化，既相互搭配又富于变化，还要保持营养均衡。

### (3) 尽量保持食物的原味

原生态食物因人为破坏少，而更富有营养，如五谷、新鲜蔬菜、新鲜水果、新鲜的鱼和肉等。在制作方法上应多用炖、煮、蒸，少用煎、烤、炸，少用调味料，以保留食物的原味为主，这样的饮食方法才更健康。但需注意的是保持食物原味，不意味着就生吃，尤其是鱼和肉类，

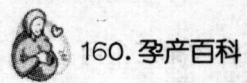

准妈妈要慎重,尽量做熟了再吃。

## 二、保健须知

怀孕第二个月是容易发生先兆流产和自然流产的时期。因此,除了保证母子健康和安全,避免激烈的活动和不适宜的动作以外,要谨防办公室里电话、空调、复印机和电脑对自己和胎宝宝的危害。具体保健要求有以下几点。

### 1. 谨防流产

流产欲称"小产",是指怀孕不满28周而产生的中断现象,中医称之为"胎漏"。有约10%~18%的准妈妈容易发生流产,半数以上的流产发生于怀孕第2~3个月,称早期流产;发生在怀孕12周至不足28周者称晚期流产,连续流产3次或3次以上,称为习惯性流产。

流产不是突然发生的现象,通常会经过数小时或数天才初次出现症状。主要表现有出血、下腹疼痛和排出胎内物质,然后子宫颈口张开,胎宝宝或胎盘随出血排出体外。引起流产的原因主要以下几个方面。

(1)遗传基因缺陷

早期自然流产时,多数为染色体数目异常,少数为染色体结构异常。数目异常有三体、三倍体及X单体等;结构异常有染色体断裂、倒置、缺失和易位。染色体异常的胚胎多数结局为流产,极少数可能继续发育成胎宝宝,但出生后也会发生某些功能异常或合并畸形。

(2)环境因素

影响生殖功能的外界不良因素很多,可以直接或间接对胚胎或胎宝宝造成损害。过多接触某些有害的化学物质(如砷、铅、苯、甲醛、氯丁二烯、氧化乙烯等)和物理因素(如放射线、噪音及高温等),均可引起流产。

(3)母体原因

母体方面形成流产的原因，可分为全身性疾病和生殖器官不正常两种。

为了防止流产的发生，应采取以下措施：

♥适龄婚育。年龄过小，身体尚未发育完全而受孕，发生流产的几率就较多，所以适龄结婚是必要的。已经发生过流产的女性，应避免在短期内再次怀孕，相反年龄太大生育也容易流产，因为女性的原始生殖细胞是在胎宝宝期形成的，怀孕时间过晚，卵子受环境因素的影响较多，卵巢功能开始减退，怀孕失败的几率也明显增高。

♥要多吃含蛋白质丰富的食物及新鲜的蔬菜、瓜果。

♥及时进行身体检查，以便纠正慢性疾病。有先兆流产症状者应立即治疗，以防止感染性疾病的发生，如感冒、肺炎等，此外，要绝对节制性生活，避免与化学物质接触。

♥不宜做剧烈运动和重体力劳动。在从事一般性的劳动时，不能从事过重劳动和高空、深水作业，避免有污染物质的工作环境。不提过重的物品，不做弯腰的活，避免撞击腹部。

♥孕早期少到公共场所，预防流感、风疹、麻疹、腮腺炎、传染性肝炎等疾病；避免接触猫狗等宠物。

♥保持心情开朗，精神愉快，避免精神打击。正确处理工作和生活的关系，善于缓解工作压力和紧张情绪。

♥注意及时补充维生素与矿物质，保证营养均衡。

## 2. 谨防葡萄胎

"葡萄胎"是指组成胎盘的绒毛反常增加，绒毛基质积液形成大小不等的泡，形似葡萄。葡萄胎常见于怀孕初期(8周至19周)，一般开始于停经后的2~3个月，其症状为子宫有急速变大、腹痛、

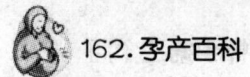

阴道出血,且多为间断性少量出血,但其间可有反复多次大流血,如仔细检查,有时可在出血中发现葡萄胎。引起葡萄胎的真正原因至今尚不明确,但年龄大于40岁或小于20岁怀孕是发生葡萄胎的高危因素。

葡萄胎如未及时诊断、处理,可发生反复出血,也可在自然排出时有可能发生大出血。如果准妈妈有贫血的现象,可发生出血性休克,甚至死亡。故葡萄胎应作为急症处理,短期延误就有可能造成更多的失血,危害病人。

葡萄胎区别于流产,葡萄胎患者虽亦常出现流产现象,但其子宫往往大于同期的怀孕,且怀孕试验呈阳性,故不难鉴别。但有时葡萄胎患者的子宫也有不特别增大者,这就往往易与先兆流产混淆。但通过B超检查即可分辨。

### 3. 慎重对待人工流产

有些夫妻在没准备好当爸爸妈妈时就意外怀孕,暂时又不想要孩子,想晚几年再生,或有的夫妻是怀孕后因为工作、感情等特殊原因想终止怀孕,于是他们就采用了人工流产方式终止怀孕。

人工流产是指在怀孕的中途,用人工的方法把胎宝宝从母体内拿出来。使用这样的方法会发生种种后果,对初孕准妈妈会产生很多后遗症,如患子宫或卵管的炎症;容易发生子宫外孕症、不孕症;造成习惯性流产;造成心理创伤等,总之不利于准妈妈的健康,也不利于以后正常怀孕分娩。因为怀孕初期子宫口仍然是闭锁的,胎宝宝的头也很小,所以子宫口不会自然地张开,只能通过人工把子宫口强行打开而进行手术。所以,有做人工流产打算的准妈妈最好放弃这种想法,慎重对待这个问题。世界上有许多国家的文化都是反对人工流产。造物主赐予你一个新的生命,这是一件自然而幸福的事情,所以,既来之,则安之。

## 4. 及时应对早孕反应

初孕早期,准妈妈往往感到身体不适,比如清晨的呕吐、恶心、没有食欲等。少数准妈妈发展下去,成了吃什么吐什么,不得不靠输液来维持体内的营养需要,更有甚者,整个怀孕期间的饮食都会受到影响。为了应对早孕反应,可从以下几个方面多加注意。

*(1) 加强身体锻炼*

预防早孕反应,从孕前开始就要加强身体素质的锻炼,特别要培养不挑食的习惯。因为体质较差的人,环境稍微一变,就会因为不适应而生病。在出现早孕反应时,进行积极适量的运动可减轻恶心、呕吐现象。

*(2) 注意饮食搭配*

孕早期,在饮食上注意搭配,如少吃油腻、腥味的食品,以清淡可口为主,每天采取少量多餐的方式,若吐出少许不必介意,能吃则吃,每餐后应该休息约30分钟。

*(3) 消除心理负担*

尽量消除怀孕的心理负担,如担心自己会生病,担心胎宝宝的健康,担心会有恶心呕吐、腰酸背痛现象,担心怀孕、哺乳会使自己的体形发生变化,对分娩过分害怕等等。有研究表明,当准妈妈在怀孕4~10周情绪过度不安,可能会导致胎宝宝口唇畸变,出现颚裂性兔唇,胎盘早期剥离,甚至造成胎宝宝死亡等严重后果。宝宝出生后也容易情绪不稳定、免疫力弱,消化功能也差。

为了消除准妈妈的心理负担,准爸爸在孕吐期更应该体贴妻子,在妻子出现恶心、呕吐时不嫌不弃,经常劝她进食,多陪她出去散散心,如看电影、逛公园等,以分散其注意力。除了丈夫的关心外,周围的亲属、朋友也应当关心,让准妈妈觉得生活在这个家庭和社会环境中非常温暖。准妈妈本人更应当认识到,怀孕是正常的生理现象,不必存在恐惧心理。从许多人的经验来看,那些性格乐观、坚强、坚信自己不会有早孕反应的准妈妈,往往怀孕期间反应极小或基本没有不适的反应。相反那些总担心恶心、呕吐来临的准妈妈,却常常孕吐严重,反应也较厉害。

(4)改变环境

孕吐与准妈妈的精神状态关系密切,所以舒适的环境对准妈妈非常重要。若是因为复杂的家庭环境导致情绪低落,不妨暂时独自居住,或回娘家或住院一段时间,以便改善早孕反应等症状。

(5)远离油烟

准妈妈如果无法忍受烹饪时的油烟味,可以要求家人暂时代替做饭,或者到外面卫生较好的餐厅去吃。口味发生变化也不必担心,能吃就吃。

(6)药物治疗

采取多种方法后,孕吐仍旧严重时,可遵照医生的指示来服用药物,如用镇静剂或止吐剂予以治疗。

(7)多睡觉

怀孕第二个月,多数准妈妈会感到疲劳、懒散、浑身无力,常常想睡觉。这是准妈妈体内激素所导致的,是正常的生理反应。这一阶段采取以下方法,可以帮助准妈妈保证充足的睡眠。

♥想睡就睡。工作的辛苦及怀孕反应的不适,让准妈妈身心疲惫,因此应养成早一点儿上床睡觉的习惯,想睡就睡。

♥降低室内温度。孕激素会导致准妈妈体温略微增高,这样会影响睡眠质量。降低室温可使人心平气和,易于入睡。

♥不用在意睡姿。这一时期,胎宝宝还是胚胎状态,很小,可以得到准妈妈盆腔的保护,外力不会对其造成伤害。因此准妈妈尽可选择让自己习惯和舒服的睡姿,无论是仰卧还是侧卧。

♥养成睡午觉的习惯。如果准妈妈需要继续工作,午睡就格外重要了。即使靠在一个地方,小睡20分钟,或者闭目养神,也会对身体大有益处。如果条件允许的话,就到床上午睡1个小时。

## 5. 防止出现营养不良

营养是胎宝宝发育的关键,胎宝宝在母体内是一个独立的机体,其消耗能量全部来自母亲的饮食。母体物质通过血液经胎盘输送给胎宝宝,同时将胎宝宝的代谢产物通过血液送到母体。如果准妈妈出现营养不良,胎宝宝很容易出现畸形。为了保证孕早期各种营养素的供给,保证胎宝宝和母体的健康,这个月的饮食安排要注意以下几点。

### (1)食物要多样化

根据孕早期每天的膳食结构来安排饮食,每天要保证各类食物的摄入量和比例。每天三餐的食物品种应有所不同,每周的食物品种不能重复。

### (2)烹调食物要符合准妈妈的口味

怀孕后很多准妈妈的饮食习惯发生了变化,有的喜欢吃酸的,有的喜欢吃辣的,因此要根据准妈妈的口味,选择烹调方法。特别是孕早期,多数准妈妈不喜欢油腻的煎炸食物,所以烹调食物应以炒、炖和清蒸为主。

### (3)食物要易于消化

动物性食物中的鱼、鸡、蛋、奶及豆类食物中的豆腐、豆浆,均便于消化吸收,并含有丰富的优质蛋白质,且味道鲜美,准妈妈可经常食用。大米粥、小米粥、烤面包、馒头、饼干、甘薯,易消化吸收,含糖分高,能提高血糖含量,改善准妈妈因呕吐引起的酸中毒。酸奶、冰淇淋等冷饮较热食的气味小,既有止吐作用,又能增加蛋白质的供给量,准妈妈可适量食用。

(4) 灵活进食、少食多餐

怀孕反应严重的准妈妈,不要拘泥于进食时间,只要想吃就吃。睡前和早起时,坐在床上吃几块饼干、面包等小点心,可以减轻呕吐,增加进食量。总之,如果准妈妈每天的进食量达到了理想进食量,各种食物的比例也适宜,那么就能保证你和胎宝宝所需的各种营养素。

## 6. 切忌乱用药

众所周知,准妈妈不可随意用药,大多数药物所具有的毒性会通过母体,穿过胎盘进入胎宝宝体内,并对胎宝宝的生长发育产生重大危害。因此,怀孕期间应尽量避免服用药物,除非是医生给开的药品。如果患病需要看医生时,必须告诉医生你已经怀孕了。

孕期不同,准妈妈使用的药物对胎宝宝的影响也不同。准妈妈受孕后4周内,胎宝宝已经完成了神经系统和循环系统的初步分化;怀孕8周,即准妈妈停经2个月内,胎宝宝的脑、脊柱和中枢神经系统已经快速发育了,其它的重要器官也开始发育;怀孕到12周,即停经3个月左右,器官发育已经基本完成。因此,在怀孕头3个月,准妈妈用药导致胎宝宝畸形的可能性最大。而怀孕3个月后准妈妈用药导致胎宝宝畸形虽然少见,但药物的毒性和副作用,仍对胎宝宝的发育产生不良影响。

## 7. 建立孕期保健手册

国务院颁布的《中华人民共和国母婴保健法实施办法》第十八条第一款规定:医疗、保健机构应当为准妈妈提供的医疗保健服务是,为准妈妈建立保健手册(卡),定期进行产前检查。如果准妈妈在接受一系列的检查后,确定自己真的怀孕了,就应立即建立孕期保健手册。孕产期保健手册对准妈妈来说是非常重要的。因为手册上记载着准妈妈从怀孕开始一直到分娩时的定期检查内容及胎宝宝的发育情况等;从医生的角度看,能从孕初到分娩坚持对母婴进行健康检查,了解情况,做到心中有数,给予准妈妈适当的指导,对异常情况能做到早发现、早治疗,增加安全分娩的系数。而准妈妈通过该手册熟悉自己孕期的各种情况,有助于安心地迎接分娩。

**8. 参加孕期保健课程班**

孕期保健课程就是孕期生理及保健的课程。这些课程让准妈妈了解孕产知识,教准妈妈如何为分娩做准备。课程的内容涉及很多方面,包括孕期到分娩的营养、卫生、身体锻炼、调节情绪、提倡母乳喂养,讲解产后保养、婴儿的护理等知识。孕期保健课程,最好有准爸爸参与,这样不但能学习准妈妈所需的知识,还有一些专门为准爸爸准备的课程,如丈夫在产程中如何发挥作用,支持和鼓励妻子,同时告诉夫妻如何护理新生婴儿。孕期保健课程主要由医院的健康教育人员、医生或助产士讲解。

孕期保健课程在西方很流行,主要是这些课程内容非常实用,为准妈妈提供了一个轻松而非正式的学习环境。现在,我国的许多大中小城市都开展了这项工作,受到了准爸爸和准妈妈的喜爱。在这里你可以学习分娩知识和技巧并和其他准父母进行相互交流。如果在产前就充分了解相关知识,做了充分的分娩准备,那么,当准妈妈进入产程后就会放松很多;如果因为客观原因不能参加学习,准妈妈一定要和准爸爸一起多看一些与孕产相关的书籍。

下面为准妈妈介绍孕早期(12周前)、孕中期(28周前)和孕晚期(28周后)保健课程的内容。

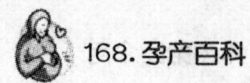

**(1) 孕早期保健内容**

孕期营养、卫生保健知识、孕期运动、身体变化、情绪调节等。

**(2) 孕中期保健内容**

孕期营养、孕期感染对母亲及胎宝宝的影响、孕期体重监测的重要性与方法、孕期心理卫生、孕期运动与分娩的关系、有备分娩等。

**(3) 孕晚期保健内容**

孕晚期自我监护、了解分娩过程、剖腹产对母亲和孩子的影响、影响分娩的因素、丈夫在分娩中的作用、镇痛助产、分娩呼吸法等。母乳喂养的好处与方法、产褥期保健、新生儿常见疾病、入院流程及医院环境介绍、早期教育的重要性等。

## 9. 准妈妈出行注意事项

准妈妈出行无可避免要乘坐车、船、飞机等交通工具,因此,必须选择适当的交通工具,注意乘坐知识,以免发生意外。

**(1) 自行车**

这一时期骑自行车还比较轻便,一般不容易出问题,但一定要小心别摔倒。在孕初3个月和临产前3个月最好不要骑自行车。其它月份如果骑自行车,一定要骑女车,不骑男车,注意不要到人多的马路上骑,以免发生意外。

**(2) 汽车**

乘坐汽车时,为了避免疲劳和出现腰疼,可用一个垫子放在腰部。在行车中途应下车走动走动,活动一下僵硬的双腿和腰。此外,一定要系安全带,防止急刹车时腹部撞到汽车的某些部位,如果没有安全带,一定要抓紧扶手、栏杆。

**(3) 火车**

乘火车对准妈妈比较安全,但由于长时间坐立容易使人感到疲倦和腰疼，尤其是到了孕中晚期，不利于胎宝宝发育，所以乘火车时最好坐卧铺，便于休息。

（4）飞机

对于长途旅行，乘飞机是最好的选择，它不仅速度快，也是耗费体力最少的交通工具。但由于长时间地坐在一个地方，双脚和脚腕容易出现肿胀、抽筋。这时，可做一些简单的伸展动作，如当你坐着或站着时，先伸展腿、脚后跟，然后轻轻弯曲脚，这样可以使小腿肌肉得以放松，或坐着绕动脚腕、扭动脚趾。注意：乘飞机时一定要系好安全带，调到自己觉得舒服的位置，可系在腰部以下，不要系在腹部，以防伤及胎宝宝。但从怀孕第7个月开始，不宜再乘飞机外出，因为飞机的超声波振动有引发早产的危险，如果准妈妈要乘飞机，应先向保健医生咨询，得到许可后再乘坐。

（5）轮船

乘船旅行通常意味着远途旅行，除防晕船外，还要注意与船上的医生联系好，如遇紧急情况，以便及时采取措施。

## 10. 准妈妈最好不要开车

从这个月开始，习惯于开车的准妈妈最好不要开车了，因为开车时大脑始终处于紧张状态，容易引起烦躁、焦虑等不良情绪。另外，开车时身体长时间固定在车座上，没有自由活动的空间，这样会加剧盆腔的压力，影响盆腔和子宫的血液循环，容易引起腰背及全身肌肉的紧张和酸痛。本来准妈妈的反应变得比较迟钝，手脚也笨拙，如遇紧急刹车，方向盘易冲撞腹部，引起破水，容易发生流产。因此，为了母婴安全，准妈妈最好不要开车。

## 11. 适合这个月的运动

怀孕第二个月是流产的高发期，准妈妈一定要小心，避免剧烈运

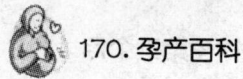

动和出游,但也不可一味地卧床休息,避免整天躺在床上。准妈妈如果活动太少,会使胃肠蠕动减少,从而引起食欲下降、消化不良、便秘等症状,对准妈妈的健康不利,导致胎宝宝发育受阻。因此,准妈妈应当适量做一些轻缓的运动。

(1)散步

散步是准妈妈运动锻炼方式中最简便、易行的一种。它不受条件限制,可以自由地进行,每天一次。散步时,一边呼吸新鲜空气,一边欣赏大自然的美景;散步过后出现轻度的疲劳感,不仅对准妈妈的睡眠有帮助,还可以调节心情,消除烦躁和郁闷的情绪。

(2)足尖运动

准妈妈坐在椅子上,两足踏平地面,足尖尽力上翘,翘起后再放下,反复多次,注意足尖上翘时,脚掌不要离地,以缓解体重日益增加对足关节的压迫。

(3)踝关节运动

准妈妈坐在椅子上,一条腿放在另一条腿上面,而下面的一条腿的足踏着地面,上面的一条腿缓缓活动踝关节数次,然后将足背向下伸直,使膝关节、踝关节和足背连成一条直线。两条腿交替练习上述动作。通过踝关节的活动,可促进血液循环,增强脚部肌肉的力量。下面是该运动的注意事项,准妈妈需记住。

♥每次运动的时间不应超过15分钟。

♥利用心率来决定运动强度,一般以不超过每分钟140次为原则。

♥在运动前、运动中和运动后的3个阶段,要尽量补充水分,以免出现体温过高的现象。

♥避免跳跃和震动性的运动及突然改变方向的运动。

♥避免在炎热和闷热的天气做运动。

## 第三节 怀孕第二个月的胎教与定期检查

我国是世界上胎教最早的国家,从古至今就有不少医学家对胎教进行过论述。如北齐医学家徐之才强调:"二月之时,儿精成于胞里,当慎护之,勿惊动也。"意思是说准妈妈在怀孕第二个月时,胎宝宝的精气在母体的宫内生成,尽管对外界的刺激有了反应,但胎宝宝尚未成形,还很脆弱,因此,要小心护理,不要随便惊动他(她)。

### 一、胎教原则

怀孕第二个月,虽然准妈妈自身感觉不大,但胎宝宝正在进入快速的发育阶段。因此,准妈妈和准爸爸一定要在感情上确立母子同安的观念,把握好这个时期的胎教原则。

#### 1. 保护好胎宝宝

根据这个月胎宝宝生长发育的特点,胎教的重点应放在如何保护胎宝宝上,准妈妈应在营养上、品行举止上和情绪上多加注意,为胎宝宝创造一个良好的生长发育环境。准妈妈绝对不可认为自己刚刚怀孕,妊娠反应不大而掉以轻心。要慎之又慎,绝不可滥用某些化学药品,或接触对胎宝宝有不良影响的事物。在养胎、护胎与胎教内容的选择方面与怀孕第一个月有所不同的是,准妈妈准爸爸要在思想感情上确立母子同安的观念,以便在精神与饮食营养上很好地保护胎宝宝。根据我国古代的胎教理论,可以概括为以下三点:一是准妈妈要注意外界环境对胎宝宝的影响,多接近有利的环境;二是准妈妈要注意自我心理调节,保持心境平和;三是准妈妈要注意日常生活起居,戒过饱,戒多睡,戒暴怒,戒食辛热及野味,以读书和听音乐为宜,看合乎道

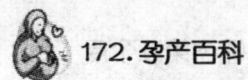

德规范与要求的图书也是这个月不可忽视的一个胎教内容。

### 2. 准爸爸要积极参与胎教

胎教工作应该有准爸爸的参与,多陪妻子谈心,陪妻子到室外散步,经常听优美、舒心的乐曲来愉悦心情,夫妻二人一起学习孕前保健课程,把家营造得温馨而整洁。

这一时期有的准妈妈会变得比较敏感、神经质,准爸爸应主动关心妻子的情绪,细心照顾和呵护妻子。此外,还要作出一定的牺牲,主动承担家务劳动;把家打扫得整洁而舒适;节制性生活;要主动清理妻子的呕吐物;关注妻子的饮食状况,及时为妻子烹饪可口的饭菜。

从这个月开始,准爸爸可以从各个方面和妻子谈论自己未出世的宝宝,如宝宝出生后给他(她)买些什么,生活上怎样养育宝宝,将来如何教育宝宝,期望宝宝成为一个什么样的人等。这样能让心理很需要得到支持的妻子感觉到,你是她和宝宝最亲密的人,你会是个合格的父亲,让妻子安心而幸福地孕育胎宝宝。

## 二、胎教的内容

怀孕第二个月时,准妈妈和准爸爸应制订详细的胎教计划。根据胎宝宝发育的特点,这个月的胎教内容主要包括以下两个方面。

### 1. 营养胎教

营养胎教即饮食胎教,是这一时期准妈妈的工作重心。准妈妈只有让胎宝宝获得足量的营养,才能保证其正常的生长发育。但是大部分的准妈妈在怀孕进入第二个月时,都会出现不同程度的妊娠反应,对准妈妈的食欲和作息会产生一定的影响。而此时准妈妈的正常活动及胎宝宝的发育离不开丰富的营养,如蛋白质、脂肪、碳水化合物、矿物质、维生素和水分等,这些物质对准妈妈和胎宝宝来说都非常重要。因此,在这个时期准爸爸应帮助准妈妈制订一个既科学又灵活的饮食计划,最好每天监督执行,以保证准妈妈的身体健康和胎宝宝发育的营养需要。此外,准妈妈不要根据自己的食欲和偏好进食,更不能喜欢吃什么就吃什么,尤其是那些在孕前食欲不好或比较挑食的准妈妈更要注意,千万不能因饮食量不多、偏食而导致胎宝宝营养不良,影响胎宝宝的发育。

### 2. 培养生活规律

孕早期准妈妈除了应制订好作息计划外,还要保证生活有规律和良好的生活习惯。起居以平和为上,既不可太闲散,又不可太劳累。安逸则气滞,导致难产;劳累则气衰,导致伤胎。制订作息计划还要考虑到准妈妈的身体状况、职业、家庭成员、生活环境等实际情况,然后再将特殊情况和孕期的睡眠情况考虑进去而定。

建立合理的生活节奏,按时睡觉和起床,一日三餐正常,坚持适量的运动,如散步和做孕妇体操等,避免剧烈运动和繁重的家务劳动。每天睡眠应保证8小时以上,中午最好能够午睡一会儿,上班的准妈妈有时会因为工作的关系,导致生活不规律而影响健康,所以在健康管理上,必须较他人多注意一些。只有每天有规律地生活,才能为胎宝宝创造良好的成长环境。

上班的准妈妈在节假日时,尽量推掉不必要的应酬,杜绝熬夜、打麻将等不良嗜好,有效地利用闲暇时间,充分休息。

## 三、定期检查的内容

怀孕进入第二个月,定期检查的内容主要有以下几个方面。

### 1. 检查次数、时间

按照孕妇保健系统管理标准要求,准妈妈整个孕期的检查次数和时间是,在农村孕期检查不少于5次,城区一般不少于8次,高危准妈妈应酌情增加次数。

初查:孕3个月(孕12周)前一次。最好安排在怀孕8周左右。

复查:孕5~6个月(20~28周),每隔4周检查一次,孕28周后每隔两周检查一次,36周以后每周检查一次。

## 2. 初查

### (1)医生询问

♥ 详细询问病史。包括既往病史、孕产史、家族史、遗传史等,并推算预产期。

♥ 生活习惯。准爸爸和准妈妈的饮食、睡眠、运动、吸烟、被动吸烟、饮酒、用药等。准妈妈应主动告诉医生关于自己的情况,如抑郁症、家庭暴力或其他影响到安全和身心健康的任何经历,确保获得更加周到的孕期保健服务。

### (2)初查身体

♥ 身体检查。了解精神状态,检查体重、血压、身高、心、肺、肝、脾、甲状腺、乳房等详细情况,记录发育、营养状态的数据,备日后参考。

♥ 产科检查。检查准妈妈的骨盆腔和生殖器官的情况,确定子宫位置、大小与怀孕月份是否相当,有无生殖器炎症、畸形和肿瘤,对以后的孕期状况做出评估。同时,医生还常将检查的结果,包括血压、体重、子宫底的高度、腹围等,绘成一张妊娠图,并把以后的检查结果也记录在图上,制成曲线图,以便更清晰地观察准妈妈和胎宝宝的状况。此外,还筛选高危怀孕,进行高危评分,实现高危专案管理。

### (3)初查的辅助检查

化验血常规(记录血型)、尿常规、乙肝表面抗原、肝功能、梅毒筛查及心电图检查,并为准妈妈预约第一次B超的时间。最后,医生还会给准妈妈一份《准妈妈保健手册》,为准妈妈在该医院建立正式的孕期体检档案,定期记录以后的每次产前检查和各项检查项目的详细情况,以便医生对准妈妈孕期有一个全面的了解。

# 第八章　怀孕第三个月

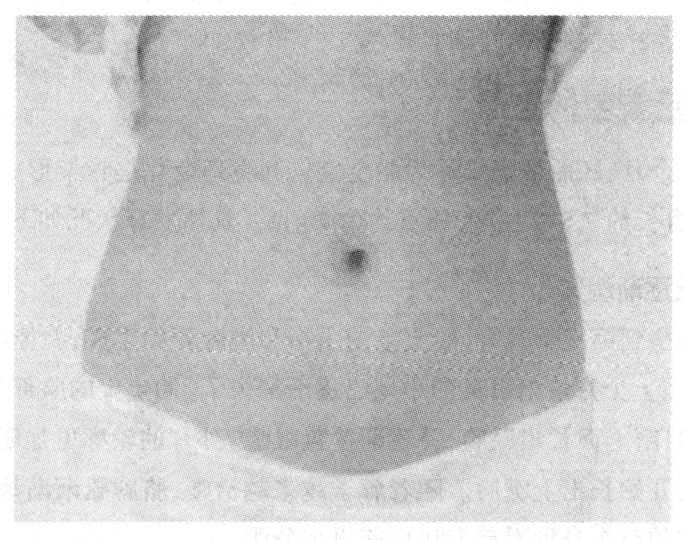

　　从第9周开始,准妈妈进入怀孕第三个月,子宫内的胚胎已发育成为胎宝宝了,胎宝宝所需要的氧气和营养已经不是通过皮肤吸收,而是经由胎盘上的脐带从母体获得。胎宝宝开始能在羊水里活动了。准妈妈也有了更明显的妊娠变化。

# 第一节 生理变化

怀孕第三个月,虽然准妈妈和胎宝宝的变化比较大,但相对来说这个月是比较安全的时期。

## 一、胎宝宝的变化

这个月,胚胎可正式称为胎宝宝。其生理变化是骨架形成,人形毕现,身长约7.5~9厘米,体重约为20克。具体发育状况如下。

### 1. 尾巴逐渐消失

怀孕到第三个月时,胎宝宝的手指和脚趾开始生成,并能够自由地弯曲。上个月清晰可见的小尾巴逐渐消失了。胎宝宝的脸部越来越清晰,眼睛上面长出眼睑,并逐渐覆盖眼睛。外耳的轮廓更加明显,嘴巴上已开始长出上嘴唇。随着脖子越来越清晰,胳膊腿渐渐地变长,胎宝宝的整个身形看起来比以前更加分明。

### 2. 生殖器官开始形成

从怀孕第10周起,胎宝宝的生殖器官才开始形成,可以说胎儿期才真正开始。虽然现在胎宝宝的身躯更加分明了,但还不能测出性别,需等到第12周左右,待尿道形成并有排泄功能时,才能看出胎宝宝的性别。

### 3. 内脏和大脑器官形成

怀孕进入第三个月后,胎宝宝的生长发育速度非常快,身体以每天约1厘米左右的速度增长,身长和体重与前两周相比也增大了许多。特别是细胞的增长加快,使新生的细胞不断地向自己未来的活动区域转移。到了第三个月末时,神经管最终将发育成大脑脊髓,脊柱轮廓也清晰可见。胎宝宝的肝脏、肾、肠、肺、大脑等重要的身体器官开始形成并发挥作用。此时,再看胎宝宝的身体轮廓,头部占全身的一半左右。面部额头突出、拉长,下颚出现,头发也能分辨出来。

### 4. 在羊水中能自由地活动

怀孕进入第三个月时,胎宝宝的触觉和味觉器官开始形成,脑部也基本成形,并开始发挥功效,可以储藏外部对脑的刺激信息。脸部已接近人形,其中眼睑和嘴唇的构造比较完整,鼻子已经隆起。此时,胎宝宝不仅会转动头部,还会改变身体的方向或姿势,出现走路、跳跃和惊吓等动作,且能在羊水中自由地活动。

## 二、准妈妈的变化

这个月是孕吐最严重的时期,除了恶心外,胃部情况也不佳,同时,胸部会出现闷热等症状。由于胎宝宝在不断地成长,子宫逐渐增大,会直接压迫膀胱,造成尿频。腰部也会感到酸痛,总之,准妈妈这个月有许多变化。

### 1. 乳房增大

怀孕到了第三个月时,准妈妈就要换大一点的内衣和宽松的外衣了。因为这个时候准妈妈的身体发生了很大的变化,比较明显的是乳房增大了许多,乳晕与乳头颜色更暗。如果准妈妈用手托起乳房,就有一种沉甸甸的感觉;若用手触摸乳房,感觉发硬、发疼,同时还能摸到一些肿块。

### 2. 孕斑更明显

这一时期,大部分准妈妈的脸部皮肤变得粗糙、干燥而没有光泽,特别是鼻子周围的黄褐斑也更加明显,而且眉毛似乎也变得淡

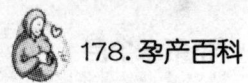

了,眼皮也常有肿胀,总之,整个脸部给人一种"秃眉小眼"的感觉。

### 3. 有眩晕现象

怀孕第三个月时,准妈妈会发现自己蹲坐一段时间后有眩晕感,尤其是上卫生间蹲坐,如果猛然站起来,常会感到头晕目眩,甚至站立不稳,这种现象被称为"体位性缺血",也是孕期准妈妈常见的一种现象。那么为什么会有这样的现象呢?这是由于双脚的血液堆积,再加上子宫对血液的需求量增加,而脑部一时缺乏足够血液所致。另外,有时是因为进餐时间间隔太长,导致血糖下降而引起眩晕,但如果不是因为贫血所致,准妈妈就不必担心。

如果准妈妈感到头昏眼花时,应立即躺下休息,最好让头部平卧并稍微抬高双腿。平时多注意自己的姿势和动作,避免长时间站立、蹲坐。每次蹲坐后再起身时,动作不能太快太猛,一定要缓慢,以免因头晕而摔倒;特别是在洗热水澡时更要小心,以防因眩晕而跌倒在浴室里。

### 4. 腹部、腰背部酸痛

怀孕第三个月,准妈妈能够明显地感觉出下腹部和肋下疼痛,腰背酸痛,双腿麻木、胀疼,全身没劲。这主要是因为随着孕期增加,准妈妈的子宫逐渐增大,导致其感觉有全身不舒服的症状。特别是在怀孕3个月后,子宫逐渐上移,导致支撑子宫的韧带开始收缩,从而出现腰酸背痛现象。以上这些现象都是孕期正常的生理反应,准妈妈不必为此担心。

### 5. 子宫上升到腹部

怀孕进入3个月以后,准妈妈的骨盆腔开始装不下逐渐增大的子宫,子宫开始上移,并从骨盆经过耻骨的上端进入腹腔内。子宫进入腹部之后,对膀胱的挤压与以前相比减轻了很多,所以尿频现象开始减少。但准妈妈的肚子开始逐步隆起。

## 第二节 准妈妈的饮食与保健

怀孕第三个月,由于孕吐反应,准妈妈可以采取灵活进食的方式。但仍然以营养丰富、品种多样、摄取均衡为主要原则。

这个月的保健准妈妈不容忽视,因孕期的种种反应,导致准妈妈情绪低落,因此,准妈妈应尽量调节情绪,保持心情舒畅,丈夫和家人也应多加理解和支持。

### 一、饮食要点

怀孕第三个月,准妈妈的饮食具体要求如下。

#### 1. 吃些富含纤维素的食物

怀孕第三个月时,随着子宫不断增大,直肠受到挤压,加上体内水分缺乏,大便出现干燥、不规律,导致准妈妈出现便秘。准妈妈要想不便秘,就要在饮食上下功夫,针对具体情况制订科学合理的饮食计划。而食物纤维对人体来说是不可或缺的营养素,被证明是便秘的"克星"。具体作用如下。

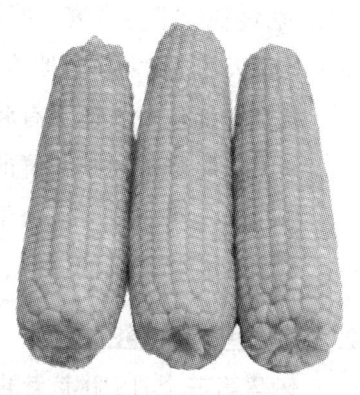

(1) **吸收毒素**

当人体摄入食物纤维后,纤维素在胃肠道中遇水形成致密的网络,吸附有机物、无机物和水分,对维持胃肠道的正常菌群起着重要作用;同时纤维素能够吸收肠内的毒素,减少肠黏膜与毒素接触的机

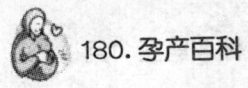

会,从而避免胃肠道受毒素的侵害。

(2) 防治便秘

食物纤维能够刺激口腔,使唾液和胃液的分泌更加旺盛,帮助食物更好地消化。食物纤维既能抑制热量的摄取,又能增加排便量,还可有效地促进和刺激肠的蠕动,使废弃物能够及时排出体外,从而降低毒物质对肠壁的毒害。

此外,食物纤维通过在肠道内吸水,能稀释肠内容物,降低胆汁的浓度,帮助肠道内正常的菌群生长繁殖。更重要的是它能与肠道中的大肠杆菌合成泛酸、尼克酸、核黄素等这些人体不可缺少的生命物质。

很多食物中富含纤维素,人们常见的食物有玉米、糙米、黑米、大豆、燕麦、黄米、荞麦、木耳、海带、茭白、魔芋、红薯、芹菜、苦瓜、胡萝卜、南瓜及水果等。蔬菜纤维比谷物纤维对人体更为有利。在日常饮食中,吃食物纤维应讲究一些科学方法。

♥每天的主食不要以吃大米、白面为主,应多吃玉米、红薯等粗粮。

♥全麦面包对人体更有利。

♥每天每顿都要吃新鲜的蔬菜、水果。

♥每天至少应吃一次海带、紫菜等海藻类食物中的一种。

♥摄取食物纤维的同时,不要忘了多喝水。

## 2. 多吃一些含热量的食物

怀孕第三个月,胎宝宝的生长发育加快,而准妈妈的大脑、自律神经、肺、肝和肾脏,以及消化器官的功能都处于高度运转的状态中,因此准妈妈所需的热量比受孕前增加了很多,在此期间准妈妈应当摄取足够的蛋白质和卡路里。有大量实验结果表明,孕期准妈妈如果缺乏蛋白质,会导致胎宝宝发育迟缓,出生的宝宝体重、身高及肝脏和肾脏的功能均会降低,发生新生儿先天性疾病及畸形的比例高。

### 3. 保持体内水与电解质平衡

孕期准妈妈应多喝水,以保证体内水与电解质的平衡。孕早期,子宫在不断地增大,血液的需求量也随之增加。从怀孕初期开始,到怀孕中期达到最高值50%以上。血液量增加必然引起排汗量的增加,因此,准妈妈需要摄取充足的水分,以满足不断增加的热量和血液量的需求。

准妈妈经常出现恶心、呕吐、厌食等症状,特别是有些准妈妈反应较严重,食欲全无、频繁呕吐,将胃内食物全部吐出,严重者将胆汁等内容物吐出,致使准妈妈体内水、钠、钾等营养素也随之丢失,电解质发生紊乱,如不及时改善和治疗,就会使体内营养环境失衡,导致水与电解质平衡失调,对母婴健康非常不利。

为了保持母体内水与电解质的平衡,准妈妈的饮食应做到以下几点。

♥多喝水,每天最好喝8大杯水,平均每2小时一次,切忌到了口渴才喝水。

♥多吃蔬菜和水果。做到什么时候能吃就吃,什么时候想吃就吃,吐了之后再吃。

♥不偏食、不挑食,做到食物品种丰富、营养均衡。

♥可少食多餐,多吃易消化的食物。

♥吃些带酸味的食品。

### 4. 应避免吃的食物

怀孕后,准妈妈对食物中的细菌、病毒的抵抗能力没有孕前强。从整体上看,准妈妈的抵抗力有所下降,特别需要注意的是孕早期,受病菌感染而造成流产和胎宝宝畸形的概率大,因此,这一时期准妈妈在选择食物和摄入营养时,最好远离下列食物。

### (1) 生鱼片和半生不熟的肉类

准妈妈如果在孕前喜欢吃生鱼片、涮羊肉或烤肉,那么怀孕后就要避开这些美食了,否则继续食用就相当危险。因为这些鱼类和肉类食品没有经过高温加工,食物上存在着大量的细菌和有害物质,准妈妈吃进去之后,有可能生肠道寄生虫或感染病毒,影响胎宝宝发育。半生不熟的肉类,准妈妈也不要吃。

### (2) 不要吃软奶酪、奶皮子、乳制品

奶制品是非常好的营养食品,尤其对准妈妈来说,它的作用不可低估。但并不是所有的奶制品都适合准妈妈吃,像软奶酪、奶皮子、一些乳制品等,它们的杀菌过程是采用低温处理的,有的很可能还存在着没有杀尽的病菌。因此,这样的食品准妈妈最好不要吃。此外,新鲜的牛奶最好加热后再饮用。

### (3) 不新鲜的甲壳类、贝壳类食品

尽管甲壳类和贝壳类食品含锌和其他许多营养素,但同时也存在着大量的细菌,即使通过高温进行杀菌,有时也难以杀干净。如果在短时间内没有尽快吃完,细菌就会再繁殖出来,其繁殖的速度相当惊人。此外,淡水贝壳类食品很容易受到工业和生活污染,准妈妈吃了会很危险。因此,不新鲜的甲壳类、贝壳类食品,准妈妈最好不要吃,特别是对海鲜食品有过敏反应的准妈妈,更应该远离它。

## 5. 饮食中的一些禁忌

怀孕之后,准妈妈的饮食有很多的禁忌。

♥蔬菜和水果如果生吃,必须洗净,以防农药或细菌残留在蔬菜上。另外,不太新鲜的蔬菜、水果不要吃。

♥火腿、香肠等肉类包装的加工食品,开封后应尽快食用,以防细菌入侵,若超过保质期限,千万不要吃。

♥冰箱里的食品必须放在干净密封的容器内保管。生食、熟食要

分开放。

♥ 剩饭如果超过 24 小时后不宜再吃,特别是肉类食品。

♥ 饮料及含糖量过高的饮品都不宜喝。因为饮料和各种果汁都含有大量的糖分、防腐剂、色素、香精等,这些物质对准妈妈及胎宝宝会产生不利的影响,但可用鲜榨果汁或水代替。

## 6. 不要喝不健康的水

准妈妈在孕期应多喝水,少喝饮料。但喝水也有很多讲究,下面这些水准妈妈最好不要喝。

(1) 生水

生水中存留大量对人体有害的细菌、病毒和寄生虫,特别是田地里及河沟里的水,很容易引起急性胃肠炎、病毒性肝炎、伤寒、痢疾及寄生虫感染等疾病。如果喝了受到污染的工厂废水、生活废水、农药残余的水等更易引起疾病。此外,自来水也不要生喝,尽管它已经做了处理,但要通过很长的水管及高层住宅楼的顶水箱,这样也容易产生细菌,对人体的危害也不小,尤其是准妈妈,更应该禁止喝。

(2) 老化水

老化水,又叫"死水",即长时间贮存没换的水。老化水中的有毒物质,会使未成年人细胞新陈代谢明显减慢,影响身体发育;长期饮用这种水还有可能诱发食道癌和胃癌。

(3) 千滚水

千滚水,即长时间煮沸的水或反复煮沸的水。千滚水中的钙、镁等重金属成分和亚硝酸盐的含量高。人常喝这种水会影响胃肠功能,出现腹泻、腹胀等症状。

(4) 蒸锅水

蒸锅水,又叫"下脚水",是指蒸馒头、米饭等的剩锅水,尤其是经

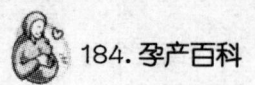

过反复使用的蒸锅水,含有极高的亚硝酸盐。人常喝这种水,会引起亚硝酸盐中毒;此外水垢也会随水进入体内,引起消化、神经、泌尿和造血系统病变,使人容易过早衰老。

(5) 不开的水

现在人们喝的自来水都是经氯化消毒灭菌处理过的。氯处理过程中,可分离出多种有害物质,这些有害物质具有致癌、致畸的作用。当水温达到100℃时,其中的大部分有害物质会随着蒸汽挥发减少,需继续沸腾2~3分钟,才可安全饮用;如达不到100℃,有害物质仍在水中。人长期饮用这种水,将增加患膀胱癌、直肠癌的几率。

(6) 用保温杯沏的茶水

茶叶中含有大量鞣酸、茶碱、芳香油和多种维生素,冲泡茶叶适宜用80℃开水;如果用保温杯冲茶,那么茶叶在高温、恒温的水中浸泡的时间过长,会使茶叶中的营养成分受到破坏,芳香油大量挥发,鞣酸、茶碱被大量浸出,这样大大降低了茶的营养价值,若时间久了,茶水中有害物质不仅会增多,而且也起不到保健的作用。

## 二、保健须知

怀孕第三个月,尽管准妈妈身体会出现各种孕期反应及不适,但日常生活仍需有规律,这对母婴都有好处。

### 1. 稳定情绪

这个月准妈妈应尽量调节好心态,稳定情绪。首先,准妈妈要知道早孕反应并不是异常反应,大多数妇女怀孕后都会遇到。其次,可以采用一些方法转移注意力,以减轻怀孕初期的妊娠反应,像看电影、和朋友一起聊天、逛公园、听优美动听的音乐等都是不错的选择。当出现厌食、烦躁、焦虑等现象时,要马上想到这种现象对胎宝宝非常不利。再次,准妈妈应尽快消除怀孕的心里负担。暂时不要考虑胎宝宝的性别、自己形象的变化及分娩时会遇到的痛苦等。另外，家人不要给准妈妈施加太多的压力，力争做到生男生女都一样高兴的心态。丈夫、亲友、医生应充分地理解和帮助准妈妈，准妈妈也要多和他们沟通交流，这是舒缓情绪、放松心情、减轻压力的好办法。

### 2. 生活要有规律

怀孕第三个月后，准妈妈由于体内激素发生变化，导致孕吐出现的比较频繁，除恶心、乏力疲倦、嗜睡外，胃部也经常出现不适，同时，会感到胸部有闷热现象。但准妈妈千万不能因为身体状况不太好而放任自己，或整天躺在床上昏昏欲睡，不做任何家务，懒得打扮自己，这些行为都是不可取的。正确的做法是从怀孕初期开始，保持有规律的生活起居。这样，不仅有利于身体健康，而且还可以调整情绪，使心情变得好起来。

### 3. 可适当延长睡眠时间

怀孕初期，为了保证受精卵顺利着床和正常发育，准妈妈应保证睡眠时间和质量，多卧床静养。睡眠时间可以比平时多1~2个小时，晚上睡觉最好不要超过10点，早晨在8点以前起床，最好中午午睡一会儿，但午睡时间不宜过长，约1小时左右为好。

### 4. 适当做些家务

这一时期，由于早孕反应，准妈妈身体有些不适，但也不要以此为理由慵懒，不爱活动，这样对身体不利。准妈妈可适当做些家务，一方面可以活动筋骨，另一方面也是身心的一种自我调节，不仅可以转移注意力，缓解心理压力，还把家里打扫得干干净净、整整齐齐，自己的心情自然就会好起来。

### 5. 保持个人卫生

怀孕期间，因为出汗及阴道分泌物的增多，准妈妈易于疲劳。所

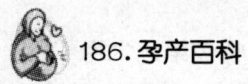

以要比孕前更讲究个人卫生,夏季最好每天都洗澡,冬季每周应不少于2次,即使不洗澡时也要保证每天擦洗2次。另外平时应勤换内衣裤,把自己清洗得干干净净、清清爽爽,这样,好心情也会随之而来。

### 6. 避免电磁波辐射

人们在日常生活中使用的各种家用电器,办公用的电子设备以及用于检查的X射线等都是常见的辐射源,都会产生电磁波。人体长期在这些强辐射源下生活和工作,可引起失眠、嗜睡、头痛、头晕、记忆力减退、急躁、乏力和脱发等不良反应。严重的甚至会引起性功能减退、内分泌失调等。

准妈妈对电磁辐射更敏感,国内外大量的动物试验和调查表明,电磁辐射对人体的危害是多方面的,特别是胎宝宝更容易受其伤害。具体地说,1~3个月为胚胎各种器官形成期,长期受到强电磁辐射可能造成肢体缺损或畸形及流产;4~5月为胎宝宝形成期,电磁辐射可能引起智力损坏,甚至造成痴呆;6~10个月为胎宝宝成长期,其主要后果则是免疫功能低下,出生后体质弱,抵抗力差。下面是对准妈妈会造成影响的常见辐射源。

(1) 微波炉

微波炉辐射是目前家用电器中对人体危害最大的。它会产生强大的电磁波,准妈妈长期接受微波炉辐射,可引起胎宝宝先天性白内障,妨碍胎宝宝的大脑发育,使其长大后智力低下。

(2) 手机

手机是目前常用的通讯工具,其辐射远远超过电脑带来的辐射。特别是手机在接通时产生的辐射最强,是通话时产生辐射的20倍左右。由于手机在接听时,常贴近头部,这样对准妈妈和胎宝宝的影响就更大,如果准妈妈长时间接听手机,容易导致胎宝宝智力低下。

（3）电视机

电视机产生的电磁波与终端显示器产生的电磁波类似。准妈妈长时间看电视也会导致流产、死胎、畸形。此外，准妈妈长时间看电视还易使妊娠不良反应增多，如头晕、乏力、食欲不振、心情烦躁、焦虑不安、情绪紧张等。

（4）电脑

电脑在开机和工作时，其周围会产生电磁辐射，尤其是无线上网和刚开机时辐射最强。电脑屏幕亮度越大，电磁辐射越强，反之则越小；电脑屏幕的背面辐射最强，其次是左右两侧。孕早期准妈妈长时间使用电脑对胚胎的发育很不利，易导致流产、胎宝宝畸形和智力低下等症状。另外，准妈妈长时间坐在电脑前，腹部不能舒展，不仅影响胎宝宝健康的发育，还会影响准妈妈的心血管、神经系统等功能。

（5）电吹风

电吹风的辐射强度是电脑和电视的10倍左右，由于电吹风使用时，离头部距离很近，所以辐射带来的危害也就更大。电吹风在开启和关闭时辐射最强，而且电吹风的功率越大，电磁波的辐射就越强。准妈妈长期吹电吹风，容易使胎宝宝智力低下。

（6）电热毯

准妈妈不宜使用电热毯保暖。电热毯通电后，人体和电热毯之间存在着电容，并且会有部分电流通过，这些电流会产生一定剂量电磁波，电磁波会影响细胞分裂，危害胎宝宝的大脑发育。准妈妈长时间使用电热毯，除了会导致流产外，还易导致胎宝宝中枢神经系统畸形。

虽然生活中的辐射会影响准妈妈和胎宝宝的健康，但也不必对

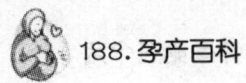

家用电器感到恐惧。采用下列方法可以减少和避免辐射。

♥合理使用电器,选择功率小的电器,不要将电器放在准妈妈卧室。

♥选择防辐射服。在购买防辐射服时,要看清楚产品说明书上的防护频率范围,选择适合自己的。

♥使用微波炉做饭时,应在打开后马上离开,尤其不要站在微波炉的正面。食品加热或者解冻后不要立即拿出来,至少要等5分钟以后取出,这样比较安全。

♥操作电脑时,室内要保持通风,光线适度,最好用液晶显示器,距离显示屏应在30厘米以上,开机时先避开。一天操作电脑不要超过4小时,并且要穿上防辐射服,至少1小时后就要远离电脑休息一会儿。

♥看电视时要距离电视3米以上,一次看电视不要超过3小时,关机后远离电视,拔掉插头。

♥多补充含维生素A、维生素C和蛋白质类食物。如胡萝卜、西红柿、红枣、橘子、牛奶、鸡蛋、海带、瘦肉等,增强机体的抵抗力。

♥尽量使用家里的座机电话,少用手机。手机刚接通瞬间不要接,一次接电话时间不要超过10分钟,最好用耳机来接听。

♥最好不要使用电热毯。

## 7. 忌去公共浴池洗澡

准妈妈最好不要去公共浴池洗澡。因为公共浴池人多,空气混浊,高温潮湿,而准妈妈因怀孕对疾病的抵抗力较差,很容易感染病菌。此外,公共浴池安全设施简陋,容易发生摔伤、淹水等危险。怀孕初期,准妈妈也绝对不能进入桑拿房、蒸汽房等高温区域。因为高温会对胎宝宝身体的生长产生不利的影响,还会导致准妈妈贫血,甚至会导致胎宝宝畸形、流产。

## 8. 选择适合的床品

怀孕后,准妈妈的身体会发生很大的变化,对睡眠用品要求更讲究,尽管现在是怀孕早期,很多变化还不明显,但肯定的是从前不科学的习惯应该改变,从前不适合的床品应该换掉。

(1) 不睡席梦思软床,改睡硬床

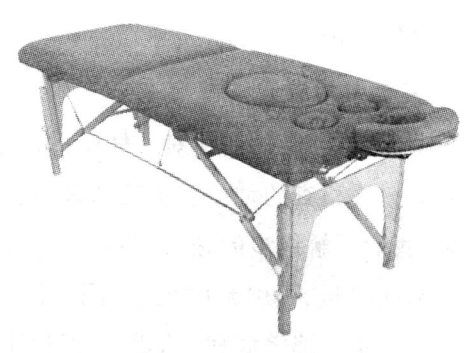

席梦思软床会影响准妈妈的身体和睡眠质量。首先易致脊柱的位置失常。准妈妈的脊柱较正常人腰部前曲更大,睡软床后,会对腰椎产生严重影响。仰卧时,其脊柱呈弧形,使已经前曲的腰椎小关节摩擦增加;侧卧时,脊柱也向侧面弯曲,长期下去,脊柱的位置会发生变化,增加腰肌的负担,不利于生理功能的发挥,可引起腰痛。其次软床会使准妈妈深陷床中,不易翻身,加重疲劳感。随着孕期的增加,准妈妈将更适合左侧卧姿势,但是,软床使准妈妈沉睡时总保持一个姿势,压迫脏器。因此,选择易于翻身活动的床,最好是硬床;木板床因为过硬,缺乏缓冲力,最好在上面铺9厘米左右厚的棉垫。夏天,准妈妈还可以睡棕棚床。棕棚床透气好,利于散热,但下面也要铺上一层薄棉垫。

(2) 枕头不要过高

枕头应以10厘米左右高为宜。枕头过高容易落枕,而且会影响对大脑的供血。同样,枕头过低或不用枕头也不利于准妈妈健康,枕头过低会影响呼吸,侧卧时也会造成落枕。此外,准妈妈选择枕头也要软硬适度。

(3) 被子以全棉为佳

准妈妈选择被子宜选全棉布面,内包优质棉花絮。被套和床单也

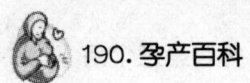

是纯棉的,不宜选化纤混纺织品,因为化纤布容易刺激皮肤,且不利于吸汗。被子的颜色、花色的选择可根据准妈妈的喜好,但最好是浅色、柔和、淡雅的。

(4)夏季最好使用蚊帐

准妈妈应躲避蚊虫叮咬,在夏季最好使用蚊帐,以防感染蚊虫所传播的细菌。

## 9. 不要做放射线检查

众所周知,放射线对人体会造成不同程度的损害和影响,国家对做放射线检查的种类、次数和量都有较严格的规定。放射线有很多种,我们了解最多的是 X 射线。准妈妈不能接受 X 射线,如果接受 X 放射线过量,可引起胎宝宝畸形、新生儿能力低下、造血系统障碍和神经系统缺陷等病症。所以,准妈妈生病不要像普通人一样做放射线检查,尤其不要做透视。如果一定要做透视的话,可在做之前和操作透视的医生说明自己的怀孕情况,以便控制剂量。

## 10. 远离烟酒

怀孕 3 个月,特别是 8 周以内是胎宝宝致畸敏感期。此时胎宝宝的器官正处于生长期,易受到外界致畸因素的影响。吸烟的危害不容置疑,吸烟不仅对吸烟者自身有害,且被动吸烟者危险性更大,特别是对还在妈妈腹中的胎宝宝来说危害更大,易引起胎宝宝缺氧,可致胎盘早期剥离、准妈妈妊娠高血压综合征和子痫等,威胁母婴生命。

吸烟者比不吸烟者自然流产和早产的几率要高, 新生儿体重偏低,智商不高,甚至可致畸形。作为准妈妈,首先自己不要吸烟,同时也要劝准爸爸不要吸烟,至少在家中禁止吸烟,给腹中的宝宝提供一个安全的生活环境。

酒精是公认的致畸杀手。准妈妈饮酒后,乙醇就会随着血液进入胎盘,引起胎盘血管痉挛,胎宝宝缺氧,从而影响胎宝宝的生长发育,导致

# 第八章 怀孕第三个月

畸形或出生低体重,甚至会导致流产、死胎、死产。酒精还会损伤胎宝宝脑细胞,致不同程度的智力低下,主要表现为小头、小眼裂、塌鼻梁、上颌骨发育不全等头面部异常和指趾短小、先天性心脏病、甚至脑瘫等病症。此外,具有酒瘾的双亲生下来的宝宝发生精神异常的机会最大。所以,为了不生出畸形和智力有障碍的宝宝,准妈妈准爸爸一定要忌酒。

## 11. 避免空调直吹

炎炎夏日,酷热难耐,准妈妈怕热,喜欢直接对着空调吹,这样做是很危险的。吹空调很容易着凉,如果准妈妈长时间呆在有空调的屋子里,就会感到皮肤发紧;如果让风直接吹到身上,特别是腹部感到凉块时,子宫就很容易收缩,有引起流产的危险。因此,准妈妈不要让空调风直接吹到身上。在空调温度较低的商场、美容室呆的时间最好不要超过2个小时;在写字楼上班的准妈妈需要多加注意,因为写字楼冷气开得很大,应避免冷气风口,有必要的话多穿衣服,或拿衣物挡住腹部。此外,如果开空调的话,注意温度不要设置太低,一般保持在24℃~28℃之间最好。还要记得每天开窗通风,呼吸新鲜的空气。

## 12. 预防泌尿道感染

怀孕期间是女性一个特殊的生理阶段,这个阶段比较容易患上尿路感染。如果准妈妈排尿时发现有刺痛感、小腹疼痛或小便带血,那有可能是患上了泌尿道感染。发生尿路感染的主要原因是,在神经体液作用的影响下,输尿管会加长加粗,又因受孕激素的影响,管壁的平滑肌松弛,蠕动减少。尤其是怀孕后期,扩大的子宫压迫输尿管,使尿流不畅。另外,分娩时如果膀胱受伤,也容易诱发此症。

预防泌尿道感染的关键在于,准妈妈应注意日常生活中的卫生细节。

### (1)勤清洗

注意保持外阴部的清洁,勤洗澡,每天睡前、便后用温水清洗下

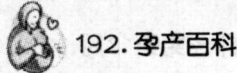

身。每天换洗内裤。清洗顺序应先洗外生殖器,后洗肛门,避免交叉感染。夫妻双方的毛巾、水盆、脚布应分开放,洗脚与洗外阴的毛巾也应分开使用。

### (2) 节制性生活

频繁或不洁的性生活会导致尿路感染。特别是曾有尿路感染病史的准妈妈,孕早期和孕晚期最好避免性生活。若有性生活,之前男女双方都应先洗澡,或者用温水清洗下身。事后女方应排尿,减少感染的机会。

### (3) 不憋尿

过度憋尿会造成尿液浓缩而刺激膀胱黏膜,导致发病。

### (4) 科学饮食,多喝水

多喝水能增强利尿作用和肾脏的免疫功能,通过尿液冲洗尿道,有利于细菌和毒素的排出。怀孕期间,每天最好多喝白开水;加强营养,多吃新鲜水果,少吃葱、韭菜、蒜、辣椒、生姜等辛辣刺激性食物,以免对尿路的刺激。

### (5) 注意睡眠姿势

怀孕最好取左侧卧位,既可解除子宫对输尿管的压迫,又利于尿液通畅。

### (6) 及时就诊

如果尿频、尿急加重,并有尿道口刺痛或小腹疼痛等症状,一定要去医院诊治,切勿拖延以待自愈。急性症一般在一周内应卧床休息。平时要注意劳逸结合,过度劳累或病后休息不好,都会导致感染复发和转变为慢性病。

### (7) 定期检查

准妈妈要定期去医院进行尿常规检查,即使未出现尿路感染症状,也应配合医生每半月或最多一个月检查一次,以便及时发现尿液异常，及时获得治疗。

### 13. 防治溶血症

溶血症是指母婴血型不合，溶血症是新生宝宝健康的一大杀手。轻者发生黄疸、贫血；重者可致死胎，有的遗留"核黄疸"，使脑神经受到损害，出现抽风、智力障碍。溶血症宝宝有以下临床表现。

(1)贫血

患儿均有轻重不等的贫血现象，严重者可引起心力衰竭，全身浮肿。

(2)肝脾肿大

轻症宝宝肝脾无明显增大，重症宝宝水肿时有明显肝脾增大的现象。

(3)神经症状

宝宝出现嗜睡、拒奶、四肢松软，继而抽搐，表现为两眼凝视、四肢阵阵发硬、僵直等症状。

(4)发热

溶血症患儿常伴有发热症状。

要想防治溶血症，准妈妈应从受孕后做定期连续检查血液，测定血清中抗体的滴定度。如抗人体球蛋白试验滴定度升高，则应尽早结束怀孕。除此之外，对可能发生新生儿溶血症的准妈妈，可采用中西医结合治疗的方法，以提高胎宝宝的生存能力，延长其在子宫内的寿命，防止早产或流产。

### 14. 防治感冒

感冒对于普通人来说算不上大问题，不需特别治疗，过了不多长时间就会好。但是对于准妈妈来说，感冒是一件很难受又很麻烦的事，我们都知道准妈妈在孕期应慎用药，如果服用药物不慎，就会致

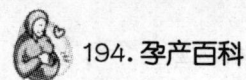

使孕早期胚胎发育畸形。民间主张准妈妈感冒最好用食疗法,下面就为准妈妈介绍几种食疗小偏方。

(1) 萝卜、白菜类

♥萝卜白菜汤。用白菜心250克,白萝卜60克,加水煎好后,放红糖10~20克,吃菜喝汤。

♥白菜根汤。白菜根3个,洗净切片,加大葱根7个,一起熬汤,加白糖趁热服。

♥萝卜汤。白萝卜150克切片,加水900毫升,煎至600毫升,加白糖5克,趁热喝1杯,半小时后再喝1杯。

♥米醋萝卜。萝卜250克,米醋适量,萝卜洗净切片,用醋泡1小时,当菜下饭。

(2) 生姜类

♥橘皮姜片茶。橘皮、生姜各10克,加水煎,饮用时加红糖10~20克。

♥姜蒜茶。大蒜、生姜各15克,切片加水一碗,煎至半碗,饮时加红糖10~20克。

♥姜糖饮。生姜片15克,3厘米长的葱白3段,加水50克,煮沸,喝时加适量红糖。

注意,这几种姜茶均需趁热服用,然后盖被,出微汗,最好能够睡上一觉,有助于降低体温,减轻头痛。

总之,无论采取何种方法,其关键均在于多喝水、多排尿。这样,经过新陈代谢所产生的废物就可以及时排出体外,使身体经常处于一种"干净"的状态,有助于抵抗感冒病毒的侵袭。

## 15. 对怀上双胞胎有心理准备

怀孕第三个月时,通过B超、多普勒胎心仪,可以确认准妈妈是否怀上了双胞胎,甚至多胞胎。因此,准妈妈和准爸爸要有心理准备,如果怀上了也不要惊讶。下面我们为准爸爸和准妈妈介绍一下关于双胞胎的知识。

双胞胎分异卵双胎和同卵双胎两种。异卵双胎就是妇女每月排卵时，因某种原因同时排出两个卵子并一同受精，就产生了两个不同的受精卵。这两个受精卵各有自己的胎盘，相互间没有什么联系。异卵性双胞胎是遗传所致，主要随母系遗传，而同卵性双胞胎则不是遗传造成的，而是随机发生的，与家族史无关。

同卵双胎就是一个精子与一个卵子相结合而产生的一个受精卵，之后受精卵分裂，形成两个胚胎。同卵双胎因出自同一个受精卵，接受的染色体和基因物质也相同，因此同卵双胎性别相同，尤其是新生儿就像一个模子里出来的，有时甚至连自己的父母都分辨不出来。他们不仅外形相似，而且在血型、智力、甚至某些生理特征上都非常相同，比如我们常见的连体婴儿就是这种同卵双胎，使他（她）们连体的原因是由于当初受精卵没有完全分裂，导致了某些部位相连。

双胎怀孕一般受家族遗传影响，随母系遗传。经研究发现，如果准妈妈本人是双胎之一，那么她生双胎的几率为 1/58；若准妈妈的父亲或母亲是双胎，她生双胎的几率也很高。怀双胎的准妈妈，其早孕反应较大，也更辛苦。下面是双胎怀孕的一些影响，准妈妈可以简单地了解一下。

(1) 双胎对怀孕的影响

♥ 双胎怀孕更容易发生妊娠高血压综合征。

♥ 怀孕后期因子宫大，羊水多，加上邻近器官受压迫，容易发生心脏变位，呼吸困难，出现严重的浮肿和下肢静脉曲张。

♥ 怀双胎的准妈妈血容量增加比单胎多，因要孕育两个胎宝宝，对铁质需求更多，若铁质不足会导致准妈妈贫血。

♥ 怀双胎准妈妈的胎盘比较大，有时可以扩展到子宫下段及宫

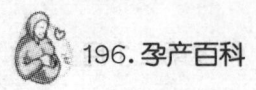

颈内口,形成前置胎盘,引起产前出血。

♥由于子宫过度膨大,双胎怀孕常不能维持到足月,容易发生早产和胎膜早破现象。

(2)双胎对分娩的影响

♥易发生子宫收缩不良、子宫乏力性出血现象。

♥常合并胎位异常。双胎怀孕的胎位多为纵产式,即以两个头位或一头一臀为常见,偶尔也可见一个或两个胎宝宝为横位者。在分娩中有可能发生胎头交错,不利于分开。

♥易发生低置胎盘,或脐带及小部分肢体脱垂现象。

♥双胎分娩时,在第一个胎宝宝娩出后,有时容易出现胎盘早期剥离,使第二个胎宝宝受到严重的影响。

但不管怎样,已确诊怀了双胎的准妈妈,要注意多摄取含有丰富铁和优质蛋白质的食物,防止患贫血症。还要注意保持心情平静,睡眠充足,避免过度疲劳,限制盐分的摄入,这样可以防止妊娠高血压综合征的发生,预防胎膜早破早产。

## 16. 适合这个月的运动

怀孕第三个月时,胎盘尚未或没有完全形成,很容易受到外部的刺激而导致流产,比如登山、骑自行车、游泳、过度疲劳、肚子受到强烈的冲击、性行为等等,都可能引起流产。

因此,这一时期的运动仍以谨慎为原则。最佳的运动方式是散步。散步不仅可以帮助准妈妈呼吸到室外的新鲜空气,调节自己的情绪,更重要的是能够提高神经系统和心、肺的功能,促进身体的新陈代谢。此外,节奏相对稳定的步行,能加强腿部、腹壁、胸部及心肌运动,使血液循环加快,对腹内胎宝宝的发育非常有利。

散步需注意以下两点:一是选好散步地点。如果条件允许,最好选择绿色植物较多、尘土少和噪声较低的公园、河边、小路边等地点。

197. 第八章 怀孕第三个月

这些地方空气清新,氧气含量高,是散步的最佳场所。如果没有以上场所,可找一些车辆相对较少的街道散步。二是要选好散步的时间。早上一般在日出之后,因为日出前空气中的有害物质较多;晚上一般在7点以后,此时路上车辆相对较少。另外,要避开车辆高峰期,因为处在车辆高峰期的空气污浊、污染严重,无论是对准妈妈,还是对胎宝宝都不利。

## 第三节 怀孕第三个月的胎教与定期检查

怀孕第三个月时,准妈妈仍然有比较强烈的生理反应,经常出现烦躁、易怒、易激动、怨天尤人等情绪。而此时既是胎教的开始阶段,又是胚胎大脑及各器官分化的关键时期,准妈妈的任何一种情绪,都可能通过内分泌的改变影响胎宝宝的发育。

怀孕初期和中期准妈妈千万不要忽视定期检查,应该每个月进行一次定期检查,防止在妊娠过程中母婴可能出现的一些问题。

### 一、胎教的内容

在怀孕早期准妈妈的心情不愉快,可能会通过母子沟通的方式影响胚胎。因此,这一时期的胎教重点是,准妈妈要保持健康而愉快的心情。

#### 1. 饮食胎教

饮食胎教的原则是,准妈妈的饮食既要营养丰富,又要容易吸收。这个原则从我国古代一直延续到现在。古代医书中要求准妈妈忌食肥甘厚味、生冷、辛辣、滑利之品,其观点受到人们普遍认可。此外,古代医家们多主张准妈妈的饮食最好在保证营养的前提下, 以清淡为主。同时,还要针对准妈妈的特殊情况,制订特殊的进食计划,可采用少食多餐的办法,就是饿了要及时吃,但注意一次不要吃得过饱,否则胃气受到损伤,妨碍营养正常吸收,影响胎宝宝正常发育。

## 2. 品行情绪胎教

我国早在古代就已重视胎教,古时人们就已经懂得母亲的良好行为对后代的影响。《妇人良方·总论》说:"妊娠,三月名始胎,当此之时,血不流行,形象始化,未有定仪,因感而变。欲子端正庄严,常口谈正言,身行正事;欲子美好,宜佩白玉;欲子贤能,宜看诗书。是谓外象而内感者也。"其大意是说胎宝宝在第三个月时还没有完全定型,会受到外界的影响而发生变化,如果父母希望孩子形体长得端正,禀性严谨,则必须谈正当的言论,做正常合理的事情;若想子女形体与性格美好,则宜佩戴玉饰品;若想子女贤惠聪敏,则宜多读诗书。这些都是借外物的形象,使胎宝宝在母体内受到感应而向美好的方向发展变化。

所以,要求准妈妈在怀胎时就应该居住在清净的环境里,清心养性、循规蹈矩、改变不良饮食习惯,性生活有所节制,品行端正,调养性情,给胎宝宝以良好的影响,这样生下来的孩子会健康长寿,品行良好、忠孝仁义而又聪慧。

由此可见,胎教不仅在于准妈妈的身体和生活等方面对胎宝宝所产生的影响,还在于准妈妈精神状态和胎宝宝健康发育之间的微妙关系。因此,准妈妈一定要注意精神修养,保持乐观向上的情绪,通过信息遗传作用,使胎宝宝获得良好的先天心理素质,还要克服各种邪念、杂念,以及不良的心理状态,培养高尚的理想情操,以促进宝宝的身心健康。

## 3. 户外散步胎教

对于怀孕3个月的准妈妈来说,户外散步既是一项非常有益的健身运动,同时也是一项有益的胎教。这是因为散步不仅能促使准妈妈及胎宝宝很好地吸收钙,促进胎宝宝的骨骼发育,防止准妈妈发生骨质软化症,还能帮助胎宝宝形成良好个性。准妈妈看到户外秀丽的风景,其情绪和身体感觉很舒畅,对胎宝宝的情绪有积极的影响,有利于胎宝宝形成良好的性格。散步还能促进胎宝宝的大脑发育。这一时期正是胎宝宝大脑发育的关键时期,准妈妈轻微舒缓的散步运动会使羊水摇动,从而刺激胎宝宝全身的皮肤,就好像在给胎宝宝做按摩,这些都对胎宝宝的大脑发育有很多好处,宝宝出生后会更聪明。散步的另一个好处是为顺利分娩创造良好条件。经常做散步运动,可增强准妈妈全身肌肉的力量和弹性,使分娩能够顺利进行,减少危险性。

### 4. 夫妻恩爱

医学专家马斯·瓦格纳曾说:"多年来医学忘记了爱情是疾病防治中的一个重要因素,这是非常不对的。"近年来爱情医学又逐渐受到了重视。真挚的爱情,夫妻感情融洽,家庭和睦,是胎教的重要的因素。

夫妻之间情深意切,有助于怀上健康的宝宝,为孕育打下良好的基础。在孕期,夫妻恩爱,丈夫对妻子加倍疼爱,饮食上细心照顾,家庭气氛温馨,丈夫勤快,体贴妻子;妻子贤淑、温柔,生活有规律,有节制,整个孕期妻子心情愉快,这一切可以说都是在进行胎教。胎教,并不是教胎宝宝学习,对尚无思考能力的胎宝宝来说,受到保护、家庭温馨、和睦气氛的熏陶才是基础的胎教。

### 5. 抚摸胎教

抚摸胎教是准父母与胎宝宝之间最早的触觉交流。在怀孕3个月时,胎宝宝就有了触觉,这一时期,通过抚摸准妈妈的腹部,使腹中的胎宝宝感觉到父母的存在并做出反应。每个孩子都喜欢父母的爱抚,胎宝宝也不例外。抚摸胎教可以锻炼胎宝宝皮肤的触觉,并通过触觉神经感受体外的刺激,从而促进胎宝宝大脑细胞的发育,加快胎宝宝的智力发展。

抚摸胎教还能激发胎宝宝活动的积极性,促进运动神经的发育。经常受到抚摸的胎宝宝,对外界环境的反应比较机敏,出生后翻身、抓握、爬行、坐立、行走等大运动发育都能明显提前。

在准妈妈或准爸爸进行抚摸胎教的过程中,胎宝宝能感受到父母的关爱,常被抚摸的胎宝宝出生后与爸爸妈妈感情特别深,对外能与人为善、知书达理。抚摸胎教还能使准妈妈身心放松、精神愉快,也加深了一家人的感情。

这一时期抚摸胎教实行的是来回抚摸法。具体做法是,准妈妈在腹部完全放松的情况下,用手从上至下、从左至右,来回抚摸。注意抚摸时动作宜轻,时间不宜过长。

## 二、定期检查的内容

怀孕进入第三个月,定期检查的内容主要包括以下几个方面:

### 1. 超声波检查

怀孕第三个月时,做 B 超检查可以看见胎宝宝的心脏跳动,胎宝宝的身长,并能推算出预产期,这些检查结果,可作为日后判断胎宝宝大小的一个标准。

### 2. 血液检查

这一时期的血液检查项目包括:血型检查,主要是判断准妈妈是否为 Rh 阴性血型。血红蛋白(贫血)检查,可以判断准妈妈是否贫血。

### 3. 小便检查

这个时期检查小便,主要是了解准妈妈尿液中有无蛋白、糖及尿的比重等,以便更准确地判断准妈妈是否患上妊娠合并症及其他方面的疾病。正常情况下，上述指标均为阴性。如果蛋白呈阳性，说明有患妊娠高血压综合征、肾脏疾病的可能；如果糖或酮体呈阳性，提示有可能患妊娠糖尿病；如果发现有红细胞和白细胞，则说明有可能患尿路感染。总之，无论出现哪种情况都需要进行认真深入的检查。

### 4. 风疹病毒检查

在怀孕前，如果准妈妈没有注射过风疹疫苗，那么这个月必须做风疹病毒检查，以便判断是否具有风疹免疫力，以及最近是否得过风疹，以防生下患先天性残疾的宝宝。

### 5. 宫颈癌检查

在上个月如果准妈妈没有做宫颈癌检查，那么这个月就一定要做，以便早期发现病变。

# 第九章　怀孕第四个月

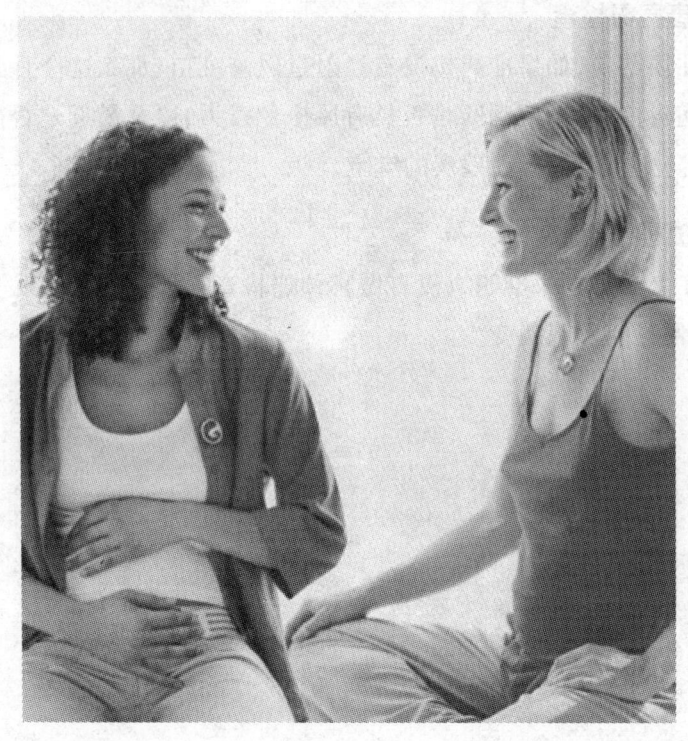

　　怀孕第四个月,大部分准妈妈已经基本度过了妊娠反应期和流产高发期,进入了比较安全和稳定的孕育期;胎宝宝的生长和发育正在快速进行,人的外形已完全具备。准妈妈的情绪逐渐开始平稳,食欲大增,体重开始增加,进入了孕育的黄金时期。

# 第一节　生理变化

怀孕到了第四个月,胎宝宝已经完全具备人的外形了。可辨认男女性别,皮肤开始长出胎毛,骨骼和肌肉日渐发达,手、足能稍微活动,在羊水里,就像太空里的宇航员一样,轻飘飘地来回转动。准妈妈的子宫大小像小孩的头,由外表能看出"大肚子"的情形。虽然孕吐及压迫感等不舒服症状消失,但仍须小心。因为此时是胎盘形成的重要时期,最好保持身心的平静,以免动了胎气。准妈妈在这个相对安定的时期,应多学习一些有关怀孕、分娩的各项知识。

## 一、胎宝宝的变化

怀孕进入第四个月,胎宝宝的生长和发育正在加速进行,具体变化如下。

### 1. 身体有了感知

妊娠进入第四个月后,胎宝宝的身体组织及各个器官基本形成,大脑发育也日趋成熟,对声音和触摸有了感应,如果准爸爸和准妈妈隔着腹部触摸胎宝宝,胎宝宝就会条件反射地伸胳膊、伸腿,四处蠕动。

### 2. 脸部完全形成

这一时期,胎宝宝的眼睛、鼻子都找到了自己的位置,尽管眼睑还是覆盖着眼睛,但眼睛已经发育生成,也就是说胎宝宝脸部的五官已经完全形成。

### 3. 能辨认性别

怀孕进入4个月后,胎宝宝是男还是女,已经能清晰地辨认,即

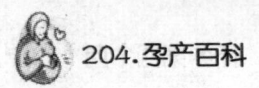

性别形成。男孩长出了前列腺,女孩的卵巢从腹部进入骨盆。

### 4. 出现打嗝

这一时期,胎宝宝对光很敏感,而且出现了呼吸的征兆——打嗝。胎宝宝的头、躯干、腿将身体分为三部分。身体的肌肉骨骼更加结实,长出皮下脂肪,通过超声波可以清晰地看到,胎宝宝对外界刺激表现出快乐、不安、焦急等各种反应。

## 二、准妈妈的变化

这个月准妈妈的身体变化主要表现在下列几个方面。

### 1. 出现妊娠纹

怀孕到了第四个月,就开始进入孕中期了。这时,在准妈妈的腹部、大腿内侧、臀部的皮肤上出现了粉红色或紫红色的不规则纵向妊娠纹,这是由于腹部皮肤急剧扩张,皮下弹性纤维断裂造成的。在刚刚进入4个月时,妊娠纹还不明显,但随着腹部的逐渐增大,到第六个月后,妊娠纹会越来越明显。产后,虽然断裂的弹性纤维逐渐得以修复,但难以恢复到孕前的状态,而表现为原先皮肤上的裂纹渐渐褪色,最后变成银白色。

妊娠纹属正常的生理现象,它的表现程度因人而异,有的准妈妈一点儿也没有,而有的却很明显。一般来说,如果准妈妈的体重突然增加就容易出现妊娠纹。需要注意的是,准妈妈不能为了消除妊娠纹而胡乱涂抹软膏或者化妆品。因为化妆品的有些成分会透过皮肤进入体内,对胎宝宝产生不利的影响,更不能用力按摩腹部,这样有可能造成子宫收缩,引发流产。

### 2. 孕吐症状消失

怀孕进入第四个月时,准妈妈开始进入怀孕的"黄金时期",即孕中期。此时,随着孕吐症状的消失,准妈妈胃口大开,食欲增强,可以吃自己想吃的许多食物。但需要提醒的是应科学合理地饮食,既要注意摄取营养,又要防止肥胖。

### 3. 乳房里已经有了初乳

这一时期,尽管距离分娩还有很长一段时间,但是准妈妈的乳房已经很发达,致使胸围变大;乳房表皮的正下方出现静脉曲张,能够摸到肿块,偶尔还会感到疼痛;乳头和乳晕的颜色逐渐变深;乳房的重量也增加了,乳腺也开始发达,乳头会分泌出灰白色的乳汁,这就是宝贵的初乳,所以,在这个时期准妈妈更要注意乳房卫生,分泌乳汁时可在胸罩里面垫一层薄薄的纱布,平时常用温水轻轻地清洗乳头,并轻轻地提拉几下,把凹进去的乳头拉出来,以便胎宝宝出生后吸奶。

### 4. 出现第一次胎动

第一次胎动通常出现在怀孕第16~20周之间,有些准妈妈能感觉到胎动,但也有个别的胎宝宝第一次胎动会晚一点,出现在第五个月。由于第一次胎动不太明显,大部分准妈妈尚未觉察到,只有以前经历过生产或者敏感的人才能感觉到第一次胎动,因此准妈妈应仔细感受,不要着急。尽管第一次胎动很轻微,但准妈妈通常会很激动,第一次真真切切地感觉到了自己腹中的宝宝,感受到了一个真实的生命。

### 5. 腹部隆起

这一时期准妈妈由于胃口好、吃得多,体重增加很快,尤其腹部、臀部相继变粗,肚子也明显地变大了,开始像个真正的准妈妈了。

### 6. 易患牙龈炎症

这一时期,准妈妈可能会出现牙龈炎症,但是不要着急。牙龈炎是常见的口腔疾病,一般表现为牙龈浮肿、脆软,牙齿之间的龈

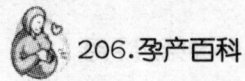

乳头更明显,呈紫红色突起,轻轻一碰,就会出血。发生这一症状的原因是怀孕期雌激素增加,准妈妈免疫力降低,牙龈组织的抵抗力降低及唾液分泌减少,牙菌斑菌落生态改变,促使牙龈毛细血管扩张、弯曲、弹性减弱,以致血流淤滞及血管壁渗透性增加造成的。准妈妈如果患了此症,除了注意口腔卫生以外,可到医院就诊,尽快消除病症。

### 7. 视力略有下降

这个月有些准妈妈会发现眼睛不太舒服,看起来好像没有睁开的样子,且视力也有略微下降的趋势,这可能与眼部充血积水,或激素分泌异常,导致视网膜增厚有关。这属于正常妊娠现象,这种状况可能会持续一段时间。一般来说,到产后 6~8 个月,准妈妈的眼睛会恢复到产前的状态。但需注意的是,如果出现视物模糊、有重影的现象,就应该及时就医。

## 第二节 准妈妈的饮食与保健

怀孕进入第四个月,无论是准妈妈还是胎宝宝都需要更多的营养,因此,准妈妈要多摄取营养丰富的食物,尤其是妊娠反应比较严重的准妈妈,其身体的营养流失太多,更要多吃,以满足日益生长的胎宝宝需求。由于此时孕吐反应已基本消失,准妈妈的情绪已基本趋于稳定,心情变得舒畅,尽管腹部较明显地隆起,但行动上没有什么不方便,准妈妈的日常生活应该比较轻松。

### 一、饮食要点

这一时期,准妈妈的饮食要点以多摄取含有蛋白质、植物性脂肪、钙、铁、维生素等营养丰富的食物为主。

## 1. 食物均衡，营养丰富

怀孕进入第四个月，准妈妈开始食欲大增，很久没吃的美味佳肴现在终于可以吃了。胎宝宝由于进入了高速生长的时期，也需要大量的饮食营养。因此，准妈妈现在要多摄取如肉类、鱼类、蛋类、奶类及各种新鲜的蔬菜、水果等营养丰富的食物。但需要注意的是，准妈妈在大饱口福的同时，还要把握饮食营养的均衡。

准妈妈的营养补充不足对自身和胎宝宝都有危害，但营养素过多也会造成许多恶果。维生素A过多会妨碍胎宝宝骨骼正常的发育；维生素D摄入过多也可能是特发性婴儿高血钙症的主要原因。有研究表明，大量服用维生素C也可导致新生儿坏血病。而脂肪摄入过多，不仅妨碍准妈妈正常的消化功能，还可造成准妈妈过于肥胖和巨胎而难产。

此外，准妈妈一定要切记，一种营养素不能代替另一种营养素，各种营养素之间失去平衡，可能妨碍机体对它们的吸收利用。例如，一种氨基酸缺乏，势必会妨碍其他氨基酸的利用以及蛋白质的合成；而某种氨基酸过多，也可引起氨基酸失衡，对胎宝宝的生长有不良影响。所以，合理摄取营养的重要方法就是平衡膳食。自己喜欢吃的毫无节制地大吃，不喜欢吃的就少吃或不吃，长此以往就会造成饮食的不均衡，导致某些营养素的缺乏，这对准妈妈及胎宝宝都是不利的。

## 2. 谨防肥胖

怀孕第四个月，令人反感的早孕反应已经消失，随着胎宝宝的生长发育，准妈妈食欲的增强，准妈妈的体重也在快速地增加。虽然准妈妈应当加大营养的摄取量，但也不能不加控制，随意放任。如果准

妈妈的体重不加以控制,任其发展就会导致肥胖。准妈妈肥胖的主要危险有:

**(1) 发生多种疾病**

肥胖型的准妈妈比体重正常的准妈妈患妊娠并发症的几率明显增高。如妊娠高血压综合征、妊娠糖尿病、静脉炎、肾炎等。

**(2) 发生难产的几率高**

肥胖的准妈妈,胎宝宝大多也比较大。婴儿体重越大,难产几率越大。另外,身体脂肪多,组织弹性会减弱,分娩时容易造成宫缩乏力。

**(3) 围产期胎宝宝死亡率高**

准妈妈体重较孕前增加超过 13 公斤时,围产期胎宝宝死亡率比普通准妈妈高 2~5 倍。

**(4) 易生缺陷儿**

肥胖可能导致身体新陈代谢异常,从而使新生儿神经管缺陷的危险增加。

据专家测算,准妈妈在孕期的增重以 10~13 公斤为宜,理想的体重是增加 10.7 公斤。在此范围内增重,胎宝宝出生时体重可在 2500~3400 克,符合标准要求。

## 3. 不要贪吃火锅与冷饮

怀孕第四个月,准妈妈胃口大开,会想吃久违的美食,比如涮火锅。火锅虽味美,隐患却不小,尤其不适合准妈妈吃。因为大多数的牛、羊体内有可能寄生着肉眼看不见的弓形虫,而吃火锅讲究的就是鲜嫩,涮久了肉会老,肉片放到汤中稍稍一烫即进食。这种短暂的加热杀不死寄生在肉片细胞内的弓形虫虫卵,准妈妈吃进去后幼虫可进入体内,穿过肠壁随血液扩散至全身,这对母婴健康极为不利。因此,准妈妈不要贪吃火锅。

准妈妈最好不要吃冷饮。准妈妈的鼻、咽、气管等呼吸道黏膜往往充血并伴有水肿,如果大量贪食冷饮,充血的血管突然收缩,血液减少,可致局部抵抗力降低,使潜伏在咽喉、气管、鼻腔、口腔里的细菌与病毒乘虚而入,引起嗓子痛哑、咳嗽、头痛等症状。此外,准妈妈的胃肠对冷的刺激非常敏感。多吃冷饮可使胃肠血管突然收缩,胃液分泌减少,消化功能降低,从而引起食欲不振、消化不良、腹泻,甚至引起

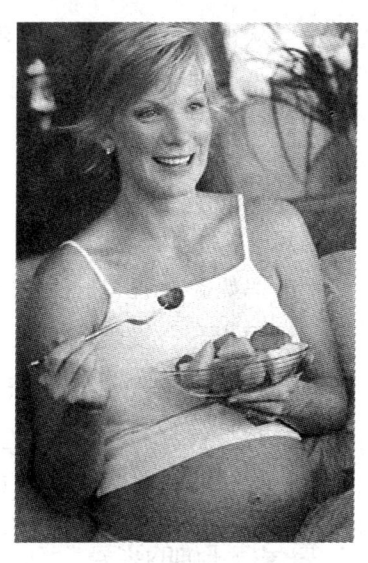

胃部痉挛,出现剧烈腹痛现象。研究发现,胎宝宝对冷的刺激也极敏感,当准妈妈喝冷饮时,胎宝宝会在子宫内躁动不安,胎动变得频繁。所以,为了胎宝宝健康,准妈妈应该节制一下,不要贪嘴。

## 二、保健须知

怀孕到了第四个月后,尽管腹部已经明显地隆起,但还没有发展到行动不便的地步。因此,准妈妈的日常工作和生活不会受太大的影响。这一时期准妈妈的日常保健工作主要有以下几项。

### 1. 保持好个人卫生

**(1) 身体卫生**

这个月由于新陈代谢速度加快,准妈妈的身体容易出汗,阴道分泌物增多,容易感染病菌,因此要勤洗澡,勤换内裤。

**(2) 头发卫生**

在整个孕期,准妈妈的头发也是一个打理的重点。凌乱、无型的

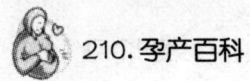

头发会从视觉上给人以精神萎靡的感觉,所以,从本月开始准妈妈最好请理发师设计一个既美观又易梳理的发型,除了让人看起来精神外,自己的心情也会变得舒畅、愉悦。此外,头发也要勤洗,蓬松而亮洁的黑发看上去才健康。

(3)口腔卫生

准妈妈要重视口腔卫生保健。孕期定期做口腔检查,接受口腔医生的全面指导,发现牙病及时治疗。日常生活中要做到每餐饭后漱口,早晚刷牙,避免食物残渣在口内发酵。有恶心、呕吐症状的准妈妈,更应注意清除口内的酸性物质,可常用2%小苏打水漱口,抑制口腔细菌的生长繁殖。用软毛刷刷牙,刷牙时不要过分用力。

## 2. 要保持正确的姿势

怀孕进入第四个月,准妈妈的腹部增大,重心转移,受孕激素影响,关节韧带松弛。所以应保持正确的姿势。这样,不但利于缓解准妈妈的身体不适,更有利于胎宝宝的生长发育。

(1)站姿

站立时双脚放松,保持正确的姿势。两腿平行,双脚分开,重心落在脚心。但站立时间不要太长。

(2)走姿

这一时期,由于重心前移,大部分准妈妈会不自觉地身体向后倾,走路时昂首、挺胸,这样容易导致腰酸腿疼。正确的走姿是自然抬头挺胸,下腭微低,后背直起,臀部绷紧,身体不向后倾,走路速度放缓,不可急匆匆小跑式走路。

(3)坐姿

此时最佳的坐姿是轻轻坐下,慢慢往座位里靠,保持后背正直,髋关节和膝关节成直角,大腿保持与地面水平。切记不可突然用力坐下,也不要坐得时间过长,以8~10分钟为宜,特别是仍然坚持工作的准妈妈,更不能因工作太忙而忘记活动。

(4) **卧姿**

前3个月因胎宝宝比较小,准妈妈可以仰卧。但是到了第四个月及后期,应采取侧卧位休息或睡眠,最好采取左侧卧位。

(5) **取物姿势**

准妈妈需要弯腰取地面物品时,应先屈膝后落腰,蹲好后再取物,慢慢起来。若到高处取物,最好让别人代劳,以防摔倒。

### 3. 缓解腰痛和背痛的方法

这一时期,随着怀孕月份的增加,胎宝宝也逐渐长大,准妈妈的子宫位置开始上移,腹部逐渐突出,身体的重心逐渐向前移。为了保持身体的平衡,在站立和行走时,准妈妈会自然而然地采用双腿分开、上身后仰的姿势。这就使腹部肌肉支撑的力量下降,而背部及腰部的肌肉长期处于紧张的状态,导致准妈妈的腰、背痛得越来越厉害,尤其是当长时间保持同一种姿势,或者以不固定的姿势劳动时,腰、背牵扯更加疼痛。

为了使疼痛能够得到缓解,最好的方式就是卧床休息,采取左侧卧方式,另外,可以通过按摩缓解。睡觉前,准爸爸帮助准妈妈按摩腰部和背部,可采用按、揉、摩、抹等方法,但不宜用推扳、牵拽、踩跷、拍打等手法,尤其不要对腰骶部强烈刺激。按摩动作一定要轻柔,以免造成早产。每次按摩时间以20分钟为宜。一般在临产前3个月最好停止按摩。

### 4. 怎样预防妊娠纹

怀孕第四个月,准妈妈腹部开始长出细微的妊娠纹了。一般情况下,随着怀孕月数的增加,妊娠纹会更加明显,尤其是到了孕晚期,妊娠纹会更多,颜色更深。尽管妊娠纹形成后一生都不会消失,给爱美

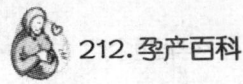

的女性今后的生活带来烦恼,但可以采用下列方法,预防或减轻恼人的妊娠纹。

(1)远离甜食和油炸品

在孕期要避免摄取过多的甜食及油炸食品,应摄取均衡的营养,尤其是维生素C,可改善皮肤的肤质,帮助皮肤增加弹性,减少妊娠纹的形成。

(2)控制体重的增长

每个月的体重增加不宜超过2公斤,整个孕期应控制在10~13公斤。

(3)进行适当地锻炼

可进行如走路、俯仰、左右旋转腰部等轻度运动,增加皮肤对牵拉的抗力。对局部皮肤使用祛纹油进行适当地按摩,可促进局部血液循环,增加皮下弹力纤维的弹性。

(4)油脂按摩法

使用油脂按摩法可以在一定程度上避免妊娠纹。该方法在准妈妈沐浴后使用更佳。这项工作最好由准爸爸协助完成。最好从怀孕早期到产后3个月,准爸爸每天早晚帮助妻子在腹部、髋部、大腿根和乳房涂抹抗妊娠纹的护肤品,同时用手轻轻地进行圆形按摩,长期坚持,可减轻妊娠纹。

## 5. 服装应宽松舒适

(1)外衣

怀孕第四个月,准妈妈开始穿上了孕妇装。在很多人印象中,准妈妈是臃肿的,着装上无所谓好看不好看。这种想法是不对的。人生短暂,女人每一天都有权让自己漂漂亮亮,心情愉悦,更何况挺着大肚子做准妈妈又是女人难得的人生体验。所以,准妈妈不要顾忌太多,尽管选择舒适、适合而漂亮的衣服。

无论在哪个季节、哪种天气里,准妈妈的服装都应以舒适、大方、美观为原则。要注意衣服的面料、尺码大小、式样等,准妈妈应当选择质地柔软、透气性强、易吸汗的面料,尤其是贴身衣服。

这一时期准妈妈的体态变得臃肿起来,因此不要选择瘦小、紧致或弹性强的衣服,这样会使乳房受到束缚,影响乳腺的发育,进而影响产后哺乳。另外孕期服装的一个原则就是便利,上衣最好能开前襟,上下身分开的衣服要易于穿脱。去医院检查时,最好穿宽大的裙装,便于医生检查。因生理和心理的变化,准妈妈易脸色憔悴、多斑,情绪不稳定,所以在色彩上可选择健康、明亮、柔和的暖色系,以衬托肤色。

(2)裤子

适合准妈妈穿的裤子有数种,各有优势,各有特点,可根据自己的喜好来选择。

①有伸缩性的裤子

这种裤子的裤腰是前高后低,能把腹部包住,起到一种很好的保护作用。而且具有很好的伸缩性,腰围的带子可长可短,可按需调节裤腰的大小,充分考虑到了准妈妈的生理特点。选择这样的一条裤子能从孕早期穿到分娩,利用率高。

②背带裤

很多准妈妈从这个月开始喜欢穿背带裤,一是因为背带裤没有裤腰,腹部不感觉到勒,穿着舒适。二是背带裤样式和色彩选择较多,比较美观。年轻的准妈妈穿着不但没有体态臃肿的感觉,还有一种运动感,别有风韵。但也有个缺点,就是准妈妈去洗手间时麻烦一点。

③覆盖式裤子

这种裤子的裤腰覆盖肚脐以上部分,配置高弹性伸缩蕾丝腰围,松紧可根据孕期不同阶段的体形作调整,具有很好的保暖效果,准妈妈的腹部及胃部不致着凉,而且穿脱方便。

④内裤

内裤的选择关系着腹中宝宝的成长,准妈妈应该穿比较宽松的内裤,可选择上口较低的迷你内裤,这种内裤不会束缚腹部,上口较高的大内裤也是上佳选择。选择的内裤要有一定的弹性,以适应不断变大的腹部,但要注意材质,纯棉内裤对准妈妈最适合。切忌穿具有收腹功效的紧身内裤和勒紧大腿根而影响通风透气的内裤。

(3)袜子

准妈妈一定要注意脚的保护。因为随着胎宝宝逐渐长大,腿和脚的血液回流速度会越来越慢,以致出现腿脚肿胀的现象。选择一双弹力袜,有消除疲劳、防止脚踝肿胀和静脉曲张的作用。如果季节适宜,穿孕妇裙时,应选购合适的弹力长筒袜,以保护腿部暖和。

## 6. 注意腰腿保暖

怀孕4个月后,虽说流产的可能性已经很小,但准妈妈也不能掉以轻心,多注意腰腿的保暖,一方面可以保护胎宝宝,另一方面可以防止产后落下毛病。

冬季寒冷,建议准妈妈穿孕妇专用羊毛裤或毛裤袜来保暖。这种裤子舒适、柔软,保暖性好,防止准妈妈腰、腹、腿受到风寒侵袭。孕妇专用羊毛裤针对准妈妈不同时期体形的变化特殊剪裁,腰部加高加宽,有调节扣,可收缩大小,裆下加宽,加上毛线针织面料本身的可伸缩性,可以完整包裹肚子,感觉不紧绷。而羊毛裤袜顺着腿部线条延展服贴,除了保暖功能外,还有修饰的效果,很多裤袜颜色丰富,可满足爱美的准妈妈秋冬穿裙子搭配的需求。当然,非常寒冷的天气,即使穿上羊毛裤袜,也不建议准妈妈穿裙子。此外,要注意上身保暖,上衣要保暖御寒,但也不是将厚重的衣物一件件往身上堆,反而会造成行动不便。总之,准妈妈冬季的衣物以轻、保暖、可接触皮肤、合身为原则,不要选择过紧的或高弹性的衣服。

## 7. 选择安全又舒适的鞋子

这一时期,准妈妈的身体日渐沉重,这就要求准妈妈选择的鞋子应该松软,以安全舒适为主。最好是羊皮鞋或布鞋,脚背要与鞋子紧密结合,鞋后跟要宽大,高度在2厘米左右,鞋底带有防滑纹,这样稳定性就强,避免摔跤。鞋子的宽窄、大小要合适,要轻便。一般怀孕后脚会比以前胖一点,所以选的鞋子要比孕前宽一点。另外还要考虑脚底的弓形部位,随着身体的变化,脚心受力加重,易形成扁平足,因此,应该想办法保持脚底的弓形,如把棉花团垫在脚心部位作支撑,可有效地避免扁平足的发生。

## 8. 性生活要适度

怀孕进入4个月时,胎盘发育基本完成,流产的危险性也相应降低,早孕反应也消失了,性器官分泌物开始增多,准妈妈的心情开始变得愉悦,对性生活有了迫切的需求。经研究证实,孕中期适度地过性生活,既可使准妈妈的身心达到最佳状态,又有利于腹中的宝宝成长发育,可以说是一次成功的胎教。

这个时期夫妻过性生活不宜过频,要有节制,一般每周进行1次比较适宜。要注意性生活的体位与时间,避免造成对胎宝宝的影响。如果性生活次数过多,用力过大,有可能引起胎膜、脐带早破和脱落,会造成胎宝宝死亡;即使胎膜不破,没有发生流产,也可能使子宫腔感染。严重感染可使胎宝宝死亡,轻度感染也会影响胎宝宝的智力发育。

另外,性生活前要排尽尿液、清洁外阴和男性外生殖器,选择不压迫准妈妈腹部的性交姿势。动作要轻柔,不粗暴,插入不宜过深,频率不宜太快,不要频繁变换体位,每次性交时间最好不超过10分钟,不要刺激准妈妈的乳头。在性交后准妈妈应立即排尿并清洗外阴,以防引起上行性泌尿系统感染和宫腔内感染。

## 9. 切不可滥用泻药

这个时期准妈妈容易患上便秘。治疗便秘要特别小心,不能自作主张购买泻药通便,因为使用泻药不当或持续使用泻剂均可导致流产。

为了预防便秘,准妈妈除了参加适度劳动及运动外,还应做到以下几点:

（1）多吃膳食纤维,三餐饮食正常

这一时期准妈妈应多吃含纤维素多的食物,如糙米、麦芽、全麦面包、大豆、燕麦、荞麦、木耳、海带、茭白、红薯、芹菜、苦瓜、胡萝卜、南瓜及水果等。此外,要保证三餐饮食正常,尤其是早餐一定要吃,避免空腹。下面介绍几种防治便秘的粥,供准妈妈参考:

♥胡桃粥。胡桃仁4个,粳米100克。将胡桃仁捣烂同粳米一起煮成粥。主要适于体虚、肠燥的准妈妈便秘患者食用。

♥芝麻粥。取黑芝麻适量,淘洗干净,晒干后炒热研碎,每次取30克,同粳米100克一起煮粥。主要适于身体虚弱、头晕耳鸣的准妈妈便秘患者食用。

♥酥蜜粥。酥油30克、蜂蜜50克、粳米100克。将粳米加水煮沸,然后兑入酥油和蜂蜜一起煮成稠粥。主要适于阴虚、劳损等的准妈妈便秘患者食用。

（2）多补充水分

准妈妈体内水分如补充不足,便秘就会加重,所以,准妈妈每天至少喝1000毫升水。如果水分不足,粪便就无法形成,粪便太少,就无法刺激直肠产生收缩,也就没有便意产生。因此,补充水分是减轻便秘的重要方法。

**(3) 切忌忍着不排便**

准妈妈一有便意就应去厕所排便,切忌忍着不排便。如果粪便在体内积存久了,不但造成排便困难,也会影响食欲。建议有便秘症状的准妈妈每天多喝凉开水或牛奶刺激大肠蠕动,或是早晨起床后马上喝一杯凉开水或牛奶,这都是帮助排便的好方法。最好早餐过后排便,排便时忌阅读书报,应养成专心排便的好习惯。

**(4) 保证睡眠充足,活动适量**

多活动可增强胃肠蠕动,有效地改善便秘症状。同时,睡眠充足、保持心情愉快也有助于减轻便秘症状。

## 10. 适合这个月的运动

怀孕4个月正是运动的极好时机,比如在天气好的时候到户外散步、做妊娠操或简单的体操等。事实证明,怀孕中期准妈妈进行适当运动有诸多好处。可以调节神经系统的功能,增强心肺活力,促进血液循环,有助消化和睡眠,有利于胎宝宝生长发育。

**(1) 散步**

每天上午、傍晚在公园或是清洁僻静的街道各散步一次,散步时丈夫最好陪伴在身边。

**(2) 瑜伽**

瑜伽有益于改善睡眠,使人树立积极健康的生活态度。瑜伽还可以帮助人们进行自我调节,保持身心和谐健康。孕期练习瑜伽,可增强体质和肌肉张力,增强身体的平衡感,提高整个肌肉

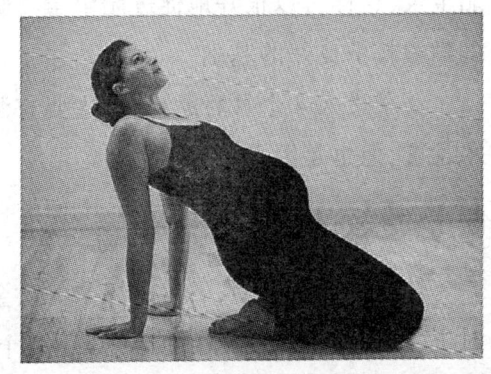

组织的柔韧度和灵活度。同时可加速血液循环,并能够很好地控制呼吸。另外,练习瑜伽还可以起到按摩内部器官的作用。因此建议准妈妈从怀孕第四个月开始进行锻炼。适合准妈妈练习的瑜伽运动有很多种,准妈妈可根据自己的喜好有选择地练习。但在做瑜伽运动时,心率不能过快。在运动中,如果准妈妈出现晕眩、恶心或疲劳等现象,应立即停止;如发生腹痛或阴道出血等情况,要及时上医院检查。

在练习瑜伽时准妈妈着装宜宽松舒适,鞋要合脚轻便;注意保暖,以免着凉;及时补充水分,防止虚脱;最好选择空气相对流通的环境,这对母体和胎儿的身心健康均有好处。需要注意的是,因个人情况不同,准妈妈最好在咨询产科医生后,再进行适当的运动。

# 第三节 怀孕第四个月的胎教与定期检查

这一时期,胎宝宝已经具备了对外界的感知能力,会听、会记忆,可以说此时对胎宝宝实施胎教最合适,但此时的胎教并不仅仅是给胎宝宝听音乐。准妈妈应有目的地对胎宝宝说话,经常隔着肚皮抚摸胎宝宝,这样可以很好地促进胎宝宝感觉神经及大脑的发育,为后天的学习打下良好的基础。

怀孕进入4个月后的检查,主要有测量宫底高度、血清检查和羊水检查,但也是因人而异。

## 一、胎教的内容

怀孕进入孕中期,不仅是怀孕的黄金时期,也是实施胎教的最好时机,本月具体胎教内容主要有以下几个方面。

## 1. 语言胎教

怀孕进入第四个月时,胎宝宝具有了一定的听力,而且出现了第一次胎动,这是小生命向妈妈骄傲地证实自己的存在,在这一刻准妈妈也自然而然地升起一股母爱之情,渴望与胎宝宝交流。尽管语言胎教在怀孕7个月后实行更有效,但早一点与自己的宝宝说话也未尝不可。

有专家说,对胎宝宝进行语言胎教,能生下心灵充实的婴儿。的确,父母与胎宝宝说话,与胎宝宝心意相通,既可以消除他(她)的不安,又能对胎宝宝各方面能力进行训练。一般来说,经过语言对话胎教的胎宝宝,具有情绪稳定、爱笑、善与人沟通而且记性好的特点。

语言胎教要求准妈妈和准爸爸都能参与,父母与胎宝宝对话交流时,要把胎宝宝当作一个大孩子,要发自内心与其说话,应充分体现关心和爱抚。语速应放缓,告诉胎宝宝眼前的事物,描述美丽的自然风光;和他(她)每天礼貌地打招呼,问候他(她);给他(她)讲为他(她)准备了什么样的衣服、鞋子和玩具等;给他(她)讲故事、童谣;向他(她)介绍所有的家人;陪他(她)聊聊心事,说说自己工作上的事,说说对未来生活的憧憬。胎宝宝静静地聆听,会感到安全、温馨。注意:语言胎教应避免脏话、粗话。

## 2. 音乐胎教

怀孕4个月正是进行音乐胎教的最佳时期。胎教音乐通过优美的旋律与声波的和谐振动,刺激准妈妈的听觉神经器官,使准妈妈心情愉悦,可引起大脑细胞的兴奋,促使母体大脑分泌出一些良性激素,使准妈妈的身体保持极佳状态;另外通过音乐胎教,能够培养胎宝宝敏感的听觉能力,形成宝宝对外界环境美的感觉,从而促进胎宝宝的生长发育。

在实施音乐胎教时,可让胎宝宝接触不同艺术风格的乐曲及不同的演奏形式,在使准妈妈心情愉悦的同时,让胎宝宝在音乐的海洋中汲取营养,培养艺术潜能。在曲目选择上应灵活,以优美、悦耳、抒情的简单音节为宜,声音过大或强烈的音乐应避免。准妈妈每次做家务时,随口哼唱儿歌,也是比较好的胎教音乐。在听音乐时,准妈妈身体应完全放松,心领神会,将自己融入其中,这样,除了能从中感受到精神愉悦,还能让胎宝宝感受到音乐节奏,感受音乐的氛围。

### 3. 触压运动胎教法

怀孕4个月以后,在抚摸的基础上可以进行轻轻地触压拍打练习。具体方法是:准妈妈平卧或半仰姿势,放松腹部,呼吸均匀,面带微笑。先用手在腹部从上至下、从左至右来回抚摸,然后再用一个手指反复轻压胎宝宝,轻轻地做一些按压和拍打的动作,给胎宝宝触觉刺激,但要随时注意胎宝宝的反应。刚开始时,胎宝宝不会做出反应,过一会儿后,胎宝宝会轻轻蠕动做出反应,这种情况可以继续抚摸,一直持续几分钟再停止,或改为语言、音乐刺激,一边触压,一边温柔地和胎宝宝说话,或放胎教音乐。每天做1~2次。开始时每次5分钟,等胎宝宝做出反应后,每次5~10分钟。在按压拍打胎宝宝时,动作一定要轻柔。注意,如果胎宝宝对触压刺激不高兴,就有可能用力挣扎或者蹬腿,这时应马上停止触压。

## 二、定期检查的内容

怀孕到了第四个月,定期检查的内容主要包括下列几项。

### 1. 测量子宫底高度

子宫底高度是指从耻骨联合上缘到下腹部的隆起处之间的距离,据此可以判断出准妈妈子宫的大小。测量子宫底,一般从怀孕第四个月开始,每次产检时都要测量。

## 2. 血清检查

血清检查主要是筛查胎宝宝是否畸形，其准确率达到60%以上。该项检查一般在怀孕16~18周进行。方法是采集准妈妈的血液来检查。

## 3. 羊水检查

如果血液检查发现异常就要进行羊水检查。羊水检查是在怀孕15~20周时实施的检查，羊水检查是检查染色体疾病比较有效的方法，其准确率高达99%。

# 第十章 怀孕第五个月

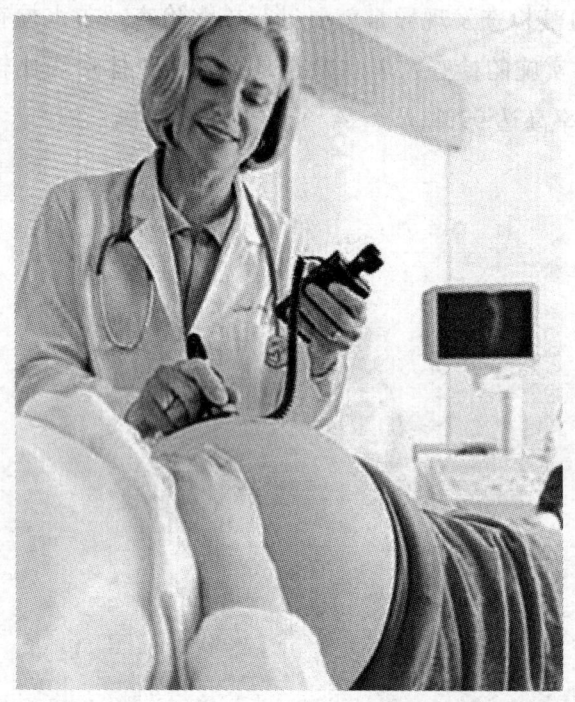

怀孕进入第五个月后,胎宝宝活动更加明显和频繁,准妈妈和准爸爸会惊讶地看到,隆起的腹部有时会像海浪一样起起伏伏的,一会儿这里鼓起,一会儿那里凹进。准妈妈虽然还有一些正常的孕期反应,但由于前期的呕吐现象已经基本消失了,整个人感觉轻松了很多,心情也渐渐地好转起来。

# 第一节 生理变化

怀孕第五个月，准妈妈除了肚子大起来，胸部也越来越大，开始分泌乳汁，这就是所谓的"初乳"，不过量只有一点点，像是分泌物的感觉。这一时期胎动愈来愈强烈，胎宝宝已长出头发，会吮吸拇指，身体各部分的器官逐渐成长。胎宝宝身长约 25 厘米，重约 224~500 克。

## 一、胎宝宝的变化

这一时期，胎宝宝的生长速度较快，变化比较明显。具体表现在以下几点。

### 1. 开始长出脂肪

怀孕进入 5 个月，胎宝宝的皮肤不再是透明的，而是呈现不透明的红色，开始长出褐色的皮下脂肪。皮下脂肪的生成，使胎宝宝的体温调节和新陈代谢功能逐渐增强。尽管现在脂肪很少，但会不断地生长，直到出生时，脂肪量将占体重的 70% 左右。

### 2. 在羊水中玩耍

胎宝宝通过胎盘吸收必需的氧气，在羊水中通过吞吐羊水来呼吸。这一时期胎宝宝在羊水里自得其乐，玩得很活跃，一会儿伸伸胳膊腿，一会儿又摇摇头。胎宝宝最喜欢的"玩具"就是脐带，用小手抓一抓，拧一拧。胎宝宝游戏的时候，准妈妈可以感受到肚子这里鼓一下，那边又凸起一块。

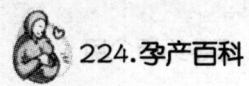

### 3. 听觉进一步完善

怀孕进入第五个月,胎宝宝的听觉器官又有了进一步完善,最熟悉的声音就是准妈妈的心脏有规律的跳动声,还有胃肠消化食物的声音。除了来自准妈妈的声音外,在一定程度上胎宝宝还对来自外界的声音有所感知,比如听到优美动人的音乐时,会表现得很安静,而当外界突然传来刺耳的声音及噪音时,他(她)也会蠕动、躁动不安。

### 4. 心脏跳动更加活跃

这一时期在准妈妈的腹部用一般的听诊器能听到胎心了。胎心一般是120~160次/分,有时还要快些,总之,胎心跳动还不太规律。为了判断胎宝宝的心脏是否正常,准妈妈有必要进行超声波检查。此外,胎动更加明显,有的是早晨动得频繁,有的是晚上动得频繁,因人而异。此时准妈妈子宫里的空间相对比较大,胎宝宝可以在里边自由地活动,变换姿势。因此,准妈妈能明显地感觉到胎动的力量。

### 5. 大脑得到快速发育

胎宝宝的大脑和脊椎是从第4周开始发育的,到了第五个月,大脑得到最大程度的发育,可以记住更多来自外界的信息。随着胎宝宝肌肉和骨骼的进一步发育,连接肌肉和大脑的运动神经迅速发达,胎宝宝可以按照自己的意志运动、游戏。

### 6. 触觉和味觉更加完善

这一时期胎宝宝的触觉和味觉发育更加完善,可以分辨出甜味和苦味。

### 7. 身体五官发育完善

怀孕进入第五个月末时,胎宝宝的身体比例基本匀称,医生可以分辨出头、背、肩、臀等各部的位置。头发、眉毛、睫毛、指甲已经生出。五官变得更加细致,表情也变得极为丰富,如出现皱皱眉头,转动眼球,或者嘬嘬手指等动作。头发变得很多且粗硬。尽管眼睑还覆盖在眼球上,但是视网膜已能感觉到光线的存在。

### 8. 皮肤分泌胎脂

胎脂就是奶油状的白色脂肪,胎脂一般在准妈妈怀孕进入5个月时,通过胎宝宝皮肤表面的皮脂腺开始分泌。它的主要作用是保护羊水里面的胎宝宝的皮肤,分娩时充当润滑剂,帮助胎宝宝顺利从产道娩出。

## 二、准妈妈的变化

怀孕进入5个月时,准妈妈身体的变化主要表现是,妊娠反应已经完全消失,食欲依然不减,尽管腹部已经隆起了,但对自身行动没有多大影响,身心正处于一个相对稳定的阶段。

### 1. 心脏负担加重

怀孕5个月,由于食欲旺盛,准妈妈身体开始大量堆积脂肪,胸围与臀围变得粗大。而不断增大的子宫推挤胃部,压迫肠道,吃了东西也不容易消化,胸口常常感觉发闷,呼吸变得困难。这一时期,准妈妈的血液需求量比以前增加了很多,致使心脏的供血量也增加,因此,准妈妈心脏的负荷逐渐加重。

### 2. 胎动明显

怀孕第五个月,大多数准妈妈明显地感觉到胎宝宝活动比上个月增强,也有少数准妈妈才感觉到第一次胎动。无论是4个月感觉到胎动,还是这个月感觉到胎动都属于正常。此时准妈妈需要做的是将每次胎动的时间记下来,并摸索规律,在定期检查时告诉医生。一方面医生可以根据胎动判断胎宝宝的健康状况,另一方面还可以根据初次胎动的时间,推算出预产期。

### 3. 有的准妈妈可能生痔疮

怀孕5个月左右,有些准妈妈会受到痔疮的困扰,由于不断增大的子宫对肠道的压迫,血液回流受阻肠道静脉会曲张,严重时会凸出到肛门外面,常伴着便秘,便秘又加重痔疮,导致肛门部位又痒又痛,排便时还会出血。如果准妈妈出现这样的情况,可采取用冰袋敷发痒的部位,保持肛门部位的清洁卫生;多喝水以缓解便秘;此外,不要长时间坐着,要进行适当的运动,促进血液流通。严重者可向医生咨询或到医院进行治疗。

### 4. 分泌物比以前增多

这一时期,准妈妈的阴道分泌物比以前明显增多,呈白色或微黄,这是由于进入怀孕中期后,准妈妈全身各器官的血液需求量增加,尤其是流向阴道周围的血液量增加的缘故。这属于正常的生理现象,准妈妈不要过度担心。但要注意,如果发现分泌物的气味较重,颜色呈绿色又黏稠的话,有可能是阴道受到感染了,要及时到医院检查。平时要保持外阴清洁,尽量穿棉质内裤,以减少对皮肤的刺激。此外,换洗的内裤,最好每次用开水进行消毒。

### 5. 乳头颜色变深并有乳汁分泌

这一时期,准妈妈的乳腺进一步发达,乳房增大了很多,伴有胀痛感,乳头的颜色加深,表面的静脉明显。如果此时挤按乳头,会有淡黄色的分泌物出来,即"初乳",这表示身体开始为母乳喂养做准备了。

### 6. 子宫变大

到了怀孕5个月末,准妈妈的子宫平均以每周1厘米左右的速度迅速增长,这表明准妈妈的子宫变大了,其大小如成人的头,子宫底的高度不断上升,致使肚子向外鼓胀,准妈妈孕前苗条的曲线消失了。

227.第十章 怀孕第五个月

# 第二节 准妈妈的饮食与保健

从怀孕第五个月起,准妈妈的基础代谢率增加,每天所需的营养也比平时多。由于皮下脂肪的堆积,准妈妈看起来胖了很多。这一时期准妈妈应严格控制体重的增长,因为超标的体重会给自己及胎宝宝带来风险和隐患。

这一时期准妈妈保健主要以按摩乳房为主,按摩的力度以不感觉疼痛为宜。研究表明,产前可以进行适度的乳房按摩,这样可促进血液循环,分娩后排乳顺畅。

## 一、饮食要点

这一时期的饮食要点是少吃脂肪含量高的食物,控制体重增长,多吃一些新鲜的蔬菜和水果。具体做法如下。

### 1. 吃些富含钙的食物

怀孕第五个月正是胎宝宝的骨骼日渐强健的时期,因此,准妈妈要注意钙的摄取量,多吃些富含钙质的食物。牛奶含钙丰富,每天坚持早晚一杯,或喝孕妇奶粉,品质良好的孕妇奶粉含有准妈妈和胎宝宝必需的各种营养成分,如钙、维生素及各种必需的微量元素等。其他含钙丰富的食品有蔬菜中的白菜、黄花菜、油

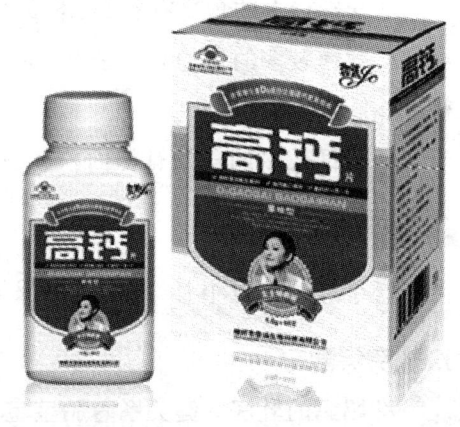

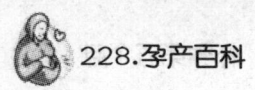

菜、木耳菜等。另外，豆类、鱼类的钙含量也不少，但钙的吸收率非常低，只有20%左右。摄取钙质的同时最好吃一些富含维生素D的食品，能提高钙的吸收率。

## 2. 增加微量元素的摄入量

怀孕进入5个月，是胎宝宝的血、肉、身体骨骼和牙根生成的重要时期。准妈妈对钙、铁、蛋白质的需求量比以往更大，很多准妈妈在孕中期都会发生小腿抽筋、贫血，这是缺钙、缺铁所引起的。研究表明，我国孕妇在妊娠时期对微量元素的摄入量普遍不足。因此，准妈妈应有针对性地摄入自己所缺少和需要的营养成分。

摄入微量元素，对准妈妈和胎宝宝的好处不可低估，但最好从食物中摄入，下面是富含微量元素的食物，准妈妈可参考摄入。

♥含铁较多的食物有芝麻、黑木耳、黄花菜、动物肝脏、油菜、蘑菇等。

♥含锌较多的食物有豆类制品、牛肉、羊肉、鱼类、花生、芝麻等。

♥含铜较多的食物有动物肝脏、猪肉、糙米、芝麻、柿子、蛤蜊、菠菜、大豆等。

♥含碘较多的食物有海带、紫菜、海鱼、海虾等。

♥含磷较多的食物有谷类、南瓜子、蛋黄、花生、栗子、葡萄、虾等。

♥含镁较多的食物有菠萝、香蕉、杏仁、香菜、小麦、花生、扁豆、蜂蜜等。

♥含锰较多的食物有粗面粉、大豆、胡桃、扁豆、香菜等。

# 二、保健须知

怀孕进入第五个月，准妈妈的保健内容主要有以下几个方面。

## 1. 乳房保健

准妈妈的乳房保健关系着胎宝宝出生之后的健康，因为乳房是新生宝宝的母乳营养来源。准妈妈应在孕期就注意乳房的养护和卫生。

(1) 佩戴宽松一些的乳罩

随着怀孕月数的增加,准妈妈的乳房也在增大。为减少因乳房悬垂而感到沉甸甸的不适感,避免造成乳房组织松弛,乳腺发育不正常,哺乳后乳房松弛而难以恢复原状,准妈妈最好戴较宽松的乳罩。乳罩的款式选择也很重要,应选用大的杯形口且将乳房向内上侧托起、背带较宽的、使人感觉不到乳房重量,又不压迫乳房的大号胸罩。如果胸罩过小,就会压迫乳房和乳头,使血液循环不畅,分娩后影响乳汁分泌。

(2) 清洗乳头

怀孕5个月起,乳头中一般就能挤出初乳,乳黄色的稀薄的液体顶在乳头上,很容易在乳头上结痂。因此,从本月开始准妈妈更要注意乳房的卫生清洁,最好每天洗澡,如果天气寒冷,就做局部的清洁。清洁和按摩的步骤如下:

♥先将乳痂清除掉,然后用温热的毛巾将表面的皮肤清洁干净。

♥用热毛巾对清洁好的乳房进行热敷。

♥用手做按摩,将拇指同其他四指分开,然后握住乳房,从根部向顶部轻推,把乳房的各个方向都做一遍,最后挤压乳晕和乳头,每天这样做就能保证乳腺管畅通。但一天只能做一次,每次5分钟左右。

♥用温和的润肤乳液或橄榄油将清洗干净且按摩完毕的乳房再进行一次按摩,这次按摩的重点是乳头,要给它一定的压力,用两三个手指捏住乳头然后轻捻,手指要沾满乳液,使乳头的皮肤滋润,这样当宝宝咬住它并用力吸的时候,就不会裂开,从而避免造成额外的伤痛。表面皮肤养护每天做2次,每次做5~8分钟。

♥对于乳头凹陷的情况,准妈妈可以用手法牵引和器械牵引来矫正。或垂直方向捏住乳头,向外持续或间断牵引乳头,每次约30分钟,双侧乳头交替进行,每天3~5次。

## 2. 使用腹带支撑肚子

怀孕到了第五个月,准妈妈的肚子已经明显增大,并有明显垂坠感。为了预防腹部受凉或松弛,大多数准妈妈都使用了腹带或孕妇专用腰带。这样,既可以固定胎宝宝的位置,又能对腹部起到保暖作用,还有助于产后体形的恢复。我国民间自古就有妊娠5个月系腰带的习惯,可见腰带或腹带在民间养胎、保胎方面早已被采用了。

目前市售的腹带种类有束腰式、紧腰式、橡皮松紧的缠腹式腹带等,这几款腹带不仅穿戴简单,而且使用起来也方便,适合各种体型的准妈妈穿戴,无论腹部大小均可以使用。新型腹带的缠法,通常是随着怀孕周数增加,加宽缠腹范围,以包住整个腹部为原则。如果腹带缠得太紧,则会妨碍血液循环,导致准妈妈出现静脉曲张。

此外,孕妇专用高弹力连裤袜也是怀孕中后期准妈妈的最爱。这种高弹力连裤袜不但不会挤压大而笨重的腹部,而且能够很好地起到支持腹部的作用。还有孕妇专用塑身提臀内衣、孕妇专用衬裤、孕妇专用贴身内衣等,均有类似腹带的功效。它们都是采用天然材料精制而成,透气性好,准妈妈可以放心使用。

需要注意的是,准妈妈购买腹带时,款式选择可以随个人喜好,但尺码最好要大一些,以免到了怀孕后期变得太紧或松紧带勒得太紧而让自己全身不舒服。腹带最少准备2条以上,以便换洗,新买的腹带最好洗过之后再穿。

## 3. 注意控制体重

这一时期,准妈妈要特别注意控制体重。最好给自己定下一个体重标准,从第五个月开始一直到分娩,每天坚持量体重,并记录下来。如果一个星期体重增加0.5公斤以上,那么就应该在饮食上控制动物性脂肪和甜食的摄入量,以此来减轻体重。另外,还要进行适当的运动,以燃烧身体中积存的脂肪,以便达到控制体重的目的。

### 4. 注意身体的姿势

本月准妈妈的肚子一天天变大、变沉重,在日常生活中端正行为姿势就显得尤为重要。为了保持身体重心的平衡,准妈妈有意识地将身子向后倾,并不是科学的姿势,这种姿势只会加重腰痛。正确的做法是:

♥准妈妈不论是行走还是站立,都挺直腰身,尽量让腰身保持自然弧度。

♥最好使用孕妇腹带,这样既可以防止腹部着凉,又可以对腰部起到支撑作用。

♥不要因为身体不适就常常在床上躺着,那样反而更容易导致腰痛。

♥适当做些运动,比如孕妇操、游泳都能缓解腰痛,锻炼腰部、背部肌肉。

♥不要总保持一个姿势。做事务性工作的人,如话务员、打字员、流水线工人,长时间保持同一姿态很难受,更容易感到疲劳,要不时地改变姿势,伸伸四肢,以解除疲劳。如果长时间坐在椅子上,应在脚下放个垫子,抬高脚的位置,可防止浮肿。

♥睡觉前最好用温热水洗澡。睡床要稍微硬一些,可减轻疲劳感;睡觉的姿势应采取侧弯曲,曲膝侧卧能够减轻腰部的负担;将枕头或软垫夹在弯曲的膝盖位置,会增加舒适感。

### 5. 要远离噪声

噪声严重威胁准妈妈和胎宝宝的健康。如果准妈妈长期处于噪声之中,就会出现心跳加快、心情烦躁、记忆力下降、血压升高、休息不好等症状,给胎宝宝的大脑发育带来一定的影响。噪声对准妈妈和胎宝宝的具体危害有以下几点。

### (1)影响胎宝宝耳部发育

从准妈妈怀孕第 20 周起,构成胎宝宝内耳一部分的耳蜗开始成长发育,其成熟过程在宝宝出生后 30 多天时仍在继续进行。因此胎宝宝的内耳耳蜗极易遭受低频率噪声的损害,如果怀孕 6 个月以后,准妈妈处于噪声中危害更大,会造成胎宝宝先天性耳聋或智力低下。

### (2)干扰发育

噪声可以间接地干扰胎宝宝发育,甚至直接作用于胎宝宝的遗传基因,引起突变致畸。

### (3)功能紊乱

噪音会使准妈妈内分泌腺体功能紊乱,从而使脑垂体分泌的催产激素过剩,引起子宫强烈收缩,导致流产、早产。

### (4)影响健康

准妈妈长期接受高噪音,会导致精神烦闷紧张,呼吸和心率加快,心肺负担加重;神经系统功能紊乱;头痛、失眠随之而生;内分泌系统功能降低,雌激素和甲状腺素分泌不足;消化功能受损,导致准妈妈难以获得足够的营养;免疫功能下降,易患病毒或细菌感染性疾病。

总之,生活中有各种各样的噪音,如强烈的音响、高音喇叭、饭馆、影剧院、川流不息的汽车声、装修房屋的电锯声等等,工作环境有很多噪音,如纺织机运转声、火车鸣笛声、机场飞机起降声等等。很多噪音是准妈妈和准爸爸无法改变的,但应尽力远离,避开嘈杂的生活和工作环境,给胎宝宝营造一个宁静的胎教环境。

## 6. 警惕阑尾炎

这一时期,准妈妈需要注意的是预防发生阑尾炎。正常情形下,阑尾一般是在腹部的右下方。但当准妈妈怀孕约 4、5 个月时,子宫变大,将阑尾慢慢地往右上方推挤,随着怀孕月数的增加,阑尾也会向上或向右升高;到怀孕 8、9 个月时,将升高到相当的程度;直到生产后第 10~12 天左右,才又会回到原来的位置。

急性阑尾炎的疼痛与早产、流产的疼痛有所不同。如果怀孕中准妈妈患了急性阑尾炎,首先,腹部会突然感到强烈的阵痛;如果是早产或流产,则整个子宫都会疼痛。随着怀孕月数的增加,疼痛也会逐渐往上升,该部位还会发热。因此,发生急性阑尾炎时,需要立即接受手术,把阑尾切除,避免流产或早产。

患了慢性阑尾炎的妇女,最好在还没有怀孕以前就做手术。

## 7. 出游注意事项

怀孕 5、6 个月,尤其 18~24 周之间是准妈妈出游比较安全的时期。不像孕早期、孕晚期那么危险。准妈妈也不像之前会有早孕反应,同时也没有早产的顾虑。但此时出游还是有很多问题需要准妈妈多加注意。

♥ 了解要去的地方的相关情况;是否有现代医疗条件;是否为传染病流行地区等。

♥ 外出长途旅行一定要根据气候变化,及时增减衣服,防止着凉感冒。准妈妈应多带衣物,勤换勤洗;衣着以舒适宽松为宜,穿平底防滑的鞋子,以免造成意外伤害。

♥ 避免过于劳累,行程不要安排得太紧凑,以保证充分的休息时间。

♥ 如需长途旅行,最好选乘飞机,减少颠簸,并且每 15 分钟起来

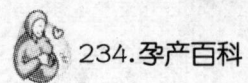

活动一下，以促进血液循环，降低发生静脉血栓的风险。需要提示的是，航空公司规定不准怀孕35~36周以上的准妈妈上飞机，如果必须乘坐，需有医生开的预产期证明方能过关。搭乘时要系上安全带，因为安全带并不会增加胎宝宝受伤的机会，反而能保护准妈妈的安全。此外最好不乘长途汽车、骑自行车，也不要自行开车。

♥在外饮食要注意卫生，以免发生腹泻等疾病；多吃营养丰富的食品，避免刺激的食物，以及戒除烟酒等。

♥若旅游中发生腹痛、阴道出血等现象时，应该立即就医，最好中止旅游。

♥住宿环境卫生安全。短途旅游的时候可以选择回家或者在星级宾馆住宿，避免住在没有卫生保障、附近没有医疗机构的地方。长途旅行时，无论在国内还是国外，都应该住在星级宾馆，且要留意附近是否有医院。

♥需要携带的必备物品有宽松的衣裤、鞋袜、帽子、托腹带、护垫、产前检查手册、保健卡、平时产前检查医院、医生的联络方式、需要每天服用的营养素、对怀孕安全的抗腹泻药、口服的肠胃药、小袋的奶粉、孕妇无飞行危险的医生信件（孕晚期时）、防晒霜、润肤乳液、水、健康小零食、毛巾和个人洗漱用品、护照或身份证、干湿纸巾。

## 8. 性生活注意事项

怀孕中期正是准妈妈的"黄金期"，合理适度地安排性生活自然就理所当然了。尽管此时过性生活对母子健康并无什么影响，但这并不意味着就可以毫无顾忌地进行性生活。由于性高潮易引起准妈妈子宫收缩，有诱发流产的可能，所以夫妻性生活时应注意自我调节。丈夫要尊重和体谅妻子。性交前，应清洗阴部，去除包皮垢，以免引起妻子阴道炎症，更要避免引起宫内感染。阴茎不宜插入过深，动作要轻柔,时间也不宜过长,要随时注意观察妻子的反应。最好使用避孕套或体外排精,不让精液流入阴道。否则精液中的前列腺素被阴道黏膜吸引后,子宫会发生强烈的收缩,导致准妈妈腹痛、流产、早产。另外,也不宜刺激乳房,以免引起宫缩。此时准妈妈的腹部已明显隆起,性生活的姿势可选用面对背式的侧卧位,或前侧位、前坐位、上坐位和后背位。如果采用传统的男上女下式的性交体位就有可能伤及准妈妈和胎宝宝。总之,要想使性生活达到满意、安全的效果,夫妻双方的体位、动作必须根据实际情况进行合理的调整。

## 9. 准爸爸的任务

孕中期,准爸爸的任务主要有两个:一是保证准妈妈的饮食营养;二是做好准妈妈的保健监护。这两个方面关系到准妈妈和胎宝宝的健康与安全。

这一时期伴随着明显的胎动,胎宝宝迅速发育,准妈妈的情绪明显地好转且稳定,食量大增。所以,丈夫就需要在准妈妈的饮食上下功夫。亲自动手为妻子选购、烹调各种可口的饭菜,核算妻子每天的饮食的营养量,保证营养均衡,可根据准妈妈的健康状况,适当地调整食物结构。

丈夫应做好妻子的保健监护。听胎心、数胎动、监察妻子的体重等等,这样不仅可以了解胎宝宝的发育情况,而且能及时发现异常情况。

除此之外,在孕中期,协助妻子做胎教也是做丈夫的一份责任,对胎宝宝科学地施以听觉、触觉的刺激,可促进胎宝宝的大脑发育。

## 10. 适合这个月的运动

(1)练气功

练气功对于怀孕中的准妈妈来说是一项很好的运动。一是,气功因动作柔和、缓慢,适合于准妈妈的身体情况。二是练气功时身体的磁场必然会增强,对保胎、安胎都有很大的好处。吐纳、导引的气功训练有使人舒畅、放松、存氧、增加磁场稳定性的功能,这种功能能够帮助准妈妈平稳情绪、柔化情绪、减少水肿现象,在生理和心理上都能达到协调和稳定,胎宝宝能得到更好的发育。三是气功还有助于分娩,因为气功锻炼使准妈妈能够更有效地运用正确的呼吸方式,使分娩过程变得更加顺利,产后准妈妈的身体也会恢复得更好、更快。另外,气功的力量是内聚的,所以不会产生因动作不当所导致的流产、早产等意外。气功的呼吸法正与医生教准妈妈练习的分娩呼吸法相同。可见,练气功对怀孕、分娩及产后恢复都有很好的帮助。

### (2)孕妇体操

怀孕中期进行适当的孕期体操有助于延缓肌肉衰老,保持关节的灵活性,促进血液循环,防止腰、背部疼痛与不适,帮助准妈妈在分娩时更好地把握生产要领,还可缓解心理压力、释放热量、控制体重。

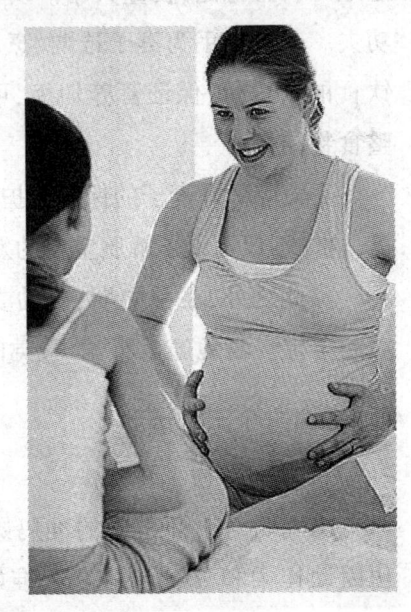

准妈妈做体操的地点不限,但一定要平整、干净,没有其他干扰。如果条件允许的话,到健身房进行体操运动。如果没有条件,在家里也可以做一些简单的体操,同样可以达到运动的效果,而且会更温馨,更放松。准妈妈做体操时一定要穿比较宽松的衣服,最好在地上铺放柔软的垫子,周围不要有桌椅等其他物品,动作要轻柔、舒缓,最好有音乐伴奏,每天坚持做 10~15 分钟。注意,吃饱饭时不要做,以饭前或饭后 1 个小时左右做为宜。在洗澡之后,身体温暖,肌肉较为松弛时做体操可达到更好的效果。

适合准妈妈的体操有以下几种,它们都比较简单易操作。

♥盘腿坐运动。在床上挺直腰背部,盘腿平坐,两手分别放在膝盖上。每呼吸 1 次,用手腕向下按膝盖;使膝盖与床面靠近,反复练习,时间为早、晚各 30 分钟。该运动能松弛腰部,伸展骨盆肌肉。

♥足部运动。坐在靠背椅子上,背部保持挺直,腿与地面呈垂直状态,脚心向着地面;然后脚背绷直,脚趾向下,使膝盖、踝部和脚背成一条直线。双脚交替做。这个动作可随时做。该运动通过脚尖和踝关节的柔软运动,能促进血液循环,增强脚部肌肉。

♥产道肌肉收缩运动。做这项运动前,先把小便排空,采取站、坐、卧位姿势均可。利用腹肌收缩,使尿道口和肛门处的肌肉向上提,以增强会阴部与阴道肌肉的弹性。

♥腰部运动。挺直背部坐在椅子上,双腿交叉,放松,轻轻地向上伸直颈部。呼气并将上身右转,右手放在身后,左手放在右膝上,用左手帮助把身体轻轻扭转,慢慢伸展腰部肌肉,从相反方向重复以上动作。

♥脊椎伸展运动。平躺在床上,双膝弯曲,双手抱住膝关节下部,头向前伸贴近胸口,使脊柱、背部及臀部肌肉呈弓字形,然后慢慢放松。反复做数次,可减轻腰酸背痛。注意,该运动不适合怀孕晚期的准妈妈。

(3)游泳

这一时期,游泳是一项非常不错的有氧运动,身体健康的准妈妈在妊娠 4~7 个月都可以进行。游泳对准妈妈有很多的益处,水的浮力可以让准妈妈全身放松,起到神奇的按摩作用,可以缓解怀孕期间身体出现的不适感,缓解全身各关节部位的压力。游泳的运动量适中,能够增强准妈妈身体的耐受性及肌肉组织的力度和韧性;可以增大肺活量,而且游泳的呼吸法与分娩呼吸法很相似,可以为分娩提前练习呼吸。尽管游泳有许多好处,但还需注意以下几点:

♥游泳并不适合所有的准妈妈,打算开始游泳运动前最好听听自己的保健医生的意见,了解自己的身体状况是否适合游泳。

♥游泳时一定要有家人陪同,避免一个人游泳。

♥游泳前一定要做热身运动,不要在温度较低的水中游泳。

♥游泳时间不宜过长,运动量不可过大,以不超过1个小时为宜。

♥注意保护好腹部,小心滑倒。

♥注意卫生,游泳后,全身各部位一定要冲洗干净,特别是眼、鼻、口的清洁。

## 第三节 怀孕第五个月的胎教与定期检查

怀孕进入第五个月,胎动更加频繁,心跳也更加有力,感知功能明显提高,对外界传入刺激信号的接受能力大大提高。这时除了继续前几个月的胎教内容外,还可增加和胎宝宝做游戏、给胎宝宝讲故事等内容。

这一时期的定期检查,除了一些常规检查以外,还要做超声波检查、羊水检查、胎心检测。

### 一、胎教的内容

怀孕第五个月的胎教内容较前几个月多了,需准妈妈认真地做好每一项。

## 1. 胎谈胎教

　　胎谈胎教是语言胎教的一种,就是与胎宝宝说话。胎谈胎教一般在怀孕5个月开始进行,此时胎宝宝的内耳、中耳、外耳等听觉系统开始建立,有听觉反应,能感受到妈妈的心跳、血液流动及胃肠蠕动的节奏和韵律。人们发现,婴儿在出生第一天时就能辨认出自己母亲的声音,当婴儿哭闹时,母亲用左侧怀抱婴儿,并和他(她)温柔说话,呼唤乳名,婴儿又聆听到他(她)在胎内听惯了的母亲的心跳声,宝宝马上感到安全与舒适,不吵不闹了。可见,这个小生命在胎儿期就已经具备了记忆和学习能力。胎宝宝在母体内的时间虽然不长,但对其一生影响巨大。所以,准妈妈对自己所做的一切不要困惑,胎宝宝不但有感觉,而且还能接受你对他(她)的大脑开发、教育。在胎儿期对宝宝进行语言刺激,可加快他(她)的智力发育,为出生后的教育打下良好基础。

　　准爸爸也应该参与到语言胎教中来。据研究表明,没有经过父亲语言胎教的新生儿常常会有这种情况, 即使不熟悉的女性逗他(她)也会因逗乐而微笑,而父亲逗乐则反而会哭。这正是孩子从胎儿期到出生后的一段时间里,对男性的声音不熟悉所造成的。为了消除孩子对男性包括父亲的不信任感,怀孕5个月后父亲应对胎宝宝讲话。胎宝宝对声音比较敏感,并不习惯很尖锐的女性的声音,反而爸爸低沉、浑厚的声音往往给胎宝宝留下的印象最深,据统计表明,经常听爸爸妈妈说话的胎宝宝,出生后的口语表达、演讲及社交能力都很出色。下面是一些实施胎谈胎教的具体做法,可供准妈妈和准爸爸参考。

### (1)先给胎宝宝起一个乳名

　　进行语言胎教,首先从给胎宝宝起名开始。在怀孕5个月时,准爸爸准妈妈可给腹中的宝宝取一个乳名,父母经常呼唤胎宝宝的乳名,胎宝宝出生后会记忆深刻。当胎宝宝听到曾经熟悉的名字时,会有一种特殊的安全感,烦躁、哭闹明显减少,有时还会露出高兴的表情。

(2)和胎宝宝对话

准爸爸妈妈应该满怀喜悦地用诗一样的语言、童话般的意境,向腹中的宝宝描述大自然的秀丽景色、人间的真善美及父母的一片爱心。像对待大孩子一样,跟胎宝宝交谈。对话的内容不限,可以是问候,可以是聊天,可以是讲故事,朗诵诗词,唱歌等,但应以简单、轻松、明快为原则。在开始的时候,可以向胎宝宝重复一些简单的字、词,如爱、你、我、爸爸、妈妈等,循序渐进。从简单的话说起,例如早晨起床前轻抚腹部,说声:"早上好,宝宝。"下班时,高兴地说:"宝宝(或乳名),我是爸爸,爸爸下班啦!"吃早餐时先深呼吸几次说:"宝宝,吃饭啦,牛奶和面包可真香啊!"散步时,可以把眼前的美景讲给胎宝宝听:"宝宝,瞧,青青的草,红红的花,多美啊!"睡觉前准爸爸抚摸准妈妈的腹部,对胎宝宝说:"宝宝,爸爸来啦,让爸爸摸摸你的小脚,再亲一下,好了,晚安。"之后,可以是讲儿歌、浅显的古诗、小故事,或聊聊天,谈谈自己的工作及对周围事物的认识,生活中的理想等等。如此快乐而益智的教学内容,一定能给胎宝宝智慧。注意:胎教结束时,说些鼓励的话,"我的聪明宝宝,今天你学得真认真,好了,就到这里,再见,晚安!"

准爸爸最好将每天要对胎宝宝说什么话、讲什么故事、每天要做的胎教计划记在"胎教日记"中,与准妈妈共同执行胎教计划。

准爸爸多对胎宝宝讲话,不仅能给胎宝宝实施胎教,还能增加夫妻间的恩爱,增进父子的感情。

## 2. 抚摸胎教

怀孕中期,胎宝宝体表绝大部分细胞已初步具有接受信息的能力,通过触觉神经来感受体外的刺激,反应也渐渐灵敏,可以对外界的声音、动作做出回应。胎宝宝胆子变得越来越大,自己在子宫里到处游动,东摸一下,西碰一下,或者来回翻转身体。他们对于外界的触摸不但不避开,反而会对触摸做出一些反应,比如有时当妈妈抚摸腹部时,胎宝宝会用脚踢作为回应。所以,从怀孕5个月开始,就可以对胎宝宝实行抚摸胎教了。

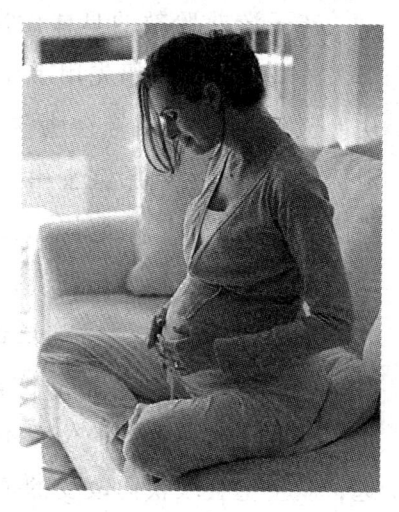

抚摸胎教主要是通过准妈妈腹部,将准妈妈和准爸爸轻轻抚摸或轻轻拍打的外界刺激传达给胎宝宝,从而促进其感觉神经和大脑发育。实施过抚摸胎教的胎宝宝出生后肌肉活动力较强,对外界环境的反应较灵敏,学习翻身、爬行、站立、行走等动作都能提前些。

抚摸胎教是准妈妈和准爸爸与胎宝宝最早的触觉交流。准妈妈准爸爸可以通过手来感受胎宝宝的胎动;胎宝宝也会产生一种安全感,并感受到母爱和父爱。

抚摸胎教通常安排在准妈妈怀孕20周以后进行,刚好与胎动出现的时间相吻合。实施时准妈妈坐在床上或躺在床上,将自己的双手放在腹部,由下向上轻轻抚摸胎宝宝,也可以由准爸爸来做。最好在每天胎动较频繁时进行,要先确定胎宝宝的位置,从胎头开始,然后沿背部到臀部和四肢,动作轻柔有序,每次以5分钟左右为宜,如配以轻松、愉快的音乐进行,效果更佳。抚摸胎教最好固定在同一时间,并以同样的手法进行,形成规律后就能感受到胎宝宝的反应了。

### 3. 亲子游戏胎教

怀孕 5 个月以后,胎动明显增强了,就可以进行亲子游戏胎教。

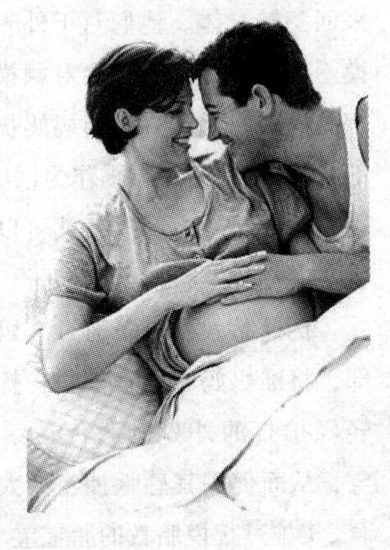

亲子游戏胎教的具体做法是,每次游戏时,准妈妈先用手在腹部从上至下、从左至右轻轻地、有节奏地抚摸和拍打,当胎宝宝用小手或小脚给予还击时,准妈妈可在被踢或被推的部位轻轻地拍两下,一会儿胎宝宝就会在里面再次还击,这时准妈妈应改变一下拍的位置,改拍的位置距离原拍打的位置不要太远,胎宝宝会很快向改变的位置再作还击。这样反复几次,别有一番情趣在其中。但需要注意的是,这种亲子游戏胎教最好在每晚临睡前进行,此时胎宝宝的活动最多,时间不宜过长,一般每次 10 分钟即可,以免引起胎宝宝过度兴奋,导致准妈妈久久都不能安然入睡。

准爸爸最好也参与其中,经常隔着肚皮轻轻地抚摸胎宝宝,并协助准妈妈让胎宝宝进行一些宫内运动,最好是一边抚摸一边与胎宝宝说话,同时告诉胎宝宝是爸爸在抚摸他。准爸爸加入到亲子游戏中,一家人一起玩游戏,乐趣无穷,让胎宝宝充分地感受到家的温馨。

### 4. 信息胎教

信息胎教包括文字、书法、绘画、景物。

信息胎教的具体做法是,准妈妈准爸爸在写字、画画、观察时要联系实物形态,向胎宝宝描述,边写边画边讲。如:画爸爸的时候,向胎宝宝说"宝宝,爸爸不在家,我们来给他画个像,爸爸长得很帅,先画头,画2个圆圆的眼睛,一个高高的鼻子,红红的嘴,黑黑的短发,还有2只大大的耳朵……"画苹果,对胎宝宝说:"苹果是妈妈最喜欢吃的水果,大大的,圆圆的,苹果有几种颜色,红色的、绿色的、黄色的,都非常好看。"

信息胎教并不限于写字、画画时进行,该胎教随时可以使用,随心所欲,随"景"而发。比如在公园,看到大树,可以向胎宝宝描述树的样子、颜色、种类等等,让胎宝宝提早了解世界。

## 5. 情绪胎教

研究表明,准妈妈的情绪好坏对胎宝宝的发育有直接的影响。准妈妈情绪低落、紧张、生气、恐惧、烦躁、忧虑,会对胎宝宝产生不良影响,胎动多,易躁动,出生后更好动、情绪不稳定、爱哭闹、不爱吃饭,甚至抑郁。为什么会出现这种现象呢?这是因为,准妈妈的情绪会通过母体血液的化学成分和激素分泌的变化影响到胎宝宝的发育。当准妈妈心情不好时,体内释放出对身体有害的压力激素或紧张激素,而且体内的血管会收缩,对胎宝宝的供血量也会相应减少,时间长了,可影响胎宝宝的大脑发育。相反,当妈妈心情愉快,心态平和时,体内就会释放出对身体有益的激素,这种激素就会通过血液传给胎宝宝,对胎宝宝的大脑及身体其他器官的发育都有好处。

为了生一个健康、活泼、聪明的宝宝,准妈妈要注意调节自己的情绪,把情绪胎教做好,尽量保持心情舒畅,避免各种不良刺激,消除紧张、烦闷、恐惧心理,尤其不能大喜大悲大怒大忧,保持胸怀宽广,乐观舒畅。多想孩子远大的前途和美好的未来。准爸爸和亲友的帮助也很重要,应该给予准妈妈最大程度的理解和呵护。那些性格比较内向的准妈妈,更要加强心理调整。

♥多到风景优美的自然环境中呼吸新鲜空气,使自己心情舒畅、情绪稳定,这既是胎教的基础,也是养胎护胎的根本。

♥把生活环境布置得整洁美观,赏心悦目。在家里墙壁上挂几张漂亮宝宝的图片,天天看,想象腹中的孩子也是这样健康、美丽、可爱。多欣赏花卉盆景、美术作品和大自然美好的景色。

♥饮食起居要有规律,按时作息,适当地劳动和锻炼。衣着打扮、美容应考虑有利于胎宝宝发育和自身健康。

♥常听优美的音乐,常读诗歌、童话和科学育儿书刊。不看恐怖、紧张、色情的电视、电影、录像和小说。

♥培养自己的兴趣爱好,做些有趣的手工活。如制作十字绣、软陶、插花。

♥丈夫在情绪胎教中负有特殊的使命。丈夫要了解怀孕会使妻子产生一系列生理、心理变化,应加倍爱抚、安慰、体贴妻子。丈夫应该尽可能使妻子快乐,多做美味可口的食物,创造美好的生活环境,以幽默大度的情绪和胸怀感染和包容妻子,夫妻一起憧憬美好的未来。这不仅增进夫妻感情,也是对孩子的熏陶,是做父亲给自己孩子的第一份美好的礼物。

## 二、定期检查的内容

怀孕进行到第五个月,准妈妈已经非常熟悉检查的内容了,但也是因人而异的,具体包括以下5项内容。

### 1. B超检查

这一时期,准妈妈可做一个超声波检查,一是可以在B超屏幕上看到胎动,通过胎动了解胎宝宝发育状况。定期检查时告诉医生胎动的最早日期,记录在《围产期保健手册》中。二是通过超声波检查看胎宝宝是否患有先天性疾病,通常人们称这种检查为畸形儿检查。怀孕18~24周是检测胎宝宝结构畸形的最佳时期,但是单凭B超所能检查出畸形还是有限的,可采用其它方法深入检查。

## 2. 听胎心跳动

在定期检查中，医生都要对准妈妈进行胎儿心脏跳动测试，以此判断胎宝宝的发育状况。医生用专用仪器测听胎宝宝的心跳声，还可以检测画面上显示的胎宝宝心跳速度。一般来说，正常胎宝宝的心跳数是每分钟120~160次，比成人快。如有异常，应及时治疗。

## 3. 记胎动次数

怀孕5个月时，医生会为准妈妈检查胎宝宝自觉胎动的次数和每次移动时增加的心跳次数，以此来判断胎宝宝的健康状况。胎动最频繁的时期是孕28~34周，接近足月时略微减少。虽然胎动频繁是证明胎宝宝健康的有力标志，但是如果胎动特别多，几乎没有停歇，或者准妈妈根本感觉不到胎动，都说明不正常。如果准妈妈在孕中期的检查中，一切都正常，即使感觉胎动不多也不用着急，要注意勤观察、勤检测。如果怀孕到了30周的时候，胎动仍然不明显，准妈妈就应该关注了。尤其是前一天胎动还很正常，第二天突然就没有了，应该立即到医院检查，有可能是营养和氧气没有很好地传送给胎宝宝，导致胎宝宝窒息，或者胎死腹中。

## 4. 自己寻找胎动规律

准妈妈可以自己记录胎动次数及寻找胎动规律，通过胎动的次数、快慢、强弱等可以判断胎宝宝的生长发育情况。

怀孕4~5个月开始胎动。胎动是有规律可循的，正常情况下，一般每小时3~5次，12小时内胎动为30~40次。一个昼夜胎动次数与强弱会发生变化，一天当中，上午的胎动次数较少，下午6点以后增多，胎动最活跃的时间是晚上8~11点。从胎动情况来看，胎宝宝也有自己的生物钟。怀孕6~7个月的时候，胎动更加明显。孕晚期接近分娩时，胎动的强度比以前弱，胎动次数也相应地减少。

每天准妈妈计数胎动的时间是，上午8~9点，下午1~2点，晚上20~21点，各计胎动1次，每次计数1个小时，3次计数相加乘以4就是12小时的胎动数。如果每天计数3次有难度，可从每天上午、下午、晚上三个时段选择一个固定的时间，1小时计数1次。准妈妈可将每天的胎动数字记录下来，并画成曲线，这样能清楚地反映出胎宝宝的发育状况，在定期检查时给医生看。计数胎动时，准妈妈应采取左侧位，环境要安静，思想要集中。

## 5. 检查羊水多少

胎宝宝的身体之所以能够正常发育，羊水的作用是巨大的。首先，羊水对胎宝宝来说，是生命之水，它可以影响到胎宝宝的内脏器官、肌肉和骨骼的发育。其次，羊水保护胎宝宝不受外界影响，胎宝宝的身体能够伸缩自如，羊水起了决定性的作用。第三，羊水保护胎宝宝在腹中活动时，不受脐带压迫，阻止胎盘从子宫脱落。第四，羊水还具有抗毒的作用，使胎宝宝的体温维持稳定。第五，分娩时靠羊水的力量打开子宫口，通过羊水的润滑作用，胎宝宝才能顺利地分娩出来。在定期检查中，医生都要对羊水进行检查，主要检查羊水是否处于正常水平。

怀孕初期若羊水不足，无法完成缓冲作用，羊膜会和胎宝宝的一部分器官粘连，胎宝宝的身体会发生变形，骨骼和肌肉系统会出现畸形。常见的胎宝宝内翻脚就是羊水不足造成的。羊水不足还会导致胎儿发育不良、流产、死胎、胎盘早期剥离等。到了孕16~28周时出现羊水过少，对胎宝宝的肺部影响最大。孕后期羊水过少，胎宝宝会受到脐带的缠压，有可能出现假死现象。

如果在怀孕初期、中期发现羊水过少，医生会指导准妈妈服用一些增加羊水的食物或药物。如果怀孕后期羊水过少，胎宝宝的心脏跳动就会出现持续减弱现象,在这种情况下,虽然还没到预产期,医生就可以考虑为准妈妈实施剖腹手术或者引产手术。

如果羊水过多,很难确定胎宝宝的具体位置,也很难听到胎宝宝的心音。羊水过多可使准妈妈的子宫压力大,呼吸变得更加困难,静脉的承受力增大,引起腹部、外阴和腿部的浮肿,还会导致早期阵痛和早期破水。对于羊水过多,大多数情况下,医生都只是观察准妈妈的状态,没有什么特殊的治疗方法。很多在孕中期出现羊水过多症的准妈妈都会在不知不觉中自愈。如果准妈妈确实感到呼吸困难或者有严重的子宫收缩现象,应该马上住院,医生会抽出部分羊水,以缓解子宫压力。但抽出羊水有一定的风险,会诱发胎盘早期剥离、羊膜破裂、羊膜感染等并发症,所以准妈妈和家人需要特别慎重。

总之,无论是羊水过多还是过少,都对胎宝宝发育不利。所以这一时期羊水检查是不能忽略的。

# 第十一章　怀孕第六个月

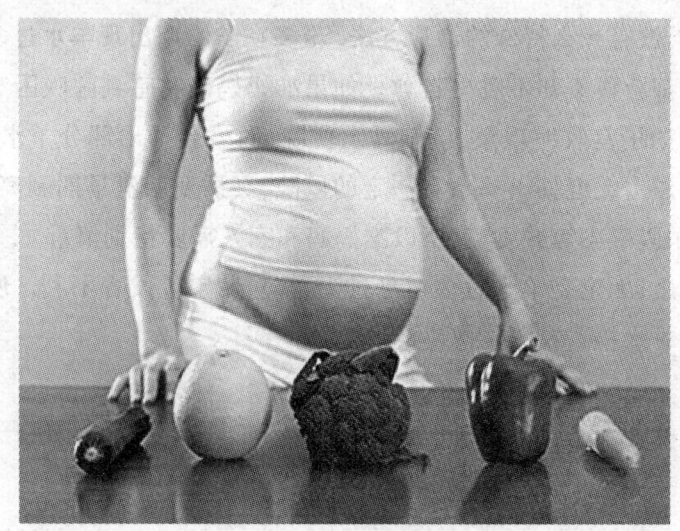

　　怀孕第六个月，因羊水增多，胎宝宝能自由地变换位置，活动更加频繁。头发变浓，脸形更加清晰，已完全具备人的模样，但由于没什么脂肪，身体瘦瘦的，全是皱纹，皮肤布满白色胎脂。肠胃和肾脏发挥功能，会吸收羊水、排泄尿液。准妈妈腹部越来越大，已接近典型的孕妇的体形，体重急剧增加。膨大的腹部破坏了整体的平衡，使人易感疲劳。

# 第一节　生理变化

怀孕进入第六个月，胎宝宝的骨骼完全发育，消化器官日益完善，头发变浓，眉毛和睫毛开始生长，内脏器官更加发达。羊水增多，胎儿能自由地变换位置，活动更加频繁。准妈妈的生理变化也更加明显，呼吸变得粗重，局部关节出现松弛，腹部越来越大，体重急剧增加。睡眠时出现腿部痉挛，比较容易发生贫血、顽固性便秘等症状。

## 一、胎宝宝的变化

第六个月的胎宝宝又有了更进一步的发育，具体体现在以下几个方面。

### 1. 骨骼已经发育完全

这个月通过 B 超检查，不仅能够清晰地看到胎宝宝的头盖骨、脊椎骨、肋骨、胳膊和腿等，还可以看见胎宝宝在妈妈子宫里自由地变换方向旋转，有时会做抬头和低头的动作，常常自行弯曲手臂做抚摸脸、胳膊和腿及吮吸手指头的动作。胎宝宝关节也相当发达，两条腿在胸前弯曲，膝盖提到腹部，胎动更加频繁，上述动作均表明胎宝宝的骨骼已经完全长成。

### 2. 消化器官日渐成熟

这一时期胎宝宝消化器官日渐成熟，能够做反复的吞咽动作。胎宝宝通过吞咽羊水，能吸收到水和糖。胎脂分泌逐渐增多，并厚厚地堆积在眉毛的上边，使得眉毛非常柔软。胎脂不仅能为胎宝宝提供养分,还能保护皮肤。

### 3. 具备一定的听力

这一时期,胎宝宝的耳朵已完全形成,开始对外界的声音产生反应,能听见妈妈心跳的声音、胃脏里食物消化的声音,以及血管中血液流动的声音,对外界传来的声音也有本能的反应。

### 4. 出现开闭眼睑的动作

这一时期胎宝宝头发变多了,嘴唇部位也变得突出了,眼睑和眉毛几乎已经完全形成,眼睛也有了一定程度的发育,长出眼睫毛,并有了开闭眼睑的动作。鼻子轮廓坚挺,耳朵变大了,脖子变长了,整个脸部发育均衡,已完全是人的模样。还有了面部表情,如皱眉、眯眼、噘起嘴及张开或闭上小嘴巴等动作。

### 5. 内脏器官更加发达

怀孕到了第六个月时,胎宝宝的发育逐渐成熟,身体各部位比例逐渐匀称,皮肤透明,毛细血管内的血液都可看见。尤其是胎宝宝的内脏器官变得更加活跃、发达,为呼吸做准备的肺部血管也日渐发达起来。胃肠开始吸收羊水,肾脏能排泄尿液,脾脏也在快速发展,脑细胞仍继续分化,大脑的皮质逐渐出现沟回。

## 二、准妈妈的变化

怀孕6个月时,准妈妈的身体发生了巨大的变化,体形显得更加臃肿,到本月末将会是大腹便便、标准的准妈妈模样了。

### 1. 呼吸粗重,身体出现浮肿

这一时期,由于子宫增大并向肺部上移,准妈妈的呼吸变得粗重而急促。子宫上升近20厘米,腹部明显隆起。膨胀的子宫妨碍血液循环,压迫下肢静脉,导致腿部浮肿或静脉曲张,甚至产生痉挛。准妈妈会经常感到下半身疲劳和腰、背部疼痛。上半身显得特别肥胖,面部稍微有些浮肿,这些现象都是因为体内水分过多造成的。大部分准妈妈都会出现程度不同的水肿,但一般不会超过踝部,休息后就会消退。

## 2. 有些关节部位变得松弛

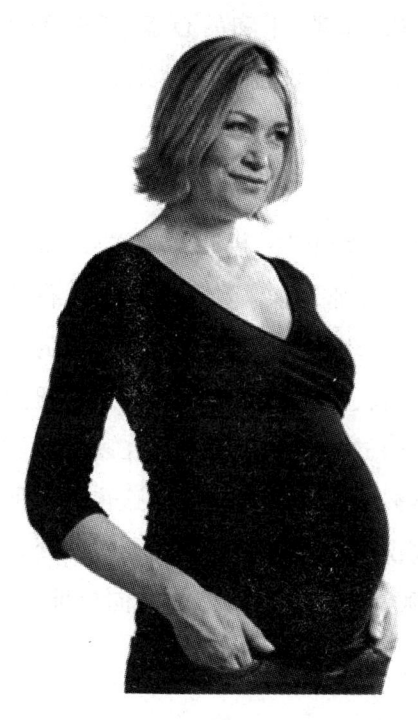

怀孕6个月时,准妈妈已经是体态臃肿、大腹便便,走路时为保持身体重心,不自觉地向后仰着身体,同时,受妊娠激素的影响,准妈妈的手指、脚趾和其它关节部位变得松弛。若出现这一现象,准妈妈不要担心,这是妊娠正常的生理变化,分娩后会自行消失。

## 3. 易患贫血

这一时期,准妈妈容易患上贫血,原因是血液量的增加,引起了血浆的增加,血浆能够稀释血液,造成血球容量降低。此时,如果准妈妈体内铁的摄入不足,就会加大患贫血的几率。因此,为了预防患上贫血,准妈妈要多吃含铁丰富的食物,及时补充铁元素。

## 4. 出现易躁情绪

随着准妈妈的身体越来越笨重,其情绪也开始烦躁不安。这主要是来自身体的变化及所带来的不适导致的。另外,一些爱美又一向娇气的准妈妈,因接受不了臃肿的形体变化,也会产生烦躁。面对这一现象,准妈妈要以积极、乐观、平和的心态,正视怀孕所带来的各种生理和心理上的变化,做些喜爱的事情来转移自己的注意力。

### 5. 腿部发麻抽筋

这一时期,准妈妈的腿和外阴出现静脉纹,皮肤开始变黑,腰部和后背会有疼痛的感觉,这些均属于正常现象,待分娩后会自行消失,所以准妈妈不必担心。之所以会出现这些现象,是由于体重的大幅增加,加重了支撑身体的双腿的负荷,加之隆起的腹部压迫大腿的静脉,导致腿部出现抽筋或麻木症状。这种现象经常出现在晚上准妈妈熟睡时,腿部突然疼痛会将准妈妈从睡梦中惊醒。有时这也是一种缺钙的表现,准妈妈应根据具体情况及时补钙。发生抽筋时不要紧张,使用均衡的力量进行按摩,或抓住大脚趾向身体的方向拉扯,一般很快就会奏效。

### 6. 牙龈容易出血

这一时期,造成准妈妈牙龈容易出血的原因是,荷尔蒙的分泌,使准妈妈的牙龈发肿,且在刷牙、漱口时容易出血。另外,还有可能是不注意口腔卫生,造成口腔疾病。牙龈出血的问题,在孕期不太容易消除,只能多加注意,刷牙时动作要轻柔,牙刷不要太硬,要用温水刷牙。

### 7. 皮肤瘙痒

怀孕到了第六个月,准妈妈的腹部、胸部、背部和腿等部位容易出现皮肤瘙痒,有时还会出现水泡和湿疹。这些症状有的可能是正常生理现象,但也有病理疾病的可能,如食物过敏、荨麻疹、脓疱疮、接触性皮炎、神经性皮炎、肝内胆汁淤积症等疾病。其中肝内胆汁淤积症(ICP)对胎宝宝的危害最严重,可造成早产、胎宝宝发育迟缓、宫内缺氧、窒息甚至死亡,需要准妈妈引起高度重视。如果瘙痒严重时应向医生咨询,接受适当的治疗。

### 8. 爱出汗

这一时期,准妈妈比较容易出汗,尤其腋下、手心、脚部特别爱出汗。这些现象均是由准妈妈基础代谢增高、植物神经系统不稳定等因素造成的。出汗有利于体内废物的代谢,尽管是正常的生理现象,但准妈妈也不要忽视,多补充水分,多吃水果和蔬菜,讲究卫生,勤换内衣、勤洗澡。

## 第二节 准妈妈的饮食与保健

怀孕进入第六个月时,准妈妈在饮食上要多摄取铁元素,在保持营养均衡的同时,防止身体发胖

这一时期,为了防止腰背部疼痛,可做一些孕期体操。高龄孕妇更容易患静脉瘤,一定要多运动或做一下按摩,以防下身变冷。另外,准妈妈要保持心情愉快,尽量舒缓紧张情绪,注意多休息。

### 一、饮食要点

这一时期是准妈妈食欲进入比较旺盛的时期,胎宝宝也到了快速生长发育的时期,因此,科学合理地搭配饮食结构,摄入全面的营养物质,就是本月准妈妈的饮食重点。

#### 1. 这个月需补充的营养素

怀孕6个月,准妈妈体内能量及蛋白质代谢加快,对营养素的需要量增加。准妈妈需要补充的营养素主要有蛋白质、不饱和

脂肪酸、热量、维生素B、C、E、A,还有钙、铁等。富含此类物质的食物有瘦肉、肝脏、鱼、奶、蛋及绿叶蔬菜、新鲜水果。本月准妈妈的饮食要注意荤素搭配,粗细兼顾,混合摄入,花样齐全,真正使机体处于营养平衡的良好状况。尤其要注意铁元素的摄入,应多吃含铁丰富的食物,以防止发生缺铁性贫血。准妈妈在补充营养时必须做到,既要防止过少,又要防止过剩,特别关注准妈妈的体重,既不要过瘦,也不能过胖。下面是这个月需要补充的营养素,供准妈妈参考。

(1) 热能

热能对准妈妈和胎宝宝都非常重要,怀孕期总热能需增加85000千卡。孕中期热能摄入应比孕前每天摄入量增加200千卡,每天增加主食75克左右,相当于2只鸡蛋和100毫升牛奶。

(2) 蛋白质

蛋白质是脑细胞的主要成分之一,占脑干重量的33%,是作用于脑细胞兴奋与抑制过程的主要物质。从怀孕4个月开始准妈妈每天应另外增加15克的蛋白质,相当于每天增加1杯牛奶和1个鸡蛋或75克瘦肉的量。怀孕7个月后,每天应增加蛋白质25克。

(3) 微量元素

♥钙。充足的钙可促进骨骼和牙齿的发育。孕期钙的摄入量应比孕前增加1倍,每天钙的需要量为1000~1500毫克。含钙丰富的食物有牛奶和乳制品、小虾皮、海产品、豆制品、深绿色的叶菜等。补充钙的方法,除了每天保证喝2袋牛奶、1袋豆浆外,还要到户外进行活动,接受紫外线的照射,促进体内钙吸收的维生素D生成。值得一提的是,有些蔬菜中的鞣酸(菠菜)可影响钙的吸收,因此这类蔬菜要酌情食用。如果准妈妈担心食物中的钙不能完全被身体吸收,也可以在医生的指导下服用钙制剂,以便及时补充钙。

♥铁。怀孕进入4个月后,准妈妈铁的供给量由每天18毫克,应提高到每天28毫克。含铁丰富的食物有动物肝脏、动物全血、畜禽肉类、鱼类等。准妈妈最好在10天左右吃1次动物肝脏。另外,若准妈妈有贫血现象,单靠食物补充很难满足需求,应在医生的指导下,适当服用一些铁制剂。

♥锌。锌对孕早期胎宝宝器官的形成极为重要。准妈妈应从4个月开始增加锌的摄入量,由孕前的15毫克增至20毫克。含锌的食物种类比较多,只要准妈妈每日进食均衡,就可以满足需求,但含锌量最高的是牡蛎,准妈妈不妨可以多吃些。

## 2. 这个月各种食物的需要量

(1)牛奶

牛奶含有大量容易吸收消化的蛋白质、钙质及维生素A及维生素D,是准妈妈最理想的食物。这一时期准妈妈每天应喝2杯牛奶。新鲜牛奶、奶粉及脱脂奶粉都适合。如果准妈妈对奶制品过敏,就应多食用坚果和植物种子,以便补充蛋白质。但食用不可过多,否则可引起肥胖和消化不良。

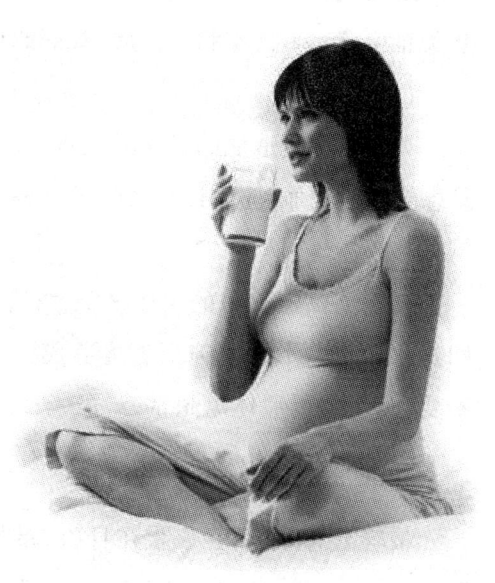

(2)蔬菜和水果

这一时期的准妈妈每天应吃3~5种蔬菜。如芹菜、莴苣、菠菜、白菜、青菜等,蔬菜中含有大量的维生素及矿物质,既可促进肠胃蠕动,又有利于大便畅通,可满足食欲又不至于长胖,但烹炒蔬菜不能太老，以免破坏丙种维生素。水果里面含有丰富的维生素，如橘子、柠檬、蕃茄、番石榴及葡萄、西瓜、梅子、杏子、李子等。水果宜生吃，准妈妈每天应吃 1~2 种水果。

(3) 瘦猪肉、牛肉及海鲜食物

准妈妈要经常食用瘦猪肉、牛肉及海鲜食物，特别是到了孕中期，每天应保证吃其中的一类。因为这些食物中的蛋白质，是准妈妈及胎宝宝身体健康、组织修补及生长所必需的，另外动物的内脏，如猪肝、猪心、猪肾也都是准妈妈补充营养比较理想的食物。

(4) 豆类

豆类包括各种干蚕豆、豌豆、小扁豆等，因其富含丰富的维生素(B 类维生素)、矿物质和蛋白质，准妈妈应经常吃。

(5) 鸡蛋

鸡蛋不仅是造血的必需品，还含有丰富的铁质。本月准妈妈最容易患缺铁性贫血，应保证每天吃 1 只鸡蛋。

(6) 五谷

五谷是供给热量的主要来源，含有丰富的矿物质。这一时期，准妈妈每顿吃白米饭 1 碗至 1 碗半，馒头 1 个或 1 个半就足够了，千万不要吃太多，以免体重超常。

## 3. 这个月最容易忽视的"营养素"

最容易忽略的，往往就在身边。准妈妈在关注各种营养素的补充时，往往会忽略三个关键的"营养素"，而它们其实离我们最近，最容易取得，即水、空气和阳光。

(1) 水

在上一节内容中，我们已经提到水对准妈妈的重要性，要求准妈妈每喝水不少于 8 杯。但准妈妈在喝水时，注意少吃盐及含盐过多的食物,否则体内大量存在的钠离子会引起浮肿和不适。

(2) 空气

空气是最容易取得的维持生命必不可少的物质,不但对人体新陈代谢有重要作用,而且可以使人体免受一些疾病的侵袭,对人体健康起到很好的保护作用。

准妈妈应注意呼吸的健康,一是保证家里通风,尤其是卧室。封闭的空间,新鲜空气难以进入,不利于母婴健康。二是主动到户外呼吸新鲜空气,在早上起床之后,准妈妈到有树林或草地的地方去做操或散步,呼吸草木所释放的清新空气,这将会使准妈妈神清气爽、精神焕发。另外,尽量不要到人群密集的公共场所去,避免污浊的空气和空气中的病菌侵扰,危害准妈妈和胎宝宝的健康。

(3) 阳光

太阳中有三种光线:红外线、可见光线和紫外线。不同的光线有不同的作用,我们所熟悉的紫外线对人体的作用主要有两个,一是紫外线可穿透皮肤表面,帮助体内钙质吸收的维生素 D 生成,防止佝偻病。二是具有杀菌和消毒的作用,阳光在室内照射 30 分钟以上,就能达到空气消毒的效果。

准妈妈应多到户外走走,晒晒太阳。晒太阳应选在紫外线最充足的时候。根据我国一年四季日光照射的程度,紫外线最多的是每年的 4~10 月份上午 8 时~下午 5 时。其它日子都是上午 9 时~下午 3 时紫外线最多。如果准妈妈在阳台晒太阳,一定要打开玻璃窗,让阳光直接晒在身上。或者参加一些户外活动,既能晒到太阳,又能锻炼身体,提高机体的抵抗力,有益于胎宝宝发育。

## 4. 吃有益于宝宝视力发育的食物

新生儿的视力,除了与遗传有关,更与准妈妈孕期的营养摄入有关,因此,为了生出眼睛明亮、视力好的宝宝,准妈妈在孕期就应重视摄取对眼睛有益的食物。

(1) 鱼类,如沙丁鱼和鲭鱼

准妈妈每个星期至少吃一次鱼。油质鱼类中富含的 HDA 与大脑内视神经的发育有密切的关系,能帮助胎宝宝视力健全发展。胎宝宝如果缺乏 HDA,就会影响视力。但准妈妈不要吃鱼类罐头食品,应购买鲜鱼自己烹饪。

(2) 含有维生素 A 的食物

维生素 A 可以预防和治疗干眼病。它主要存在于动物的肝脏、鱼肝油、奶类和蛋类;植物性的食物,比如胡萝卜、苋菜、韭菜、青椒、红心白薯以及水果中的橘子、杏子、柿子。

(3) 含有维生素 C 的食物

维生素 C 是组成眼球水晶体的成分之一。如果缺乏维生素 C 容易患水晶体浑浊的白内障病。各种新鲜蔬菜和水果中都含有大量的维生素 C,其中含量最高的是青椒、黄瓜、菜花、小白菜、鲜枣、生梨、橘子等食物。

(4) 钙

钙对眼睛也有好处,具有消除眼睛紧张的作用。

(5) 含有维生素 $B_1$、$B_2$ 的食物

维生素 $B_1$ 是视觉神经的营养来源之一,如果缺乏维生素 $B_1$,眼睛容易疲劳;若维生素 $B_2$ 不足,容易引起角膜炎。因此准妈妈可以多吃些芝麻、大豆、鲜奶、麦芽等含维生素 $B_1$、$B_2$ 的食物。

(6) 枸杞子

中医讲枸杞子具有清肝明目的功效,因为枸杞子含有丰富的胡萝卜素,以及维生素 A、$B_1$、$B_2$、C、钙、铁等,都是有助于眼睛发育的营养元素。

### (7) 维生素 E

具有抗氧化作用,可抑制晶状体内的过氧化脂质反应,对治疗某些眼病有一定辅助作用。准妈妈可以从豆油、花生油和香蕉中摄入维生素 E。

### (8) 山桑子

被称为眼睛的"保护神"。山桑子中的花青素成分能有效抑制破坏眼部细胞的酵素。除了山桑子之外,其他富含花青素的食物主要有红、紫、紫红、蓝色等颜色的蔬菜、水果,例如,红甜菜、红番茄、茄子、黑樱桃皮、巨峰黑葡萄、加州李、油桃等。

## 5. 这个月应禁忌的食物

这个月,准妈妈在补充营养的同时,也应该注意对食物有所选择,并限制一些不利于健康的食物。如辣椒、胡椒、咖啡、浓茶、酒等,其中咖啡或酒精有刺激神经兴奋的作用,不利于准妈妈休息,酒对胎宝宝还有毒性作用;此外,饮食不宜过咸,以免加重肾脏的负担或诱发妊娠高血压综合征。

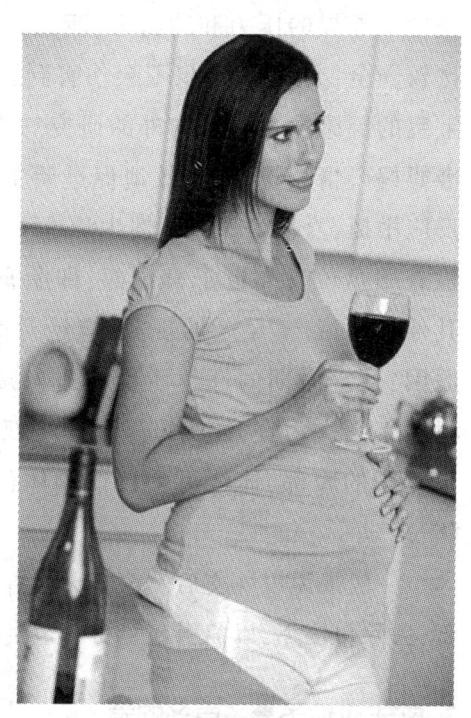

## 二、保健须知

这一时期,虽然是准妈妈在十月怀胎中最舒服的日子,但日常保健工作依然不可忽视。

## 1. 保证足够的睡眠时间

众所周知，睡眠是保证人们身体健康、恢复体力的最好办法。这个月准妈妈应保证每天睡够 8 小时，睡眠姿势以侧位、不压迫腹部为宜。如果条件允许的话，最好再有 1 小时午觉时间。午睡时，准妈妈最好脱去外衣和鞋，把双腿抬高，全身放松。晚上睡觉前，最好用温水泡泡脚，然后给腿部、脚部做做按摩，这样不仅有利于血液循环，还能保证睡眠质量。

## 2. 性生活不宜过频

这一时期，胎宝宝在子宫内的羊膜腔内，漂浮在羊水中，羊水缓冲了外界的压力和冲击力，所以，准妈妈和准爸爸过性生活相对比较安全。性生活不仅不会伤害到胎宝宝，还有益于夫妻恩爱和胎宝宝的健康发育。国内外的研究均表明：孕期夫妻感情和睦恩爱，准妈妈心情愉悦，能有效地促进胎宝宝的生长发育，生下来的孩子反应敏捷，身体健康。但性生活也不是多多益善，需合理安排，若经检查胎盘位置靠近子宫颈部，即胎盘前置，或子宫闭锁不全，或有其他引起流产、早产的现象，应绝对避免过性生活。即使没有上述原因，这一时期的性生活也应适当减少，注意性交姿势与频率，以每周 1~2 次为宜，性交可采取夫妻双方习惯和舒适的姿势，不要压迫妻子的腹部，体位可采用前侧体位、侧卧体位、前坐体位或后背体位。

一般来说以性交后及第二天没有不适感为度。性交前，应清洗阴部，去除包皮垢，以免引起妻子阴道炎症及宫内感染。

## 3. 丈夫应给予妻子更多的爱

随着孕期的增加，这一时期准妈妈的心理渴望丈夫关怀和爱抚的愿望愈加强烈，哪怕是丈夫的一句充满爱的话语，一次温情的拥抱或是一瞥深情的目光,都会给妻子带来莫大的安慰。因此,丈夫应给予妻子更多的关爱和帮助。

(1)平衡膳食

丈夫首要任务就是帮助妻子平衡膳食,准备可口的饭菜,使妻子摄取足量营养素。

(2)多与妻子沟通

同妻子谈谈心,耐心地听妻子诉说。

(3)不要给予压力和刺激

不要重男轻女,如果丈夫和老人一心想要男孩,而不要女孩,就势必给准妈妈带来一定的精神压力,甚至造成心理障碍,以至影响胎宝宝发育。有一些老年人,对怀孕的媳妇不以为然,动辄我们那时候如何如何,言外之意就是眼下的媳妇太娇气。这对于准妈妈来说也是一种不良刺激,往往会给原本就烦躁不安的情绪火上浇油,甚至发生口角,进而影响胎宝宝的健康。

(4)测体重

注意监测妻子的体重,以每周增加0.5公斤为宜。每天帮妻子数胎动,听胎心,在家测量血压,测宫高、腹围。

(5)感受胎动

时常趴在妻子的腹部感受胎动,并对胎宝宝说话、唱歌,对胎宝宝实施胎教。还可通过准妈妈腹部触摸胎宝宝,不仅能增进与妻子的感情,还能促进胎宝宝的大脑发育和语言发育。

(6)做家务

怀孕6个月,妻子已经大腹便便,丈夫要多帮助她做做家务,在琐琐碎碎的小事中给予妻子细致的关爱。不要让妻子弯腰提重物、高处取东西、打扫门窗等,帮妻子系鞋带、洗脚,多承担力气活和日常家务。

### (7) 陪妻子定期到医院检查

陪妻子一起参加孕产培训课程，了解分娩的相关知识、呼吸法、用力法，以及母婴护理知识，以便妻子分娩后能够得到很好的护理。

### (8) 性生活多注意

怀孕 6 个月，夫妻性生活是安全的，丈夫要充分体谅妻子的种种不便，动作要轻柔，时间不宜过长，避免挤压妻子的腹部，更不能刺激妻子的乳房。

### (9) 为妻子按摩

每天晚上给妻子按摩身体，可以缓解妻子的腰背及腿部疼痛。

## 4. 注意温差的变化

这一时期，准妈妈要注意保暖，注意温差的变化，以免发生以下情况。

♥感冒。感冒在普通人看来不是什么问题，吃吃药就好，但对于准妈妈来说不能轻易用药。若发生感冒，最好使用物理疗法和食疗法，坚持适量运动，用浓盐水漱口，呼吸茶杯热蒸汽，或者喝鸡汤、鸡蛋姜汤等方法。

♥准妈妈体表末梢血管急剧收缩或扩张，血管收缩会使血压升高，出现头晕、头痛等现象。

## 5. 准妈妈应注意眼睛的保健

准妈妈应该多爱护、保养自己的双眼，准妈妈养目不仅利于自己眼睛健康，还有利于胎宝宝的视力发育。准妈妈日常要注意下面几项眼睛的保健。

### (1) 养目

在怀孕期间，准妈妈因生理变化，角膜的含水量比平常人高，尤其到了怀孕末期，角膜透气性差，如果戴隐形眼镜，容易因为缺氧而造成角膜水肿。一旦隐形眼镜不洁滋生细菌,将会因感染造成角膜发炎、溃疡甚至失明。因此,准妈妈孕期不要戴隐形眼镜,应经常做孕妇眼保健操,具体做法如下:

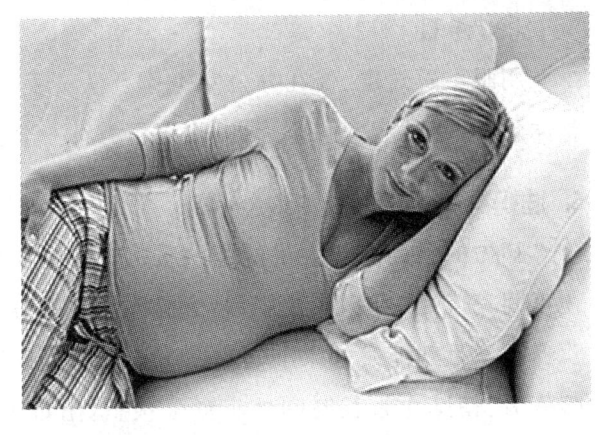

♥ 准妈妈用无名指取绿豆粒大小眼霜,在上眼睑和下眼睑部位各点上两点,上下打圈抹匀。

♥ 从眼角处开始,准妈妈使用无名指指腹顺着从里到外的顺序打圈到眼尾,上下分别进行。

♥ 从眼角处开始,准妈妈使用无名指指腹顺着从里到外的顺序滑拉到眼尾,并在眼尾处轻轻按压。

(2)极目

极目就是准妈妈站在空气清新的地方,放松两眼,先平视远处的某个目标,例如山峰、高楼等,再慢慢将视线收回,看距眼睛35厘米处的近物。反复数次,之后进行深呼吸运动。

(3)浴目

用热毛巾或蒸汽浴熏双眼,可促进眼部的血液循环,预防眼睛疾病。每天1~2次,每次5分钟左右。

(4)补目

中医学讲"肝明目"。孕期准妈妈常吃些补肝食品对明目有一定的功效,如适量的动物肝脏、鸡蛋、鱼类、鱼肝油、枸杞子、胡萝卜、地瓜、南瓜、菊花、芝麻等食物。

(5) 借目

用眼不可过度，像在办公室工作及从事手工艺工作的孕妇，要注意休息，时常站起来眺望远方，或闭目养神一会儿，让眼睛得以休息。

## 6. 准妈妈不要熬夜

脑力的活动需要大量的蛋白质。这一物质的合成与补充同样是在夜间完成。人在白天用脑后，大脑本身需要在夜间利用睡眠来补充营养及恢复功能。如果准妈妈因工作或者娱乐时熬夜过度会引起大脑疲劳，使脑血管长时间处于紧张状态，出现失眠、头痛、烦躁、胸闷等症状，还可以诱发妊娠高血压综合征等疾患，从而妨碍自身的健康及胎宝宝的发育，严重者可导致胎宝宝发育停滞。为了自身及胎宝宝的健康，准妈妈不要熬夜，最好每天晚上10点钟上床睡觉。

## 7. 孕期护发有讲究

怀孕期间，准妈妈的头发受雌激素的影响，要比孕前更光洁、浓密，很少有头垢或头屑。准妈妈要想继续保护好这头天然秀发，必须注意以下几点。

（1）不宜多洗

每周洗1~2次为宜。洗头过频反而会让头发失去光泽。洗头发可以除灰尘、止头痒，有利于头部皮肤的呼吸。洗头发最好使用天然洗发液（膏），不要使用容易损伤发质的肥皂。

（2）不宜吹发

电吹风机吹出的热风含有部件中的石棉纤维微粒，会破坏头发的角质层，影响胎宝宝健康。而电吹风具有较高的电磁波，对准妈妈容易造成辐射危害。

（3）不染发、烫发

首先，染发剂对头发角质蛋白的破坏力极大，易对头发造成损伤,若经常使用,可使头发枯燥、发脆、开叉、易脱落;其次,永久性染发剂多数使用苯胺类的染料中间体,其刺激性和毒性在化妆品原料中属较高者,这对胎宝宝的健康极为不利;第三,染发剂由两种成分组成,二者混合再涂抹在头发上时会发生化学反应,生成有害气体,长期使用容易致癌。

(4)稳定情绪

我国医学认为:多怒则百脉不定,鬓发憔枯。可见,养发一定要心境从容,秀发乌亮才可以常驻。

(5)注意营养

头发变白与黑色素不足有关,而人体内黑色素的产生又与酪氨酸酶有关。脱发及白头发多因精血不足、营养匮乏引起,故应该常吃含铜、锌、铁及维生素丰富的食品。

(6)起居有常

平时做到睡眠充足,性生活有节制,精气足则养其发。

## 8. 适合这个月的运动

怀孕到了6个月,虽然准妈妈体重明显增加,但也不要懒散,应多做力所能及的活动。适当地运动对准妈妈很有好处,不但能调节神经系统,增强心肺功能,缓解呼吸急促症状,还能促进血液循环,减轻腰酸腿疼症状,同时,有助于食物消化,促进营养吸收。对睡眠不好的准妈妈来说,还可以改善睡眠状况。

在没有特殊情况下,准妈妈最好每天坚持适度的运动,选择1~2种适合自己的运动项目,不需经常变换锻炼的项目,锻炼的强度以心率小于每分钟140次为宜;时间不宜过长,以每次20分钟左右为宜。运动场所要宽敞、安静、空气新鲜,锻炼时最好有丈夫及家人陪同。锻炼时间最好选择早晨9~10点;下午3~4点。如果是夏天,下午锻炼的时间可适当推后。

### (1) 游泳

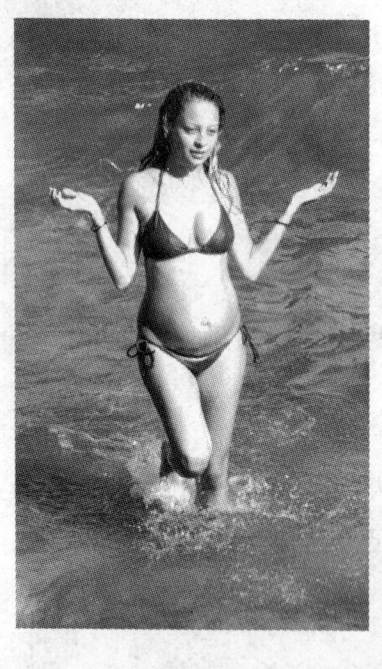

游泳仍然也是这个月最好的锻炼方式之一,比较陆上运动,在水中运动的好处是水的浮力能把整个人托起,身体负担非常小,准妈妈在水中可以尽情地舒展身体而不觉得身体笨重,游泳能轻松锻炼腰腿部肌肉。可以在比较短的时间去掉准妈妈身体上过多的脂肪,游泳技术好的准妈妈还可以通过潜泳等方式增加肺活量。同时,孕期经常游泳还可以改善情绪,减轻妊娠反应,对胎宝宝的神经系统发育有很好的帮助;还可以促使准妈妈分娩更加顺利。国外的有关统计数据也表明,参加过游泳训练的准妈妈不仅顺产率远远高于普通准妈妈,并且产程能大大缩短,可见,游泳对准妈妈好处颇多。

但并不是所有的准妈妈都适合这项运动,我们在准妈妈怀孕第五个月中已经提到了准妈妈游泳注意事项及对个人的要求,在此不做详细说明。

### (2) 散步

散步是孕期可选择的最好的运动之一。每天上午、下午到花草茂盛、绿树成荫的花园里散步,呼吸新鲜空气,即可多吸收25%的氧气,又可增加阳光中的紫外线照射,促进身体对钙、磷的吸收。通过散步产生适度疲劳有利于促进睡眠,还可以调节心情,消除烦躁及不安。

准妈妈散步时,宜悠闲放松,不必走得太快太急,也不宜爬高翻越障碍。散步要注意速度,最好控制在 4 公里/小时,每天一次,每次 30~40 分钟,步速和时间要循序渐进。同时,散步要选择好天气,如风沙、大雾、大雪等恶劣的天气散步反而不好。据有关资料统计表明,城市中下午 4~7 点之间空气污染相对严重,应该避开这段时间锻炼和外出,以免吸入更多的有害物质。

(3) 准妈妈手指健脑操

这一时期,准妈妈普遍感觉自己的反应能力不如孕前快了。为了改善这一症状,不妨可以尝试做做手指健脑操,不仅能健脑,还能促进血液循环,且简单易行。此操适合整个孕期练习,特别是到了孕中、后期更有利,时间一般在下午四五点钟进行,每次以 20 分钟为宜。下面是手指健脑操的具体步骤,准妈妈可参考练习。

♥挤压。手完全张开,食指与拇指指尖相触,挤压后伸直。然后以中指、无名指、小指做同样的动作。双手同时做,重复 3 遍。

♥关闭。手指微微张开,弯曲拇指,尽量触及掌心最远处,然后伸直。双手同时重复 30 次。

♥弯曲。手全部张开,拇指弯曲,触及掌心,然后快速伸直、弯曲、伸直。此动作做 30 次为宜。

♥开放。十指伸直,指尖相触,同时将右手拇指向上伸,左手拇指往手掌内部伸,以调动拇指动作。重复做 30 次。

♥按摩。拇指与食指在指甲部位的正面及反面按摩。每次用力要均匀,每指数做 10 次为宜。

## 第三节  怀孕第六个月的胎教与定期检查

怀孕到了第六个月,随着大脑的不断发育,胎宝宝的情感也开始成熟,已初步有了对高兴、难过、不安及愤怒等感情的分辨能力,并由此引起胎宝宝的行为,因此,这个月正是开始培育胎宝宝感情的最佳时机。

这一时期的定期检查除了一些常规检查以外,医生还会建议准妈妈做一次精密的B超检查,看看胎宝宝的形态结构是否有异常,如唇裂、先天性心脏病等,了解胎宝宝的生长发育与妊娠月份是否符合。另外,这次产前检查,医生会明确告诉你所测的腹围和宫高。

## 一、胎教的内容

这个月的胎教内容主要包括以下几个方面,准妈妈不妨参考一下。

### 1. 情绪胎教

怀孕6个月时,胎宝宝身体各器官已基本发育完善,特别是大脑已经有了初步的情感信息,能完全体会到妈妈的感情和思想,并慢慢将情绪转化为性格,也就是胎宝宝有了"自我"感。胎宝宝的情绪都是以妈妈的情绪为转移的。母亲与胎宝宝的情感、情绪是相通的,是通过神经激素完成传递。从妈妈大脑发出的神经激素是促进胎宝宝成长的必要因素。研究证实,当妈妈有好心情时,大脑会分泌出满意的激素,并通过脐带传送到胎宝宝的脑中,给胎宝宝的大脑优质刺激,这种好的刺激可以促进胎宝宝大脑发育,促进其良好性格发展。而当妈妈有不安、愤怒的情绪时,胎宝宝会出现手足不规则的运动,好像很急躁,这是因为准妈妈的脑部分泌出的压力激素传递给胎宝宝不好的信息造成的,若准妈妈长时间有这种情绪,对胎宝宝的生长发育及性格发展是很不利的。所以,为了胎宝宝的身心健康,准妈妈要经常保持良好的情绪,用自己的情绪感染和熏陶胎宝宝,使出生后的宝宝能有一个良好的心理素质。

### 2. 美育胎教

生活中处处充满美,美丽的色彩、美丽的声音、美丽的艺术、美丽的风景等等。美育能陶冶性情、净化环境、开拓眼界,具有奇妙的魅力。生活中将美的信息传递的过程就叫做美育,美育是准妈妈与胎宝宝交流的重要内容,也是净化胎教氛围的必要手段。

对胎宝宝实施的美育就是音美、色美和形美的信息传递。准妈妈将动听的音乐传递给胎宝宝,可以转化为他(她)的身心感受;准妈妈对大自然风光的欣赏,也可以转化为胎宝宝自己的体会。另外,准妈妈可以欣赏一些绘画、书法、雕塑,以及一些戏曲、影视文艺作品,以便接受艺术的熏陶,颐养性情,同时可以在欣赏的时候用语言描述解说给胎宝宝听,并把自己内心的感受说给他(她)听,让胎宝宝享受到世界上各种各样的美。

## 3. 音乐胎教

准妈妈在实施音乐胎教时,选用的音乐磁带,应该是优雅的乐曲,不能带有歌词。因为歌词(语言胎教)主要是传入胎宝宝左脑,训练左脑功能的。乐曲才是进入大脑右半球,训练胎宝宝右脑功能的胎教。

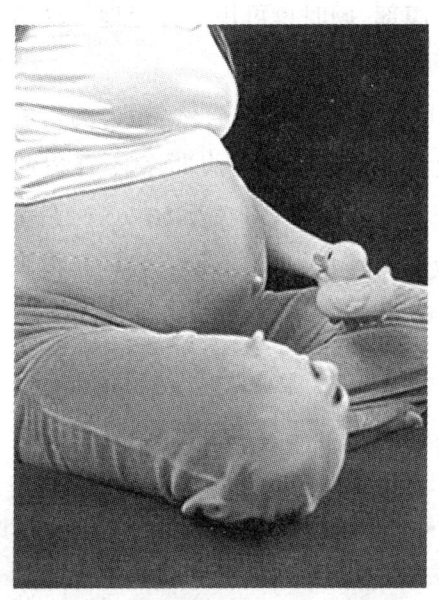

胎教音乐磁带,有些是我国专门从事胎教的专家和音乐家共同研究和创作的专片磁带,其乐曲非常适合于胎宝宝及新生儿听。磁带中的选曲有意识地以小三度的音程进行,构成了不同的短小乐曲,并且贯穿每曲。旋律舒缓、宁静、优美,没有歌词,依靠声波刺激胎宝宝的大脑发育。

胎教音乐最好不要只听几首固定的曲子,应该变换多样

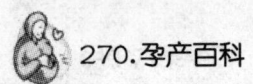

选曲时应注意到胎动的类型。人的个体的差异从胎宝宝时期就显露出来,从同一时期不同胎宝宝的胎动情况来看,大致能判断出来胎宝宝分"淘气"、"活泼"、"文静"型。对于活泼好动的胎宝宝,给他(她)多听些节奏舒缓、柔和优美的乐曲,如《摇篮曲》等,给那些文静、不爱活动的胎宝宝听一些轻快跳跃的乐曲,如《MerryChristmas》等,这样互补性的胎教音乐对胎宝宝的成长很有帮助。

准妈妈进行音乐胎教时,可用柔和的声调唱轻松的歌曲,同时想象胎宝宝正在静听,与胎宝宝达成共振。

### 4. 拍打、推动和散步胎教

这是运动胎教的一种,就是通过拍打、推动,促进胎宝宝在母体内运动。此项胎教适合于怀孕六七个月以后,当准妈妈能在腹部明显地触摸到胎宝宝的头、背和肢体时,就可以增加推动、散步的练习。这主要是为了锻炼胎宝宝的反应能力和运动能力。

拍打、推动和散步胎教的具体做法是:准妈妈平躺在床上,全身放松,轻轻地来回抚摸、按压、拍打腹部,同时也可用手轻轻地推动胎宝宝,让胎宝宝在宫内"散步、做操"。

实施拍打、推动和散步胎教,应注意动作轻柔自然,用力均匀适当,切忌粗暴。避免用力不当或过度而造成准妈妈腹部疼痛、子宫收缩,甚至引发早产。本项胎教时间不宜过长,以每次 5~10 分钟为宜,如果胎宝宝用力来回扭动身体,应立即停止推动,可用手轻轻抚摸腹部,这样,胎宝宝就会慢慢地平静下来。

## 二、定期检查的内容

怀孕到了第六个月,定期检查的内容主要有以下几项。

### 1. 精密超声波检查

精密超声波检查,主要适用于检查胎宝宝是否有畸形情况及内脏器官发育状况。该项检查一般是在准妈妈怀孕21~24周时做,此时胎宝宝的内脏器官已经发育完成。这次做精密超声波检查是非常重要的,如果过了24周,即使胎宝宝有畸形,也不能采取什么强行措施了。

## 2. 妊娠糖尿病检查

妊娠糖尿病是常见的怀孕并发症,对胎宝宝和准妈妈的健康非常有害。因此建议准妈妈在怀孕第24~28周期间,必须到医院接受葡萄糖检查,检查是否患妊娠糖尿病。妊娠糖尿病主要面对高危准妈妈,其特点是怀孕后才患此病,而在分娩后一般会消失。

## 3. 超声波心动检查

超声波心动检查能够诊断出胎宝宝的心脏是否异常。该项检查主要面对有家族心脏病史、曾经孕育过心脏病婴儿,以及在怀孕初期服用过药物的准妈妈。超声波心动检查需要大约20~30分钟,其准确率在70%左右。

# 第十二章 怀孕第七个月

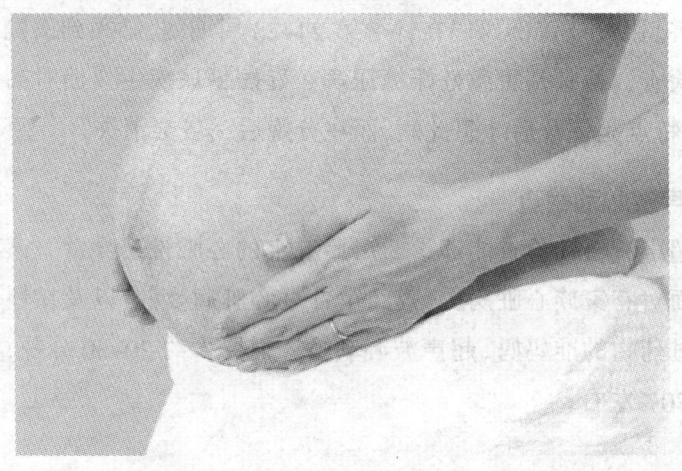

怀孕第七个月,胎宝宝的肺部已经发育完全,这时出生虽能有浅浅的呼吸和哭泣,但还没有完全具备在体外生存的适应能力,因此,在一般条件下很难存活。准妈妈的肚子越来越大,身体也越来越笨重,便秘和痔疮经常出现。从这个月开始要特别注意减少活动量,多休息,小腹不要过于用力,以防发生早产。

## 第一节 生理变化

这一时期,胎宝宝的大脑已相当发达,可以逐渐控制自己的身体,但皮肤还是皱皱的。准妈妈的腹部膨胀,宫高已经达到23~26厘米。由于腹部、乳房迅速增大,很容易出现妊娠纹。另外,因体重的增加使下肢受到压迫,影响血液循环,容易发生静脉曲张、便秘和痔疮等现象。

### 一、胎宝宝的变化

怀孕进入第七个月,胎宝宝更加活跃了,发育状况更加明显,各器官更加发达。

#### 1. 皮肤开始长肉了

这个月,胎宝宝的皮肤还不能分泌脂肪,所以皮肤褶皱较多,脸部看起来像个小老头儿,但皮肤不再是透明的,而是开始泛出红光,这一切现象都说明胎宝宝的皮肤开始长肉了。

#### 2. 对光有了感应

这一时期,胎宝宝的眼皮能分出上下,有睁眼、闭眼的动作,张开眼睛时眼球也开始转动,可以东看看、西看看,向前看时也有了焦点。但最大的变化是对光有了感应,也就说明胎宝宝的视神经开始发挥作用了。胎宝宝已经形成了自己的睡眠周期,自己的生物钟。尽管眼部发育已经很完善了,但其瞳孔的颜色仍然没有发育好,要等到出生几个月之后才能变为正常。

### 3. 听觉、味觉更加发达

这一时期胎宝宝的听觉神经系统已经发育好,可以更清楚地听到外边的声音,并对外界声音刺激的反应更为明显,对声音的喜恶会表现出不同的动作。如听到优美、柔和的声音时,胎宝宝动作的幅度就会加大;如果听到刺耳的声音时,胎宝宝的反应剧烈,经常会踢腿。这时,准妈妈可以继续和他说话,给他讲故事,听音乐。慢慢地胎宝宝就感到平静和愉悦了。

随着胎宝宝身体各个器官的全部形成,他(她)可以比较准确的感觉到准妈妈的情绪变化。当准妈妈忧郁时,胎宝宝的情绪也会低落;准妈妈高兴时胎宝宝也会跟着高兴。因此,准妈妈要经常保持愉快的心情,给胎宝宝营造一个健康、稳定的生长发育环境。

另外,胎宝宝的味觉已很发达,能够准确地区分出苦味和甜味,尤其对甜味特别感兴趣。

### 4. 脑组织发育完善

这一时期,胎宝宝的脑部发育完善,且非常发达,头部已经明显长大,脑组织快速增殖,大脑发育将进入一个高峰期。大脑皮层表面特有的皱褶和凹槽开始形成。胎宝宝的脑细胞和神经循环系统的连接更加紧密,大脑的活动非常活跃,此外,胎宝宝睡觉时还会做梦,梦的是什么就无人可知了。

### 5. 活动变得有规律了

到了怀孕第28周,胎宝宝开始有规律地活动了,能按照自己的生活节奏睡觉和起床,有了自己的生物钟。胎宝宝睡醒后自娱自乐,吮吸手指,抓脐带、翻跟头,特别顽皮,这些动作准妈妈从胎动中能够感受得到。

## 二、准妈妈的变化

这一时期,准妈妈的身体变化主要体现在以下几个方面。

## 1. 妊娠纹明显增多

进入怀孕后期,随着胎宝宝和子宫的增大,准妈妈的肚子更大了,垂坠感加强。由于腹部皮肤的伸展,导致皮下组织及弹性纤维断裂,大部分准妈妈会在下腹部、乳房和臀部出现妊娠纹,而且大腿、腿肚子和外阴的静脉变青、突起,发淤青色。另外,因为乳腺发达,还有可能出现腋下肿胀的情况。以上都是怀孕过程中出现的正常现象,分娩以后就会逐渐消失,但妊娠纹不会彻底消失。

## 2. 眼睛变得干涩

怀孕进入第七个月,准妈妈的眼睛也变得干燥、发涩,眼睛对光线的反应越来越敏感,面对强光会有刺痛感,这是怀孕后期常见的现象。如果该症状比较严重,可以使用滋润类眼药水湿润眼睛来缓解干涩的现象。平时,尤其在工作中,多注意养目,让眼睛放松休息。

## 3. 肋骨和腰部有时疼痛

怀孕7个月时,准妈妈的子宫逐渐增大,将肋骨推挤上升了5厘米,使肋骨产生了弯曲现象,导致肋骨疼痛。同时,子宫还会挤压胃部,使胃的消化功能受到影响,有时会产生胃痛。

另外,由于腹部笨重,准妈妈身体的重心向前倾。为了保持身体的平衡,准妈妈又会不由自主地将身体向后倾斜以稳定重心。这样势必使腰部的负担加重,导致腰部疼痛。

## 4. 会做噩梦

孕后期,准妈妈经常会做噩梦,像是进入动作电影或恐怖电影之中,梦见来到陌生的地方,被人追赶而到处躲藏;或是从高空坠落;或是梦见家人出现意外,梦里又紧张又难受,甚至从梦中惊醒。究其原因,这主要是由于准妈妈潜意识里对怀孕出现的各种变化感到惶惑不安,特别是对分娩感到恐惧而做了噩梦。准妈妈不必在意梦的内容,只要心情放松,情绪稳定,努力保持积极乐观的心态,噩梦自然就会消失。

## 5. 四肢出现浮肿

怀孕第七个月,准妈妈的胳膊、腿、脚踝等部位普遍出现浮肿现象,身体的其他部位也有相对轻微的浮肿。这是由于怀孕后内分泌的改变,引起体内水钠潴留,子宫压迫盆腔到下肢的静脉所导致的。浮肿的程度一般是在下午和晚上比较严重。这些现象均属于正常的妊娠反应,不必紧张。为了缓解浮肿现象,准妈妈应少吃高盐食物,注意身体的姿势。

但是,要注意非正常的浮肿现象。如果面部出现肿胀,皮肤没有弹性,而且浮肿一两天都不见消褪,这说明有可能是患了妊娠高血压综合征,应马上去医院治疗。

## 6. 胎动逐渐加强

进入怀孕后期,胎动逐渐加强,胎宝宝会不停地伸胳膊摆腿,而且力度加重。准妈妈的肚子此起彼伏,有时甚至觉得胎宝宝马上会跳出来。从这个月开始,根据胎动情况可以感知胎宝宝是否健康,一般来说,怀孕后期胎动频繁而有规律,表示胎宝宝很健康;胎动较少则有可能有问题,需要通过心跳数检测或医院检查来确认胎宝宝的健康状况。

## 7. 血压上升

这一时期准妈妈的血压比前一段时间略有上升,这属于妊娠正常现象,不必过于紧张。但是,如果准妈妈在短时间内出现体重迅速增加,并伴随着视力下降,或者有手脚肿胀、发麻等症状,则有可能是患了子痫,需立即去医院进行治疗。

## 第二节 准妈妈的饮食与保健

本月是孕中期的最后时期,饮食上与前一个月相差不大,但仍需特别注意。不宜多吃动物性脂肪,减少盐的摄入量,日常饮食以清淡为佳,忌吃咸菜、咸蛋等盐分高的食品。

这一时期,准妈妈必须保证充足的睡眠。防止拿过重的东西、向高处伸手、忽然站起来等动作。为了防止便秘,早晨可以喝牛奶和水,多吃水果及纤维多的食物。

### 一、饮食要点

这一时期的饮食要点是,保证营养充足、均衡,充分摄取蛋白质,多吃新鲜蔬菜和水果,适当补充钙元素。具体要求如下。

#### 1. 可以采用少吃多餐的方法

怀孕第七个月,胎宝宝发育速度较快,为了不使胃的负担过重,又利于食物更好地消化,准妈妈可以尝试少食多餐的方法,把一天之中的饮食分成4餐食用。在保证全面营养的同时,着重补充钙与维生素E,应多吃大豆、牛奶、猪排骨汤、胡萝卜、玉米等食品。既重质量,重营养,不超量,又重视蛋白质、维生素、热量、矿物质等元素的充分摄取;日常饮食以清淡为主,多吃鱼、瘦肉、鸡蛋、蔬菜和水果,减少盐的摄入量。

但营养补充不能"过",避免吃得过多引起肥胖,进而带来的一系列不利影响,每周体重的增加控制在350克左右,以不超过500克为宜。

## 2. 尽量少吃含糖量多及动物性脂肪的食品

怀孕进入7个月，准妈妈应尽量少吃含糖量多的食品，这是因为：第一，甜食的卡路里含量非常高，吃多了容易发胖；第二，吃过多的甜食容易患糖尿病，会引发出一系列疾病，对母婴健康极为不利；第三，甜食容易引起胃酸、胃不舒服，而且对牙齿也有损害作用；第四，甜食吃得多，会影响食欲，影响其它营养素的摄入量。因此，准妈妈食用甜食时要适量，特别是那些含糖量高的零食，如果脯、糕点、蜜饯等应少吃。

糖分含量高的水果也要少吃，如西瓜、葡萄等，如果高糖水果摄入过多，可能引发妊娠糖尿病。而妊娠糖尿病患者，如果不节制，会使病情加重。不仅会影响母亲健康，对下一代的生长发育也构成严重危害。

高脂肪的食品也应少吃，尤其是动物性脂肪。动物性脂肪摄取多了只能造成准妈妈肥胖。脂肪里面的营养元素，胎宝宝也吸收不到，因为动物性脂肪的分子大，进入胎盘后并不能传给胎宝宝，而是变成准妈妈的皮下脂肪堆积起来，成为导致准妈妈肥胖的祸首。因此，准妈妈摄取高脂肪食品时要适量。

## 3. 吃一些补脑食品

这一时期，胎宝宝的大脑细胞增殖分化速度加快，大脑体积增大，这标志着胎宝宝的大脑发育将进入一个高峰期，因此，准妈妈可以多吃一些核桃、芝麻、花生之类的健脑食品，以及富含蛋白质的食品，为胎宝宝大脑发育提供充足的营养。

## 4. 做到科学饮水

准妈妈在孕期如果喝水少，血液就会浓缩，使垂体分泌抗利尿激素而不能排尿；肾脏无尿时会导致废物氮在血液中浓度增加，引起尿毒症。白开水对人体有"内洗涤"的作用。准妈妈遵照下列方法,可做到科学饮水。

(1)清晨一杯凉开水

早晨空腹饮水,能很快被胃肠道吸收,可以温润胃肠,使消化液得到足够的分泌,刺激肠蠕动,有利于定时排便,防止痔疮、便秘。另外,凉开水进入

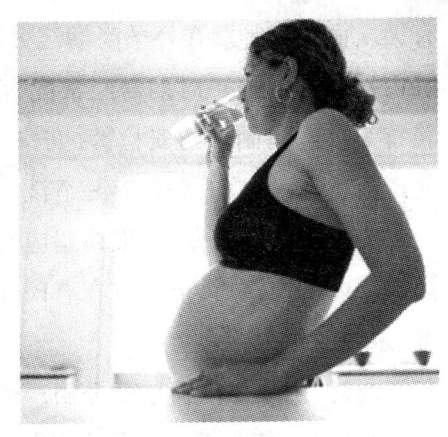

血液,使血液稀释,血管扩张,从而加快血液循环,补充夜间丢失的水分。早晨饮水的方法是,早饭前30分钟,喝200毫升25℃~30℃的新鲜凉开水。

(2)切忌口渴才饮水

口渴说明体内水分已经失衡,脑细胞脱水已经到了一定的程度。因此,切忌口渴才喝水。准妈妈饮水应每隔2小时1次,每天8次,共1600毫升。

## 二、保健须知

怀孕进入第七个月,准妈妈的日常保健主要有以下内容。

### 1. 选择合适的内衣

怀孕7个月左右,准妈妈的内衣选择很重要。内裤的选择应以保持腹部温暖、透气、舒适为原则。如果腹部受了凉,轻者引起腹部疼痛和痉挛;重者容易导致流产的发生。因此,准妈妈应选用能够包裹整个腹部的孕妇专用的三角内裤,最好是能有托腹功能的,注意不要勒得太紧。内裤的材料应当选用吸湿性、透气性、弹性都不错的纯棉制品,而且最好是浅颜色的,这样便于及时发现阴道分泌物是否正常,

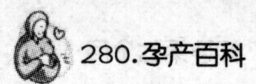

有无出血现象等。在怀孕晚期至分娩前后,准妈妈排放恶露,容易弄脏内裤,同时,这一时期需经常配合医生进行内科检查,因此最好穿着特为准妈妈制做的安检裤,安检裤的裆位上采用防水、防漏设计,使产前、产后排放的恶露容易清洗。

为了防止病菌侵入,准妈妈应注意勤换内裤,一天最少要换两次内裤。内裤洗涤后,最好放在有阳光直射的地方晒一晒,可以起到消毒、杀菌的作用。

此时,由于体内荷尔蒙分泌产生变化,准妈妈乳腺数目及发达程度逐渐增加,使胸部日益胀大;因此,胸罩比前几个月时应增加约两个尺码,以选择略宽大的纯棉胸罩为宜。

## 2. 注意保养皮肤

这一时期,准妈妈的皮肤变得干燥、敏感,脸上长出粉刺和斑痕。身上的皮肤泛红,还会出现瘙痒,并且长出像小米粒一样大小的疙瘩。有时,皮肤的不适还会导致准妈妈难以入睡。尽管这些现象大部分会在分娩之后逐渐消失,但准妈妈应多注意保养皮肤,否则很可能在分娩后留下斑痕。皮肤的保养方法,一方面是靠饮食,从内调养,另一方面是注意清洁和护理,从外保养。

建议准妈妈多吃新鲜的蔬菜、水果;不吃辛辣、咸味重的食品;勤洗澡,保证每天至少洗两次脸,护肤品要选滋润、温和型的;出现粉刺时千万不能用手去挤,以防留下痕迹;内衣最好穿100%纯棉料的,勤洗内衣内裤。此外,准妈妈注意保持情绪稳定,保持微笑,每天开开心心,皮肤自然就会好起来。

## 3. 避免发生妊娠高血压综合征

妊娠高血压综合征一般出现在怀孕后期,典型症状是高血压、蛋白尿和浮肿,病情严重时,还会危及胎宝宝和准妈妈的生命。此病症最好在怀孕早期、中期就注意预防。预防该病需要多种方法并用,饮食疗法和坚持适度运动尤为重要。

**(1) 饮食合理**

饮食既要清淡,又要有营养,尽量少吃肥腻食物;多吃新鲜的蔬菜、水果;要勤喝水。

**(2) 坚持做孕妇操**

尤其是到怀孕后期,孕妇操不但能预防腰痛,减轻体重,而且能锻炼身体各个部位的肌肉,有利于顺产。

## 4. 不宜盲目保胎

虽然流产一般发生在怀孕头3个月,但在怀孕28周内流产的情况也有。

准妈妈如果一旦发生先兆流产,切不可根据自己的理解盲目保胎,乱吃保胎药物。而应当先去医院查明原因,根据医生的诊断结果和建议进行保胎。导致流产的原因很多,如胚胎发育不良、受精卵染色体异常、准妈妈全身性疾病、孕激素分泌不足、孕期碰撞或跌跤等,其中,生理因素占绝大部分,需要准妈妈引起注意。经医学研究证实,在人类的怀孕中,异常胚胎占0.1%,也就是说在孕期28周内,大多数发育不良的胚胎通过自然流产而被淘汰,发育正常的胚胎是不容易发生流产的。因此,对于一旦发生的流产现象,一定要搞清楚后再保胎,以免盲目地把有缺陷的胎宝宝保了,遗憾终身。

## 5. 防止早产

早产是指在孕满28周~37周之间(196~258天)的分娩。在此期间出生的体重1000~2499克、身体各器官未成熟的新生儿,称为早产儿。有资料报道早产占分娩数的5%~15%。早产儿死亡率国内为12.7%~20.8%。发生早产的常见诱因有以下几个方面。

(1) 准妈妈因素

♥ 合并子宫畸形、子宫颈松弛、子宫肌瘤。

♥ 合并急性或慢性疾病,如病毒性肝炎、急性肾炎或肾盂肾炎、急性阑尾炎、病毒性肺炎、高热、风疹等急性疾病;心脏病、糖尿病、严重贫血、甲状腺功能亢进、无症状菌尿等慢性疾病。

♥ 妊娠高血压综合征。

♥ 吸烟、吸毒、酒精中毒、重度营养不良。

♥ 其他如长途旅行、气候变换、居住高原地带、搬家、精神受到打击;腹部直接撞击、创伤、性交或手术操作刺激等。

(2) 胎宝宝胎盘因素

♥ 前置胎盘和胎盘早期剥离。

♥ 羊水过多或过少、多胎怀孕。

♥ 胎宝宝畸形、胎死宫内、胎位异常。

♥ 胎膜早破、绒毛膜羊膜炎。

早产通常有以下几种征兆,准妈妈一定要注意。

(1) 下腹部变硬

如果下腹部反复变软、变硬且肌肉也有变硬发胀的感觉,至少每10分钟有1次宫缩,持续30秒以上,伴宫颈管缩短即为先兆早产,应尽早到医院检查。

(2) 阴道出血

少量出血是临产的先兆之一,但有时宫颈炎症、前置胎盘及胎盘早剥时,均会出现阴道出血,若出血量较多,应立即去医院检查。

(3) 破水

温水样的液体流出就是早期破水,但一般情况下是破水后阵痛马上开始,此时可把臀部垫高,最好平卧,并马上到医院检查。

为了预防早产,在怀孕28周后,准妈妈应从以下几个方面多加注意：

♥孕期应加强营养,避免精神创伤,不吸烟,不饮酒,避免被动吸烟。

♥怀孕后期绝对禁止性生活,因为精液中的前列腺素经阴道吸收后会促进子宫收缩。

♥保证充分的休息和睡眠。

♥保持乐观心态,放松心情,要从积极的方面对待孕期身体所出现的各种不适症状。

♥不要从事压迫腹部的劳动,比如洗衣服、弯腰取东西、系鞋带。不要提重物,也不要抬高手臂取东西及不做剧烈运动。

♥经常清洁外阴部,防止阴道感染。

♥一旦出现早产迹象,应马上卧床休息,并且取左侧位,以增加子宫胎盘供血量;有条件的话应住院保胎。

♥不要吃过于咸的食物,以免患妊娠高血压综合征。

## 6. 如何应对这一时期的妊娠反应

进入怀孕后期,准妈妈好像感觉到全身到处不舒服,如皮肤发痒、腰酸背痛、浮肿、便秘、乏力等。一般来说,这些怀孕反应会在分娩后逐渐消失,准妈妈不必过于担心,其实,这里面不舒服的地方有的是存在的,但有的却是心理作用产生的。

为了使准妈妈能够比较轻松地度过孕中、后期,下面介绍一些应对妊娠反应的保健和预防措施。

(1)眩晕

准妈妈在怀孕后期出现的眩晕,主要是由于子宫越来越大,阻碍下体的血液循环,降低心脏的活力而导致的,另外,如果准妈妈有缺铁性贫血也会出现眩晕。当准妈妈发生一时性眩晕时,应立即躺在床上,舒展身体,静下心来休息,并保持室内空气新鲜。如果是因为缺铁性贫血导致的眩晕,准妈妈应多吃含铁丰富的食物,或听医嘱服用适量的铁剂。

(2) 静脉曲张

静脉曲张是妊娠后期的普遍现象。主要是由于日渐增大的子宫,压迫静脉致使血液流动不畅,在某些地方堆积成血曲张,血曲张使静脉扩大变粗形成的。缓解和预防静脉曲张的具体措施是:

♥平时不要长时间站立,不要保持同一种姿势。

♥休息时腿部稍微垫高,可穿着弹性袜来减轻症状。

♥注意饮食,避免肥胖。

(3) 便秘

这一时期,准妈妈容易发生便秘。发生便秘的主要原因是,子宫压迫肠管,使肠管的蠕动变慢,以及准妈妈的黄体酮使肠管运动减慢造成的。另外,喝水少、缺乏运动、偏食等因素也会导致便秘。缓解和预防便秘的方法是:

♥多吃膳食纤维食品。

♥做适当的运动。

♥多喝水,特别是早晨空腹喝一杯牛奶或温水也有利于缓解便秘。

♥其他措施,如服用缓泻剂,或在肛门内放入甘油栓或开塞露,但注意千万不要使用强泻剂。

(4) 痔疮

怀孕女性很容易患痔疮,特别是到了怀孕后期,不少人都会患痔疮,原来轻度的也可能加重。这是因为怀孕可引起腹压增高,随着子宫体逐渐增大,下腔静脉受压日益加重,特别是胎位不正时,压迫更为明显,直接影响直肠下端、肛管的静脉回流,致使静脉充血、扩张,从而诱发痔疮。另外,准妈妈一般活动量较少,胃肠蠕动减慢,粪便在肠腔内停留时间较长,粪便内的水分被重新吸收,引起大便干燥,排便困难。

妊娠期患痔疮应以外治为主,一般不主张立刻手术治疗,因为麻醉和手术刺激对准妈妈和胎宝宝都有影响。可选用保守疗法,等到产后再做进一步治疗。因为产后随腹压的降低,静脉回流障碍的解除,体内孕激素含量逐渐降低,痔疮一般会在4个月内缩小或萎缩。若症状消失,可免手术之苦。若仍有痔疮存在,再进行手术治疗,这时的痔疮已较怀孕时明显变小,手术痛苦会相对减小,疗程亦会明显缩短。

治疗怀孕期的痔疮应以熏洗外治为主。内痔出血或脱出、肿痛,则需及时到医院专科进行诊治。如症状较轻,可用高锰酸钾适量化水呈淡红色后坐浴,或在医生指导下用苦参、金银花水等中药煎熏洗,同时,补充维生素K、维生素C等,最好不用痔疮膏,防止对胎宝宝产生不利的影响。预防痔疮的方法是:

♥平常保持心情舒畅,情绪稳定,不要想过多的事。

♥不要长时间坐着,应进行适量活动。

♥做有治疗痔疮效果的按摩,以促进下半身的血液循环。

♥多吃水果、蔬菜,睡前喝一杯热牛奶。

(5)失眠

怀孕进入第七个月,准妈妈普遍出现失眠现象,尤其是孕后期,胎宝宝胎动强烈;夜里不断上厕所;日益膨胀的腹部的压迫;紧张不安的情绪,使准妈妈容易做恶梦,夜里被惊醒;许多准妈妈因为缺钙,常会有抽筋的症状。总之,各种各样的因素都会让准妈妈不能安睡,或者夜里醒来后就无法再入睡。下面就为准妈妈介绍几种预防和缓解失眠的措施:

♥坚决避免咖啡、浓茶,睡觉前少喝水,不吃冷食。

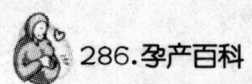

♥因抽筋症状影响睡眠的,睡觉应调整睡姿,尽可能以左侧睡,注意下肢的保暖,以避免因为血液循环不良而抽筋。平常的饮食中多摄入富含钙的食物。

♥善于调整情绪,释放压力,保持乐观、舒畅的心情。

♥睡前翻一些轻松有趣的读物,洗个温水澡,更容易入眠。

### 7. 这一时期准爸爸的任务

进入怀孕后期,准妈妈不仅身心负担加重,还要面对分娩,这就更需要准爸爸的关爱。在这一时期准爸爸的主要任务有以下几个方面。

**(1)缓解妻子的思想压力**

对于妻子的烦躁不安和过分挑剔,准爸爸应加以宽容、谅解。孕晚期尽量不出远门,经常陪伴妻子,多和她沟通,坦率地表示自己对孩子性别的态度,表明生男生女都是一样喜爱的思想。帮助妻子消除对分娩的恐惧心理。和妻子在一起学习有关分娩的知识,练习分娩的辅助动作和呼吸技巧。

**(2)主动为妻子按摩**

进入怀孕后期,准妈妈的腰腿疼痛更严重,丈夫应当每天按摩妻子的身体和腿部,帮助妻子洗浴,以缓解身体不适。更重要的是为妻子按摩,还可以增进夫妻之间的感情。

**(3)保证妻子的安全**

丈夫要主动承担家务,还要注意保护妻子的安全,避免妻子遭受外伤。

**(4)每周陪妻子去医院**

每两周定期体检一次,怀孕36周以后每周1次定期检查,丈夫尽量每次都陪妻子去医院。记住妻子的预产期,平时多细心关注妻子身体的变化。如果一旦发现妻子出现阴道出血、严重头痛、严重呕吐、高热、腿部、手臂或面部水肿、眼睑苍白、头晕、心慌、气喘、长时间感觉周身乏力、胎动减少或增多、体重增长不正常时,应及时送妻子上医院。

(5)协助妻子进行胎教

丈夫应主动参与到抚摸、语言等胎教中来,做好妻子安全和保健监护,以防早产。

除了上述5项之外,为妻子分娩应做好经济上的预算,提前做好物质上和环境上的准备。

## 8. 为胎宝宝准备用品

怀孕第七个月,准妈妈就可以选购婴儿用品了。为自己的宝宝购买东西是件幸福的事情,这种感觉是无以伦比、非常奇妙的。

(1)衣服的选购

首先,宝宝衣服的面料要具有吸湿性、通气性、保暖性好及手感好,对皮肤没有刺激性的纯棉衣物;颜色要清淡、素雅,容易洗,不掉色的;衣服的样式要简洁、大方、宽松,穿脱方便,没有领子,最好是前开口,后背和腋下不要有缝、钮扣、按扣等,因为不确定宝宝的性别,所以最好买中性的颜色,如白色、黄色等。

(2)婴儿清洁用品

♥宝宝的尿布、纸尿裤必须选用无刺激、吸水性强、耐洗涤的纯棉布料。大人穿过的纯棉秋衣、秋裤、纯棉背心也是不错的选择。自己做的尿布不仅具备吸水性好的优点,而且柔软,不易损伤婴儿娇嫩的皮肤。现在人们生活条件好了,大多数城镇居民都使用从商店购买的纸尿裤了,纸尿裤是从西方传到中国的婴儿卫生用品,价格虽然贵点,但用起来很方便,而且宝宝用着舒服,很少出现"红屁股"现象,妈妈也省力省心。但比起对宝宝的健康,还是传统的棉尿布更好些。不过,现在买纸尿裤有点早了,毕竟这类产品有保质期,宝宝出生后再买也不迟。

♥湿纸巾。给新生儿换尿片、擦手时皆可使用。最初几个星期最好是使用棉花球蘸纯净水。

♥消毒棉球。用以清洁宝宝眼部,蘸酒精擦拭脐带脱落处,以及在宝宝出生后几周内或有尿布疹时,作为换尿片时的清洁品。

♥婴儿洗澡专用肥皂或沐浴露和不刺激眼睛的婴儿洗发精。

♥纯棉质毛巾数条。

♥婴儿用指甲剪、梳子及电动理发器等。

♥为婴儿准备被褥也要适量。被褥最好是自制的,填充优质、洁净的棉花。因自制的被子、褥子厚实,且比较放心。颜色、图案随准妈妈和准爸爸的喜好,最好有卡通图案,这样看起来更有童趣。

(3)婴儿床、推车

为宝宝买一个小木床,最好是天然实木、四周带挡架的。然后再买可夹在或悬挂在小木床上的婴儿玩具挂件。最好是色彩艳丽,而且能发出声响的,这样可以在胎宝宝出生后及早锻炼视觉和听觉能力。

婴儿推车也是必须要购买的,为了将来方便宝宝到户外晒太阳,或带宝宝出行。推车最好靠背有3档,或至少2档,可以直坐、半躺、全躺,此外,选购推车时,要注意车的质量及舒适性。

## 9. 丈夫应当好妻子的保健助手

妻子因怀孕,身体不便更需要关爱。丈夫更要善于观察妻子生理和心理的细微变化,当好妻子孕期保健的助手。具体保健内容可归纳为观察、计算、听胎心、测体重。

(1)观察

主要观察妻子在孕期不同阶段的身体和情绪变化,如腹部增大情况、身体有无浮肿、疼痛现象；有无眩晕现象；睡眠情况、饮食情况；情绪如何；有无忧郁、恐惧、紧张心理等等，以便尽早发现异常，及时处理。

(2) 计算

计算妻子怀孕到了第几个月，第几周；算算应进行产前检查的日期，以便督促妻子按时进行检查；计算离预产期还有多少天，以便提前安排相关众多事宜。

(3) 听胎心

丈夫应从妻子怀孕中期开始，每天听1次胎心，以便检查胎宝宝的胎心是否正常。正常胎心是每分钟120~160次，胎动时胎心可加快。通过听胎心，可以让准妈妈感受到丈夫对自己和胎宝宝的深情关爱，并加强丈夫对家庭的责任感。

(4) 测妻子的体重

通过每天测量妻子的体重，丈夫可以比对每周、每月标准增重量。如果发现妻子体重不在正常范围内，就要协助妻子调整饮食结构和进餐量。

## 10. 避免蚊虫叮咬

孕后期，如果是夏天，准妈妈被蚊子叮咬了，这既让准妈妈反感，又很不卫生。

蚊子爱叮咬准妈妈，与女性在怀孕期间生理及行为变化有关。首先，在怀孕后期，准妈妈呼气量比孕前大21%，呼出的潮湿气体与二氧化碳会将蚊子吸引过来。其次，准妈妈腹部温度相对较高，皮肤表面所散发的挥发性物质就越多。这种由皮肤细菌产生的化学信号很容易吸引蚊子，视准妈妈为吸血目标。

准妈妈不要用蚊香等化学品驱蚊，最好的防蚊虫叮咬办法是使用蚊帐。准妈妈被蚊子叮咬以后，不要用风油精或清凉油，可以抹一点苯海拉明药膏,或将药片化水涂抹。反复涂抹后,一般次日可消肿。

如果蚊子叮咬厉害,可适当补充维生素B。另外,爱吃肉的准妈妈被蚊虫叮咬后,皮肤反应比较重,红肿得比较厉害。如多吃水果和蔬菜,可以减轻这种现象。

## 11. 适合这个月的运动

怀孕7个月,准妈妈的运动量应减少一些,但运动上安全性比孕9、10月要强很多。除了每天坚持散步以外,广播体操、孕妇操、气功、瑜伽等都是不错的选择。

### (1) 广播体操

广播操对于准妈妈来说是较适宜的锻炼方法。可以在通风很好的家中做,也可以在环境宜人的公园做。怀孕4~8个月,可做全套,但弯腰和跳跃不要做,而且动作要轻缓,每次不要做到很累,做20分

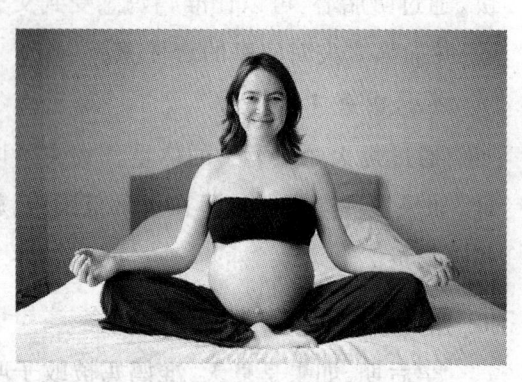

钟左右,微微出汗时就可以停止了。注意,练习广播体操时,最好穿宽大的适合运动的衣服,以便四肢伸展。

### (2) 孕妇操

为准妈妈量身定做的孕妇操,对于准妈妈来说是一种保健运动。能够防止由于体重增加和重心变化引起的腰腿疼痛;能够松驰腰部和骨盆的肌肉,为将来分娩时胎宝宝顺利通过产道做好准备;还可以增强准妈妈的自信心,能够更从容地应对分娩阵痛,配合医生,使胎宝宝平安降生。注意,做孕妇操时动作要轻柔,以不感疲劳为宜,并且

291. 第十二章　怀孕第七个月

要每天坚持做。

## 第三节　怀孕第七个月的胎教与定期检查

　　胎教不仅仅是为了使宝宝聪明、智商高,还期望胎宝宝出生后,能在体能等各方面都很出色。经研究发现,怀孕第7~8个月的时候,胎宝宝的意识萌芽发生,胎宝宝的神经管道与新生儿几乎同样进步,一旦大脑捕捉到外界的信息时,就会穿过神经管道,将此信息传到身体的各部位。因此,这一时期父母要对胎宝宝进行各种胎教,促使胎宝宝的脑细胞快速、健康地发育。

　　有的准妈妈在以前的检查中显示一切正常后,等过了妊娠中期就不愿意做定期检查了,这对自己及胎宝宝是不负责任的。为了让胎宝宝健康地来到世上,这个月准妈妈还要按照既定的日期进行定期检查。

### 一、胎教的内容

　　这一时期的胎教内容比前几个月更丰富些,准妈妈需认真实施,具体内容如下。

#### 1. 光照胎教

　　对胎宝宝进行适时、适当的光刺激,以促进胎宝宝视网膜光感细胞的功能尽早完善。这就是我们通常所说的光照胎教。

　　胎宝宝的视觉能力发育较晚,准妈妈怀孕7个月时,胎宝宝的视网膜才具有感光的功能,即对光有反应。当对母亲腹部进行直接光线照射时,利用B超做探测观察,可以见到胎宝宝会出现转头避光动作,同时测定心率略有增加,还可以看到胎宝宝有睁眼、闭眼的动作。

此时是开始对胎宝宝进行光照胎教的最好时机。

光照胎教的具体操作方法是：准妈妈或准爸爸可以每天定时1~2次，每次持续5分钟左右，用装有1号电池的手电筒紧贴准妈妈腹部照射胎头部位，之后，反复关闭、开启手电筒数次，一闪一闭照射。在光照胎教的实施过程中，准妈妈应把自身的感受详细地记录下来，如胎动是增加还是减少，是剧烈动还是缓慢动，是肢体动还是躯体动。通过一段时间的训练和记录，准妈妈可以总结一下胎宝宝对刺激是否建立起特定的反应或规律。

在进行光照时，准爸爸要和胎宝宝说话、讲故事、唱歌，综合的胎教所产生的良性刺激，对胎宝宝更有益。需注意的是，光照胎教必须在有胎动的时候进行，千万不要在胎宝宝睡眠时施行光照胎教，这样会影响胎宝宝正常的生理周期。切忌用强光照射，时间也不宜过长。

光照胎教有利于胎宝宝的视觉功能健康地发育成长，有助于强化昼夜周期，促进胎宝宝动作行为的发育，这对他（她）日后视觉敏锐、协调、专注、阅读都将会产生良好的影响。

## 2. 讲故事胎教

讲故事是语言胎教不可缺少的一种方法。讲故事胎教实施时需要注意以下几点：首先，讲故事的方式可根据准妈妈的具体情况而定，既要避免尖声尖气的喊叫，又要防止平淡乏味的读书形式。其次，讲故事时，准妈妈应把腹内的宝宝当成一个大孩子，娓娓动听地细说亲切的语言，通过语言神经传递给胎宝宝，使胎宝宝不断接受客观环境的影响，在不断变化的文化氛围中发育成长。第三，故事的内容准妈妈可任意发挥，既可以讲随意看书的故事，也可以读故事书，最好是图文并茂的儿童读物。第四，还可以给胎宝宝朗读一些儿歌、散文等。但故事的内容不要太长，以有趣、生动为佳，切忌讲能引起胎宝宝恐惧、惊慌的故事。

### 3. 冥想胎教

冥想胎教，其实就是一种心理暗示。对于准妈妈来说，运用心理暗示进行冥想胎教，既是一种情感升华，又是一种感情的寄托。这种自我鼓励、自我欣赏的心理氛围，能使自己及胎宝宝在每天的期盼、祝福中达到心想事成的效果。至于心理暗示所起的作用和效果有多大，科学界虽然现在还无法断定，但至少说明心理暗示是有一定的作用和科学道理。日常人们常说的一句话，"心想事成"也证明了这一点。每个准妈妈的情况各有相同，冥想胎教的内容也稍有不同，要根据自己的所思所想及所期盼的事项进行冥想。如：

我欢迎宝宝的到来，生宝宝让我成为一个完整的女人。

我喜欢挺起我的肚子，向大家炫耀。

我感受到了宝宝的第一次胎动，这一刻我才真正感到，小生命真实的在我腹中孕育，我是他（她）的妈妈。

我相信自己能克服孕期所有的不适，我不怕任何困难，为了我的宝宝。

我有一种幸福感，我将来会成为一个好妈妈。

今天我给宝宝读了3个童话故事，相信宝宝喜欢我的声音。

我的宝宝会和我齐心协力；一起顺利地度过分娩。

冥想让准妈妈的内心更平静，更有力量。

### 4. 写字与画画胎教

写字与画画胎教的方法，受到热爱书法和绘画的准妈妈的推崇。该方法既可以为胎宝宝做胎教，又可以满足自己的兴趣爱好，而且，画画或写字可以达到修身养性的目的，使准妈妈在孕期保持良好情绪。据研究，准妈妈经常练习画画和书法，所生的宝宝智力发育比其他小孩要快得多，智商也较高。

写字与画画胎教，从怀孕6~7个月开始进行效果较好。时间可在晚饭后或临睡前,有胎动的时候进行,每次10分钟左右。

这种胎教式的写字、画画与平时不同,更有胎教的使命性。绘画时准妈妈要一边画,一边对胎宝宝描绘画的形态,画的是什么样的东西,形状是什么,用了什么颜色等等,如用国画手法画一只大公鸡,告诉胎宝宝"宝宝,妈妈现在在画一只大公鸡,大公鸡的鸡冠是红色的,羽毛是黄褐色的,尾巴翘翘的,很漂亮……"写字时,应像讲故事一样说出写的是什么字,字的读音是什么,字的意思是什么。如此反复多次,就能达到给胎宝宝留下印象,促进胎宝宝大脑开发的作用。

## 二、定期检查的内容

怀孕进入第七个月,准妈妈定期检查的内容有以下几项。

### 1. 称体重

准妈妈的营养状况通过称体重可以看出,并能间接反映胎宝宝的生长发育情况。孕早期,大部分准妈妈的体重变化不是很明显,只有个别的会因严重的早孕反应,导致体重略有下降;体重增长最快的是进入孕中期,每月大约增加2~3千克;若进入孕晚期,准妈妈应控制体重增加,以每周不超过0.5千克为宜。

### 2. 量血压

怀孕进入孕中期,准妈妈的血压应比怀孕前低。但要注意,如果此时血压已接近140/90mm/Hg或平均动脉压≥85mm/Hg,则有可能到怀孕后期会发展成妊娠高血压综合征。因此,准妈妈一定要测量血压,以便提早预防、控制疾病。

### 3. 听胎心

这一时期,听胎心也是一项不可忽略的检查,正常的胎心频率应在120~160次/分。如果医生使用的是多普勒超声仪听胎心,准妈妈也可以听到。

### 4. 查胎位

检查胎位,主要是检查子宫的轮廓,胎宝宝头的位置,胎头与骨盆的关系等等。

### 5. 量宫高和腹围

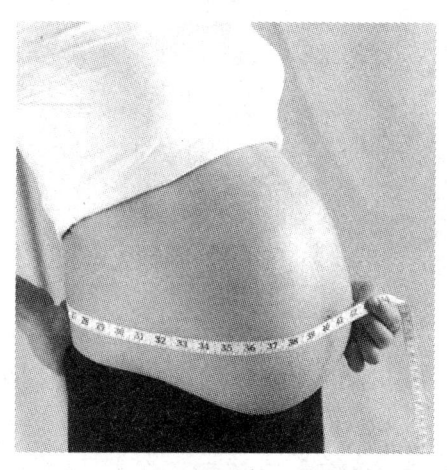

测量宫高就是医生用皮尺测量子宫最上方距离耻骨联合的长度。腹围就是测量腹部一周最宽处的周长,通过这两项检查均能反映胎宝宝的发育情况。

### 6. 检查血红蛋白(贫血)

这一时期需要准妈妈重新做血红蛋白检查,如果确实患有贫血,应在医生指导下改变铁剂的用量,调整饮食结构,以便达到正常水平。

### 7. 检查尿常规

这个月做尿常规检查,主要是了解准妈妈尿液中有无蛋白、糖及尿比重等,判断有无泌尿系统及其他系统的疾患。

### 8. 糖尿病筛查

目前我国妇女怀孕期间糖尿病发病率成递增趋势。妊娠糖尿病会给母婴带来极大的伤害。因此,怀孕24~28周,准妈妈要做糖尿病筛查。早期做糖尿病筛查、诊断,将大大增加准妈妈围产期的安全性,降低新生儿患病率及死亡率。

糖尿病筛查主要针对高危人群进行。高危因素主要包括:

♥ 高龄准妈妈，年龄超过 30 岁。
♥ 身材矮小，身高矮于 1.59 米。
♥ 孕前体重超过 60 千克。
♥ 孕期体重增长过多。
♥ 糖尿病家族史。
♥ 准妈妈吸烟史。
♥ 妊娠高血压综合征。
♥ 既往有不良怀孕史。

# 第十三章 怀孕第八个月

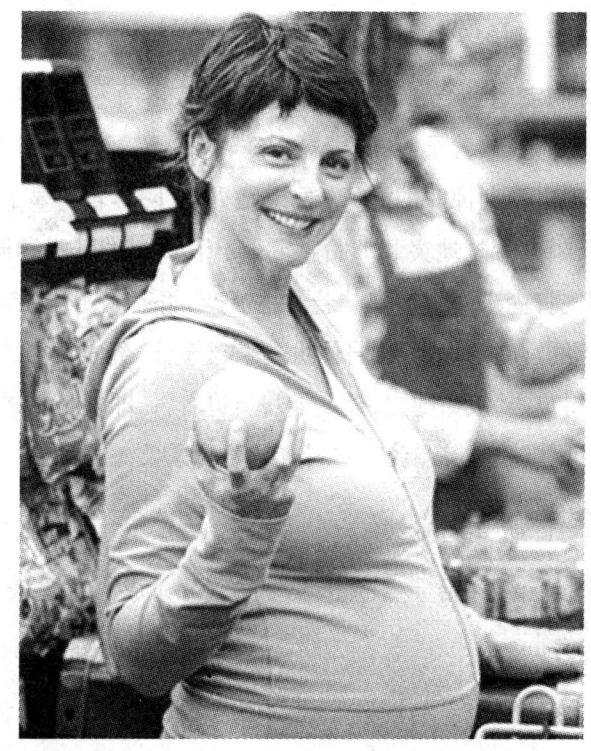

怀孕到了第八个月,胎宝宝的动作更灵活、力量更大,甚至有时会用力踢妈妈的腹部。大致上,胎宝宝已具备生活于子宫外的能力。准妈妈历经千辛万苦,终于度过了一大半孕期,眼看就要分娩了,更不能掉以轻心,以免发生早产。

# 第一节　生理变化

这个月胎宝宝已经有了明显的头发,皮肤逐渐平滑起来。迅速长大的胎宝宝,身体紧贴着子宫,自由自在地转动。一旦遇到强烈的声音刺激,就会表现出受到惊吓的样子。如果是男孩,阴囊较明显了;如果是女孩,小阴唇、阴核清楚地突起。胎宝宝虽已有浅浅的呼吸和微弱的吸吮力,但肺和气管尚未发育成熟。若发生流产,胎宝宝还是很难活下来。

准妈妈的宫底越来越高,身体也越来越笨重。经常便秘、腰痛和足跟痛,总是觉得烧心,饭量随之减少;子宫压迫着胃,即使是少量进食,也感觉堵得慌。因肺和心脏受到压迫,胸口发闷,呼吸变得困难。

## 一、胎宝宝的变化

怀孕第八个月,胎宝宝的身体发育已经完成。主要表现如下:

### 1. 身体的变化

这一时期,胎宝宝的四肢和头部大小的比例适中,具备即将出生的婴儿的模样。随着脂肪继续生长,以脑为主的神经系统及肺、胃、肾等脏器的发育近于成熟。胎宝宝的皮肤为深红色,皮肉开始变厚,有皱褶,原来长满全身的胎毛开始渐渐减少,只有肩膀和背部等极少的部位,仍然长着胎毛。脸上的胎毛开始脱落,但仍有很多皱纹。头发和指甲也开始慢慢增长,睫毛和眉毛已经完全长成。

### 2. 胎头向下

这一时期,胎宝宝的头因重而自然朝下,一直以来的臀位变为正常胎位,身体蜷缩,为临产做准备。胎宝宝基本的身体器官和各自功能大部分已经具备,但自行呼吸和保持体温还有困难。

### 3. 眼睛已经完全睁开

怀孕进入第八个月,胎宝宝的眼睛已经能完全睁开,但眼皮呈浮肿状态。如果用手电照射准妈妈的腹部,胎宝宝的头会随着光线移动。为出生做准备,到了第 31 周,胎宝宝会反复练习睁眼和闭眼的动作。尽管胎宝宝在一定程度上能辨别黑暗和光明,但视力仍然很弱,仅有 20~30 厘米。

### 4. 肺与消化系统完全形成

这一时期,胎宝宝的肺功能基本形成,在羊水里充分地鼓起肺部,呼吸着羊水,通过超声波可以看到横膈膜在动。胎宝宝逐渐长大,子宫内的空间显得相对狭窄,羊水量也慢慢减少。

### 5. 生殖器官区别明显

这一时期,通过胎宝宝的生殖器官,可以明显区分男宝宝、女宝宝。男宝宝的睾丸开始向阴囊移动;女宝宝的阴蒂逐渐变得清晰,虽然阴蒂还在小阴唇的外侧,但在分娩数周之前,会自行进入小阴唇的内侧。

### 6. 胎宝宝的活动减少

由于胎宝宝不断生长,子宫内的空间变得越来越狭窄,前期非常活跃的胎动,到怀孕第 32 周时明显减少了,胎宝宝已经不能翻来翻去大幅度地进行自由活动,取而代之是左右转动脑袋等一些灵活的小动作。

## 二、准妈妈的变化

怀孕进入第八个月,准妈妈的身体变化更大。主要表现在以下几种情况:

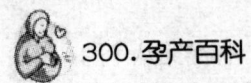

## 1. 子宫出现周期性的收缩

怀孕第八个月,准妈妈可以感觉到子宫出现周期性的收缩,一般每天收缩4~5次,这是分娩的前奏。准妈妈应适当休息,密切关注子宫收缩的频率。如果发现子宫收缩次数过于频繁,就有可能会引起早产,应给予高度重视,立即到医院检查。

## 2. 肋骨疼痛

这一时期,胎宝宝开始调整位置,变成头朝下、脚朝上,踢腿时踢到准妈妈的肋骨上,导致准妈妈肋骨部位出现疼痛现象。

## 3. 外阴出现瘙痒

怀孕进入第八个月时,准妈妈阴道分泌物明显增多,如不及时清洗、擦拭,外阴会又湿又痒,严重时导致外阴部感染接触性皮炎或湿疹。为了预防和缓解瘙痒症状,准妈妈应勤擦洗外阴,勤换内裤,内衣裤不要放在阴暗潮湿的地方,应放在阳光下晒干,以达到杀菌消毒的目的。

## 4. 胸口发闷,呼吸变得急促

这一时期,子宫底的高度已上升到肚脐和胸口之间,对胃和心脏以及肺部强烈地挤压,准妈妈出现胸口发闷、呼吸急促、胃部难受等症状。这种现象一般要持续到怀孕第37~38周,胎宝宝向骨盆腔移动时,就可以得到缓解。为了能够减轻呼吸急促的症状,平时准妈妈要注意坐姿、站姿。睡觉时最好在头部和肩膀处垫枕头或软垫,以缓解出现的不适。

## 5. 出现尿失禁和肩膀疼痛现象

怀孕到了第八个月时,有些准妈妈出现了尿失禁现象,在打喷嚏或大笑时,一些尿液就会流出,令准妈妈很尴尬,尿频也更严重了,总是要去卫生间。这些现象都是因为增大的子宫对膀胱的压迫引起的，属于孕晚期正常反应，分娩后自然会消失。平时准妈妈一旦有尿意就要及时排出，不要憋尿，症状严重时可使用卫生巾。

这个月准妈妈肩膀痛、腰酸背痛症状更加剧了，这是因为腹部日益沉重，重心前移，致使准妈妈的肩膀和身体会本能地向后倾，而且肩膀还要承受越来越大的乳房负荷，肩背受到长时间胸罩吊带的牵拽而产生疼痛。越临近分娩，肩膀疼痛越会加重。为了缓解疼痛，准妈妈可适当地进行运动，如做孕妇操、按摩肩膀等，以改善局部血液循环。

### 6. 体重迅速增长

这个月准妈妈的体重迅速增长，平均每周增加 0.5 公斤左右。腹部更显凸出，由于子宫对胃和肺的挤压，造成呼吸困难、食欲减退，当准妈妈仰卧位躺着时，会感到非常不舒服。随着分娩的临近，子宫底将会自动下滑，这些不适现象分娩后也会随之消失。

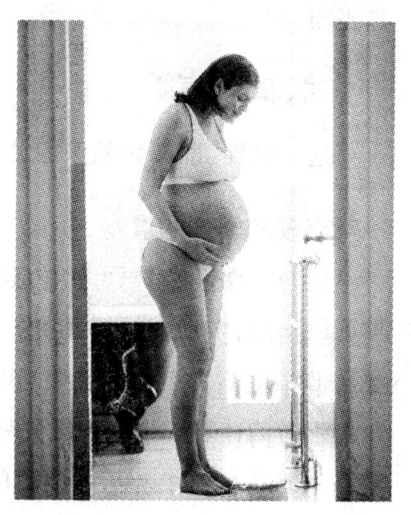

## 第二节　准妈妈的饮食与保健

怀孕进入第八个月，由于母体基础代谢率增至最高峰，胎宝宝生长速度也达到最高峰。因此，准妈妈应尽量补足因胃容量减小而减少的营养，实行一日多餐，均衡摄取各种营养素，摄取低盐、低糖、低脂肪的食物，以利身体水分容易代谢而不滞留于体内，防止胎宝宝发育迟缓。

此时，准妈妈禁止远游或长时间外出，外出一定要告诉家人行踪，以防不测。提取重物宜将身体重心放在双腿，切勿直接弯腰取物。只可做些轻松的家务活，如拖地、大扫除、清洗浴厕，宜请家人代劳。睡眠姿势勿采用仰卧姿，这样会因腹部压力过大导致无法入睡，最佳的姿势是采取右侧卧姿，此姿势不会压迫下肢大血管，有利于血液循环。减少出入公共场合，不要去人多或过度拥挤的地方，不但能减少感染病毒的几率，还避免准妈妈因情绪过度激动，或受惊吓、紧张而早产。

## 一、饮食要点

这一时期，准妈妈的饮食要点主要包括以下内容。

### 1. 常吃预防早产的食物

这一时期，准妈妈可常吃能预防早产的食物。如：多吃鱼有防治早产的作用，增加准妈妈足月分娩健康婴儿的可能性。鱼类，特别是富含OMEGA-3脂肪酸的鱼，可以延长孕期、防止早产，从而增加婴儿出生时的体重。研究人员发现，吃鱼多的准妈妈生下早产和体重过轻婴儿的几率较小。从不吃鱼的准妈妈早产的可能性为7.1%，而每周至少吃一次鱼的准妈妈，这一几率只有1.9%。

我国传统也有说法，准妈妈多吃鱼有很大的补益作用。我们常见的鱼，如鲤鱼、鲫鱼等，其中鲤鱼有清热解毒、利水消肿、通乳、滋补健胃的功效，对各种水肿、浮肿、腹胀、乳汁不通都有好处，尤其是对准妈妈妊娠水肿、胎动频繁有不错的食疗效果。鲫鱼不仅营养价值极高，而且营养素多，尤其是它所含的蛋白质因质优而容易消化吸收。炖鲫鱼汤给准妈妈喝，既可以补虚，又有通乳、催奶的作用。

另外,菠菜也是最佳的保胎蔬菜,因其含有大量的叶酸,位居保胎蔬菜之首。每100克菠菜中,叶酸含量高达350微克。菠菜中的大量维生素B,还可防止孕妇盆腔感染、精神抑郁、失眠等病症。

## 2. 多吃高蛋白质食品

这个时期,准妈妈需要特别注意的是,适当摄取蛋白质。蛋白质是胎宝宝发育不可缺少的营养元素,要尽量从以乳制品、大豆和鱼为代表的优质蛋白质源中摄取。适量摄取蛋白质很重要,若摄取过量,会增加肾脏负担。如被检查患有妊娠中毒症,蛋白质随尿排出的话,就更需要补充蛋白质了。

## 3. 适量吃些零食

这一时期对准妈妈的饮食要求是,既要保证营养,又要避免饮食过量,导致肥胖。要想达到这一要求,并不好掌握。专家建议,如果在正餐之外,准妈妈能经常吃些健康的零食,不仅可拓宽养分的供给渠道,还对胎宝宝的发育很有好处。

(1)红枣

红枣富含蛋白质、脂肪、有机酸、钙、磷、铁、胡萝卜素及维生素B族等多种营养成分,是准妈妈滋补的佳果。红枣性平味甘,具有补血安神、补中益气、养胃健脾等功效,预防肝病效果显著。红枣中还含有一种治疗高血压的成分,准妈妈常吃红枣,可防治妊娠高血压综合征。

(2)板栗

板栗富含蛋白质、脂肪、碳水化合物、钙、磷、铁、锌及多种维生素等营养成分,有健脾养胃、补肾强筋、活血止血之功效。准妈妈常吃板栗,不仅可以健身壮骨,还有利于胎宝宝骨盆发育成熟。

(3)花生

花生是一种营养素比较全面的食品。花生含人体必需的不饱和脂肪酸,远比猪油等动物油含不饱和脂肪酸多。此外,糖、钙、磷、卵磷脂、胆碱以及维生素 A、B、E、K 等的含量也较丰富。花生米煮熟后味甘嫩性平,炒熟味香酥性温。早餐或者饭后吃 25 克有补益作用。准妈妈常吃可以预防产后缺乳。

### (4) 瓜子

瓜子的香味刺激舌头上的味蕾,味蕾将这种神经冲动传导给大脑,大脑又反作用于唾液腺等消化器官,使含有多种消化酶的唾液、胃液等的分泌相对旺盛。因此,准妈妈在饭前或饭后嗑瓜子,消化液就随之不断地分泌,对消化与吸收十分有利。嗑瓜子能够使整个消化系统活跃起来。饭前嗑瓜子能够促进食欲,饭后嗑瓜子能够帮助消化。如果数种瓜子混合嗑,效果更佳。

## 二、保健须知

这一时期,准妈妈的身体更加笨重,日常保健更不能掉以轻心。具体保健要求如下。

### 1. 控制体重

准妈妈在孕晚期要控制饮食,严格控制体重的增长,一周之内不要超过 0.5 公斤。因为孕晚期体重增加过快,容易患妊娠高血压综合征,而妊高症容易引起胎盘机能退化,导致胎宝宝氧气和营养成分供给不足,后果不可想象。另外,过度肥胖的准妈妈很容易羊水早破,出现早产的可能性也很大。所以,准妈妈要多注意饮食,严格控制体重。不要吃含糖量高的食品,如饼干、糕点、饮料等。夏天不要吃过多的西瓜,冬天不要吃过多的橘子等。

### 2. 保证休息

孕晚期,保证充分的休息和睡眠对准妈妈来说是非常重要的,如果休息和睡眠不好,也容易发生流产和早产。因此,准妈妈要避免工作劳累,长时间站立或长时间保持一个姿势。特别是职业女性,孕晚期要保证工作一个小时后休息10分钟左右。如果条件不允许躺着,可以将腿放在另一个椅子上,背靠在椅子上坐好,舒缓紧张的心情。中午有条件的话,应午睡一儿,上班无法午睡的,也要保证中午放松休息一段时间。严格遵守作息时间,不熬夜,也不贪睡,最好保证一天睡眠时间达到8~9小时。

### 3. 要注意妊娠高血压综合征

孕晚期是妊娠高血压综合征高发期。准妈妈如果发现身体浮肿,持久不退,皮肤没有弹性,或一周内体重增了500克以上,应该尽快到医院做检查。如果经检查确实患了妊娠高血压综合征,不要慌张,及时治疗就可以了。虽然妊娠高血压综合征很可怕,但一般在产后就会慢慢地消失。若采用休养和饮食调整的方法,可以缓解此病症。

♥首先不要惧怕,要稳定心态。多注意休息,运动量要减少。

♥减少水分、盐分、糖和动物性脂肪的摄取量。

♥注意食物的烹饪方法和用餐的方式。烹饪以清炒、清炖等方式为主,少放酱油和盐,代之以醋;平常吃饭应细嚼慢咽。

♥防止流行性感冒。

### 4. 警惕ICP引发的瘙痒

一些准妈妈在怀孕晚期出现皮肤瘙痒情况,若排除雌激素引起的正常生理性瘙痒,以及个人卫生问题后,可能是患了妊娠肝内胆汁淤积综合征(ICP)。妊娠期肝内胆汁淤积综合征是怀孕中、晚期特有的并发症。ICP出现症状的部位以躯干、手掌、脚掌、下肢为主,并随着怀孕进展而逐渐发展为全身瘙痒,持续到分娩,产后迅速消退。此病症对母婴危害较大,应引起高度重视。当准妈妈以上部位出现瘙痒症状时,应立即到医院就诊。

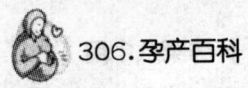

### 5. 乳房保健注意事项

孕晚期，准妈妈要对乳房进行很好的保健。

**(1) 不可挤压乳房**

怀孕使准妈妈乳房增大不少，睡眠侧卧时要先把乳房的位置放好，这样就可以避免在睡梦中挤压到乳房。孕晚期过性生活时，丈夫不要触压妻子的乳房和乳头。妈妈的乳头分布着丰富的神经，在怀孕期间乳头更敏感，不要刺激乳头，其原因一是避免过快增长，二是避免子宫过度收缩，引发流产。

**(2) 勤洗澡，勤换内衣，保持乳房清洁**

准妈妈最好每天用温开水清洗乳头，尤其是夏天更要勤洗。乳罩要松紧适宜，既不束缚胀大的乳房，以利分娩后哺乳，又能使乳房不下垂，保持乳房的形象美。如果乳罩过紧会影响乳腺的发育，甚至造成腺管阻塞，产后乳汁排出不畅，造成乳腺炎。

**(3) 防止出现大小乳房**

睡觉时应不断地变换睡姿，要均匀地两边侧睡，以免产后乳房变成一边大一边小。平时也可适当多按摩较小一边的乳房，以促进血液更好地流通。

**(4) 选择合适的乳罩**

选用大号、肩带宽的乳罩，以便有效地拉起乳房重量；选择全罩杯包容性好的款式，最好有侧提，可以将乳房向内侧上方托起，防止外溢和下垂。面料最好以吸汗、透气性佳的纯棉比较理想。

### 6. 采取左侧睡眠

对于准妈妈来说，睡眠姿势有着自身的特殊性。怀孕末期，大多数准妈妈，尤其是双胎怀孕或羊水过多的准妈妈不宜采取仰卧。如果仰卧位，下腔静脉受压，导致血液不流畅，影响准妈妈全身各器官的供血量，从而使胎盘的供血明显减少，影响胎宝宝的营养供给和代谢产物的排泄。准妈妈应采取侧卧睡姿,最好采用左侧睡姿,这样可以减少子宫对动脉的压迫,保证子宫、胎盘血液的供应量;减少由于子宫增大而压迫下腔静脉所引起的不适。

## 7. 练习做呼吸操

呼吸操主要是为了配合分娩而进行的一些呼吸动作。分娩过程中,如果准妈妈呼吸方法正确,用气也合时宜,可使阵痛减轻,不会白白浪费体力,进而达到缩短产程,顺利分娩的目的。呼吸法一般在怀孕32周就应该开始练习了。根据分娩不同情况和进程,可采用以下几种呼吸法。

### (1) 胸式呼吸法

此方法一般用于阵痛开始发作后进行,这时准妈妈精神往往比较紧张,全身肌肉绷得很紧。如果医生或助产人员一边安慰准妈妈,一边让准妈妈配合进行胸式呼吸法,很快就能起到放松和缓解疼痛的效果,使分娩顺利进行。具体操作方法是:准妈妈在床上仰卧,双手放在胸前,用鼻子深吸一口气,吸满后,胸部鼓起,然后张开嘴,慢慢呼出,如此不断交替。注意掌握节奏,既不可太快,又不要太慢。

### (2) 轻快呼吸法

在出现强烈宫缩,宫口已经开大时使用,这意味着分娩马上就要开始了。由于此时宫缩间隔时间很短,这就需要有节奏地快速进行吸气、呼气交替,这样可减轻分娩阵痛。但需注意的是,吸气不必太深,大约每2秒1次即可。

### (3) 屏气法

在分娩进行当中,胎宝宝正在产出时运用。先深深地吸气,然后屏住气,屏气时间尽可能长,最好30分钟左右,之后再吐气。这对胎

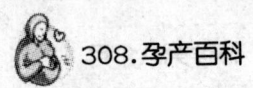

宝宝是否能一鼓作气产出有很重要的作用。

(4)哈气法

在胎宝宝将要产出,但还没有完全产出时运用。这对控制胎宝宝产出速度,防止产道撕裂非常有帮助。此方法是半张嘴,大约1秒钟呼吸1次。

准妈妈在学会上述四种呼吸方法后,可在怀孕第八个月末进行分娩时的实际练习。经过实际操练,做到心中有数,既能熟练地运用,又能很好地与医生配合,从而达到顺利分娩的目的。

## 8. 不宜出远门

怀孕晚期,准妈妈已经大腹便便,出于生理和安全的考虑都不适宜出远门、远游或出差。这是因为随着生理负担的加重,准妈妈适应环境的能力远不如以前。如果此时出远门,因长时间的车船颠簸,准妈妈会出现疲惫、心情烦躁、失眠等情况,进而引起身体上的各种不适。而且在旅途中,准妈妈避免不了车船等碰撞、拥挤,再加上空气污浊,很容易感染各种致病菌,甚至发生早产、急产等意外。因此,准妈妈在怀孕晚期最好不要离家远行。

## 9. 孕晚期出行时的注意事项

怀孕进入晚期,如果准妈妈必须远行,那么一定要做好准备工作。要充分考虑到可能出现的紧急情况,以下几方面需要特别注意:

♥临近预产期时不要出行,以防途中早产。如果情况特殊,那么出发前最好随身带些临产用纱布、酒精、止血药等物品。除了丈夫或家人陪伴外,最好有医护人员护送。

♥外出最好选择乘火车,购买软卧,这样会安静些,并能得到充分休息。尽量不要乘汽车。如果要坐飞机,应事先咨询医生,方可乘坐。公交车和地铁最好也少乘,因人多拥挤,细菌太多。

♥ 准妈妈若有晕车、晕船现象，应事先带上一些防晕车的药物，必要时遵医嘱服用。以免因晕车、晕船造成的恶心、呕吐诱发子宫收缩，导致早产。

♥ 尽量缩短购物以及独自外出的时间。

## 10. 准妈妈家务劳动注意事项

怀孕 8 个月，准妈妈肚子明显增大，身体笨重，行动不便，有的准妈妈还出现下肢浮肿及血压升高等情况。准妈妈适量的家务劳动不仅可以达到一定锻炼的目的，还可以调节心情。但是，要注意的是，孕晚期准妈妈做家务的一些危险因素，以保证母婴平安。

♥ 做饭、洗菜、洗衣服时不要将手直接浸入冷水中，最好戴上胶皮手套洗菜。因为肢体遇寒可能导致子宫收缩，引发流产。择菜时不可长时间蹲在地上压迫腹部。

♥ 不可长时间在厨房油烟环境中劳作，厨房里最好装上抽油烟机，并打开排烟，避免油烟危害腹中宝宝及母体的健康。厨房里还要经常清除油垢，防止油烟机功能发生障碍。

♥ 打扫卫生时，准妈妈不可长时间弯腰擦地板、洗衣、拾物品，更不可跪在地上做活，如擦地板、浴具等。切不可登高和搬动笨重家具。少做突然改变的动作，如猛然起身、转弯，以防止眩晕，改变动作时应轻缓。另外，做家务时最好不要长时间站立，即使准妈妈仍在工作，也不能像正常女性一样长久的工作了。

♥ 做家务时对清洁的要求不要太高，适当降低标准，不要跟自己较劲。

♥ 准妈妈熨洗衣服时不宜用洗衣粉，不要用搓板顶着腹部，晾晒衣服时尽量找人代劳，不能高空晾晒衣服，不能高空取物，以免胎宝宝受压。熨烫衣服时不可长时间弯腰。

♥擦桌子、洗碗时,应多加小心,保护腹部不被碰到。

♥尽量减少体力劳动,忌干重活,只能做一些力所能及的轻活,注意活动量与劳动时间要适当,不要使身体过于疲劳。要以"动作缓慢"和"不压迫腹部"为原则,以不影响准妈妈身体的舒适为主。当劳动时出现腹部阵痛,这是身体的预警,此时应赶紧停下手里的活儿,躺下休息。如果还不能缓解,就要寻求帮助,赶快去医院就医。

♥做家务也要护理双手。做完家务,双手难免会沾上碱性化学物质及污垢,洗手时反复用力地摩擦、挤压或洗手后不注意护理,很容易使表皮水分丧失,引起皮肤干燥、脱水,破坏皮肤表面油脂层,皮肤看上去干燥、粗糙。这就要求准妈妈在做家务时,戴上手套,做完家务后再用醋水泡手,能达到有效护肤的目的。

泡手的方法很简单:在半脸盆温水中加入一茶匙食醋,混合均匀后,将双手浸入其中,交替进行按摩。一般可从一只手的手背按摩到指尖,再从指尖按摩到手背,大约10分钟。擦干双手前,别忘了仔细清洗指甲缝隙中的污物,最后抹上护手霜。这样,准妈妈就仍然能保持一双细嫩美手了。

♥准妈妈出去购物不宜去太远的地方,走路不要过多,速度宜放慢,不可穿高跟鞋。一次不要买太多物品,以免提重物。购物时不宜去拥挤的地方,不宜在寒冷、大风或雨雪天气外出。

## 11. 为母乳喂养做准备

准备为新生宝宝用母乳喂养的准妈妈,在怀孕期间就应该做好准备,保证乳房健康。

### (1)保证孕期营养

母乳的质量直接关系着新生宝宝的健康,而孕期准妈妈的营养健康是母乳质量的决定性因素之一,因此,在整个孕期和哺乳期,准妈妈都要摄入足够的营养,多吃富含蛋白质、维生素和矿物质的食物。到了怀孕晚期,还要增加牛奶或孕妇奶粉的摄入量。

(2)保养乳房

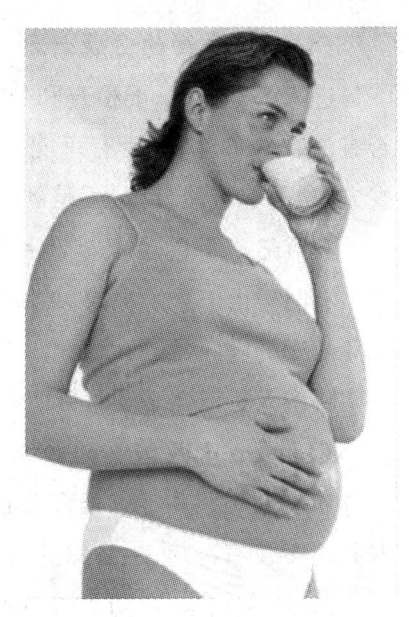

在怀孕晚期,准妈妈要随时清洁乳房,按摩乳房,这些都能帮助准妈妈疏通乳腺导管,增加乳头的柔韧性;除此之外,准妈妈还要坚持配戴合适的文胸,防止乳房下垂;文胸要宽松,能托起整个乳房。若准妈妈乳头扁平,或乳头凹陷,应在医生的指导下,及早使用乳头矫治器进行矫治。有些准妈妈,由于产前对乳房保养不够重视,产后宝宝出现因含不住凹陷的乳头而哭闹不止的现象,进而影响宝宝的身体健康。

(3)产前检查

准妈妈的健康也决定着乳房的健康。要想母乳喂养,准妈妈就要保证身体处于良好的状态,定期进行产前检查,及时发现问题,及时诊治和调理。

(4)了解母乳喂养的相关知识

了解母乳喂养的科学方法、注意事项及产后乳房健康保养的知识,及时发现异常,尽早就医。

## 12. 做好产前准备工作

怀孕进入8个月时,准妈妈和准爸爸就要着手做一些产前的准备工作,产前准备工作主要有以下几个方面。

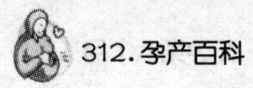

### (1) 制订详细的分娩计划

进入怀孕后期,要检查和分析准妈妈的身体状况,向医生咨询是否有潜在的危险,是否有可能需要剖腹产、引产,并据此初步决定分娩方式,采取自然分娩,还是剖腹产,更要预防发生早产的可能性。

### (2) 记好医院急救车的呼叫号码

有时候由于分娩提前,必须尽快将准妈妈送到医院,因此,记住医院急救车的呼叫号码,以便第一时间将准妈妈安全地送到医院。同时,想出哪些人可以在必要时帮助你,他们的电话号码也需要记住。

### (3) 做一个经济上的预算

所有准妈妈和准爸爸都有心理准备,生个小孩是很费钱的事,尤其是对于没有医疗、生育保险的家庭。不管怎样,先做好一个经济预算,把钱准备出来,以防到时措手不及。

### (4) 准备好住院的物品

可以购买准妈妈住院期间的衣物、卫生用品及胎宝宝出生后的用品。

### (5) 预备摄影工具

如果家里一直没有数码相机,最好在临产前买一部,一方面给临产的准妈妈拍些纪念照;另一方面,主要用于记录宝宝的出生和成长。数码相机的好处是,可以删掉不好的照片,筛选喜欢的照片拿去激光冲印,可以节约冲印费,还可以将数码相片制作成电子相册或刻录成光盘,永久保存。数码相机有录像功能,可以将一段段值得纪念的时刻用电脑保留或刻录成盘珍藏。当然,如果准爸爸更喜爱DV录像,可以买一台DV,最好能够陪产并录下妻子分娩的整个过程。

### (6) 预先为宝宝起名

提前要给宝宝想好一个或数个名字,不是乳名。因为在胎宝宝出生后要填写出生证,需填写宝宝的姓名。如生了男宝宝叫什么,生了女宝宝叫什么。出生证是宝宝非常重要的法律文件,对宝宝的意义非常重大,切莫随意写上。

## 13. 丈夫为妻子应做哪些事情

### (1) 给妻子更多的关爱

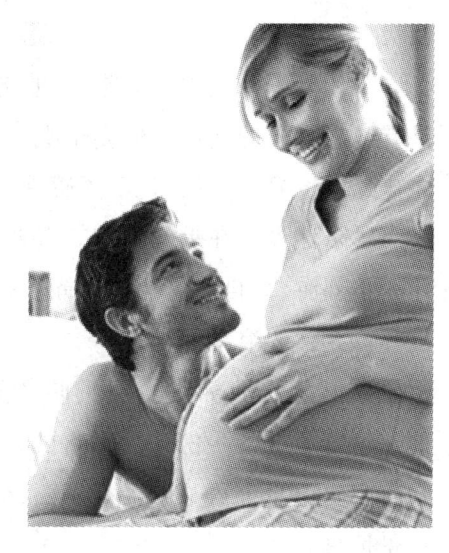

分娩将至,妻子的心情复杂,既紧张、恐惧又激动,有的会表现很烦躁,情绪不稳定。这时是最需要丈夫支持和爱护的时期。丈夫应多和妻子进行情感交流,了解妻子的心理状态与需求,加倍爱护和体贴妻子,给妻子以心理上的支持和安慰,使妻子产生一种安全感,多和妻子谈论胎宝宝的情况,比如,和妻子一同猜想宝宝长的像谁,商量为胎宝宝出生后买什么等等;常陪伴妻子;工作之余多陪她散散步,听听音乐,说说笑话,并主动承担家务。孕晚期,丈夫不要出远门,因为妻子有可能随时分娩,加之分娩日期临近,妻子的心里也会越来越紧张。所以准爸爸在这个阶段尽量每天按时回家陪伴妻子,让妻子心中有所依托。夜晚不要让妻子一个人呆在家里,以免发生危险。

### (2) 给妻子一些惊喜

孕晚期,丈夫不但在日常生活中对妻子表示出关爱和体贴,最好时不时地给妻子送上一份惊喜,带给她喜悦和感动。

♥给妻子拍纪念照。对于大多数女人来说,一生也许只有一次挺起肚子做骄傲的准妈妈的机会,丈夫在临近分娩的时候不妨为

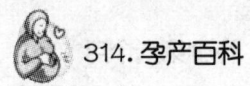

妻子拍些纪念照,或带她去影楼拍几张艺术照留念,最好能摆些漂亮的姿势,自信的露出大肚皮。将来宝宝长大了,把这些照片给宝宝看,并告诉他(她):"你藏在妈妈的肚子里!"这会是多么美好的回忆。

♥和妻子一起去外面吃一顿。选择一个有浪漫情调的餐馆,或者是有纪念意义的餐馆陪伴妻子吃一顿。不是为了进补,而是为了再次体味二人世界的氛围,让妻子感受爱意和呵护的感觉。

♥陪伴妻子在近处郊游。选择一个离家不远的公园或风景区陪伴妻子郊游,大自然秀丽的风光会让妻子愉快和放松,留下最后二人世界"约会"的浪漫回忆。

♥给妻子准备一份礼物。临产前,准爸爸在百忙之中不要忘了悄悄地给妻子准备一份礼物,如首饰、小工艺品、丝巾,或者是妻子从前一直想要但没舍得买的什么东西,待妻子分娩后送上这份礼物,给她一份惊喜。

♥给妻子写一封信。给妻子写一封信,可以用日记的形式,记下自己在妻子怀孕这个期间的心情和想法,写下对妻子的付出和艰辛的感谢,写出对家庭未来的设想等等。在妻子分娩后与礼物一起送给她,想像一下,多么温馨。

## 14. 性生活注意事项

怀孕进入第八个月,就是到了孕后期,夫妻应禁止过性生活,因为阴道只要受到一点刺激,就会出现伤痕,受伤的部位容易引起发炎感染。

## 15. 练习拉梅兹分娩呼吸法

到了孕晚期,准妈妈应开始练习分娩呼吸法,熟练掌握,以便在分娩时配合医护人员进行顺产。从国外引进的"拉梅兹分娩呼吸法"，受到大部分准妈妈的喜爱，它可减缓分娩时的疼痛，加速产程进展，使准妈妈能轻松顺利地生产。拉梅兹呼吸法，最好是准妈妈和准爸爸一起学习，丈夫应在临产前配合、指导妻子多进行演习。下面是拉梅兹生产呼吸法的具体步骤，准妈妈和准爸爸可参考练习。

(1) 深呼吸

坐、躺两种姿势均可，但应集中注意力，身体慢慢放松，用力吸气和呼气，注意，用鼻子慢慢吸气，使气直达肺部，你会感到胸廓向外、向上扩张，然后像吹蜡烛一样用嘴慢慢呼气，频率可稍慢。该方法适用于宫缩开始和结束时，能起到镇静的作用。

(2) 浅呼吸

又称胸部呼吸。坐、躺两种姿势均可，但需集中注意力，身体完全放松，用鼻子慢慢吸气到肺的上半部，让丈夫或家人将两手放在你的肩胛上，会感到有向上提的感觉，然后像吹蜡烛一样慢慢呼气，频率较快。该方法用于宫缩两次深呼吸之间，能有效地缓解疼痛。

(3) 短促呼吸

坐、躺都可以，需集中注意力，身体完全放松，先用嘴吸入少量的气，然后再吹出，速度要短、快，像吹袋子一样用力吹，比浅呼吸更浅、更快。此方法用于第一产程的转换期，子宫颈尚未完全张开时，能有效缓解疼痛。

## 16. 适合这个月的运动

怀孕后期，也就是 8~10 个月，尤其是临近预产期，尽管准妈妈已经受累不堪，但不能因此而坐着或躺着，这样做的结果只会加重症状，使身体更加虚弱，不利于顺利分娩。对身体状况正常的准妈妈来说，怀孕 8 个月时，仍然可以做一些不费力的孕妇体操及散步运动。

这样可以起到锻炼肌肉，增加肺活量，帮助顺利分娩的作用。但运动一定要注意安全，既要对自己分娩有利，又要对胎宝宝健康有帮助，还不能过于疲劳。不要在闷热的天气里做运动，每次运动时间最好别超过15分钟。

### (1) 体操

此时，准妈妈做一些慢动作的健身体操是很好的运动，比如简单的伸展运动。具体做法是，坐在垫子上曲伸双腿；平躺下来，轻轻扭动骨盆；身体仰卧，双膝弯曲，用手抱住小腿，身体向膝盖靠等简单动作。每次做操时间以5~10分钟左右为宜，动作要慢，不要勉强做难度大的动作。

### (2) 足尖及踝关节运动

这一时期，准妈妈应在上午、下午各做一次足尖及踝关节运动，每次5~10分钟即可，这样做的好处是，可以增强足部及踝关节韧带的弹性和力量，以承受日益增加的体重，避免足、踝扭伤。

♥ 足尖运动。坐在椅子上，两足掌平放，然后尽量上翘足尖，注意足尖上翘时，脚掌不要离地面，翘起之后再慢慢放下，反复多次。

♥ 踝关节运动。坐在椅子上，右腿搭在左腿上，跷二郎腿，左脚平放地面，右脚尖伸直，踝关节以上部分保持不动，慢慢上下活动踝关节数次后，将足背向下伸直，使膝盖、踝关节和足背成一条直线。完成这个动作之后，再换做左腿搭右腿之上，重复此动作，两腿交替练习。

注意，如果在运动的过程中，准妈妈感到腹部紧绷变硬时，应该立即停止运动，好好休息。若准妈妈患有妊娠高血压综合征或各种疾病，不要进行运动。如果运动会引起子宫收缩，特别是曾经有过早产经历的准妈妈，就更不能运动。

## 第三节 怀孕第八个月的胎教与定期检查

怀孕到了第八个月,胎宝宝的主要器官、系统都已经发育成熟,皮下脂肪增多,体态日渐丰满。准妈妈的身子也显得有些笨重。而胎宝宝对外界的各种刺激信息,已有了比较灵敏的反应,对教育的接受能力进一步增强,因此,准妈妈要抓住有利时机,强化对胎宝宝的教育。这一时期的胎教为巩固胎教,主要巩固胎宝宝在孕早期、孕中期,对各种刺激已形成的条件反射。但有一点需注意的是,准妈妈最好不要轻易放弃自己的运动,以及对胎宝宝的胎教训练。

从这个月开始,准妈妈应每两周做一次定期检查。通过定期检查,确认胎宝宝的生长发育状况,同时,也便于医生更准确、更细心地观察和掌握准妈妈的健康状况,为即将到来的分娩做好充足的准备。

### 一、胎教的内容

这一时期,胎宝宝的脑神经已经发育得比较成熟了,几乎与新生儿相差无几了,他(她)一旦捕捉到外界的信息,就会通过神经管传达到身体的各个部位。下面是这个月胎教的主要内容。

#### 1. 阅读胎教

阅读胎教,就是定时念故事给腹中的宝宝听。怀孕第八个月直至分娩前,是施行阅读胎教的最佳时机。准爸爸和准妈妈为胎宝宝讲故事,会使胎宝宝的神经系统变得对语言更加敏锐。

准妈妈选择读一些非常有意思的幼儿读物,如儿童故事、童谣、童诗。在念故事前,准爸爸或准妈妈最好先熟悉故事内容,并在脑海

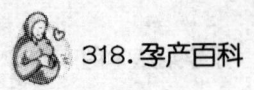

中形成影像,以便生动、流畅地传达给胎宝宝。

准爸爸或准妈妈应带着童真的腔调,诗意的声音,就像幼儿园阿姨给孩子们讲故事一样,将作品中的人、事、物详细并清楚地向胎宝宝描述出来,例如:太阳的颜色、小猫小狗是怎样叫的、公主穿的衣服等等,让胎宝宝融入到故事描绘的世界中,尽量将书面上的内容"视觉化",传达给胎宝宝。

注意,所讲的故事要避免过于暴力、悲伤、激动的主题或内容。选定故事内容之后,设定每天说故事的时间,最好是夫妇二人,每天各念一次给胎宝宝听,同时,借说故事的机会与胎宝宝沟通、互动。

## 2. 英语童话胎教

英语童话胎教属于一种阅读胎教,只不过是用英语向胎宝宝讲故事。对于有英语基础的准妈妈或准爸爸来说,给胎宝宝读英语童话不失为一个好的胎教方法。因为胎宝宝在母体中并没有意识,分不出母语、外语,语种对于尚在腹中的宝宝来说,仅是一种声音而已。而任何一种声音,如果重复时间长了,就能在胎宝宝的脑中形成记忆,所以在胎宝宝出生后长大开始接触英语时,胎儿期接受过英语胎教的孩子会对英语感到熟悉,学习得更快些。

准爸爸和准妈妈可以采取循序渐进的方式,从简单入手,读英文26个字母,"A、B、C、D……"继而教胎宝宝念单词,之后可以选读一些有意思又简单的英语童话。读故事时,要注意语音语调,声音要有感情,有抑扬顿挫,充分地将自己和胎宝宝的积极性调动起来。

## 3. 音乐胎教

音乐可以陶冶准妈妈的情操,是胎宝宝与妈妈建立感情的纽带,也是开发胎宝宝智力的一种特殊方法。生物学家认为,有节奏的音乐可刺激生物体内的细胞分子发生一种共振,使原来处于静止和休眠

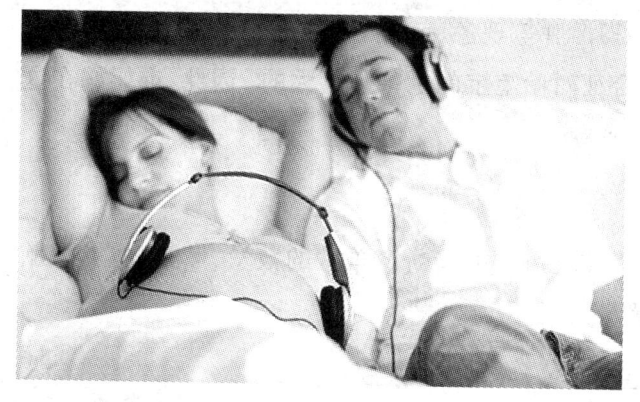

状态的分子,和谐地运动起来,起到调节血液流量和神经细胞兴奋的作用,改善胎盘供血状况,使血液中的有益成分增多,以此促进充分衡量音乐的质量,以达到最佳的胎教效果。可见,音乐胎教对胎宝宝的好处。

准妈妈欣赏的音乐,以旋律优美、舒缓轻柔的音乐为佳,不能有太多的强高音或架子鼓等很强的节奏;音乐中可以有鸟啼、虫鸣、流水声,让准妈妈带着腹中宝宝走进美丽的大自然。选择音乐碟片一定要找质量和内容好的,以免对胎宝宝造成不良刺激。同时,建议不要将音乐传播器贴在准妈妈的肚皮上直接刺激胎宝宝。胎教音乐音量应控制在 75~80 分贝,每天 2 次,每次 5~10 分钟。

如果准妈妈或准爸爸会弹奏钢琴、拉小提琴或演奏其他乐器,不妨自己每天为胎宝宝演奏些轻松、优美的曲子,这样不但可以对胎宝宝实行胎教训练,自己也可以修养性情。

## 二、定期检查的内容

这一时期,准妈妈定期检查,除了量血压、称体重、听胎心、数胎动等外,还要做如下检查。

### 1. 检查妊娠高血压综合征

妊娠高血压综合征一般在妊娠 7~8 个月时发生。主要病变为全身性小血管痉挛,如果准妈妈出现头疼、眩晕、恶心、呕吐、视力模

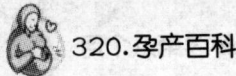

糊、上腹部疼痛、手脚浮肿等现象，就极有可能患上妊娠高血压综合征。妊娠高血压综合征对胎宝宝的危害是巨大的。因此，准妈妈在这个月仍然还要做这项检测。

### 2. 超声波检查

这一时期做超声波检查，可以断定羊水的数量、胎盘的位置、胎宝宝的大小及位置等。

### 3. 判断是否会早产

定期检查除了进行血压、体重、小便的检测外，还要检查子宫和胎宝宝的状态，可以有效地发现早产的潜在威胁因素。准妈妈应格外注意以下情况：前置胎盘、羊水过多症、宫颈松弛、胎盘功能不全、胎盘早期剥离、胎位不正、胎膜早破等情况。

# 第十四章　怀孕第九个月

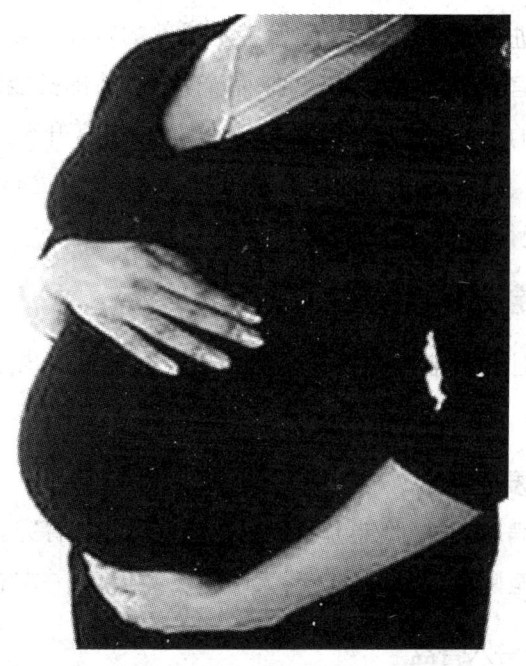

怀孕9个月,胎宝宝体重增长更快了,到了最后的冲刺阶段,身体变得非常圆润,长满全身的胎毛变得逐渐稀疏,脸上的细毛已经看不见了,只有肩、背部仍可见胎毛,皮肤红润,且变得很有光泽。

# 第一节 生理变化

怀孕进入第九个月,象征胎宝宝成熟的特征一点点出现。男女宝宝的性器官发育完善,内脏功能完全具备,肺部机能调整完成,可适应子宫外的生活。准妈妈的肚子越来越大,子宫升至剑突与脐部的正中部位,胃、肺与心脏受到强烈挤压,准妈妈会感觉心口闷热,呼吸困难,心跳变得剧烈,食欲减退。

## 一、胎宝宝的变化

这一时期胎宝宝的发育全部完成,若在此时出生并精心地进行护理、喂养,基本能够成活。

### 1. 性器官发育完全

怀孕满9个月,胎宝宝身体的性器官已经发育完全。若是男宝宝,睾丸下降至阴囊;若是女宝宝,大阴唇已经隆起,并左右紧贴在一起。

### 2. 头下降进入骨盆

此时,尽管胎宝宝的头盖骨尚未完全闭合,还非常软,但大多数胎宝宝的头部向骨盆方向移动,并进入骨盆,开始为分娩做准备。

### 3. 肤色呈粉红色

这个月胎宝宝的肤色随着皮下脂肪的增厚,变成粉红色。皮下脂肪在胎宝宝出生后,有助于调节宝宝的体重。

### 4. 指甲会抓伤自己

此时,胎宝宝身体上的各种器官发育完善。手指甲已经长到指尖,在子宫内活动时,有可能会被自己抓伤,这就是我们通常所看到的新生儿出生后,脸上有被指甲划破痕迹的现象。

## 二、准妈妈的变化

妊娠9个月时,准妈妈的身体最明显的变化是子宫长到最大,准妈妈会感到心口憋闷。具体表现在以下几个方面。

### 1. 排尿次数比以前增多

准妈妈越接近临产,排尿次数越明显增多,总感觉没有排净,仍有尿意,有时甚至在咳嗽、大笑或打喷嚏时也会有少量尿液流出,令准妈妈很尴尬。不过这都属于孕期正常现象,分娩后会自然消失。

### 2. 心情郁闷

随着分娩的日子越来越近,准妈妈的心理负担不断加重,出现心情郁闷、性欲下降的现象。准妈妈出现上述现象的原因,除了有身体不适的因素外,最主要的还是来自于自身对分娩的恐惧和紧张,因此,准妈妈最需要丈夫给予更多关爱,及时进行爱抚和心理疏导。

### 3. 腿部出现痉挛

这一时期,为了支撑硕大的腹部和全身的重量,准妈妈的腿部肌肉负担越发加重,导致腿部时常出现痉挛和疼痛,严重时会影响正常生活。此外,腹部有时也出现痉挛,这些都属于妊娠后期正常的生理现象,准妈妈不必担心,分娩之后这些现象自然就会消失。

### 4. 胸部受到的压迫增大

这一时期,准妈妈的子宫底上升到了胸口部位,胃、肺、心脏受到的压迫加大,呼吸变得急促而紧迫。准妈妈的食欲下降,饮食也变得没有规律,发生便秘或痔疮。

### 5. 感觉腹部下沉

这个月，准妈妈的体重增加最快，子宫也增大到最大限度。准妈妈的腹部变得又鼓又硬。因胎宝宝的头逐渐下降进入产道，使准妈妈时常有不同程度的腹部下沉感觉。

## 第二节 准妈妈的饮食与保健

怀孕进入本月，准妈妈的胃部仍会有挤压感，每餐可能进食不多。这时，可以适当加餐，以保证营养的总量。除了必须补充维生素和足够的铁、钙外，还应继续控制食盐的摄取量，以减轻水肿带来的不适。由于胃部容纳食物的空间不多，所以不要一次性大量饮水，以免影响进食量。

为了储备体力以备分娩，准妈妈应该保证充分的睡眠与休养，但不可忘了要适度的运动。当腹部出现发硬、紧张时，应采取平躺的休息方法。夫妻最好能节制性生活，以免准妈妈子宫受刺激而引发早产。

### 一、饮食要点

怀孕进入第9个月，准妈妈的饮食要点主要有以下几个需注意的方面。

#### 1. 控制饮食

怀孕进入第9个月，也就说临近预产期了，胎宝宝在这一时期发育得最快。如果准妈妈担心自己的胎宝宝不够胖而毫无节制地进补就大错特错了。其实，只要准妈妈整个孕期饮食起居有规律，营养适量，生出的宝宝一般都是健康的。在孕晚期，准妈妈如果吃得太多，胎宝宝的个头自然也就较大，但会给自然分娩带来不小的麻烦，甚至因难产而出现危险。如果准妈妈的体重超标,还有可能引起妊娠糖尿病或妊娠高血压综合征等病症。因此,准妈妈在最后一个月,应控制饮食,尽量少吃主食和甜食,可适当喝点粥,多吃蔬菜、水果和瘦肉。

另外,准妈妈最好是每天食用富含维生素 $B_2$ 的食物,如牛奶、奶酪、酸奶、干酵母、蛋黄、动物肝脏、卷心菜、菠菜和萝卜等。这些食物中的维生素 $B_2$ 对生物体有氧化还原的作用。如果摄入不足,人体就会因为糖和脂肪的代谢障碍引起口腔、口唇、黏膜异常及胎宝宝发育不良,而这些病症是导致准妈妈发生流产和早产的原因之一。

## 2. 补充营养素

这个月是胎宝宝加速成熟的阶段,胎宝宝出生时的体重,大约有一半是在孕晚期增长的,而出生后生存和生理需求的能量来源是通过准妈妈在孕晚期的饮食得以储备的。因此,孕晚期,准妈妈要重视补充钙、铁、蛋白质等各种营养素。

(1)重视钙的摄入量

随着胎宝宝生长发育的要求,这个月胎宝宝每天对钙的需求量要比孕中期增加了许多。因此,准妈妈应多吃牛奶、乳制品、小虾皮、海带、豆制品等含钙丰富的食品。此外,需要注意的是,在补钙的过程中,虽然通过饮食可以保证摄取充足的钙,但还必须适当地增加户外活动,接受紫外线的照射,促进机体合成维生素 D,这样才能有利于更好地吸收钙。

(2)重视铁的摄入量

这一时期,胎宝宝肝脏内每天应增加铁的贮存,以满足出生后铁的需要。因此,准妈妈每天吃点动物肝脏、动物全血、畜禽肉类、鱼类、海带、红豆、木耳、苋菜、菠菜等食品。其中可多吃些海带,因为海带里不仅含有促进胎宝宝成长的碘,还含有丰富的铁、铜、锰,可降低胆固醇和血压,提高免疫机能。

### 3. 补充膳食纤维

孕晚期,准妈妈容易出现便秘。为了防止便秘,避免早产,准妈妈应注意摄取富含膳食纤维的食物。膳食纤维不但有防治便秘的功效,而且还有排毒的功效。

富含膳食纤维的蔬菜有芹菜、油菜、小白菜、空心菜、菠菜等,其中菠菜被誉为最佳保胎菜,因含有丰富的叶酸和大量的B族维生素,能防止准妈妈盆腔感染、精神抑郁、失眠等常见的孕期并发症;水果有香蕉、梨、苹果、甜橙等;还有玉米面、小米、燕麦和全麦面包等谷物类食品。

### 4. 吃些有助于分娩的食物

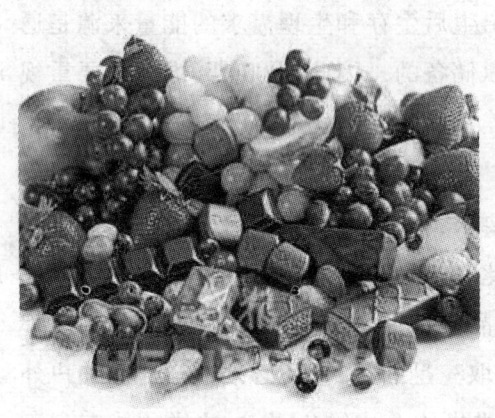

国外有研究证明,准妈妈的分娩方式与怀孕后期饮食中锌含量有关,每天摄取锌越多,自然分娩的机会越大。锌是公认的有助于分娩的营养素。

锌之所以对分娩方式能起这么大的作用和影响,主要是因为锌可加强子宫酶的活性,促进子宫肌收缩,进而在分娩时能把胎宝宝娩出子宫腔。当准妈妈体内缺锌时,子宫肌的收缩程度就会减弱,不能自行娩出胎宝宝,因而需要借助产钳、吸引等外力帮助。若准妈妈严重缺锌,只能采用剖腹产娩出胎宝宝了。

锌不仅是人体必需的微量元素,还对人体的正常生理功能发挥着重要的作用。准妈妈在孕晚期应多注意从饮食中补充锌,多吃一些含锌丰富的食物,如猪肝、猪肾、瘦肉、鱼、紫菜、牡蛎、蛤蜊、黄豆、绿豆、蚕豆等。其中牡蛎含锌最高,可适当多吃一些。此外,还要吃些花生、核桃、栗子等坚果类的食品。

## 二、保健须知

怀孕9个月,准妈妈和准爸爸应该充分地做好分娩前的心理准备和物质准备工作,以减少临产时的忙乱,以及应对胎宝宝提前降临的可能性。

### 1. 做好临产前的准备

(1) **心理准备**

准妈妈应及早做好分娩前的知识准备,了解分娩是正常的生理过程,克服对分娩的恐惧心理。临产时,要放松心情,坚定信心,相信自己一定能在医生的帮助下顺利安全分娩。丈夫在妻子临产前,也要做好心理准备,多关心妻子,尽量减少外出及工作应酬。弄清家与医院的距离和所需时间,计划使用何种交通工具。

(2) **生活安排**

临近预产期,准妈妈应更加注意饮食,保证营养。选择营养丰富而容易消化吸收的食物,少吃多餐;保持充分的休息和睡眠,为分娩养精蓄锐;做些轻微的运动;保持个人清洁卫生,勤洗澡,勤换内衣内裤,每天用清水洗净乳头;临产前禁忌性生活,以免出现危险;尽量减少外出,即使外出也要有家人陪伴;同时,家中应准备好通风向阳的产后母婴休养房间。

(3) **物质准备**

准妈妈准爸爸要大概了解整个生产和住院所需的花费,把住院需要的钱准备好。整理好分娩前和分娩后所需的物品。此时容易发生早产,如果一旦出现临产征兆(肚子阵发性疼痛、破水、见红),要及时送妻子去医院。一般在自然分娩的情况下,准妈妈需住院3天;在实施剖腹产手术的情况下，准妈妈需要住院 5~7 天，这期间的必需物品包括：入院分娩所需证件、准妈妈用品、婴儿用品等，将其整理归纳在一起，放在家人知道的地方，以免临产时匆忙慌乱。

## 2. 制订产后护理计划

随着预产期的临近，夫妻不但要做好临产前的准备工作，还要制订出产后计划，如准妈妈护理、婴儿护理、育儿计划等，以免在胎宝宝出生后手忙脚乱。

首先，要找好护理人选。最好让自己的妈妈或婆婆照顾比较妥善，因为她们不但有经验，而且是真心关心准妈妈和宝宝的健康，一家人住在一起也不会感觉别扭。如果没有老人照顾的条件，也可以花钱去请"月嫂"，但要注意，如果是请月嫂进行登门服务时，一定要通过正常渠道，并且有健康证明。要尽量挑选年龄大的、有实际育儿经验和丰富生活经验的。其次，月嫂确定之后，可根据准妈妈及家里的实际情况，制订合理的服务时间及服务范围。

## 3. 如何应对浮肿和尿频

进入怀孕的最后阶段，距离见到梦寐以求的宝宝已经不远了。这一时期也正是一些常见的不适症最为严重的时候，如四肢浮肿、尿频等，准妈妈只要坚持克服，采取一些适当的方法，这些症状还是可以缓解的。

(1) 浮肿

这一时期，准妈妈最常见的就是浮肿。若是手浮肿并伴有发麻时，可反复攥拳和松拳，这样症状就会减轻；若是腿肿发麻时，可采用洗洗脚，然后按摩双脚，在坐着或躺着的时候，将腿脚垫高一些。另外，短时间散步是一个好的方法，但走路的时间不要太长，也不要长时间站立，这样会加重浮肿和腰、腿的疼痛。上述这些看似简单的方法，对缓解浮肿还是有一定的作用，准妈妈不妨试一试。

### （2）尿频

怀孕到了这个月,准妈妈去洗手间的次数更加频繁了,其原因是胎宝宝的头部下滑到骨盆里,膀胱受到子宫的挤压程度增大,致使其容量减少而造成的。虽然准妈妈在整个孕期都出现尿频,但此时尿频最为严重,且也最容易感染上细菌性膀胱炎和肾盂肾炎。为了避免感染,准妈妈必须做到一有尿意就马上去洗手间,千万不要嫌麻烦而憋尿。但有一点值得注意的是,如果夜里因有尿意而醒来两三次左右,这就说明分娩已经临近,需要准妈妈特别关注自身的变化。

### 4. 性生活注意事项

孕晚期,性生活存在着很大的危险,因为到了这一时期,准妈妈的身体开始为分娩做准备,子宫和阴道变软,阴道分泌物增多,敏感的子宫颈部容易受细菌感染。还有准妈妈若受到一点轻微的刺激都会导致子宫收缩,从而出现早产。所以,建议准爸爸和准妈妈,怀孕第36周之后,应禁止性生活。

### 5. 不要劳累

预产期一天天临近,心切的准妈妈往往会有"筑巢行动","筑巢行动"是个诙谐的说法,具体是指准妈妈住院待产之前,通常会将家里进行一次彻底的打扫整理,并且装饰婴儿房间、购买婴儿衣服等,这是可以理解的,但准妈妈要注意千万不可劳累过度,以免发生早产。为了避免发生意外,就需要准爸爸的鼎力相助,准妈妈做个指挥或干点轻微的活儿就可以了,千万不要登高取东西或擦拭东西。

### 6. 注意区别真假宫缩

在怀孕晚期,要注意区分假宫缩和真宫缩。假宫缩,又称无效宫缩,是指怀孕晚期一天之中常常出现几次持续约30秒的腹部紧缩感,这并不意味着你已临产或开始临产,而是腹部为分娩做的准备练习。真正的临产宫缩是有规律的,5分钟左右1次,持续时间大于30秒,疼痛会逐渐加重,一直到临产,这种有规律的宫缩在到达预产期时才出现。因此,准妈妈要细心鉴别。当腹部出现发紧时,不要紧张,身体要放松,或者躺在床上休息。

## 7. 观察乳房溢出的液体

这一时期,乳房有时会溢出液体,准妈妈要注意观察乳房及其分泌液的情况,如果溢出的液体是蛋黄色或乳白色,一般是正常现象。如溢液为黄绿色、棕色、血性或无色浆液样,或有乳房硬结、肿块,或有红、肿、热、痛现象,都应及时就诊。

怀孕最后2个月,准妈妈一定要注意乳房的清洁卫生。乳头表皮较嫩而易损伤,如果皲裂,易发生乳晕炎以及乳房感染等。因此,准妈妈要常用沐浴乳和清水清洗乳头分泌物,洗后稍微涂些植物油,同时可用柔软的新毛巾轻轻摩擦乳头。

## 8. 最好自然分娩

自然分娩,就是阴道分娩,是指胎宝宝经阴道自然娩出,它是人类繁衍过程中的一个自然生理过程。此方法被认为是最理想、对母婴最安全的分娩方式,也是医生对健康准妈妈最常推荐的分娩方式。下面让我们先比较一下自然分娩和剖腹产各自的优缺点。

(1)自然分娩的优点

♥ 自然分娩时,有规律的宫缩,可使胎宝宝肺脏得到锻炼,促进胎宝宝的肺成熟。

♥ 胎头受到子宫收缩和产道挤压后会充血,这样就能尽快地提高脑部供血和呼吸中枢的兴奋性,能够使新生儿出生后迅速建立正常呼吸。

♥ 自然分娩的挤压作用,可将胎宝宝呼吸道内的羊水和黏液排挤出来,可减少新生儿湿肺、肺炎的发生率。

♥自然分娩时,腹部的阵痛使准妈妈大脑中产生内啡肽的化学物质,可给准妈妈带来强烈的兴奋感和快感,促进顺产。另外,还会使准妈妈的脑垂体分泌出催产素,这种激素不但能够促进产程的进展,而且还能促进乳汁的分泌和充盈。

♥由于自然分娩可使子宫口充分扩张,对产后恶露的排泄引流十分有利,也便于子宫尽快恢复。

♥自然分娩避免了因手术而引起的并发症如麻醉意外、产后出血、器官损伤、伤口愈合不良、感染等等。

♥创伤小,仅有会阴部侧切,有利于产后尽快恢复。

♥分娩后能马上吃东西,奶水下得快且充盈。

(2)自然分娩的缺点

♥产前阵痛时间较长。

♥生产过程相对较长,而且发生不可预知的情况相对较多。

♥会造成一段时间的会阴、阴道松弛、生殖系统防御机制减弱。但如果产后加强运动,上述症状是可以得到改善的。

♥如发生难产、急产、滞产,可能会有子宫膀胱脱垂、尿失禁等后遗症。

(3)剖腹产的优点

♥分娩时间短。

♥能够解决准妈妈骨盆狭窄、胎宝宝巨大所出现的生育问题,防止难产。

♥当胎宝宝在妈妈肚子里发生缺氧问题时,能够及时、有效地采取急救措施。

♥减少因胎位不正所引发的一些风险。

♥减少阴道松弛、子宫脱垂、尿失禁的发生率。

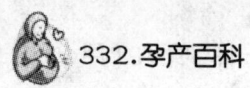

(4) 剖腹产的缺点

♥ 手术及麻醉存在风险,如脏器损伤、麻醉意外、伤及胎宝宝等,其危险程度是自然生产的 5~10 倍。

♥ 创伤大。身体恢复或刀口恢复都需要一段时间。

♥ 出血量相对较多,需要较多输血量时,医院血源紧张和稀有血型对准妈妈都不利。

♥ 所要出现的并发症相对要高,如产后出血、器官损伤、伤口愈合不良、感染、剖腹产儿综合征、羊水栓塞、术后感染、血栓性静脉炎等。

♥ 发生远期后遗症的可能性相对要高,如腹腔骨盆粘连、子宫内膜异位症等。

♥ 再次怀孕时有可能成为高危怀孕,并且有可能增加再次剖腹产的几率。

♥ 新生儿因为没经过产道的挤压,湿肺的发生率增高。

♥ 新生儿没有经过产道刺激,神经及呼吸系统发育将受到一定影响。

♥ 剖腹产的宝宝发生多动症的几率相对较高。

♥ 剖腹产新生儿的脐血中,免疫球蛋白含量比自然分娩的新生儿要低,能抗病的抗体含量更低且更容易感染疾病。

♥ 有损美感。剖腹产虽然不会使臀围增加,但术后的腹壁会留下长长的疤痕,有损于健美。而剖腹产由于出血多,术后需要大量进补,容易使体态臃肿。另外,再次怀孕需要等 2 年之后,且只能再次剖宫。

将自然分娩与剖腹产的优缺点相比较后,很容易知道,自然分娩相对剖腹产,利大于弊。如果准妈妈经检查身体状态良好,最好还是采用自然分娩方式。不过,对于身体有疾病、胎宝宝异常、高龄准妈妈等情况,最好还是选择剖腹产,可以大大降低危险。那么,在什么情况下需要实施剖腹产,这需要从母体和胎宝宝两个方面来考虑。

### (1) 母体方面

♥ 骨盆狭窄或骨盆腔肿瘤阻碍产道时。

♥ 为35岁高龄准妈妈。

♥ 生殖道受到感染。

♥ 有两次以上胎死腹中、婴儿死亡和不良产科病史。

♥ 以前因子宫颈闭锁不全而接受永久性缝合手术者。

♥ 曾有过骨盆骨折或罹患小儿麻痹,其骨盆因变形而变狭窄,需剖腹产。

♥ 以前曾做过子宫手术如剖腹产、子宫肌瘤切除手术、子宫切开术或子宫成形术等,自然分娩时,阵痛可能会使子宫刀疤处裂开,造成生命危险,所以剖腹产较安全。

♥ 罹患高血压,经催生不成时,宜剖腹产。

♥ 自然分娩过程中出现危急情况时,临时决定实施剖腹产。

♥ 如前置胎盘、胎盘早期剥离、子宫破裂、前置血管出血等,不但危及母亲,而且也危及胎宝宝的生命,宜赶紧剖腹产。另外,准妈妈如有腹部外伤、车祸意外伤害,可能伤及胎宝宝,需紧急剖腹产来抢救胎宝宝。

### (2) 胎宝宝方面

♥ 胎位不正,如臀位、横位。

♥ 胎宝宝窘迫,胎心音发生变化或胎宝宝缺氧,出现胎便。

♥ 胎宝宝预估体重超过4000克时,如经阴道分娩会发生难产、造成胎宝宝外伤,采取剖腹产较安全。

♥ 胎宝宝预估体重小于1500克时,剖腹产较安全。

♥ 多胞胎。

♥ 胎宝宝畸形。

♥ 子宫颈未全开而有脐带脱出时。

## 9. 适合这个月的运动

怀孕 9 个月,马上临近预产期了,这一时期准妈妈不适合过多运动了,即使需要运动也是以安全、轻缓为原则。

### (1) 散步

适当的运动有助于顺利分娩。对于怀孕晚期的准妈妈来说,散步是最适合的运动。散步有诸多的好处,一能促进胎宝宝的骨骼发育;二能促进胎宝宝大脑和身体各个器官的发育;三能降低胎宝宝将来得肥胖症的危险;四能增强胎宝宝身体的免疫力。

选择清净优美的环境,每天早晚散步一次。散步时一边呼吸新鲜空气,一边欣赏大自然的美景。同时,通过自己的意念和思维,把自然界的知识和自己美好的感觉告诉胎宝宝。只要日积月累,持之以恒,就能为胎宝宝发育打下良好的基础。这时候的散步,准爸爸如有时间最好陪着妻子一同散步。散步不仅只是有助于顺利分娩,通过一边散步一边聊天,还可消除妻子对分娩的恐惧和紧张,同时,可以照顾身体笨重的妻子,以免摔倒。

### (2) 孕妇瑜伽

孕妇瑜伽是专门为准妈妈设计的一种瑜伽运动,从强度和难度上都适合孕期的女性。瑜伽被许多准妈妈证实是安全的孕期运动,瑜伽强调身体在有限的范围内柔和伸展。从生理上来讲,孕妇瑜伽可以帮助准妈妈缓解身体长期的不适感,瑜伽的呼吸技巧和放松方法,可使心脏、肺部肌肉处于良好状态,有利于顺产和产后的身体恢复。从心理上讲,孕妇体操的冥想练习为准妈妈提供了一个自我暗示和重新调节精神平衡的契机,对于消除恐惧和压力、平静心灵作用显著。

适合孕晚期的孕妇瑜伽动作比较简单、轻柔。下面介绍几个适合孕妇的瑜伽动作,可供准妈妈参考练习。

♥ 蝶式。上身坐直,两脚板相对靠紧,两脚跟尽量接近会阴部位,提升胸骨并放松肩部,两膝像蝴蝶扇动翅膀一样上下运动,向下运动时两膝尽可能接近地面。反复几次。此动作能舒展髋部、骨盆和大腿内侧肌肉。

♥猫伸展式。四肢触地跪在地上,两臂垂直放在两肩下,手指全部伸开,两手中指相互平行,双膝在臀部正下方,两腿稍微分开。左腿向上提起并向后拉直,左脚离开地面,脚尖朝下,放低左臀部,身体保持稳定后,举起右手臂,保持呼吸顺畅,不要屏气,尽量保持这个姿势以感觉舒适为限度。收回左腿和右手恢复正常呼吸,接着重复练习右腿和左手。该动作不仅可以增加脊椎的灵活性,而且还可以舒展拉伸肩部肌肉。

♥直角式。准备一两个枕头放在身边,双腿伸直坐在地上,髋部一侧靠墙。身体一侧向后靠,手肘支撑身体的力量,双腿向墙面旋转后,身体平躺与墙面成直角。双脚靠墙向上伸直,移动臀部并向墙面靠拢。屈膝,双脚压在墙面上,臀部抬起,在下面垫两个枕头,让枕头和臀部靠墙。双腿向上伸直,手臂于身体两侧伸直,闭上双眼,放松。该动作可使胎宝宝在重力压迫的状态中得到放松,减轻静脉曲张,恢复体力。

## 第三节 怀孕第九个月的胎教与定期检查

在怀孕第九个月里,帮助胎宝宝运动,和胎宝宝一起欣赏音乐的时间,较前几个月可适当延长,胎教内容可适当增加。

这个月是妊娠的最后一个月了,如果前期的妊娠过程中没有异常情况,那么从这个月开始,准妈妈应每周接受一次定期检查,以便在第一时间了解胎宝宝的各种情况,据此来断定确切的分娩日期,以便为随时都有可能分娩做好最充分地准备。

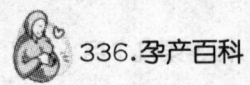

## 一、胎教的内容

怀孕第九个月,胎教的内容主要有下列几项,准妈妈可参考实施。

### 1. 触摸胎教

触摸胎教就是准妈妈或准爸爸用手触摸胎宝宝,它也是胎教的一种形式。主要适用于妊娠9个月后,由于胎宝宝的发育逐步完善,用手在准妈妈的腹部上能明显地触到胎宝宝的头部、背部和四肢。具体方法是,准妈妈或准爸爸有规律地、轻轻地触摸胎宝宝的头部、背部及四肢。当胎宝宝感受到触摸的刺激后,就会做出相应的反应。触摸顺序可从头部开始,然后沿背部到臀部再到肢体。触摸胎教最好固定,可选择在晚间9时左右进行,每次5~10分钟。触摸动作要轻柔有序,这样才有利于胎宝宝感觉系统、神经系统及大脑的发育。另外,在触摸时要注意胎宝宝的反应,如果胎宝宝是轻轻地蠕动,说明可以继续进行;如果胎宝宝用力蹬腿,说明抚摸得不舒服,胎宝宝不高兴,就要停下来,以防不测。

### 2. 为顺产做努力

分娩是个关,每个准妈妈都希望自己分娩时能够顺顺当当、平平安安地度过。其实,这个愿望大都掌握在自己的手中,也就是说,准妈妈可以通过自己的努力达到这个目的和愿望,这也是一种胎教。准妈妈应坚强而勇敢地迎接分娩的到来,可以通过冥想,不断地给自己一些好的心理暗示,给自己鼓劲。据国外研究表明,除了激素对胎宝宝的性格有影响外,准妈妈的精神状态、情感、行为、意识等也同样可以引起激素分泌的异常改变,影响到胎宝宝的性格形成。如果妈妈热爱胎宝宝,无论在任何不良环境中都能够表现出坚强、乐观的个性,那么胎宝宝出生后大多是和妈妈一样的性格。

临近分娩的这一段时间,准妈妈还要持续地给胎宝宝以感官刺激,多想一些开心的事情,比如想像一下出生后的宝宝会多么漂亮、可爱;宝宝吸吮自己的乳汁时的温馨;宝宝第一次喊"妈妈"的情景;与丈夫一起带孩子出去玩的快乐等等,多给自己一些好的暗示和信心,用美好的愿望和欢乐的情绪去克服对分娩的恐惧。另外,可继续做孕妇体操,练习呼吸法,伺弄花草,听听音乐等,让情绪处于安静的状态,这样才能有利于顺利分娩。

### 3. 给胎宝宝唱歌

怀孕到了第九个月,胎宝宝的活动空间已经不大,但此时对外界的声音很敏感。除了听胎教音乐外,准妈妈和准爸爸给胎宝宝唱歌对胎宝宝大脑开发和感性开发也很有益处,而且胎宝宝会对爸爸妈妈的声音更熟悉。不要因为自己没有音乐细胞,感觉自己天生五音不全就有所顾虑。其实,不必把唱歌看得很神秘,给胎宝宝唱歌,不用讲什么技巧,只要你用心去唱,让胎宝宝感受到母亲的爱,这比什么都重要。所以,在胎宝宝即将出世的前期,多给胎宝宝唱唱歌吧!

在实施给胎宝宝唱歌时,准妈妈应找个舒服的姿势坐好,用手轻轻地拍打着腹部,告诉胎宝宝说:"宝宝,妈妈现在开始给你唱歌了!"这样先跟胎宝宝说话,再唱歌,随着拍子轻轻地拍打腹部就更好了。妈妈唱完以后,爸爸接着唱。胎宝宝不仅喜欢妈妈清脆、柔和、悦耳的声音,而且还很喜欢爸爸充满磁性、浑厚的声音。一家人在一起这样温馨,胎宝宝出生后肯定健康可爱。

注意:准妈妈应选择唱一些欢快、可爱的儿童歌曲给胎宝宝听,比如《小红帽》、《蓝精灵》、《上学歌》等。

### 4. 文学胎教

爱读书的母亲,通常会生出爱读书的孩子。这是因为,准妈妈在读书时,思维运转,产生联想。这种思维和联想能够产生一种神经递质,神经递质经过血液循环进入胎盘传递给胎宝宝,然后分布到胎宝宝的大脑及全身,给胎宝宝脑神经细胞的发育创造一个与母体相似的神经递质环境,使胎宝宝的神经向着优化方向发展,因此,母亲的读书习惯影响出生后的宝宝。

"读一本好书,就像是与一位精神高尚的人在谈话。"为了保持心境宁静,情绪稳定,准妈妈不宜看那些低级下流、污秽、消极、暴力、杀戮的作品,情节跌宕起伏或过分悲惨的文学作品也不宜看。应当看一些轻松、幽默、使人向上的文学作品,如安徒生、格林童话、伊索寓言等充满童趣的作品,有趣、幽默、有童真意境。不仅能化解准妈妈的烦乱心绪,而且无形之中培养了准妈妈的爱子之心。另外,一些名家的散文作品优美隽永、耐人寻味,也应欣赏。除此以外,吟咏古典诗词,也能令人美不胜收。

准妈妈在进行文学胎教时,最好选择积极的、或休闲的书,读一些能使人精神振奋、情绪良好的书,如伟人的传记、旅游书、儿歌、优美的诗歌、散文、令人神往的童话和神话,鼓励人向上的世界名著,高级时尚杂志、精美的画册等等。阅读这类书籍,对准妈妈及胎宝宝的身心健康都大有好处。而那些负面的书,如黄色书刊、恐怖小说、趣味低级的书等,充满了淫秽、打斗、暴力、恐怖,这样的书会使准妈妈长期处在不良的精神状况中,不仅对胎宝宝的发育极为不利,而且还对人的情绪等各方面产生消极的影响。

另外,准妈妈一定要记住,阅读虽然有助于稳定情绪,缓解因临产带来的紧张和身体不适感。但不要废寝忘食,通宵达旦。身体不要总保持一个姿势,这样不仅达不到修身养性的目的,而且累坏了身体。

## 二、定期检查内容

从这个月开始,准妈妈应每周进行一次检查,具体包括以下内容。

### 1. 超声波检查

这个月还要做超声波检查,通过超声波可以检查出胎宝宝的体重、位置、大小、胎盘位置、羊水数量、呼吸运动等情况，以便判断是进行自然分娩还是进行剖腹产。

## 2. 检查血红蛋白（贫血）

这一时期，为了应对分娩时的出血，还要重新做血红蛋白检查。

## 3. 检查阴道分泌物

孕后期，准妈妈做阴道分泌物检查是非常重要的，主要是看准妈妈是否患有念珠菌阴道炎及滴虫性阴道炎。如果发现有异常，就应在分娩以前进行彻底地治疗；如果治疗效果不好，就要考虑剖腹产分娩。

## 4. 测定心脏跳动次数

在一定时间内对胎宝宝胎动和心脏搏动次数进行测定。主要是能清楚地了解胎宝宝产前的健康状态。其方法是在准妈妈腹部放置胎宝宝探测器，在每次感觉到胎动时，准妈妈就按下按钮，这样探测器的显示屏上就记录胎宝宝的心跳数。这项检查一般需20分钟左右，应在准妈妈的身体正常、子宫未收缩等状态下进行。

# 第十五章 怀孕第十个月

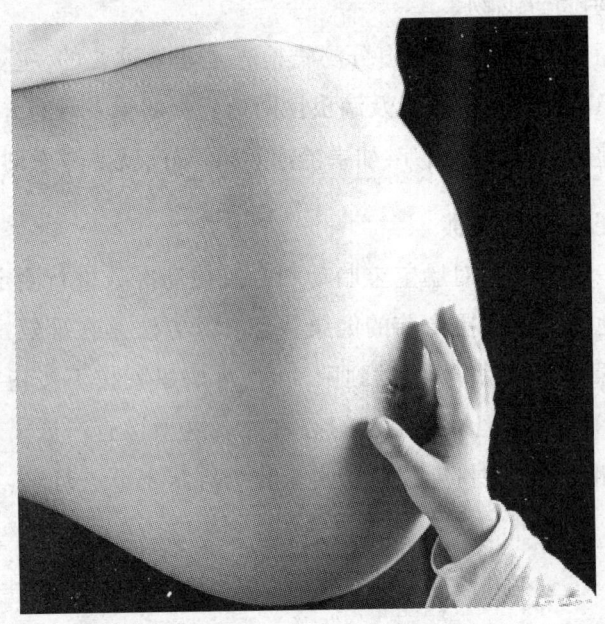

　　与上个月相比,第十个月的胎宝宝身长和体重都没有明显的增长,体形圆润,体表层的胎毛全部脱落,皱纹也消失了;皮下脂肪增厚,皮肤呈淡红色,没有皱纹,骨骼结实,头盖骨变硬;内脏、肌肉、神经等都全部形成,且非常发达,已完全具备生活在母体之外的条件。

# 第一节 生理变化

这一时期,胎宝宝已经具备在体外独立生存的能力,四肢活动有力,但吸吮力弱;有尿和胎便排出。准妈妈常会感到腰痛、脊背痛,有时甚至肋间也痛。沉重的身体加重了腿部的负担,双腿出现抽筋和疼痛。由于胎宝宝顺着骨盆开始往下降,减轻了对心脏和胃的挤压,准妈妈食欲增强了,但因下降的子宫又开始压迫膀胱和直肠,出现尿意不断,还经常便秘。

## 一、胎宝宝的变化

怀孕进入第十个月,胎宝宝的各项器官已发育完成,在体外能存活。具体发育变化如下。

### 1. 大脑内部开始形成髓鞘

怀孕第十个月,胎宝宝的体重持续增加。每天脂肪的生成量达到27克左右,大脑内部开始形成包扎着神经纤维的髓鞘,这在出生以后仍会持续。但胎宝宝仍不能独立制造抗体,还在不断地从母体接受抗体,出生后通过母乳获得抗体之后,再慢慢形成自己的抵抗力。

### 2. 身体向骨盆的下方位移动

这一时期,胎宝宝身体开始朝向骨盆的下边移动,80%~90%的初准妈妈怀孕大约在38周,胎头进入骨盆腔,称之为入盆,这是为出生做准备。准妈妈的骨盆骨合围起来,能安全地保护着胎宝宝。胎宝宝往往要到临产才进入骨盆。胎宝宝的头部嵌于母体骨盆之内,身体几乎充满了整个子宫,背部弯成弓形,双手向前合拢,活动空间变狭小,深受束缚。由于胎盘里分泌的荷尔蒙的影响,胎宝宝的胸部会鼓起来,这种现象在出生后就会消失。

## 3. 肠道里积满粪便

这一时期,胎宝宝的肠道里充满暗绿色的粪便,粪便由胎宝宝肠道里的脱落物、胎毛、色素等混合而成,有的在分娩过程中会排泄出来,但大多数会在胎宝宝出生后数日内才排泄出来。

## 4. 为初次呼吸分泌荷尔蒙

胎宝宝在出生之前大约一周的时间里,体内开始为出生后的初次呼吸分泌荷尔蒙。这种荷尔蒙能帮助胎宝宝一出生就可以自然地进行第一次呼吸。

# 二、准妈妈的变化

怀孕进入最后一个月,准妈妈的身体变化主要有以下几种情况。

## 1. 出现假阵痛

怀孕进入第十个月时,准妈妈的腹部不再增大,腹部凸出部分有稍减的感觉,腹部时常有收缩和疼痛感,有时甚至以为阵痛已经开始。因此,准妈妈一定要仔细分辨,如果这种收缩和阵痛没有规律,就不是真正的阵痛,而是身体准备适应生产时出现的假阵痛或假临产,这属于正常现象,其表现为宫缩频率不一致、收缩持续时间不恒定、间歇时间长且不规律、宫缩强度不增加,这都是即将分娩的征兆。越临近预产期,假阵痛就出现得越频繁,但只要稍加运动疼痛就会消失。

## 2. 出现分娩信号

随着分娩日期的到来,准妈妈下身出现恶露,进行运动时,子宫收缩会更加强烈而有规律。这些身体信号均表示即将分娩。还有的准妈妈会出现子宫口提前张开的现象,若出现这种情况,也不要害怕,一定要保持心情平静,密切关注身体的变化,做好随时上医院的准备。

### 3. 子宫收缩间隔时间变短

这个月准妈妈腹部每隔30分钟或一个小时,就出现不规律的疼痛,周而复始,且时间间隔越来越短。如果阵痛间隔时间少于30分钟,就要做好相关的事宜,随时准备住院。

## 第二节 准妈妈的饮食与保健

怀孕进入第十个月,准妈妈应该限制脂肪和糖类等热量的摄入,以免胎儿过大,影响顺利分娩。

为防止胎宝宝发生异常情况,准妈妈必须每周进行一次定期检查。此外,还需了解分娩开始的各种症状以及住院、分娩和产褥期的相关知识。因随时有可能破水、阵痛而分娩,准妈妈应避免独自外出或出远门,最好留在家中。尽管适当的运动不可缺少,但不可过度。保持身体清洁,内衣裤应时常更换。若发生破水或出血等分娩征兆,应立即去医院。

### 一、饮食要点

为了储备分娩时消耗的能量,从这个月开始,准妈妈应适量吃富含蛋白质、糖类等能量较高的食品。

#### 1. 分娩前进食要领

临产前,准妈妈因阵阵发作的宫缩疼痛,严重影响了胃口,甚至因疼痛而吃不下饭。但尽管如此,也要采取各种办法让自己尽量进食。准妈妈如果体力不足,对即将到来的分娩有不利的影响,会导致产程的延长和其他不利情况的发生。因此,准妈妈要学会在宫缩间歇期进食的方法。

这个月的饮食原则仍然是少吃多餐,每天进食 4~5 次。食物选择以富含糖分、蛋白质、维生素及比较容易消化的食品为佳。准妈妈可根据自己的爱好,选择蛋糕、面汤、稀饭、肉粥、点心、牛奶、藕粉、苹果、西瓜、果汁等多种多样的食品,以达到营养全面的要求。

临近分娩,准妈妈的食欲会恢复很多,这是因为接近预产期时,胎宝宝会向盆腔滑动,减轻了子宫对胃的压迫。工作中的准妈妈此时也开始休息了,没有了工作的压力,每天在家里很容易吃多。但要注意,准妈妈在分娩之前可不能暴饮暴食,要管好自己的嘴巴,避免临产前体重骤增,给分娩带来麻烦。

## 2. 注意补充维生素 K

怀孕后期,尤其是预产期前一个月,准妈妈应注意摄取富含维生素 K 的食物。这是因为,维生素 K 有凝血、止血的功效。维生素 K 经肠道吸收,在肝脏能生产凝血酶原及一些凝血因子。准妈妈若维生素 K 吸收不足,血液中的凝血酶原减少,易引起凝血障碍,这对分娩失血很不利。而且产后新生宝宝因缺乏维生素 K,易引起颅内、消化道出血等。

所以,准妈妈应注意每天多吃些富含维生素 K 的食物,如菜花、大白菜、莴苣、苜蓿等,必要时可每天口服 1 毫克左右的维生素 K 来补充。

## 3. 吃容易消化吸收的食物

临产前,由于阵痛,准妈妈的食欲减退,所吃的食物也感觉难以消化，所以，准妈妈吃的食物应容易消化吸收。在菜肴制作上应以煮、蒸、焯等烹调方法进行深加工，以减少胃的负担和便于吸收。除了均匀摄取一些基础食品外，还应增加菜肴的种类，要制订多种食谱，让准妈妈一天能够吃到牛奶、紫菜、猪排骨、菠菜、豆制品、胡萝卜、鸡蛋等各种食物。食物的口味要清淡一些，做菜的时候尽量使用天然调味料，并选择减少盐分的烹饪方法，如为了增加汤的味道，可加入紫菜、虾等鲜香食物，提高准妈妈的食欲。

## 4. 巧进食避肥胖

怀孕第十月，准妈妈和胎宝宝的体重仍在增长，有的准妈妈由于担心胎宝宝体重低，便在最后时期拼命补充营养，即便身体不适。其实这是不科学的，孕晚期尤其要控制好体重，避免饮食过量造成肥胖。肥胖将大大增大分娩的难度，尤其对于有妊娠合并症的准妈妈，可能会造成分娩的危险。所以，对于有肥胖倾向的准妈妈应巧进食，避免肥胖。另外，饮食习惯、食物的烹调方法和零食的选择等，都是控制体重的关键。下面是孕晚期的饮食技巧，可供准妈妈参考。

♥先喝汤，再吃青菜，最后才吃饭。

♥早餐要吃得好；中餐要吃得饱；晚餐要少吃。

♥吃生菜、水果时尽量不加沙拉酱。

♥吃肉时不吃肥肉，只吃瘦肉部分。

♥用水果取代餐后甜点。

♥用开水或不加糖的饮料，代替含糖饮料及果汁。

♥注意食物的多样性及吃的分量。

♥睡前3个小时不再进食。

♥少用油炸、油煎的烹调方式。

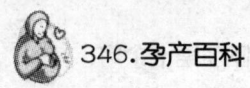

## 二、保健须知

怀孕第十个月,准妈妈除了做好日常保健以外,还应随时做好分娩的准备。

### 1. 不要独自出门

这个月,一般情况下,有工作的准妈妈都已经休假待产了,准妈妈应当避免独自出门。因为大多数准妈妈都会比预产期提前分娩,阵痛可能会随时随地来临,所以,如果出门应尽量和丈夫或亲友在一起。以免因出门造成身体疲劳,导致提前分娩。如果身边没人是非常危险的。有报道,有的准妈妈在一个人上街的时候,突遇阵痛,惊险地生下小孩。

准妈妈一旦必须独自出门时,就应告诉家人自己的行踪。出门时,应随身携带医保卡,以防发生意外情况。

### 2. 避免去拥挤的公共场所

怀孕10个月,准妈妈一定不要去拥挤嘈杂的公共场所。因为这些公共场所中存在着很多对胎宝宝和准妈妈的危险因素。以下是拥挤嘈杂的公共场合对准妈妈几种不利的影响。

(1) 公共场所容易受到传染病的侵害

公共场所是各种人的集中地,各种致病微生物集中,尤其是流传性疾病,如流感,是冬春季节流行的常见病,轻症为鼻塞、流清涕、头痛和咳嗽,重症为高热、四肢酸痛,甚至引起其他并发症。因为怀孕期间,准妈妈对疾病的抵抗力较一般人群低,所以容易受传染。各种病毒和细菌对成人来说可能问题不大,但对于正处在生长发育的胎宝宝来说却影响极大。

(2) 人多拥挤

大腹便便接近临产的准妈妈,如果在拥挤的地方挤来挤去,一旦腹部受压,就很容易诱发流产。

**(3)噪音危险**

胎宝宝虽然在妈妈的肚子里,但是怀孕晚期,胎宝宝的听力发达,准妈妈到拥挤的公共场所,高音喇叭声、人群的嘈杂声、汽车喇叭声、飞机场飞机起降的轰鸣声等,对胎宝宝都会产生不良刺激。

**(4)空气差**

公共场所的空气质量不好,人多拥挤而空气混浊,人群呼吸排放的二氧化碳多,造成缺氧、闷热,准妈妈在这种场所很容易因缺氧而昏厥。另外,有吸烟者的公共场所,烟雾缭绕,释放大量有害气体,对准妈妈和胎宝宝都很不利。

由此可见,准妈妈尽量少去拥挤的公共场所,尤其是临产前,更应避免。

### 3. 调节好情绪

人的情绪对身体有不小的影响。人体的肾上腺髓质分泌出去甲肾上腺素。当情绪紧张或环境剧变时,肾上腺髓质的分泌增加,交感神经系统的活动明显加强。当人在紧张或惊恐状态下,人体血液中去甲肾上腺素浓度可增加到正常值的数十倍,可引起心率加快、心脏收缩力加强、周围血管收缩。

情绪对于准妈妈的影响更应引起注意,去甲肾上腺素增多可

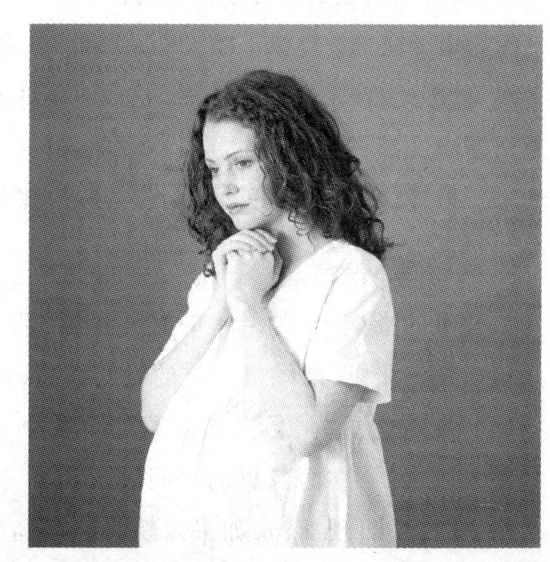

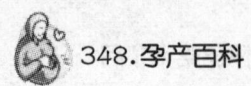

引起准妈妈周围血管收缩,使胎盘供血供氧不足;还能导致子宫平滑肌收缩,严重的可导致胎宝宝畸形或流产。因此,准妈妈必须用理智来控制愤怒情绪,学会克制和调节情绪。

♥遇事要冷静思考,辩证分析,不钻牛角尖。既要宁静淡泊,又要变通与圆润。

♥正视分娩这种自然现象。不惊慌,不惧怕,给自己信心,相信自己能在医生和助产人员的帮助下安全、顺利地分娩。

♥孕晚期常听音乐,哼唱歌曲,保持轻松快乐的情绪及良好的精神状态。

♥不要不自觉的强迫自己做一些不利于健康,不利于良好情绪的事情,不自觉的陷入心理学所讲的"强迫症"的状态,把眼前的事情放一边,让自己轻松一下。

## 4. 勤洗澡

临产前这段时间,准妈妈的阴道分泌物和乳腺分泌物增多,而且很容易出汗,这就要求必须保持身体的清洁,勤洗澡,每天擦洗外阴,清洗阴道分泌物。身体干净了,心情自然就会愉快。由于产后不能马上洗澡,因此,住院之前应洗澡。这段时间洗澡一定要有人陪伴,水温及浴室温度都不宜过热,以防昏厥。洗澡的时间不宜过长,以20分钟为宜。另外,准妈妈最好不要到公共浴池洗澡,以免感染病菌。

## 5. 什么时间入院合适

健康的准妈妈,如果平时月经正常,那么分娩的时间基本上接近预产期。所以,准妈妈住院的时间以临近预产期时为宜。许多准妈妈和准爸爸认为,早点入院可能更安全一些,其实这样并不好。如果入院太早,在医院里的时间过长而不分娩,容易使准妈妈精神紧张,往往会出现滞产;如果入院太晚,又容易出现意外,危及大人和胎宝宝的生命。

一般说来,出现下列产兆后入院比较合适。

(1) 宫缩

当子宫收缩的间隔时间,由长逐渐缩短,越来越规则时,就说明离分娩不远了。对于初准妈妈来说,断断续续的宫缩一般要持续8~10小时,当宫缩一旦频繁有规律,大约每隔5分钟发作一次,剧烈疼痛,而且强度不断增加时,应赶紧入院。

(2) 见红

这是分娩即将开始的一个可靠征兆。"见红"是指分娩前24小时,准妈妈常有一些带血的黏液性分泌物从阴道排出。一旦见红应立即入院,以便医生检查。

(3) 规律的阵痛

如果出现有规律的阵痛后,准妈妈要做立即住院的准备,去医院待产。阵痛和分娩的过程因人而异,有的准妈妈在阵痛3个小时后就分娩完毕,有的却要经过2天1夜的阵痛才生产。

(4) 破水

当阴道突然流出像尿一样多的水而不能自己控制,液体带有腥味,这就是破水,流出的液体就是羊水。此时,无论是否有宫缩,都要及时去医院。

需要指出的是,对于有妊娠并发症,或者胎位不正、前置胎盘的准妈妈,应按医生建议提前入院待产。

## 6. 临近产期应注意的事项

(1) 做好心理准备

越临近预产期,准妈妈越忧虑、紧张,这是对分娩本能的恐惧,这种不良的心理不仅会影响准妈妈临产前的饮食和睡眠,而且也不能使身体很快地进入待产的"最佳状态",因而影响正常分娩。这个时候,丈夫、家人或医生应该给准妈妈一些支持,告诉她怀孕和分娩是正常的生理现象,不必过于忧虑和紧张。由于现代医学水平的发展与进步,所以生产的安全性极高。在产前准妈妈应更多了解生育知识,练习分娩技巧,以便在分娩中很好地与医生配合,不要一见红就吃不下、睡不着,过早地消耗体力和精力,这样很容易导致难产。准妈妈心理上做好充分的准备,常可减少疼痛,使产程进展顺利,愉快地迎接宝宝降临。此外,要坚定母乳喂养的信心,用自己的乳汁养育宝宝健康地成长。

(2)饮食起居正常

由于分娩需要消耗很大的体力,因此,临产前这段时间,准妈妈一定要保证饮食的营养性。多吃些营养丰富、容易消化的食物,如牛奶、鸡蛋等,为分娩准备充分的体力。不要多吃主食及动物脂肪性食物。日常生活起居有规律,每天保证充足的睡眠。及时处理好生活和工作中遇到的一些困扰和问题。

(3)适当运动

临产前要进行适当的运动,切忌长时间在床上躺着,最好做一些有助于分娩的运动,但也不宜活动过量,另外,常请丈夫协助做拉梅兹分娩呼吸法、分娩用力法的训练。

## 7. 为分娩做准备

怀孕第十个月,准妈妈要检查以下所需的东西是否备齐,并把这些东西归纳在一起,放在家人都知道的地方。下面是准妈妈和准爸爸应做的准备。

(1)准妈妈的准备

♥首先是各种证件的准备,如医疗证、挂号证、医疗保险本或公费医疗证。其次是准备准妈妈常用的脸盆、脚盆、牙膏、牙刷、大小毛巾、卫生巾、卫生纸、坐月子所穿的内衣、外衣等;分娩时吃的点心和巧克力。最后是准备宝宝常用的内衣、外套、包布、尿布、小毛巾、围嘴、垫被、小被头等。

♥有意识地了解分娩的相关知识。定期做好产前检查。对自己的怀孕过程及能否自然分娩的概率有所了解。与医生多交谈、多询问，了解何种情况下必须去医院，知道临产前的症状和现象，事先记下医生的电话，有情况及时询问，以免延误去医院的时间。

**（2）准爸爸的准备**

♥妻子临产期间，丈夫尽量不要外出，每天夜里不要留妻子一人在家，要尽量陪护在妻子身边，随时做好分娩准备。

♥许多准妈妈在临产前有"筑巢行动"，喜欢将家里收拾干净，为宝宝整理出一个漂亮的小床，这个时候，丈夫要劝住妻子，主动承担房间清扫、布置任务，只让妻子做一些辅助性的劳动。保证房间的保暖性、采光性和通风性，不用的东西要清理出去。尽量使屋内清爽、干净，让母婴生活在一个清洁、安全、舒适的环境里。

♥丈夫应主动将家中的衣物、被褥、床单、枕巾、枕头拆洗干净，并在阳光下暴晒消毒。清洗厨具，检查厨房燃气是否有漏气的地方、抽油烟机效果如何等，排除隐患。

♥为准妈妈准备挂面或龙须面、小米、大米、面粉、红枣、鲜鸡蛋、红糖、食用油、虾皮、黄花菜、木耳、花生米、芝麻、黑米、海带、核桃等食品。还要准备好生活用品，如肥皂、洗衣粉、洗洁精、去污粉等。如果妻子住院用的妇婴用品还没买齐，要抓紧时间购买。

## 8. 练习分娩时的用力方法

临产前，准妈妈一定要多练习有助于顺产的分娩用力法，将之娴熟掌握。虽然分娩时只需在产床上听从助产师的指挥即可。但如果事先了解并能熟练运用分娩用力的方法，将会大大缩短分娩时间。如果实在不知道分娩中究竟该如何用力，那么可以想像排便时的情形，向肛门或阴道口处用力，这样就可以将胎宝宝推向阴道。用力时，要紧紧抓住床头和床腰上的把手,或者固定住两条胳膊,如身临其境一样摆出姿势,揣摩尽可能地让自己舒服的动作和姿势。

# 第三节 怀孕第十个月的胎教与定期检查

对准妈妈来说,怀孕进入最后一个月,身体上和心理上都承受着巨大的压力,随着分娩一天天的临近,腹部开始抽痛,心中焦虑,全部身心都进入分娩的状态。此时胎教实际上很难坚持和进行了,特别需要准爸爸帮助准妈妈排解身心的不适和焦虑,为母婴健康、平安做出努力。所以,胎教的重点是,努力保持情绪平静,练习分娩呼吸法及继续胎谈胎教。

最后一个月的定期检查主要是常规检查、血压检查、尿检检查、体重检查、测定子宫大小及多普勒检查。如怀孕超过41周而没有分娩,就必须去医院进行诱导分娩。若胎宝宝的状态不佳或者准妈妈的骨盆过窄,应立即实施剖腹产手术。

## 一、胎教的内容

怀孕第十个月,胎教的内容主要有下列三个方面。

### 1. 保持情绪稳定

距离预产期越来越近,准妈妈一方面会为胎宝宝即将出世感到兴奋,急切地盼望胎宝宝快点出生,另一方面对分娩怀有紧张的心理。准妈妈的这种心理可以理解,但不论是兴奋还是紧张,从胎教的角度来说都是无益的。因此,一定要倍加关注产前的情绪。准妈妈的情绪波动会影响胎宝宝,所以,准妈妈要注意控制情绪,减少焦虑,让胎宝宝安心静养。

临产时期,准妈妈要学会释放压力,心情不好时,不要压抑,直接去面对问题,找个出口好好发泄。向丈夫或好友说出你的担忧和恐惧,得到他(她)们的精神支持。只有当他(她)们了解了你的一切感受,才知道该如何安慰你。准妈妈更要学会自我调节,不要让小事带给你挫败感,应时时调整自己的情绪。不愉快的时候,可以试着换一个环境,或做些自己喜欢的事情,如阅读、听音乐、到家附近散步等,以分散自己的注意力。

再者,怀孕近10个月都熬过来了,还坚持不了最后这几天。要知道,孕期马上就要终止,准妈妈所能享受的孕育时间屈指可数了。我国计划生育提倡只生一胎,因此,这也许就是准妈妈一生中第一次,也是最后一次孕育,应好好珍惜这怀孕的最后时光。

在孕期的最后一段时间,准妈妈和准爸爸应教一教胎宝宝出生后该做的事,给胎宝宝讲一讲他(她)出生后所能看到的这个大千世界。告诉胎宝宝,爸爸妈妈会爱他(她),保护他(她),会让他(她)幸福、快乐的成长,爸爸妈妈在热切地等待他(她)的安全降生。这不仅给准妈妈一种信心和力量,还能消除她对分娩的恐惧。

## 2. 胎谈胎教

胎谈胎教最好是每天坚持,一直坚持到分娩时刻,因为这种方式有助于顺利分娩。

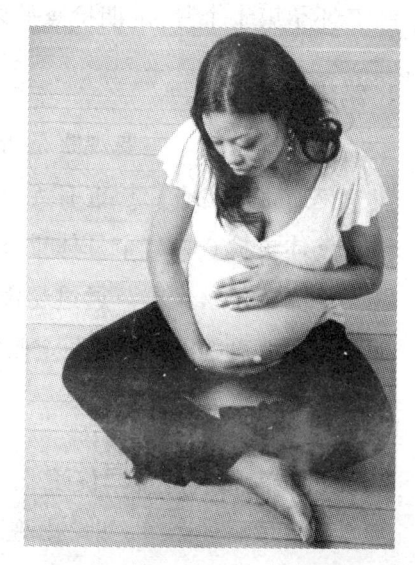

这个时候,最好是让准爸爸做这项工作。准爸爸每天晚上睡觉前,一边抚摸妻子的腹部,一边跟胎宝宝说说话。这对妻子会产生良性的刺激,而胎宝宝也从中

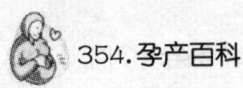

受益不少。尤其是临产前,许多准妈妈会紧张、不安和忧郁。丈夫这样做,给她的是一剂良好的安慰剂。

准爸爸对胎宝宝谈话不一定要拘于某种形式,其内容可任意发挥,可以叫胎宝宝的名字,轻声呼唤他(她);也可以对胎宝宝说盼望见到他(她)的迫切心情;说说爸爸妈妈为宝宝准备了什么礼物;跟胎宝宝说说妈妈是多么伟大,多么辛苦;说说对他(她)的期盼,期望他(她)长大成为一个什么样的人等等,为胎宝宝即将诞生做好准备。

### 3. 练习分娩呼吸法

练习分娩呼吸法是这一时期的主要胎教,它的好处是,第一,呼吸法对分娩起着重要的作用。只要准妈妈会使用分娩呼吸方法,就能有效地缩短产程,这样既能减少准妈妈的疼痛,又能增加胎宝宝的安全系数。第二,分娩前进行分娩呼吸法练习,有助于胎心有规律地跳动,可以使胎宝宝不被妈妈焦躁的情绪所感染,有利于分娩的顺利进行。

## 二、定期检查的内容

怀孕第十个月,定期检查的内容主要有以下两个方面。

### 1. 常规检查

♥ 血压检查。主要观察是否有突然的血压变化。

♥ 尿常规检查。检查有无感染。

♥ 体重检查。这个月体重增长 12~16 千克,属于正常范围。

♥ 测定子宫大小。通过超声波或内诊检查,测定子宫的大小。

♥ 多普勒检查。通过测定胎宝宝的心跳强度和频率,分析胎宝宝的健康状况。

### 2. 发现异常情况应及早住院

怀孕最后一个月,如果出现下列异常情况时,应及早住院观察或

## 355. 第十五章 怀孕第十个月

分娩。

- ♥ 胎膜早破者。
- ♥ 围产检查发现胎心异常,或脐血流异常者。
- ♥ 前置胎盘者。
- ♥ 自觉胎动近 1~2 天,且明显异常者。
- ♥ 产前有阴道出血者。
- ♥ 有妊娠高血压疾病、妊娠糖尿病、妊娠合并心脏病等。
- ♥ 超过预产期一周,但无任何临产迹象者。
- ♥ 羊水过多、羊水过少等。
- ♥ 胎位不正或骨盆狭窄。
- ♥ 双胎怀孕者,应提前 1~2 周入院。

# 第十六章　分娩进行时

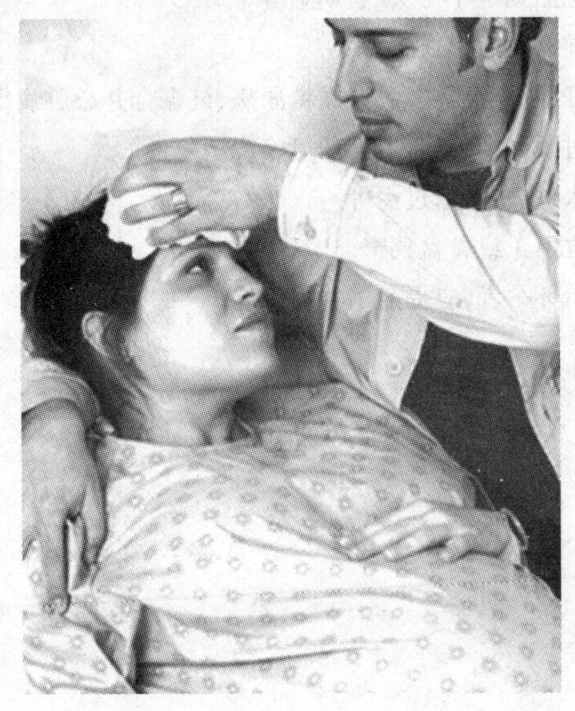

"十月怀胎，一朝分娩"说的就是现在，准妈妈终于等到了分娩这一天，但此时准妈妈的心情又是复杂的，期待与恐惧交织。为了迎接即将到来的幸福，准妈妈应该放松一些，从容的度过这一关，给自己多一点自信，多一些鼓励，多一些勇气。

# 第一节　分娩前的准备工作

分娩是妊娠的结束，是必然的生理过程。每位临产的准妈妈都应消除恐惧心理，保证充足的睡眠，调整饮食，可多吃些易消化的、营养丰富的食物，如牛奶、鸡蛋、稀饭、面条等，以充足的精力，良好的精神状况迎接婴儿诞生。准妈妈要想度过这一关，必须做好充分的精神准备和物质准备。

## 一、精神准备

产妇的精神准备对能否顺利分娩至关重要。如果产妇精神和情绪控制得好，就能减少发生危险的可能性，从而缩短产程，达到顺利分娩的目的。

### 1. 思想放松

准妈妈的情绪影响着分娩的顺利与否。如果准妈妈精神放松，可使子宫肌肉收缩规律协调，宫口容易开大，会使产程进展顺利。相反，如果准妈妈精神高度紧张，分娩时大喊大叫，往往会导致子宫收缩不规律，子宫颈很难张开，会延长产程，甚至导致危险。而且，精神过度紧张的准妈妈往往不会利用宫缩间隙时间休息，如果休息不好，再加上吃不好，就会在分娩过程中得不到足够的热量和水分的补充，就不能满足分娩期消耗的需要，造成极度疲劳，同样不利于顺产。

因此，无论是医务人员，还是家属在分娩前和进行中都要给准妈妈心理上的关怀，讲解分娩的知识和安全问题，给她以自信，消除顾虑，解除其精神负担。通过做细致的工作，要给准妈妈创造一个安静、轻松的临产环境。

## 2. 做好忍受产痛的准备

分娩就要来临,大多数准妈妈都会有种莫名的紧张和恐惧,而这种恐惧,说白了就是怕疼。疼痛在所难免,只是轻与重的区别,不会因为你的害怕而消失,所以临产前准妈妈对产痛要有一个充分的思想准备。如果过度紧张会导致分娩时肌肉绷紧,让分娩更难进行,不如放松些,疼痛就会减轻一些。再者,分娩痛是生理性疼痛,一般人都可以忍受。当然,分娩可不是三两分钟就能完的事,分娩所需要的时间大多数在12~14小时之间,所以准妈妈要有心理准备,疼痛可能会持续一段时间。

## 3. 做好意外情况的准备

现在的医疗技术水平和生活条件比过去有了突飞猛进的发展,准妈妈的营养状况大为改善,而且在怀孕期出现的病症和危险基本都能通过产前检查排查出来,采取措施可将危险因素排除或调整,对于难以自然分娩的情况,如胎位不正、前置胎盘等可以采用剖腹产方式安全分娩。可见,现在的医疗水平已经将分娩的危险度降到最低,准妈妈根本不必紧张。

但是,分娩过程中有时也会出现一些不可预知的情况,不可忽视的细小问题。或许准妈妈孕期检查一切正常,符合自然分娩的条件,但在分娩过程中却出现了某种意外情况,需要采用剖腹产。如果事先对这些可能出现的问题有一个思想准备,就会配合医生尽快做出决断。因此,无论准妈妈和胎宝宝在孕期状况多么好,在分娩前准妈妈及家人一定要做好应对意外情况的准备。居安思危,万事才会更顺利。

# 二、食物的准备

分娩相当于一次重体力劳动,要求产妇临产前必须有足够的体力来应对。因此,食物准备也不可忽视。

## 1. 多吃一些巧克力

分娩相当于一次马拉松赛跑,非常耗费体力。因此,要求准妈妈临产前必须有足够的体力来应对。但由于此时准妈妈已经进入阵痛阶段,疼痛使食欲和消化、吸收功能都处于不佳状态,很难正常进食,即使吃进去也不能及时消化。因此,应选择能够快速消化、吸收的高糖或淀粉类食物,以快速补充体力。专家建议此时吃些巧克力,国际公认巧克力是"分娩最佳食品"。产前吃巧克力有以下好处:

♥ 巧克力不仅含有丰富的热量和营养素,还含有矿物质铁、钙以及维生素 B 等。

♥ 巧克力供能快,所产生的热量能在很短的时间内被人体消化吸收和利用。

♥ 巧克力体积小、味美,吃起来也很方便,临产前只需吃一两块巧克力,就能在分娩过程中及时补充体力消耗所需的能量,有助于顺产。

## 2. 分娩过程中需要补充的食物

分娩前,为了积蓄体力完成分娩,准妈妈必须进食,只有保证足够的能量供给,才能有良好的子宫收缩力,宫颈口开全后,才能将胎宝宝娩出,分娩过程中的饮食要求保证高热量、高水分、易消化吸收。可以说,准妈妈分娩前吃不吃食物直接关系到胎宝宝的健康和安危。产前还要喝水,防止产程中脱水,因为分娩过程很容易造成脱水,脱水会引起全身血容量不足,导致供给胎盘的血量也会相应减少,从而造成宫内缺氧,对分娩构成威胁。

第一个产程,由于不需要准妈妈用力,但是为确保下一阶段有足够的体力完成分娩,准妈妈应尽可能多吃些以碳水化合物为主的食物,而且食物应稀软、清淡、易消化,如鸡蛋挂面、粥、蛋糕、面包等都是不错的选择。因为这些食物在胃中停留时间短,且容易消化吸收。进入第二产程时,由于阵痛越加频繁和剧烈,多数准妈妈不愿进食,但这段时间准妈妈不断用力,必须有足够的体力支持,因此,可吃些牛奶、粥和巧克力等能量大且易消化的食物。

## 三、陪护准备

为了应对产妇在分娩时突然出现的各种异常情况,家人的陪护准备至关重要。

### 1. 准爸爸应做好陪护准备

准爸爸是准妈妈分娩时的最佳陪护人。分娩时,准妈妈一个人被推进医院陌生的产房是非常紧张和恐惧的,最需要准爸爸在身边给她以强大的支持和抚慰。准爸爸陪伴在准妈妈身边,可以帮助准妈妈克服紧张心理。准爸爸的鼓励与体贴可以给准妈妈支撑力和信心,准爸爸在产程中陪伴和帮助,不仅可以分担准妈妈的痛苦,也可以分享宝宝降生的喜悦,从而增加一家人的感情。

(1)一起参加产前培训班

准爸爸的陪护,要从了解和学习分娩知识开始。准爸爸与准妈妈一起参加产前训练班,一起了解分娩的过程,做好充分的思想准备,尽量帮准妈妈减轻痛苦,帮助准妈妈顺利生产。

(2)临产前制造轻松气氛

在阵痛间隙,准爸爸可以和准妈妈一起想像宝宝出生后的模样,探讨如何培养宝宝以及宝宝如何可爱等,以此来转移准妈妈的注意力,使准妈妈暂时忘记疼痛和恐惧。

(3)准备好食物和水

准爸爸要事先准备好充足的水、点心或妻子平时喜欢吃的小零食,最好再准备一些巧克力,以便随时给妻子补充能量。

(4)了解产程陪护

产程陪护又称"陪产",并不是什么新名词。在国外,陪产是丈夫

# 第十六章　分娩进行时

的义务；在国内，也被越来越多的丈夫所接受。陪产并不是要丈夫简简单单在一旁做个旁观者，首先丈夫要做好充足的心理准备，陪产的目的是做妻子精神上的支持者，产程的后勤帮手。其次才是生育和生命诞生的见证者。妻子分娩是很让人心疼甚至让人感觉恐惧的事情，如果丈夫焦虑紧张、慌乱不安，甚至晕厥过去，不但不能照顾妻子，反而需要别人照顾自己，那就失去了陪产的意义。另外，妻子在巨大的疼痛下，情绪难免会产生波动，甚至无理指责丈夫和对丈夫发火，丈夫应用宽大的胸襟去包容，并冷静地指导她做一些可以减轻疼痛的办法。

第一产程护理。第一产程是个漫长的过程，准妈妈在精神上和体力上经受着考验。随着宫颈逐渐扩张，准妈妈因疲劳而很难放松下来。这时丈夫要为妻子擦洗脸、手、胳膊等部位，并给妻子水喝；宫缩开始后鼓励妻子将身体与每次子宫收缩协调起来；放音乐给妻子听；给妻子背部、腰部、腿部及腹部等部位进行按摩，或拥抱妻子等。还可以与妻子一同走动或晃动，多和她说话，给予鼓励，尽最大努力缓解妻子的痛苦。在宫缩不紧的时候，帮助妻子抓紧时间吃东西，可适当地给妻子易消化、易产生大量能量的食物，如面条、蛋糕、粥、巧克力、糖水等，不要给妻子吃高蛋白质和高脂肪食品。

第二产程护理。进入第二产程时，丈夫可以从后边抱着妻子，使妻子处于半立、坐位、跪位等姿势，如果产程进展缓慢，丈夫应该辅助妻子采用蹲跪或站位等姿势，这样可以促进产程加快。鼓励妻子配合医护人员进行呼吸法、用力法。这个产程，妻子会经历很大的疼痛，丈夫最好能握住她的手，给她增加勇气。

当宝宝呱呱坠地时，这个漫长而艰难的历程总算是走过来了，此时丈夫不要只考虑自己想和宝宝见面的心情，应该代表妻子向和你们一起经历漫长等待的医生道谢，感谢他们的帮助和努力。之后再高兴地亲妻子一下，对她表示感谢与称赞。

## 2. 家人陪同不可少

临近分娩的时候，除了丈夫，一定要找好至少一名陪护人员，主要是伺候新妈妈坐月子。新妈妈坐月子是一件大事，稍微不注意就会落下毛病，因此，选择伺候新妈妈坐月子的人选，最好是新妈妈的母亲或者婆婆，因为一方面她们是亲人，会很用心，另一方面，她们有经验，会照顾和指导新妈妈坐月子。

当然，如果身边没有合适的人选，可以花钱请人陪护，现在许多大城市的医院都提供新妈妈护理服务，进行一对一的护理，一些小城市也出现了"月子护理中心"或提供月嫂服务的家政公司。但在选择这些服务机构时一定要进行细致的查访和打听，尤其对派出的服务人员要进行了解，了解身体状况、有无护理经验、护理需要的费用等各方面的情况。

## 第二节 分娩方式及分娩前后

分娩的体位可以有坐位、蹲位、站位、跪位、俯位、侧位、半卧位及卧位等多种方式。在欧洲、美洲，传统上过去产妇多采用坐式分娩。而我国传统上则多采取卧位。如今随着医疗水平和科技水平的不断发展，分娩方式越来越多。人们不再墨守陈规，遵循传统方式，而是对各种分娩方式有了新的认识，并逐渐接受。新的分娩方式正慢慢取代传统方式。

### 一、分娩的几种方式

现在，由于医疗水平的提高，人们逐渐发现和认识了一些更符合人体生理状况、更科学、更有助于分娩顺利进行，以及对胎宝宝也更有利的分娩方式。下面我们为即将临产的准妈妈逐一介绍几种分娩方式,供参考和采纳。

## 1. 竖式分娩

竖式分娩,即指准妈妈分娩时,其身体的长轴与地平线近乎垂直,包括直立式分娩、坐式分娩、蹲式分娩以及跪式分娩。我国传统上则多采用卧位分娩姿势,这是为产科医生们观察产程、听胎心和接产方便,并从此成为常规体位。但是,近来医学研究人员发现并证实,竖位分娩已得到越来越多的产科医生的重视和赞同。国外许多医院和妇幼保健机构已不限制分娩体位,而是让产妇自主选择舒适的体位分娩,一些新型的适用于产妇竖式分娩的产椅也日益广泛地被应用。竖式分娩有如下优势。

(1)与人体生理状况相符

研究人员认为,竖式分娩,包括坐式、蹲式及跪式等较为科学,更合乎人体的生理要求。因为人体脊椎有一段自然向前弯曲,称为脊椎凸部。竖式分娩就是利用了人体脊椎自然向前弯曲的生理结构,使准妈妈背部、腰肌得到运动,促进血液循环。不像卧式只能看天花板或很小的范围,竖式分娩可以自由地环视四周,准妈妈感觉舒适,减少了紧张感,从而降低分娩时的疼痛。

(2)缩短产程,减少难产

有研究资料显示,卧床产第一产程平均为6个小时左右,而非卧床产为4个小时;另有报道,所有竖式分娩均比卧位分娩缩短25%的时间。这是因为竖位分娩时,静息宫内压较卧位高,宫缩也比卧位强。另外,准妈妈采取竖式分娩还能使腰凸缩小,使反S形曲线变为C形曲线,减少子宫对盆腔血管的压迫,有利于顺产。

(3)增加乳汁分泌

竖式分娩可有效地促进准妈妈的乳汁分泌,据日本医学研究人员对828名产妇进行坐式分娩实验观察,分娩后记录奶量发现,坐式分娩者比仰卧位分娩者增加乳汁分泌达30%。

虽然竖式分娩与卧式分娩相比,好处多多,但也不能完全摒弃卧式分娩。因为在某些特殊情况下,如子宫收缩较强者、胎宝宝较小者,或是产程进展较快时,为避免过速分娩导致产道损伤,准妈妈还是要采用卧式分娩。

## 2. 水中分娩

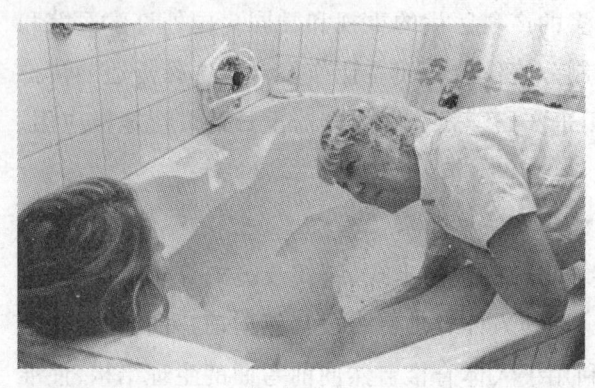

近年来,水中分娩已经被越来越多的人所重视和接受。欧美地区的许多国家中已十分流行,在我国也有水中分娩的先例。因为泡在温水里人的身心一般会比较镇静放松,由于阵痛,体内产生的引起血压升高、产程延长的应激激素分泌就会减少。水的浮力让人肌肉松弛,准妈妈可以把更多的能量用于子宫收缩,这些都可加速产程,缩短生宝宝的时间。分娩池与母亲子宫内的羊水环境类似,胎宝宝娩出后会"本能"的在出水之前屏住呼吸,不会被水呛着。而且在水中诞生的婴儿,要比普通方式诞生的婴儿,受到伤害的概率要小。

下面我们为准妈妈们介绍水中分娩的一些步骤和方法,仅供参考。

第一,准妈妈接近平卧或坐靠在浴盆中,用手抓住浴盆两边。此时丈夫和助产士必须扶持她,避免重心不稳。

第二,与一般顺产方法类似,发挥身体律动。水的浮力可以抵消地心引力,有助于准妈妈放松,从而发挥身体的自然节律。每次宫缩高峰时,用脸盆往腹部倒水,这样准妈妈就会感到腹部没有紧绷的感觉。调节呼吸和用力,经过两个产程,胎宝宝就会顺利娩出。

注意:宝宝在水中娩出后,必须尽快抱离水面。但并不是所有的人都适合水中分娩,是否可以采用水中分娩,需要经过医生严格考察,以下条件都符合才可以。

♥ 怀孕已达 38 周。
♥ 头产式,符合顺产条件。
♥ 准妈妈身体健康,无疾病。
♥ 胎心正常。
♥ 胎宝宝的大小正常。一般不超过 7 斤。
♥ 无感染性疾病。
♥ 准妈妈骨盆要够大,年龄最好在 30 岁以下。

## 3. 导乐分娩

导乐分娩是一种自然分娩的方式,源于美国,就是让一名导乐员(既有医学知识又有处理产程经验的助产士)对准妈妈从开始临产到产后两小时进行全程陪护,进行舒适的抚摸、热情的引导和解释,以及不断地鼓励。

从准妈妈住进医院待产开始,待产期、分娩期、产后观察期,导乐员都会陪伴在旁边,向准妈妈介绍分娩的生理特性,消除准妈妈恐惧心理,并细心观察准妈妈出现的各种情况,以便及时通知医生进行处理。同时鼓励准妈妈进食,解释准妈妈及家属提出的问题。进入分娩期导乐先向主产医生介绍准妈妈的基本情况,协助医生做好各项准备工作。在准妈妈身边指导鼓励她如何正确用力,替准妈妈擦汗,不断地给准妈妈心理上的支持。在宫缩间隙时要喂准妈妈喝水、进食,以帮助准妈妈保持体力。在产后观察期导乐员会陪同准妈妈一起回到病房,进行约两个小时的母婴健康观察,指导新妈妈和宝宝及时进

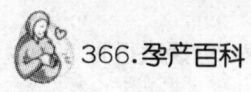

行肌肤接触。

导乐的主要作用就是在整个分娩过程中持续地给予准妈妈生理、心理上的支持与鼓励，帮助准妈妈克服紧张、恐惧心理；指导准妈妈运用正确的呼吸法，使整个产程在无焦虑、无恐惧，充满热情、关怀和鼓励的氛围中进行。准妈妈在分娩过程中由于紧张和焦虑，会增加体内一种名为儿茶酚胺的物质的分泌，可导致子宫收缩乏力，使产程延长。由于导乐员在整个分娩过程中自始至终陪伴在准妈妈身旁，并根据自己的分娩经历及掌握的医学常识，在不同的产程阶段提供有效的方法和建议，使产程缩短，产后出血量减少，手术产率降低，新生儿的发病率也降低，有利于母婴健康。

有资料显示，导乐式分娩可使剖腹产率下降50%，产程缩短25%，需要催产素静脉滴注者减少40%，需用镇痛药者减少30%，产钳助产率减少40%，母婴并发症率明显减少。

## 4. 无痛分娩

无痛分娩主要采取的分娩镇痛方法有药物镇痛、精神心理干预和非药物镇痛法三类。其实"无痛分娩"并非真的没有疼痛，只不过是疼痛相对较轻一些，让准妈妈变得能够忍受的一些方法，这在医学上称之为"产程镇痛"。

药物镇痛主要是用麻醉药物镇痛。临床上常用的方法一般是硬膜外阻滞镇痛(麻药注射)等，在覆盖脊椎外围的地方，置入一透明小软管，将适量浓度的局部麻醉药及止痛剂注射到此处；此处是负责传导产痛的微细纤维神经，麻醉可防止痛觉传递至中枢，使准妈妈不会感到疼痛。此法虽将微细痛觉神经阻断，却不影响较大神经的功能，故准妈妈下肢仍可自由移动，并可感觉较为不痛的子宫收缩。药物镇痛可起到镇静、安眠、减轻惧怕及焦急心理的作用。一般临床中常用的镇痛药物有安定、杜冷丁等药物。这类药物有一定的副作用，能不用时最好不用,尤其是胎宝宝临近娩出前3~4小时内,以免影响宫缩和抑制新生儿呼吸,造成新生儿窒息。

吸入式镇痛,又称"笑气镇痛"。笑气(N2O)是目前使用最广的吸入性镇痛药物。其优点是作用时间快,吸入后数秒钟即起作用,无创伤,不良反应少。缺点是让人头晕、烦躁、恶心,注意吸入笑气量不可过多。

无痛分娩能减轻准妈妈分娩时的恐惧与产后的疲倦,让准妈妈在最需要休息、时间最长的第一产程得到休养,到了最后的分娩关头就更有力量了。

无痛分娩的无痛也只是相对的,因为分娩时用的麻醉剂用量很少,所以准妈妈仍然能感觉到宫缩的存在。无痛分娩只是设法让疼痛变得可以忍受一些而已。其实,准妈妈的精神状态若处于紧张、恐惧、焦虑、信心不足之中,也会增加对疼痛的敏感度,因此,准妈妈做好精神上的准备,也是减轻疼痛感的一个好方法。但并不是所有的准妈妈都可以实施无痛分娩,有下面情况均不适合:

♥背部皮肤感染者。

♥患有败血症、凝血功能障碍者。

♥有产道异常、胎位不正、前置胎盘、胎心不好、羊水异样等产科异常情况的。

♥患有心脏病且心功能不全的持续性宫缩乏力,使用催产素点滴后仍无明显变化的。

♥其他不适合阴道分娩的准妈妈。

## 5. 主动分娩

在大多数人的意识中,分娩是一种被动的事情,主要由医生指挥和帮助,甚至完全交给医生,如剖腹产,认为准妈妈分娩时躺在产床上的分娩方式是最自然不过的了。其实不然,在许多国家传统文化中,准妈妈分娩不是躺在床上,而是不停地走动。现在,直立及活动分娩方式的优越性,正在被重新认识。

临床证实,主动分娩可以给准妈妈一个更自由的空间,临产前不停地活动,准妈妈会感到更容易控制自己,宫缩更有效,身体会舒服一些,疼痛也能减轻,产程也会缩短,而腹部在重力作用下也较仰卧位时更舒适,娩出时更顺利。主动分娩让准妈妈可以任意变换姿势,诸如有节奏地移动、伸展、扩胸、晃动骨盆及做瑜伽等。通过活动,准妈妈可以确切地知道自己什么样的姿势可以减轻疼痛,怎样舒适,怎样姿势可使骨盆开大,而不是仰卧在床一动不动地听从医生发号施令。要身心一致,主动参与分娩,而不是与身体抗衡。

## 6. 拉梅兹分娩

拉梅兹分娩法,被称为心理预防式的分娩准备法,该方法最初由俄罗斯的医生发明,后由法国医生拉梅兹博士于1951年整理推出,因此被称为拉梅兹分娩法。拉梅兹分娩法可理解为分娩时配合医生使用拉梅兹生产呼吸法进行自然分娩。

采用拉梅兹分娩法时,准妈妈必须充分了解分娩过程中自身的身体变化及胎宝宝的状态,这样才能使拉梅兹分娩法发挥作用。若想在分娩时更好地运用拉梅兹分娩法,平时应认真努力练习,这样才能在分娩时熟练应用。千万不要等到临盆前,才匆匆忙忙去上课。这样会因方法运用不够熟练而达不到效果。

准妈妈从怀孕早期开始一直到分娩,通过对神经肌肉控制、产前体操及呼吸技巧训练的学习过程,可有效地在分娩时将注意力集中在对自己的呼吸控制上,从而转移疼痛,适度放松肌肉,达到加快产程并让婴儿顺利出生的目的。

每个准妈妈面临产痛都会感到紧张、害怕,甚至很多人因此而发生难产,或是损伤会阴部。其实,胎宝宝能否轻松而顺利娩出,大多时候取决于准妈妈分娩前所做的准备。如果在分娩前用心努力练习拉梅兹分娩法，那么当产痛来临时，它会帮助你减轻痛苦，有助于分娩顺利进行。

## 7. 贵宾式分娩

这是一种VIP贵宾待遇的分娩，鉴于国外的家庭式产房，从环境上下功夫，可使准妈妈从心理上消除对医院的恐惧感，进而可以轻松地分娩。产房的布置非常温馨，有沙发、床、电视，很家庭化。准妈妈不但可以像在家里一样舒适，还给陪产的家人提供了很好的陪护条件。一切让准妈妈感到紧张的、必要的医疗设备都被很巧妙地掩盖起来，色彩也不再是单调的白色。待产室与产房合而为一，消除了准妈妈因为对环境陌生而产生的不良情绪。而且自始至终都有专门的医生、护士一对一的服务。既然是VIP服务，这种分娩一般价格自然比较昂贵，3天顺产的费用一般约2~20万元人民币。

目前，在我国的北京、上海、广州等大城市均有贵宾式分娩方法。

## 8. 剖腹产

剖腹产是指不经软产道自然产出婴儿而采用的手术切开腹腔、宫腔，直接娩出婴儿的生产方式。一般包括子宫下段剖腹产术、子宫体剖腹产术、腹膜外剖腹产术。

近年来，采用剖腹产的人越来越多，据统计，上世纪70年代前，全国剖腹产率仅为5%~10%，而今全国不少地方的大医院剖腹产率已超过50%，有的甚至超过70%。世界卫生组织提出剖腹产率应控制在15%以下。究其原因，准妈妈初产年龄推迟、高龄准妈妈增多、准妈妈营养过剩、胎宝宝偏大、少数准妈妈不具备自然生产的条件、准妈妈对自然分娩的疼痛感到恐惧等，都是剖腹产率居高不下的客观原因。

对于上述情况，我们是能够理解的。但对于因怕疼而一刀了事的做法，我们却不赞同。专家提醒，剖腹产对母婴健康存在潜在危害，不能将其当作分娩捷径，准妈妈不要盲目选择剖腹产。其实，剖腹产不见得就少受疼痛，因为剖腹产术后麻醉药效一过，刀口疼痛就会袭来，而且刀口愈合还有一个过程，如果这期间准妈妈身体抵抗力弱，很容易发生刀口感染。对于有瘢痕体质的准妈妈来说，剖腹产容易形成严重的刀口瘢痕。另外，剖腹产对于宝宝来说，也存在着一些不利因素。资料显示，剖腹产准妈妈的产褥感染率为正常分娩准妈妈的10~20倍，死亡率为正常分娩准妈妈的5倍。另外，剖腹产对孩子的健康发育也有潜在影响。剖腹产一般在临产前由医生根据母婴状况决定，一般来说需要实施剖腹产有以下几种情况：

♥胎宝宝过大而准妈妈的骨盆显著狭窄、不对称或畸形，以及骨盆轻度狭窄，但试产失败。

♥盆腔及阴道肿瘤、阴道瘢痕粘连、宫颈硬化不易扩张。

♥产前大出血如前置胎盘、胎盘早期剥离。

♥胎位不正，如臀位、横位。

♥准妈妈有重度高血压综合征、妊娠合并心脏病、慢性肾炎等。

♥以前做过剖腹产，子宫瘢痕有破裂危险者。

♥胎宝宝窘迫。若胎宝宝心跳频率下降，可能是胎宝宝脐带受到压迫，或胎头下降受到骨盆压迫。

♥脐带脱垂但胎心尚好，短时间不能阴道分娩。脐带脱垂大多发生在早期破水、胎头尚在高位及胎位不正时。

♥以前发生过难产的准妈妈。

♥在自然分娩过程中，发生宫缩无力、胎宝宝出现急性宫内缺氧、产程延长，而且经多方处理无效的。

## 9. 双胞胎的分娩方式

怀了双胞胎的准妈妈，不仅怀孕期要比只怀单胎的准妈妈辛苦，分娩时也不占优势，双胞胎分娩时难以预料会发生什么意外情况。怀有单胎的准妈妈，胎宝宝的头部大部分朝下，但双胞胎的情况很复杂,大多数情况是一个胎宝宝的头部朝下,另一个胎宝宝的头部朝上,或者两个胎宝宝都是臀位,或者其他胎位。在这种胎位不正的情况下,医生就不得不为准妈妈实施剖腹产手术。

## 二、分娩前后

无论是自然分娩,还是剖腹产,准妈妈都必须要经历一些疼痛。正因为如此,有些准妈妈就早早地放弃自然分娩,而选择剖宫产。其实,如果采用一些方法,还是可以减少阵痛的。

### 1. 减轻产痛的几种方法

（1）放松

阵痛来临时,准妈妈的心情一定要放轻松,同时用鼻子慢慢地、深深地吸气,然后再用嘴慢慢地、深深地吐出来。这样不断地重复,就可以有效地缓解疼痛。

（2）走动

阵痛时不要躺在床上,而要在阵痛间隙在床周围走一走,或扶着产床左右扭胯部,这样既有助于胎宝宝头部下降,又可以减轻疼痛,同时还有利于顺利分娩。

（3）听音乐

分娩时播放节奏舒缓、音律优美的音乐,以转移注意力。

（4）与医生配合

配合医护人员使用呼吸法和用力法,只要方法得当,也可减轻阵痛。

（5）选择无痛分娩

无痛分娩有几种方式,精神镇痛和药物镇痛都可以减轻疼痛,但并不是真正"无痛"。

### 2. 分娩所需要的时间

分娩,是指从有规律的子宫收缩开始,一直到胎宝宝胎盘娩出为

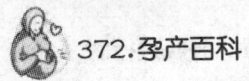

止。其所用的时间称"产程"。产程有子宫颈扩张期、胎宝宝娩出期、胎盘娩出期三个阶段，整个产程所需要的时间大多数在 12~14 小时之间。下面是三个产程所需要的大约时间，准妈妈可以了解一下。

第一个产程为子宫颈扩张期。即从 5~6 分钟一次有规律的子宫收缩，到子宫口开全。初产大约需要 11~12 小时，经产大约需要 6~8 小时。

第二个产程为胎宝宝娩出期。即从子宫颈开全到宝宝娩出。准妈妈初产大约需要 1~2 小时，经产一般数分钟即可分娩，最多不超过一小时。

第三个产程为胎盘娩出期。即从胎宝宝出生到胎盘娩出，大约需要 5~15 分钟，不超过 30 分钟。

## 3. 如何与医生配合进行分娩

分娩是一种自然的生理现象，从子宫开始有规律的收缩，一直到胎盘娩出是自然分娩的全过程。大部分准妈妈都能顺利完成自然分娩，所以，要相信自己也能做到。

顺利分娩需要有三个要素的配合：娩出力、产道伸展、胎宝宝回旋。娩出力包括内在的阵痛和外在的腹压，胎宝宝回旋是指胎宝宝在产道内改变身体的姿势或朝向，从这些要素了解，只有母子共同努力，分娩才能顺利进行。而外在因素，如医生的指导和腹压也很重要。

分娩的疼痛在所难免，对付疼痛也有办法，准妈妈可以通过配合医生进行拉梅兹呼吸法和接受按摩得到缓解，分娩时千万不要因疼痛而乱喊乱叫，这样反而会阻碍进程。你要把分娩过程看成是准妈妈与医生配合使孩子安全、顺利娩出的过程。医生了解孩子的需求及娩出要领，并将要领传递给准妈妈，准妈妈是帮助孩子娩出的主要动力。只有和医生很好的配合，才是减轻产痛、顺利分娩的有效的办法。具体配合如下：

### (1) 第一阶段：子宫颈扩张期

第一产程是指子宫口开始扩张，直到宫口完全打开（约为10厘米）的过程，需要持续11~12小时，这是整个产程最漫长的一个过程。

宫缩不紧时，医生会要求准妈妈尽量下地活动，同助产人员或丈夫聊天，以分散注意力。抓紧时间吃一些面条、蛋糕、粥、巧克力等食物。一有尿意、便意要及时排掉，以免过度膨胀的膀胱和充盈的直肠影响胎宝宝下降。宫缩时让丈夫按摩身体，宫缩间隙时，尽量放松全身肌肉休息，以保存体力。有规律的产痛开始后，它的力量会使子宫口慢慢张开10厘米左右，子宫的肌肉组织把宫颈拽高，这样子宫上半部分产生一层厚厚的肌肉层，将胎宝宝慢慢往下推，子宫下半部分的肌肉会变得更薄。胎宝宝的小脑袋不断向下滑动，下面的盆骨为他（她）打开通道。为了能够滑到盆骨，胎宝宝要绕开突出在骨盆中的坐骨，不时地扭动身体，小脑袋像钻头一样往前钻。这时，如果准妈妈感到疼痛得难以忍受时，可以要求医生行镇痛干预。

### (2) 第二阶段：宝宝娩出期

第二产程是指从子宫口完全打开到胎宝宝娩出的阶段，时间约为1~2小时。如果第一产程顺利的话，准妈妈在第二产程时也会信心十足。

这个阶段，胎宝宝像钻头一样从骨盆向外挤。准妈妈要根据医生的指导在宫缩时配合用力。正确动作是双腿蹬在产床上，双手握住床把，或采取抱膝位，或采取蹲位。宫缩时，先深吸气，然后屏住气像排便一样向下用力，尽可能屏气的时间长点，紧接着做一次深呼吸后再深吸一口气，再屏气用力，这样每次宫缩时做2~3次。宫缩间隙时，全身放松，安静休息，以便准备迎接下一次宫缩。

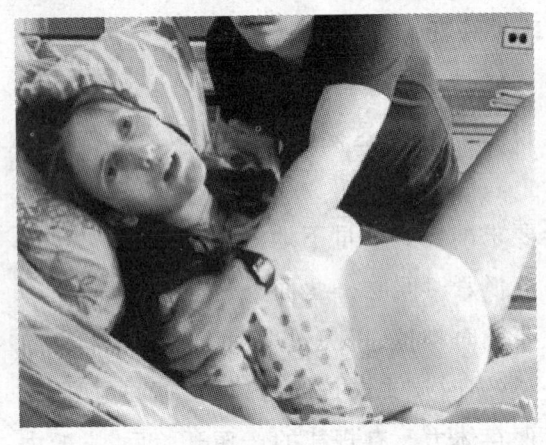

胎宝宝的头接近阴道口最后的几厘米,需要准妈妈和胎宝宝使出浑身解数,疼痛变得异常厉害,像波浪一样,一个高潮又一个高潮,外阴和肛门部位,由于胎头压迫骨盆底而显得膨出。胎头随着每次宫缩向前移动,直到阵痛将胎宝宝一步步推向阴道口。

当胎头的顶部可以看见时,医生告诉你不要太用力,因为如果胎头娩出太快,会阴处的肌肉可能会撕裂,这时,你可用几秒钟的时间喘喘气。胎宝宝即将娩出时,应按医生的要求张口哈气,以减轻腹压,最后,胎宝宝终于露出脑袋,露出肩膀,由医护人员拽出来。

(3) 第三阶段:胎盘娩出期

第三产程是从胎宝宝出生到引导胎盘排出这个阶段,大约需要5~15分钟。在胎宝宝娩出后,可略休息一下,约3~4分钟,宫缩会暂停一会,之后重新开始,只是这时的宫缩相对来说是无疼痛的。胎盘因子宫收缩会从子宫壁移向子宫口。准妈妈再轻微用力,使胎盘、脐带等全部娩出。随后,再忍耐一会儿,配合医生做一些如外阴有裂口,需做局部的缝合等其他事情。

4. 需要切开会阴的几种情况

自然分娩时大多数妈妈还是要挨上一刀,即会阴侧切。阴道和肛门之间的部位就是会阴。通常只有2~3厘米长、5厘米厚,但生产时可以拉伸至约10厘米长、0.5~1厘米厚。这是为了胎宝宝的顺利诞生,荷尔蒙使会阴变薄、变松软、易拉伸来帮助生产。尽管阴道的构造有利于胎宝宝顺利娩出,但它的最大直径与有着10厘米直径的胎宝宝头相比还是显得小了点。如果医生不当机立断切开会阴,那么肯定会有很多的准妈妈的会阴要发生不同程度撕裂伤。特别是胎宝宝过大,或母婴有病理情况急需结束分娩的,必须切开。

一般来说,有以下几种情况需要切开会阴。

♥初产的准妈妈会阴紧,一般需要切开会阴。

♥胎宝宝较大,胎位不正的。

♥会阴体过长的。

♥35岁以上的高龄准妈妈。

♥有妊娠合并心脏病、妊娠高血压综合征等高危怀孕者。

♥早产。为了避免损伤娇嫩的胎宝宝,避免胎宝宝颅内出血,有必要把会阴切开。

♥胎宝宝有明显的缺氧现象的。

♥胎宝宝的心率发生异常变化,或心跳节律不匀,并且羊水混浊或混有胎便时。

总之,会阴切开利大于弊。侧切既能缩短分娩时间、减少盆底组织松弛、减少产后阴道膨出及子宫脱垂,又不影响日后性生活等。但是会阴部切开术不是无菌手术,可能有来自阴道、产后排便和恶露的细菌而感染炎症。因此,会阴部位的清洁非常重要,每次大小便以后要立即用净水清洗,以免污染伤口。

## 5. 分娩后产妇的注意事项

刚刚分娩后的产妇,就像跑过了一场马拉松,筋疲力尽,身体要从应激状态中解脱出来需要一段时间。

产后24小时,产妇的体温会略有升高,但一般不会超过38℃,之后恢复到正常范围内。由于子宫胎盘循环的停止和卧床休息,产妇脉搏略为缓慢,每分钟约60~70次;每分钟呼吸14~16次;血压平稳,变化不大。但如果是妊娠高血压综合征患者,血压明显下降;产妇子宫一般在产后10天左右降入骨盆腔内;由于子宫收缩,产妇腹部出现阵发性疼痛,这叫做"产后宫缩痛",一般在2~3天后会自然消失。下面是准妈妈分娩后一些需要注意的地方。

### (1)注意休息

分娩完成后,产妇应先抓紧时间休息一下,或闭目养神或打个盹儿,但不要睡着了,因为医护人员还要做产后处理,产妇还要给宝宝喂第一次奶,顺产的产妇还要吃点东西。

### (2)首先要注意预防产后出血

胎宝宝娩出后,如果在24小时内阴道出血量达到或超过500毫升,称为产后出血,这是非常危险的,是产妇四大死亡原因之首,发生率占分娩总数的2%~3%。产后出血的原因与子宫收缩乏力、胎盘滞留或残留、产道损伤及凝血功能障碍等有关。其他如子宫收缩乏力引起的出血表现为胎盘娩出后出血,为间歇性出血,血色暗红,无大危险,按摩子宫或使用宫缩剂后可好转。胎盘滞留表现为胎宝宝娩出几分钟后开始流血,胎盘残留出血的特点与宫缩乏力相似,但检查胎盘有缺失。产道损伤出血的特点是胎宝宝娩出后阴道立即出血,呈持续性,可伴随阵发性增多,血色鲜红。凝血功能障碍的出血表现为阴道持续流血,且血液不凝固,量可多可少,常伴有原发病变,如原有血液系统疾病,胎盘早期剥离。因此,产后要注意出血情况的发生,一旦发现产后出血,家人应立即通知医生,尽快查明原因,及早处理。

## 6. 剖腹产前后的注意事项

如果一旦决定实施剖腹产手术进行分娩,那么剖腹产前后还有很多注意事项。

## (1) 手术前

♥ 提前治疗一些慢性疾病,如营养不良、贫血、糖尿病等,因为这些病症都不利于伤口愈合,容易产生疤痕。

♥ 产前产后都要加强营养,多食新鲜的水果、蔬菜、蛋、奶、瘦肉、肉皮等,这样可以促进血液循环,改善表皮代谢功能。但忌吃辣椒、葱、蒜等刺激性食物,防止引起刺痒。

♥ 术前身体要清洗干净,术后勤换药,避免造成伤口感染、血肿。

♥ 术前取下饰物。将这些东西交给家属保管。

♥ 禁食。手术前8小时内不进食。如是急诊手术,常在术前6小时禁食,如果饥饿或口渴,可请医生注射葡萄糖。

♥ 勿恐惧。剖腹产一般都是安全的,不必恐惧。恐惧紧张有可能促使血压升高,不仅危害胎宝宝,增加出血量,还可导致产后失眠。

## (2) 术后保健

♥ 术后平卧6小时,不宜坐起,也不能侧卧。

♥ 保持静脉补液管畅通。滴速不过快也不过慢,一般每分钟40~50滴。护士调整好滴速,手臂不要乱动。

♥ 注意阴道出血。如出血超过月经量或有大血块排出,应告知医生,速用止血药。

♥ 术后6小时进流食。排气后可进半流食,如粥、面、鱼、蛋等。

♥ 术后1~2天放置导尿管,勿压迫、折叠导尿管,以免阻塞。拔导尿管后,应尽早自解小便。两天未解大便,应请求医生采取措施。

♥ 术后6小时后可起床活动,由家人扶着在床旁行走。活动有利于防止下肢静脉栓塞,防止肠粘连,避免导致致命性的肺栓塞。如不能起床,下肢可做伸缩运动。

♥ 剖腹产术后虽然不会很快分泌乳汁,但可及早让孩子吸吮奶头,促使其尽快产生奶汁。

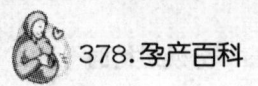

♥术后呕吐或咳嗽要防止伤口崩裂，应用左右手压一下两侧小腹。

## 7. 突然分娩时的应对办法

有一些准妈妈，还不到预产期，事先并无临产征兆，却在想不到的地方出现阵痛，突然感到要临产。有报道，有的准妈妈因来不急送到医院生产，结果在家中就分娩了，甚至在路上、出租车上分娩。这种情况，现场往往没有医生和助产人员，也没有良好的卫生条件，这就需要准妈妈及家人提前了解突然分娩的应对知识，遇到此情况才会稳住心神，积极应对。下面是突然分娩时的急救措施。

首先，打120电话给急救中心或产科医院，请求家庭分娩，并将家门打开。如无法到达或在等待过程也要有心理准备，积极应对分娩。最好直接留在家里生产，避免在路上分娩。立即让准妈妈平卧在干净的卧具上，并在底下垫个棉被或其他柔软的物品，避免胎宝宝太快生出，也要事先准备大毛巾，用来包裹宝宝。平躺后，采取胸式浅呼吸，以减轻阵痛。

其次，当胎宝宝的头、肩部露出时，身边的家人用双手轻轻托住，但不要拉拽，使其慢慢娩出。胎宝宝将近娩出时，准妈妈应张嘴哈气，以免撕裂会阴。胎宝宝一出娘胎就要啼哭，如不啼哭，多因嘴里有羊水，应帮着吸出来。如果婴儿没有呼吸，应马上进行口对口的人工呼吸。

宝宝产出后，不要着急把脐带剪断，没有消毒的剪刀会招致细菌感染，导致新生儿得破伤风。要等到脐带不搏动时，在距新生儿腹部数厘米处用消毒线结扎。最好等医生用无菌剪刀来切断脐带，如医生不可能来时，可把刮脸刀或剪子用酒精或火消毒后再切断脐带。护理人员在家中帮助准妈妈处理完毕后，母婴还是应该上急救车到医院报到，准妈妈在医院排出后续的胎盘，由医护人员处理较为安全，另外，要对新生宝宝做身体检查。

# 第十七章 关注产褥期与产后恢复

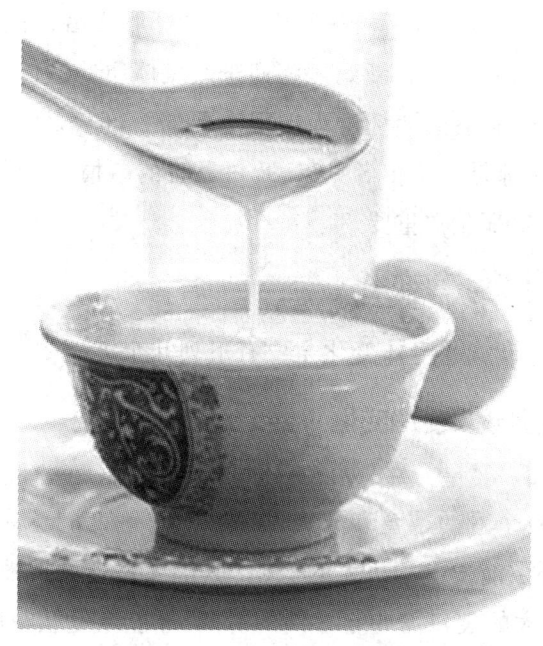

"坐月子"在医学上称为"产褥期",是指胎宝宝、胎盘娩出后产妇身体和生殖器官复原的一段时间,通常为6~8周,即42~56天。调理得当,则准妈妈恢复快,且无后患;若调养失宜,则产妇恢复较慢,往往会留下产后的"月子病",让产妇遗憾终生。因此坐月子就是让产妇有一个休养期,以便身体慢慢恢复到正常状态来。

# 第一节　产褥期的身体变化及护理

对于每个准妈妈而言,在经历了十月怀胎之后,自然会迎接一朝分娩时刻的到来。之后,新妈妈将迎来改变体质的最佳时期——产褥期。产褥期也是整个孕育过程中很重要的一部分。但产褥期该如何保养,却历来都是一个仁者见仁、智者见智的事情。产褥期护理得好,对女人的一生都非常重要。

## 一、产妇的身体变化

产褥期,产妇的身体变化主要有下列几个方面。

### 1. 产后生殖系统发生的变化

（1）子宫

经过 10 个月的孕育和分娩过程,子宫一直担当着重要的角色,其形态较怀孕前发生了巨大的变化。其中子宫颈可扩张到直径 10 厘米。而这么大的裂口需要 6~8 周的时间,才能恢复至孕前状态。子宫内膜大约在产后 4 周恢复正常。另外,子宫颈的完全复原、子宫复旧的时间,与新妈妈的年龄、分娩次数、健康状况、产程长短、分娩方式及是否哺乳有一定的关系。

（2）阴道与外阴

自然分娩的新妈妈的阴道壁和阴道口发生极度扩张,黏膜皱褶消失,使阴道变得松弛。据了解,阴道本身有一定的修复功能,产褥期 3 周左右,自然分娩时发生的裂伤或会阴侧切手术切口逐渐愈合、恢复,但很难恢复到原有程度。为加快阴道和外阴恢复到最佳状态,新妈妈在产褥期要多休息,注意营养,并加以适量的运动。

另外,引起阴道松弛的原因还有很多,如胎宝宝过大,在自然分娩时造成了产伤;中期引产造成阴道损伤;多次分娩;产后缺乏运动;产褥期盲目减肥,不注意营养;过于劳累等。

## 2. 产后其他系统的变化

### (1) 心血管系统

新妈妈无论是顺产还是难产,均应特别关注产后3天的变化。这是由于子宫收缩,大量血液从子宫进入体内循环,使回心血量明显增加,加重心脏负担,容易诱发心力衰竭。

### (2) 呼吸系统

新妈妈分娩后,肺部不再受到挤压,已恢复到正常位置与状态。如果新妈妈有呼吸困难的现象,就要到医院进行检查。

### (3) 泌尿系统

采用自然分娩的新妈妈产后6小时内,要特别留意排尿情况。经阴道分娩的新妈妈,膀胱在胎宝宝通过时受到挤压,致使新妈妈对膀胱涨满的敏感度降低,易产生排尿困难。

### (4) 消化系统

新妈妈自然分娩,消耗能量巨大,产后感觉特别饥饿和口渴,可立即进食补充能量,最好吃面条、粥等易于消化和吸收的食物。

## 3. 产后乳房的变化

新妈妈的乳房在产后24小时左右,因雌激素、孕激素、催乳素的刺激,双侧乳房会充血而开始发胀、膨大,有胀痛感及触痛。若挤捏乳头,会有少量淡黄色、黏稠的初乳泌出。此时新妈妈应得到充分的休息和睡眠,避免精神刺激和乳房感染,这样才有利于乳房分泌的乳量逐渐增多。一般经过2周左右,母乳的乳量就能满足宝宝的需要。

有的产妇可能不会有太明显的乳房发胀感，手摸着乳房也没有充盈感，这类产妇可能会怀疑自己不能泌乳或少乳，可在饮食中适当增加催乳食品，让婴儿尽早吸吮乳头，并坚信自己能够哺乳。研究证实，宝宝对乳头的吸吮不但能促进母亲乳汁的分泌，而且还能促进子宫收缩复旧。

需要注意预防产后乳腺炎。其通常发生在产后第10~14天，尤以初产的新妈妈多见，所以，要提高警惕。乳腺炎的发病原理是产后身体抵抗力下降，易使病菌侵入、生长、繁殖。该治疗方法一般采取卧床休息、热敷、水分摄取、清洁等。若症状严重者需到医院接受治疗。

### 4. 产后身体的其他反应

#### （1）恶露

产妇分娩后，随着子宫内膜脱落，子宫分泌的黏液等也随之从阴道内流出，这就是恶露。正常的恶露有些血腥味，但是不臭。产后第一周，恶露的量较多，颜色鲜红，一周以后，恶露中的血液量减少，恶露变为浅红色的浆液。半个月以后至3周以内，恶露中不再含有血液了，恶露变得黏稠，色泽较白。一般情况下，恶露大约在产后3周左右就干净了。新妈妈可观察恶露情况是否正常，尤其是要注意恶露的质与量、颜色与气味的变化，可以判断子宫恢复的快慢，有无异常。

#### （2）体温高

新妈妈产后第一天体温略高一些。其余时间体温基本都在正常范围内。在产后的3~4天，由于乳房开始充盈，血管扩张，导致乳房局部皮肤发热，引起体温暂时升高，但持续时间不长。

#### （3）褥汗

新妈妈产褥期汗多，称为褥汗，这主要是妇女怀孕后血容量增加，水钠潴留，产后新陈代谢及激素水平显著下降，机体不再需要这么多的血液循环量和水分,必须排出体外,分娩后这些水分就以出汗的形式排泄出来,属生理现象。相反,如果新妈妈分娩后汗出的比较少或不怎么出汗,那就需要找一找原因了。为预防褥汗,要注意出汗后易受凉伤风,需经常换洗内衣,更衣前用毛巾擦干身上的汗液,保持皮肤的清洁卫生。

(4)腰腿痛

怀孕期间,准妈妈变大的腹部向前突起,为适应这种生理改变,身体的重心就必然发生改变,腰背部的负重加大,所以新妈妈的腰背部和腿部常常感到酸痛。而分娩过程中全身用力,也加重了腰腿酸痛的症状。要使这种症状减轻及消失,就要多注意"坐月子"时的休养。

(5)便秘和小便困难

分娩后,大多数新妈妈可能会出现小便困难、尿失禁、便秘的问题。由于分娩时胎宝宝头部压迫膀胱时间比较长,产后腹腔压力有所改变,使膀胱收缩力差,所以容易造成排尿困难。尿失禁是新妈妈的常见问题。导致尿失禁是由于生产时胎宝宝通过产道,使得膀胱、子宫等组织的肌膜受伤、弹性受损、尿道松弛而失去应有的功能。新妈妈产后活动较少,肠道蠕动缓慢,所以容易发生便秘。对于尿失禁,专家建议,新妈妈应避免过早劳动,注意预防便秘,还要有意识地经常做缩肛运动,慢慢恢复盆底肌肉的收缩力,一段时间后失禁便会自行缓解、消失。

## 二、产褥期的护理

历经怀孕、分娩之后,新妈妈进入了产褥期,我国俗称"坐月子"。"坐月子"对新妈妈来说是非常重要的,这不仅关系到新妈妈的身体恢复情况,同时也关系到宝宝的健康,因此,家人要给新妈妈营造一

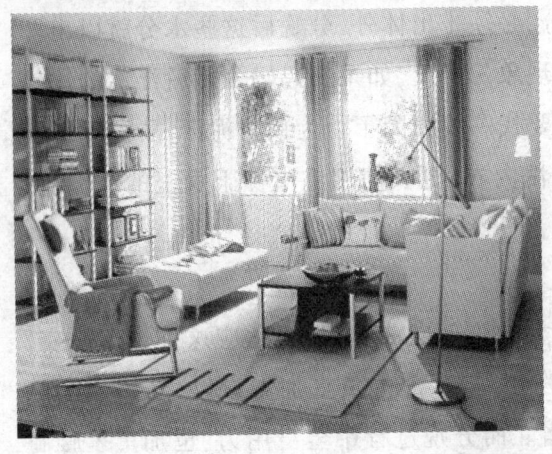

个舒适、安静的居住环境,以便新妈妈的身体尽快得到恢复。

## 1. 产妇居住的环境

新妈妈居住的房间最好是阳光充足的朝阳面,不用太大,居室周围不要有噪杂声,室内要保持安静、整洁、舒适。每天要开窗通风,除了避免对流风以外,还要注意不要让风直接吹到新妈妈和宝宝身上。即使顺产的新妈妈,在分娩过程中关节会因过分用力而产生或大或小的缝隙,但不会因为分娩结束而马上重新结合。如果分娩后着凉,寒气进入这些缝隙,日后容易得关节炎。有许多40岁以上的中年妇女有头疼、腿疼、腰疼等毛病,就是因为生孩子以后不注意而落下的病根。

分娩的时间不同,对新妈妈居住的环境要求也不同。若在夏季分娩,屋内的温度如超过了30℃时,可依据个人需要适当开空调,但温度不可过低,一般控制在25℃~27℃,而且时间不宜太长,最好是开一会儿就关上。另外,一定要注意出风口的方向,不要让冷气直接吹到新妈妈和新生儿。若是冬季,可使用低功率的空气加湿器,或在暖气或炉火上放个水盆,让水汽蒸发出来。这样做的目的是,防止空气过于干燥,引起母婴上火。

## 2. 产妇的个人卫生

### (1)保持会阴清洁

产后,由于恶露的出现,应勤擦洗会阴,保持清洁。擦洗会阴每天至少2次,大便后加洗一次。用棉球蘸无菌清水或生理盐水,有条件时用1/2000新洁尔灭溶液或聚维酮碘溶液擦拭外阴,先擦阴阜及两侧阴唇,最后擦肛门,不可由肛门开始向前擦,擦洗后换上消毒的卫生垫。卫生垫和内衣裤也应勤换洗,并在日光下曝晒达到杀菌目的。躺卧时,应卧向伤口的对侧,如会阴伤口在左侧,应向右侧卧,以防恶露流入伤口,增加感染的机会。

(2)洗澡

由于产后汗腺活跃,新妈妈大量出汗,乳房淌奶,阴道又有恶露排泄,全身粘乎乎的,很容易滋生细菌,所以新妈妈就需要比平时更讲究卫生。专家们研究认为,自然分娩的新妈妈产后24小时即可开始洗澡。产后应当洗淋浴,一个月内禁止盆浴。水温35℃~37℃,室温最好26℃。浴后迅速用毛巾擦干,防止受凉,洗浴次数可按季节安排,一般是每周2~3次。

(3)刷牙

怀孕后,准妈妈由于雌激素的作用,一般容易患牙龈炎。而分娩后进食量多,营养补充多,食物残留牙缝中的机会增加,如不及时清理,牙齿很容易被细菌所产生的酸性物质蛀蚀,造成龋齿或其他牙病。因此,"坐月子"的新妈妈,保持口腔卫生尤为重要,不但要坚持早、晚刷牙,饭后还要漱口或刷牙,以保护牙齿。

(4)护发

大部分新妈妈在生完宝宝后会脱发。这是由于怀孕期间偏食挑食、食欲不振,造成体内蛋白质、微量元素和某些矿物质摄取不足;还有与分娩后性激素失衡有关;生小孩时由于失血过多,易形成营养毒性,也会使毛囊细胞发育粗糙、毛发易坠落。

在怀孕期及产后若能及时补充营养,这种现象应该是能避免的。所以,产后应多吃些补血食物,如动物的血、红糖、软体动物(如牡蛎)等

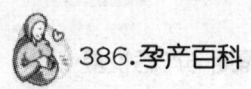

含锌食物应多吃点,更应多吃些富含蛋白质、维生素和矿物质的食物。

另外,注意秀发的护理。勤洗头,使用质量优的洗发液、护发素。勤洗头不仅能使头发光亮,还能增加毛囊的呼吸,促使头皮血液循环,有益于头发新生。但要注意的是洗发不能用碱性大的肥皂。

### 3. 关注产后第一次大小便

分娩后,新妈妈第一次排尿有点困难,但无论有无尿意,在产后4~6小时内,新妈妈都要想办法主动尽快排尿,最晚不要超过产后8小时,避免引起小便不畅。

若新妈妈产后第一次排尿困难,可在产后短时间内多吃些带汤的饮食,多喝红糖水,使膀胱迅速充盈,以此来强化尿意。不习惯卧位排尿的新妈妈,可以坐起来或下床小便。还可采取以下方式:用温开水洗外阴部或热水熏外阴部,以解除尿道括约肌痉挛,诱导排尿反射。也可用持缓的流水声诱导排尿;在耻骨联合上方的膀胱部位,用热水袋外敷,以改善膀胱的血液循环,消除水肿。如果实在尿不下来,可以用手按一按小腹部下方或使用温水袋热敷小腹,这样就会比较顺利地排尿了。

分娩后,新妈妈如果第一次大便解不下来,先不要着急,可多吃些膳食纤维,如蔬菜、水果,还要多喝水,早上起床、夜晚睡前饮1小杯蜂蜜水。吃些面条、粥、汤等主食,均可缓解便秘。但需注意的是,千万不要吃容易上火的食物。如果还不行,可在医生指导下服用果导片或用甘油栓、开塞露塞入肛门内,这些都是解决便秘的好方法。

### 4. 剖腹产后产妇自我护理

剖腹产是指在准妈妈的小腹部做一条长约10厘米的切口,打开腹腔,切开子宫,取出胎儿,然后层层缝合的手术。它是产科最大的手术,目前剖腹产手术常用的有两种切口,一种是下腹部正中纵切口,一种是下腹耻骨联合上腹横线处横切口。剖腹产一般要6~7天,表皮

# 第十七章　关注产褥期与产后恢复

伤口才能愈合。而自然分娩4天后即可以出院。由于剖腹产手术伤口创面大,又与藏有细菌的阴道相连,所以手术后易导致多种并发症和后遗症。另外,剖腹产术后不能很快恢复进食,会使哺乳的时间推迟,不能及时给宝宝喂奶,且恢复起来没有自然分娩快。

尽管剖腹产有许多副作用,但并不是不可预防,只要在术后加强自我保健与护理,就会顺利康复。

**(1) 产后饮食要合理,不要进食胀气食物**

新妈妈要多吃富含蛋白质的食物,这样可促进伤口尽快愈合。术后6小时可吃些鸡蛋、蛋花汤、稀面条、藕粉等流质食物,忌食牛奶、豆浆、大量蔗糖等胀气食物。这是因为剖腹产术后约24小时,胃肠功能才可恢复。还可选吃一些有辅助治疗功效的药膳,以改善症状,促进机体恢复。

**(2) 术后应该多翻身,卧床宜取半卧位**

产后宜多做翻身动作,促进麻痹的肠肌蠕动功能及早恢复,使肠道内的气体尽快排出。剖腹产术后的产妇身体恢复较慢,不能与自然分娩者一样,在产后24小时后就可起床活动。因此,新妈妈必须平卧6小时,且不能够用枕头,也不能够翻身,6小时后,可以翻身了,采取侧卧或半卧位,使身体和床呈20~30度角。

**(3) 坚持补液,少用止痛药物**

剖腹产后,可输入葡萄糖、抗生素等药物,这些均可防止感染、发热,并促进伤口尽快愈合。另外少用止痛药,以免影响肠蠕动功能的恢复。一般来讲,伤口的疼痛在3天后便会自行消失。

**(4) 产后及时排尿**

术后麻醉药物消失后,膀胱肌肉才恢复排尿功能,这时可以拔掉导尿管,只要一有尿意,就要努力自行解尿,避免导尿管保留时间过长,从而增加尿路感染细菌的危险性。

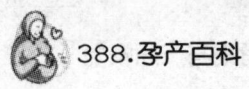

### (5) 留意体温

剖腹产后要注意体温的变化。如果出现低热，但一般不会超过38℃，如超过则需要留院观察一段时间。如正常出院，回家后一周内，仍需每天下午测体温一次，以便及早发现低热，及时采取处理措施。

### (6) 注意阴道出血，保持阴部及腹部切口清洁

新妈妈出院回家后，如发现产后出血现象比较多，立即就医治疗，否则易造成致死性大出血。另外，术后2周内，避免腹部切口沾湿、感染伤口，新妈妈应每天冲洗外阴1~2次，注意不要让脏水进入阴道；以擦浴为宜，忌淋浴。

### (7) 尽量早下床活动，但谨防伤口裂开

剖腹产后，新妈妈应在麻醉消失后，只要体力允许，就应该尽量早下床活动，并逐渐增加活动量。因为活动可促进血液流动，防止血栓形成，促进肠蠕动，还可防止肠粘连，有利于伤口早日愈合。注意：新妈妈起床活动或咳嗽、打喷嚏、大笑时，因用力过猛容易引起手术缝合线开裂，应压住伤口两侧，防止缝线断裂。

### (8) 性生活需注意

新妈妈需注意的是产褥期绝对禁止性生活，剖腹产术后100天，如果阴道不再流血，经医生检查同意后，可恢复性生活。但应采取避孕措施，还要注意体位，否则会给新妈妈造成不良的后果。

## 5. 谨防产褥期护理误区

### (1) 新妈妈要避风

我国传统习俗，甚至至今还有些地区主张，"坐月子"就应当把产妇居室关得严严的，对"风"畏惧三分，不能透一点风。即使是在炎热的夏天，门窗也得紧闭，不让一丝新鲜空气入内，甚至下地活动时，耳朵里要塞上棉花、头上也要围上围巾等。这是很不科学的做法。没有新鲜

空气进入,没有足够的氧气,产妇在这种空气模糊的室内数十天会严重危及健康。在夏天更易生痱子、中暑,剖腹产的新妈妈伤口还容易感染,这对产妇更是不利。人们通常所说的"不能受风"太绝对,其实只要不让风直接吹向新妈妈,也不让房屋形成对流就可以。很多人认为风是产褥热的祸首。其实,产褥热是藏在产妇生殖器官里的致病菌在作怪,多因不注意产后卫生等因素造成的,与风没有任何关系。

(2)初乳不能喝

初乳又黄又稀,看上去脏兮兮的,所以有些新妈妈不敢让婴儿吮吸。事实上这样做是错误的。因为,大量事实证明初乳里含有大量的免疫抗体,营养成分极其高,且比之后分泌的乳汁更有营养。吃母亲初乳的宝宝,比未食初乳的宝宝抵抗力强。因此,新妈妈千万不要浪费掉宝贵的初乳,要积极争取给宝宝吃初乳的机会。

(3)下床越晚越好

有的人认为,"坐月子"就是产妇在床上坐一个月,甚至连饭菜都端到床上吃。这种认识是大错特错的。虽然新妈妈分娩后体质虚弱,但如果长期卧床,只能使体质更加虚弱,不利于产后体能恢复。如果产后较长时间不活动,很容易使血液本来就处于高凝状态下的新妈妈发生下肢静脉血栓;同时产后盆腔底部的肌肉组织也会因缺乏锻炼,托不住子宫、直肠或膀胱而膨出。产妇产后及早下床活动不仅有利于下肢血流增快和恶露排出,也能使腹部肌肉得到锻炼,早日恢复原来的收缩力。一般情况下,产后24小时就可在床上靠着坐起来,第2天便可下床行走,并做适量的运动,这样会使血液流通的更快,可增加食欲,而且利于产后早日恢复。下面介绍一些产后新妈妈可以做的运动。

♥如果是自然分娩,新妈妈在产后第一天可以做一些简单的活动,如翻身、抬腿、缩肛。这些活动对产后身体恢复非常有帮助。

♥剖腹产的新妈妈,在拆线前可以翻身或下地走路,拆线后一周才能适量地活动。

♥产后一周,回到家中的新妈妈可以尝试做一些轻微家务,坚持饭后散步。这些活动可以调节身体的新陈代谢,促进体内脂肪分解,消耗多余能量。

♥产后一个月,如果身体恢复较快,新妈妈可以开始在床上做一些仰卧起坐、抬腿活动,以此锻炼腹肌和腰肌,还可以减少腹部、臀部的脂肪。

### (4)鸡蛋吃得越多越好

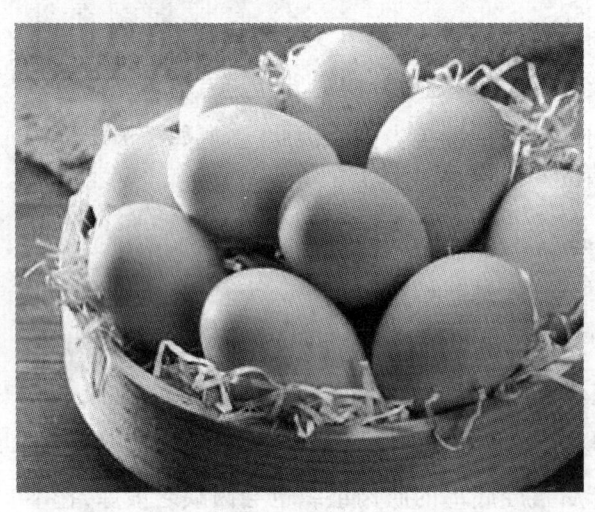

鸡蛋的营养价值非常高,它不仅含有丰富的蛋白质,还容易消化,尤其对新妈妈产后恢复很有好处,因此,家人给新妈妈"坐月子"进补首先选择的就是鸡蛋。但这并不是说,新妈妈吃鸡蛋越多越好,相反,吃多了会打破营养平衡,影响其他食物的摄取,长此以往,就容易造成营养不均衡,而且如果吃多了会腻。准妈妈每天吃2~3个鸡蛋就能满足身体所需。

### (5)月子里不可刷牙,否则日后牙齿会过早掉落

民间素有"生个孩子掉颗牙"的说法,认为月子里刷牙漱口会动摇牙根,伤及牙肉,造成牙齿过早松动、脱落或牙齿流血等。因此,很多准妈妈在月子里不敢轻易刷牙。造成这种说法的原因是,过去科普知识不普及,准妈妈对在孕期补钙不了解,结果导致身体缺钙,很多

人在生完孩子后牙齿确实变坏了,结果就认为是坐月子刷牙刷坏的。

正确的做法是注意摄取钙营养,保持口腔卫生,月子里一定要天天刷牙。只要体力允许,产后第2天就应该开始刷牙,最好不超过3天。每天早晚各刷一次,每餐后要漱口或刷牙。

### (6)月子里不能洗澡

传统有坐月子不能洗澡的习俗,这被现在证明是错误的做法。产后大量排汗,分泌乳汁及下身产生的恶露,都会使皮肤变得很脏,散出很难闻的气味,使新妈妈浑身不舒服,精神状态不好。而且皮肤黏膜上积累的大量病菌会乘虚而入,引起毛囊炎、子宫内膜炎、乳腺炎等,甚至发生败血症。

产后洗澡不但具有清洁身体、抵挡细菌的作用,还有活血行气的功效,可帮助新妈妈解除分娩疲劳,保持舒畅的心情,还可促进会阴伤口的血液循环,加快伤口愈合。

民间传统认为月子里不能洗澡的说法,主要是因为过去生活条件较差,不能为新妈妈提供良好的浴室及取暖设施。而分娩时为使胎头顺利娩出,在激素的作用下骨盆关节打开,又由于用力,肢体关节拉伸出现缝隙,身体的各个关节变得较为松弛,所以,新妈妈在月子里身体很虚弱,若不慎着凉,确实非常容易感冒,体虚者更容易落下"月子病"。但是,随着现在生活水平的提高,城市化进程加快,大部分家庭可以提供独立的、保暖的洗澡环境,所以,新妈妈不用担心。

不过,产后洗澡需要注意以下几点。

♥如果会阴部无伤口及切口,夏天在产后2~3天、冬天在5~7天后即可淋浴。

♥最好洗淋浴,不选盆浴,以免脏水进入阴道引起感染。如果新妈妈身体虚弱,不能站立洗澡,可采取擦浴。

♥产后洗澡讲究保温、避风,在夏天,浴室温度保持常温即可;冬

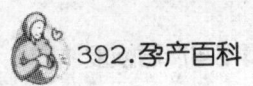

天冷,浴室应避风、保暖,但温度也不宜过高,否则浴室中大量蒸汽会造成新妈妈昏厥,洗澡水温适宜在35℃~37℃。新妈妈洗后尽快将身体上的水擦去,及时穿上御寒的衣服再走出浴室,避免受凉或被风吹。

♥新妈妈每次洗澡时间不宜过长,一般在10分钟左右即可。如果会阴伤口大或剖腹产腹部有刀伤,应等伤口愈合再淋浴,之前可先做擦浴。

(7)满月即可恢复性生活

多数夫妻在孩子刚满月时就恢复了性生活,实际上,这样做为时尚早。因为分娩对子宫内膜和阴道壁所造成的损伤,在一个月后不可能完全愈合恢复。所以,专家们主张在产后6~8周后恢复性生活才是安全的。注意,一定要使用避孕套或其他避孕药具,不可口服避孕药。

# 第二节 产褥期产妇的饮食

由于妊娠过程中积蓄的能量和营养物质,在分娩过程中已经消耗殆尽,此时产妇需要额外地补充营养,以弥补产后因失血所损失的蛋白质。不过,产后补充营养也不能操之过急。

## 一、产妇的饮食原则

产褥期新妈妈的饮食原则必须做到,富有营养、易于消化、少食多餐、粗与细夹杂、荤与素搭配合理、食物多样有变化。只有这样,新妈妈的身体才能尽快、尽好地恢复。

### 1. 饮食以清淡保热量为宜

月子里新妈妈应食用高蛋白低脂肪食物,如黑鱼、鲫鱼、虾、黄鳝、鸽子、各类蔬菜等,避免因脂肪摄入过多引起产后肥胖。产后最初几天以吃些清淡、易消化、营养丰富的食物为宜。

多喝些鸡汤、鱼汤、排骨汤、猪蹄汤、牛肉汤等,这样不仅能促进食欲和乳汁分泌,还有利于人体吸收蛋白质、维生素、矿物质。另外味道鲜美的汤可刺激胃液分泌,提高食欲,还可促进泌乳。新妈妈出汗多,再加上乳汁分泌,需水量要高于一般人,因此新妈妈要多喝汤汁。但是专家提醒,在多喝汤的同时,别忘了要多吃些肉,肉比汤的营养要丰富得多,那种"汤比肉更有营养的"说法是不科学的。为促进消化,应多采用蒸、炖、焖、煮等烹调方法,尽量少用或不用煎、炸的方法。

给宝宝哺乳的新妈妈还要多吃富含钙的食品。千万不能为了产后迅速恢复身材,在月子里就开始节食。因为如果摄入的热量不足,就会影响新妈妈的泌乳量,不利于婴儿的营养和母体抗体供给。

### 2. 多吃流质与半流质食物

产后为了便于消化、吸收,同时促进乳汁分泌,新妈妈要多吃流质、半流质食物,如各种汤类、粥类等。同时蔬菜、水果也要多吃一些,如冬瓜、蘑菇、西红柿、黄瓜、油菜、白菜、扁豆、海带、茄子、胡萝卜、芸豆、香蕉、桃子、苹果等,不仅能促进食欲,还可以帮助消化和排泄,及时补充人体需要的各种维生素。

### 3. 荤素与粗细搭配合理

每种食物所含的营养成分是不同的,挑食、偏食的不良饮食习惯在月子里都要改掉。新妈妈的食物品种要丰富,荤菜、素菜要搭配着吃,经常吃些富含粗纤维的食物,比如吃一些杂粮,这对预防和改善便秘有好处。食物中的许多营养素是新妈妈身体所必需的,应有选择的多吃些,如奶类及其制品,内含丰富钙质,可以预防骨质疏松和婴儿佝偻病;动物内脏含丰富铁质,可以预防贫血;瘦肉类、贝壳类含丰富的锌,可以预防儿童呆小症、克汀病,对宝宝的智力开发大有好处。因此,在月子里及整个哺乳期,新妈妈应多吃一点,使这些营养物质通过母乳传递给宝宝。

## 4. 剖腹产妈妈的饮食

剖腹产后恢复要比自然分娩恢复慢些,而且对饮食营养的要求也比自然分娩高。这是因为剖腹产时,产妇需要经过麻醉、开腹等手术过程,新妈妈的身体因失血而消耗很多营养,另外,由于腹部刀口的疼痛,影响新妈妈的食欲。因此,剖腹产妈妈的饮食更要讲究科学,合理搭配。

新妈妈因分娩体力消耗甚大,胃肠肌张力及蠕动减弱,大约一周左右的时间才能恢复,因此,不宜进食比较油腻的食物。一般以稀、软及各种汤类等流质食物为主,一次不要吃得太多,一天可分6~8次进食。这些食物可以帮助因麻醉而停止蠕动的胃肠道恢复正常运作,等到排气后,再吃其他食物。一周后,可增加富含高蛋白、各种维生素和微量元素的食物,以及各种帮助下奶的汤汁。

## 5. 月子里的饮食禁忌

坐月子的目的主要就是给新妈妈补充分娩时所消耗的养分和体能,让身体早日恢复。坐月子的一项很重要的内容就是饮食,给新妈妈科学营养的饮食,可以使其身体尽快得到恢复。如果新妈妈不注重饮食调养,随心所欲地吃怀孕期不让吃而自己喜欢吃的食物,无所顾忌,那么,势必给身体带来不利的影响,甚至落下病根。因此,月子期间,新妈妈应避免下列不利于身体健康的食品。

### (1) 避免寒凉生冷食品

坐月子期间,新妈妈产后身体正处于气血亏虚之中,绝对不可以吃冰淇淋、西瓜、冰冻饮料等寒凉生冷的食品,而应多吃些温补的食物,以利气血恢复。如果吃生冷或寒凉食物,不仅不利于气血恢复及恶露的排出和瘀血的去除，还容易导致脾胃消化吸收功能出现障碍，对牙齿也不利。

(2) 避免辛辣、刺激性食品

新妈妈应禁食辛辣、刺激性食品。因为吃辛辣食物容易使新妈妈上火，引起口舌生疮，大便燥结，或痔疮发作，伤津、耗气、损血，加重气血虚弱，母体内热可通过乳汁影响宝宝内热。刺激性食品如浓茶、咖啡等，会影响睡眠及肠胃功能，对宝宝的生长发育也极为不利。因此，坐月子期间乃至整个哺乳期，新妈妈应避免吃辛辣、刺激性食品。

(3) 避免酸涩收敛食品

吃乌梅、南瓜等酸涩收敛食品，会阻滞血脉通行，使恶露不易排出。

(4) 避免口味过重

新妈妈的饮食宜清淡，避免口味过重的食品。因为摄取过多的盐分会导致浮肿。

(5) 避免饮用麦乳精、大麦茶

麦乳精是以麦芽作为原料生产的，而麦芽会影响乳汁的分泌，甚至回奶，大麦茶同样具有回奶作用。

(6) 避免吃桂圆、红枣、赤豆

桂圆、红枣、赤豆都是活血的食物，吃了不但不能补血，反而增加出血量。因为这些都是高糖食物，有些新妈妈就当作小零食在床上吃了，又不马上刷牙，这样很容易引起蛀牙。一般在产后2周以后或恶露干净后，比较适宜吃。

(7) 避免多食味精

一般而言，成人吃味精是有益无害的，而婴儿，特别是12周内的婴儿，如果乳母在摄入高蛋白饮食的同时，又食用过量味精，则不利。因为味精内的谷氨酸钠会通过乳汁进入婴儿体内。过量的谷氨酸钠

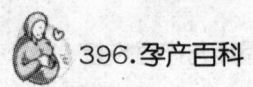

对刚出生12周内的婴儿发育有严重影响,它能与婴儿血液中的锌发生特异性的结合,生成不能被机体吸收的谷氨酸,而锌却随尿排出,从而导致婴儿锌的缺乏,这样,婴儿不仅出现味觉差、厌食,而且还可造成智力减退,生长发育迟缓等不良后果。因此,为了婴儿不出现缺锌症,新妈妈应忌吃过量味精。

(8)避免马上吃人参

营养专家指出,人参中含有人参皂苷,对中枢神经系统和心脏、血管有兴奋作用。许多人认为,人参是大补,新妈妈分娩后身体虚弱,食用人参肯定有好处。事实上,尽管人参是补气的补品,但是它对刚刚分娩的新妈妈是十分不利的。

新妈妈吃了人参以后,容易出现失眠、烦躁、心神不宁等症状,严重地影响睡眠,没有补到什么反而影响了身体的复原;同时,食用过多的人参还会促进血液循环,加快血液流动。而刚刚分娩后的新妈妈,生殖器官血管多有损伤,因此有碍于受损血管自行愈合,加重生殖器官出血。同时,人参属于热性补品,新妈妈吃了,不仅自己"上火",还容易使宝宝也跟着"上火"。另外,对于患有高血压或妊娠高血压症、高血脂、动脉硬化、舌苔黄厚等情况的新妈妈,服用人参反而更不利于身体健康。

因此,新妈妈在分娩后一周内不要吃人参。一般来说,产后2至3周后,如果产伤已经愈合,恶露明显减少,身体虚弱的时候适当吃点人参,将有助于恢复体力。

## 6. 月子里的饮食误区

"吃"是产后新妈妈的一块心病。吃多了,怕胖得不行,不利于新妈妈的健康;吃少了,又担心新妈妈的元气无法恢复,母乳中的营养也不够。月子里,究竟该怎么吃?在中国人的传统观念里,"坐月子"几乎就是一味地吃。而且现实生活中有些观念根深蒂固,很难改过来,

# 第十七章 关注产褥期与产后恢复

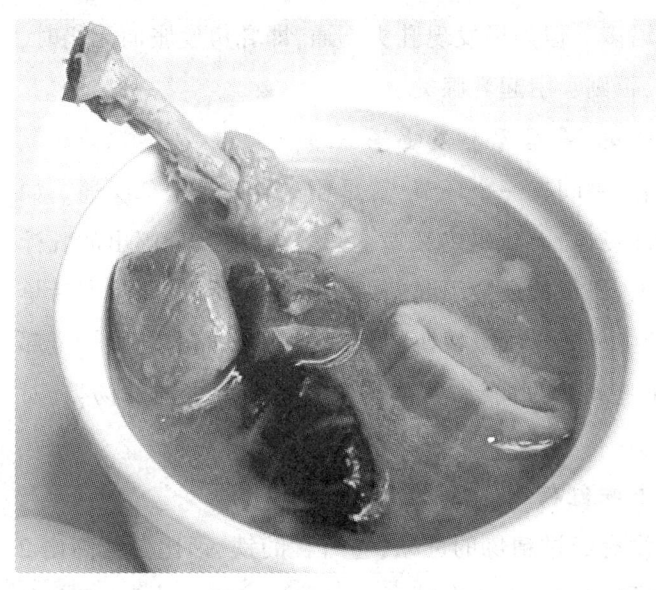

如整只的老母鸡、蹄膀,一碗又一碗的红枣桂圆汤,这些被认为都是产后补气、下奶的最好食物。然而,从现代医学和营养学角度来讲,这是一种错误的饮食观念,是不符合科学道理的。下面几种饮食误区至今还存在着,新妈妈应避免。

(1)产后体虚,多食母鸡能强身增乳

过去新妈妈坐月子,认为吃母鸡很有营养。但科学证明,多吃母鸡不但不能增乳,反而会出现回奶现象。其原因是:准妈妈分娩后由于血液中雌激素和孕激素的浓度大大降低,催乳素才会发挥促进泌乳的作用,促使乳汁分泌。但是准妈妈产后吃炖老母鸡,由于母鸡的卵巢和蛋衣中含有一定量的雌激素,因而血液中雌激素浓度增加,催乳素的效能就因之减弱,进而导致乳汁不足,甚至完全回奶。

要想乳汁充盈,新妈妈应该吃公鸡肉,因为公鸡性属阳,温补作用较强,其体内所含的雄激素有对抗雌激素的作用,会使乳汁增多,而且公鸡肉所含的脂肪较母鸡少,不易发胖,婴儿也不会因为乳汁中脂肪含量多而引起消化不良、腹泻。所以新妈妈吃公鸡肉对母婴均有益处。新妈妈产后若吃一只清炖的大公鸡,连同睾丸一起食用,无疑

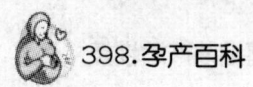

会促进乳汁分泌增多。但如果发现乳头不通,即乳房发胀而无奶时,切勿吃公鸡发奶,否则会引起乳腺炎。

(2) 为了早哺乳,产后马上多喝汤

从分娩到哺乳,中间有一个环节,就是要让乳腺管全部畅通。如果乳腺管没有全部畅通,而新妈妈又喝了许多汤,那么分泌出的乳汁就会堵在乳腺管内,严重的还会引起新妈妈发烧。所以,要想产后早哺乳,除了要让新生儿早早吮吸妈妈的乳房,刺激妈妈的乳腺管全部畅通之外,还要喝些鲫鱼豆腐汤、黄鳝汤等一些清淡少油的汤类,对新妈妈下奶有帮助。

(3) 产后应多吃红糖

红糖是一种没有经过精炼的蔗糖,它所含的铁、钙比白糖高出2倍左右,其他矿物质的含量也比白糖多。我国传统中医认为:红糖性温,有益气、活血、化食的作用,因此长期以来一直被当作产后必不可少的补品。但近年来的研究表明:新妈妈过量食用红糖反而对身体不利,因红糖有活血作用,如食入较多,易引起阴道出血增加,造成不良后果。所以,新妈妈产后不宜多吃红糖。

(4) 吃得越多,身体恢复越快

新妈妈身体恢复的快慢,主要是看在饮食上吃得是否适量、均衡,且有营养,而并不是像老人说的那样,吃得越多身体恢复越快,奶水也就越好。其实,如果新妈妈吃得太多,首先会造成胃肠功能紊乱;其次会引起身体肥胖;最后则容易发生高血压、糖尿病等症,使新妈妈的身体处于不良状态。

(5) 产后不宜食用水果

长期以来人们认为水果较生冷,产后进食会对胃肠产生不良影响,不宜食用。但有些水果还是应该吃一些。水果里含有各种维生素和微量元素,是其他任何食物都不可替代的,除产后 3~4 天里不要吃性寒的水果如梨、西瓜外,在接下来的日子里,应该每天吃2~3个水果。多食用含有大量维生素、植物蛋白、碳水化合物、矿物质、钙、铁、碘等蔬菜水果,以达到营养均衡的目的。如耦、黄豆芽、海带、黄花菜、白菜、大枣、桂圆等。有的新妈妈在吃水果的时候会用微波炉将它加热,这样做其实是不科学的。因为水果里的维生素很容易氧化,加热或久置都会使营养成分损失。

### (6)火腿有利于伤口愈合,要多吃

有人认为,火腿有利于伤口愈合,而且肉质精,新妈妈应该多吃,其实这种做法是不科学的。火腿本身是腌腊制品,含有大量亚硝酸盐类物质。亚硝酸盐类物质是一种致癌物质,如摄入过多,人体不能代谢,蓄积在体内会对机体产生危害。如果新妈妈过量食用火腿,火腿里亚硝酸盐物质就会通过乳汁进入宝宝体内,给宝宝的健康带来潜在的危害。所以,新妈妈不宜多吃火腿。

## 二、适合产妇的食品

这一时期,适合产妇食用的食品主要有以下几种。

### 1. 各种炖汤

各种炖汤,如鸡汤、排骨汤、牛肉汤、猪蹄汤、肘子汤等应轮换着喝,不仅营养丰富,易消化吸收,还能促进食欲及乳汁的分泌,有助于新妈妈恢复身体。尤其特别指出的是猪蹄炖黄豆汤是传统的下奶食品,奶水少的新妈妈可多喝一些。

注意:喝催乳汤不能过早,也不能过迟。因为过早喝,乳汁下得快且多,而新生儿又吃不了,容易造成浪费;若过迟喝,乳汁下来的又过慢过少, 会使新妈妈因无奶而心情紧张,导致乳汁分泌会进一步减少。一般来说,在分娩后的第3天开始要给产妇喝鲫鱼汤、猪蹄汤等。如果新妈妈身体特别健壮、营养好、初乳分泌量也较多的话,可适当

推迟喝催乳汤的时间,要相对减少喝汤的量;对于体质比较差的产妇,就可早些服用催乳汤,喝得量也要适当多些。

## 2. 鸡蛋

鸡蛋不仅含有丰富的蛋白质、氨基酸、矿物质,还含有卵磷脂、卵黄素及多种维生素,消化吸收率高。尤其是蛋黄中的铁质对新妈妈贫血有一定的疗效。鸡蛋的吃法有很多种,如煮鸡蛋、蛋花汤、蒸蛋羹,或打在面汤里等。鸡蛋虽营养丰富,但不宜吃得过多,传统上产妇坐月子时,每天至少要吃十个、八个鸡蛋,而如今在很多贫穷的地区,仍然认为多吃鸡蛋好。其实这样是极其不科学的,新妈妈每天吃两三个鸡蛋,就完全可以满足营养需求,吃得太多人体也无法吸收。

## 3. 小米粥

小米粥富含维生素B、膳食纤维和铁,有很好的补养效果。新妈妈最好每天晚上喝一碗小米粥,也可与大米合煮成二米粥。但是专家提醒,小米粥不宜太稀薄,而且在产后也不能完全依赖小米粥,因小米所含的营养毕竟不是很全面。若以小米为主食,会造成其他营养缺乏。

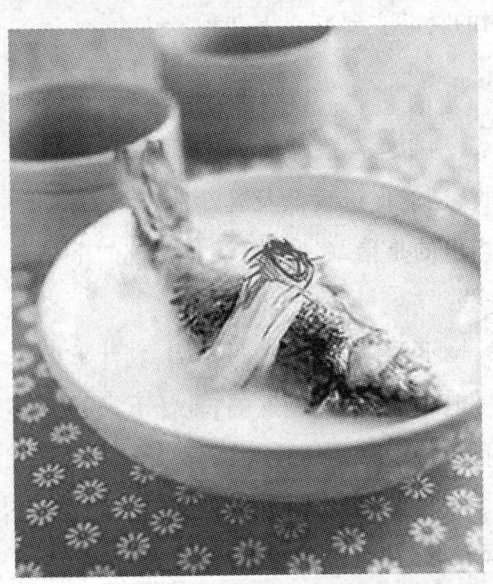

## 4. 鱼

鱼含有丰富的优质蛋白,特别是鲫鱼和鲤鱼通脉催乳效果好。鱼的吃法有很多种,可清蒸、红烧或炖汤,如果炖汤,最好汤肉一起吃。

### 5. 芝麻

芝麻,富含蛋白质、铁、钙、磷等营养成分,滋补身体效果好,非常适合新妈妈食用。另外,新妈妈多吃些芝麻,还可预防产后钙质流失及便秘。

### 6. 花生

花生的营养价值比较高,但新妈妈不宜多吃。少量食用花生,能养血止血,可治疗新妈妈贫血、出血症。

### 7. 红糖、红枣、红小豆

红糖、红枣和红小豆,富含铁、钙等微量元素,可提高血色素,帮助新妈妈补血、去寒。

**(1) 红糖**

红糖是月子里必备的食品,其作用是,第一,所含的葡萄糖比白糖多,新妈妈食用红糖后会全身温暖。第二,红糖中铁的含量高,可以给新妈妈补血,红糖中含多种微量元素和矿物质,能够利尿,防止产后尿失禁,促进恶露排出,红糖还有生乳、止痛的效果。虽然红糖有一定的好处,但要注意红糖是粗制糖,杂质较多,应将其煮沸再食用,但不可吃得过多,一般饮用不能超过10天,时间过长会增加血性恶露,若是夏天会使新妈妈出汗过多,导致其体内少盐。

**(2) 红枣**

红枣有"天然维生素"的美誉,对于新妈妈补充营养及胎宝宝生长发育都有很大的帮助。红枣中含有丰富的维生素C、维生素P、维生素A等,特别有益于人体健康,尤其是维生素C的含量比苹果、梨、葡萄、桃、山楂、柑、橘、橙、柠檬等水果高。红枣能补益脾胃和补中益气,多吃红枣能显著改善肠胃功能,达到增强食欲的功效。食红枣对新妈妈可起到养血安神、舒肝解郁的作用。特别是对治疗新妈妈心神不安、产后抑郁综合征及气血亏损有帮助。

### (3) 红小豆

又被称为赤豆、赤小豆、红豆。其淀粉含量高,因此又被人们称为"饭豆"。它具有"利尿、消胀、除肿、止吐、催乳"的功能,被李时珍称为"心之谷"。红小豆含有大量叶酸、纤维素等,营养丰富,新妈妈多吃红小豆,还有催乳的功效。红小豆的吃法有多种,可与其他谷类食品混合食用,最科学的食用方法是制成豆沙包、豆饭或豆粥。

## 8. 蔬菜类

月子里吃的好坏,直接关系到新妈妈的身体健康及哺乳的宝宝。这一时期,新妈妈需要及时补充身体丢失的那部分血液;需要修复生殖器官发生的损伤;需要大量分泌乳汁来满足新生儿需要等等。根据这些生理特点,新妈妈在月子里除多吃些肉、蛋、鱼等食品外,还要多吃一些蔬菜。据科学研究,以莲藕、黄花菜、黄豆芽、海带、莴笋等蔬菜为宜,新妈妈可多吃些,有利于母子健康。

### (1) 莲藕

莲藕中含有大量的淀粉、维生素和矿物质,营养丰富,清淡爽口,能够健脾益胃,润躁养阴,行血化淤,清热生乳。新妈妈多吃莲藕,能及早清除体内积存的淤血,促进食欲,帮助消化,促使乳汁分泌,有利于喂养宝宝。

### (2) 黄花菜

黄花菜中含有蛋白质及矿物质磷、铁、维生素 A、维生素 C。它有消肿、利尿、解热、止痛、补血、健脑的作用。黄花菜营养丰富,味道鲜美,尤其适合做汤用。对处于产褥期,且容易发生腹部疼痛、小便不利、面色苍白、睡眠不安等症状的新妈妈,多吃黄花菜可消除以上症状。

**(3) 黄豆芽**

黄豆芽中含有大量蛋白质、维生素 C、纤维素等,蛋白质是生长组织细胞的主要原料,能修复分娩时损伤的组织;维生素 C 能增加血管壁的弹性和韧性,防止产后出血;纤维素能通肠润便,防止新妈妈发生便秘。黄豆芽可做汤或炒着吃均可。

**(4) 海带、海苔、紫菜**

海带、海苔、紫菜中含碘和铁较多。碘是制造甲状腺素的主要原料,铁是制造血细胞的主要原料,有预防贫血的作用。如果新妈妈多吃海带、海苔和紫菜,能增加乳汁中碘和铁的含量。新生儿吃了这种乳汁,有利于身体的生长发育,防止因此引起的呆小症。海带、海苔、紫菜的吃法不同,海苔可干吃,海带和紫菜可做汤,或者做成紫菜卷等料理,味道异常鲜美。

**(5) 莴笋**

莴笋是春季主要蔬菜之一,含有多种营养成分,尤其钙、磷、铁的含量较多。新妈妈多吃莴笋,通过乳汁能助长宝宝的骨骼发育、坚固牙齿。莴笋还具有清热、利尿、活血、通乳的作用,特别适合产后少尿及无乳的新妈妈食用。

**(6) 胡萝卜**

胡萝卜含有丰富的胡萝卜素、维生素 A、维生素 B、维生素 C。胡萝卜素对补血极有益,最适合于新妈妈食用。若把胡萝卜煮汤,是产妇很好的补血汤饮。

**(7) 西芹**

西芹中纤维素的含量在蔬菜里面是比较高的,新妈妈吃了能预防和缓解便秘。

## 9. 水果类

水果营养丰富,味道鲜美,男女老幼,人人爱吃。有些人认为,水

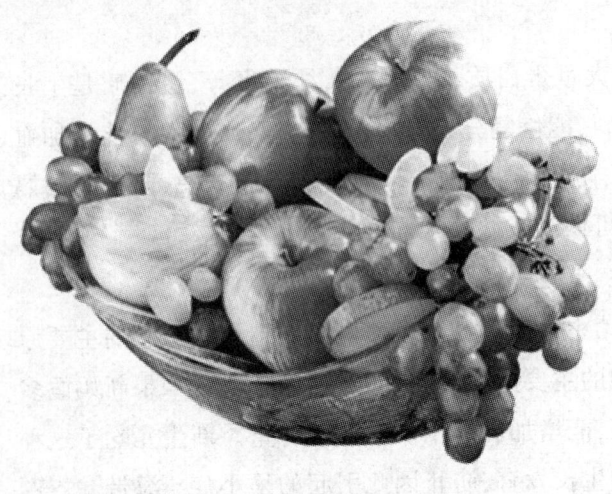

果是生冷的食物，新妈妈怕着凉，吃生冷的水果对身体没有好处。但实践证明，新妈妈适当吃些水果，不但能增加营养，帮助消化，补充维生素和矿物质，而且水果还有一些特殊的医疗作用，对产妇的身体健康有帮助作用。下面是新妈妈可以适当吃的水果。

(1) 香蕉

香蕉中含有大量的纤维素和铁质，有通便补血的作用。新妈妈在月子里多爱卧床休息，导致胃肠蠕动较差，经常发生便秘。再加上产后失血较多，需要补血，而铁质又是造血的主要原料之一，所以新妈妈多吃些香蕉，有利于大便通畅及预防产后贫血。新妈妈摄入的铁质多，乳汁中铁的含量也增多，这对预防宝宝贫血也有一定帮助作用。

(2) 桂圆

桂圆又叫龙眼，是营养极其丰富的一种水果。桂圆味甘、性平、无毒，入脾经心经，是补血益脾之佳品。新妈妈产后体质虚弱，应适当吃些新鲜的桂圆或桂圆肉干，既能补益脾胃，又能补心血不足。

(3) 橘子

橘子中含有丰富的维生素C和钙质。维生素C能增强血管壁的弹性和韧性，防止出血。新妈妈因分娩造成子宫内膜有较大的创面，出血较多。如果适当吃些橘子，便可防止产后继续出血。而钙是构成宝宝骨骼和牙齿的重要成分，如果新妈妈适当吃些橘子，能够通过乳汁把钙质提供给宝宝，这样不仅能促进宝宝牙齿、骨骼的生长，而且能防止婴儿发生佝偻病。

(4) 山楂

山楂中不仅含有丰富的维生素和矿物质，还含有大量的山楂酸、柠檬酸，具有生津止渴、活血的作用。新妈妈吃山楂，能帮助排出子宫内的瘀血，减轻腹痛。因分娩过度劳累，新妈妈往往食欲不佳、口干舌燥，若适当吃些山楂，能够改善食欲、帮助消化、增加饭量，有利于身体康复。

## 第三节　产褥期的调养与运动

妊娠和分娩使产妇的身体消耗很大，甚至还有损伤。做月子就是为了使产妇在月子里把身体保养好，尽快恢复起来。月子里要调养的内容很多，主要包括身体保养和日常生活调养。

我国传统的"坐月子"静养的生活方式并不是一种科学的产后生活方式，特别是对现代职业女性未来生活还会产生诸多负面的结果。卧床式的修养方式、封闭的生活环境，会与自然界能量场的交流阻断。而且从孕期以来缺少朋友往来，沟通贫乏，会产生倦滞、烦躁、心情抑郁。封闭式大量饮食补充法，容易造成消化不良、脂肪蓄积过度，均不利于身体恢复。所以现代新妈妈产后应及早下床，正确的做法是，只要新妈妈身体条件许可，产后24小时应下床活动，并在随后的日子里进行适当运动和锻炼。

## 一、身体调养

众所周知,分娩会使产妇的身体不可避免地造成一些伤口,为了促进伤口尽快愈合,在月子期间,产妇不仅要滋补气血,还要进行适当的活动,改善身体机能,尽快恢复体质。产妇在月子里的身体调养主要有两个方面:即自然产伤口的愈合和剖腹产伤口的愈合。

### 1. 自然产伤口的愈合

自然分娩的新妈妈伤口恢复得较快,尽管会阴侧切的自然生产多少会对子宫颈口及阴道组织造成一些改变或破坏,但是,这样的伤口通常会在产后自行愈合。很多新妈妈都经历会阴切开的方式顺产,会阴侧切的伤口大约在3~4个星期即可完全愈合,但要注意采取向对侧卧位。会阴侧切伤口一般在左侧,因此新妈妈一般应采取右侧卧位,避免伤口被恶露污染。同时,新妈妈应勤换卫生护垫,注意会阴清洁卫生。

### 2. 剖腹产伤口的愈合

剖腹产伤口完全恢复大约需要4~6周的时间。如果伤口范围较大,表皮的伤口就应在手术后5~7天拆线或取走皮肤夹。无论是会阴切开伤口或剖腹伤口,最重要的保养就是防止伤口感染。如果伤口局部出现红、肿、热、痛的现象,且有连续的不适感,或者出现脓性分泌物时,就要立即到医院检查。另外,如果阴道大量出血或者排出多量血块也应尽快到医院就医。

产后为了促进伤口愈合,不妨从以下几个方面着手:术后及时换药;保持伤口清洁干燥,以免感染;温水淋浴;避免疤痕产生,刀口愈合拆线后采用弹力绷带加压包扎;注重营养摄取;适度运动;身体清洁,勤换内衣裤;勿劳累,勿做太大动作,勿提重物;性生活勿急躁。

### 3. 剖腹产后伤口护理及防护措施

剖腹产的新妈妈在拆线前后应避免剧烈活动，不要让身体过度伸展或侧曲。拆线后立即用硅胶弹力绷带或弹力网套等敷料加压包扎，从而抑制疤痕生长。当刀口结痂时不要过早地揭，以免把尚停留在修复阶段的表皮细胞带走，甚至撕脱真皮组织，并刺激伤口出现刺痒。特别是在大量出汗或天气变化时，更厉害，以致非得抓破出血。如出现这种情况，可涂抹一些如肤轻松、去炎松、地塞米松等用于止痒的外用药物，切不可用手抓挠，或用衣服摩擦或用热水烫洗，这样只会加剧局部刺激，促使结缔组织炎性反应，引起进一步刺痒。注意：伤口处要避免阳光照射，因为紫外线刺激可形成色素沉着。为了减小疤痕，可采用蜡疗、磁疗等理疗方式。另外，新妈妈休息时，最好采取侧卧微屈体位休息，以减少腹壁张力。

## 二、日常生活调养

新妈妈日常生活调养以多休息为主，以便尽快恢复妊娠和分娩时造成的体力消耗。产妇日常生活保养和恢复元气的具体要求如下。

### 1. 保持心情愉快

生活中常有这种事情，那些心情始终保持愉快的新妈妈，乳汁不仅多，而且还浓，乳汁里面含有丰富的营养成分，宝宝吃了很容易长肉；而那些心情常常处于郁闷状态的新妈妈，不仅自己体质弱，而且奶水也越来越少，甚至没出满月，就不够宝宝吃了。由此可见，新妈妈身体恢复得快慢不仅与心情有着很大的关系，而且心情的好坏还直接影响到乳汁的分泌。因此，新妈妈要尽量避免各种不良情绪刺激，不要生气，不要发怒，不要郁闷，更不要受到惊吓。

由于新妈妈欠缺育儿知识，面对宝宝总会不知所措，担心这担心那。要想让自己多一分自信，少一分彷徨；多一分沉着，少一分烦躁，最好的办法是多读一些育儿的书,让科学的育儿知识帮助自己。心中有数了,妈妈的心才会踏实,心里就会充满阳光。

## 2. 保证睡眠充足

睡眠是最好的休息,只有休息充分了,身体养好了,才有可能把其它事情做好。因此新妈妈要学会创造各种条件,让自己睡个觉。当宝宝安然入睡了,或者有人照看时,要抓紧时间睡一下,哪怕是闭目养神。有时候,或许半个小时的睡眠,也能缓解疲劳。

无论是自然分娩,还是剖腹产,新妈妈一定要保证睡眠充足。自然分娩的新妈妈一般在产后8小时可以在床上坐一会儿,出院后两周内应以卧床休息为主。剖腹产的新妈妈产后前6小时需要绝对卧床休息。

## 3. 新妈妈的服饰

产后新妈妈的衣着应以舒适、整洁、冷暖适宜为佳,不要穿紧身衣裤,也不要束胸,以免影响血液循环或乳汁分泌。具体要求是产妇的衣着应随着节气的变化进行相应的增减。

(1)*新妈妈的衣着*

♥衣着应宽大舒适。有些新妈妈怕产后发胖,体形改变,或者以瘦衣服来掩盖已经发胖的体形,穿紧衣服,进行束胸或穿牛仔裤。这样的装束都不利于血液流畅,特别是乳房受压迫极易患乳痛(乳疖)。正确的做法应该是衣着略宽大,贴身衣服以布衣为好。腹部可适当用布带束紧,以防腹壁松弛下垂,也有利于子宫复原。

♥衣着要做到厚薄适中。产后因抵抗力有所下降,衣着应根据季节变化注意增减。天热就不一定要穿长袖衣、长裤,头包毛巾,不要怕暴露肢体。如怕肢体受风,可穿长袖衣。夏天新妈妈的穿着,以纯棉的布单衣、单裤、单袜就可以了,注意防止长痱子或引起中暑。冬天,由于新妈妈一直呆在屋子里,根据自家温度来决定衣服的厚度,一般正常温度,上身穿纯棉衬衫、羊毛衫或薄棉坎肩;下身穿秋裤和羊毛裤;脚穿纯棉袜就可以了。特别需要保护的是后背和下身。春秋季节,天气多变,新妈妈衣着、被褥要比平常人稍厚,以不感觉到燥热为好,脚穿薄棉线袜。

♥鞋子宜软。以穿布鞋为佳,勿穿硬底鞋,更不要穿高跟皮鞋,以防产后足底、足跟痛,或下腹酸痛。此外,产后不要赤脚,赤脚会受凉,对身体不利。

♥帽子可根据季节变化决定是否需要戴。如果不是因冬天屋子有漏风,就不要戴帽子或包头。如在冬季外出时可戴帽子,但也不要包得过紧。

(2)新妈妈乳罩的选择

产褥期新妈妈应佩戴胸罩。对新妈妈来讲,胸罩不仅能使乳汁量增多,而且还可避免乳汁郁积而得乳腺炎。宝宝出生后一周,哺乳工作已经进入正常,由于乳房充满乳汁,乳房膨胀、疼痛、敏感、坚硬,好的乳罩可以减轻这些不适,有利于排出乳汁。新妈妈可选择能很好支持乳房,又不压肩,有前开门的哺乳期胸罩,不仅能够保证喂奶时方便、迅速、卫生,还能托起乳房。注意胸罩的材质,要选择吸汗、透气性好、无刺激性的纯棉胸罩,避免化纤料。还要注意,每天更换清洗内衣裤,保证卫生。

## 4. 治疗产后便秘的方法

新妈妈坐月子期间,通常会发生便秘情况。若发生便秘时可以采取下列方法治疗。

(1)饮食治疗

多食膳食纤维,以增强润肠通便的功效,治疗便秘的食物包括新鲜蔬菜和水果,多喝蜂蜜水。

### (2)口服药物治疗

产褥期间治疗便秘,应选择柔和缓泻的中药或中成药。中药有肉苁蓉、麻子仁、首乌、番泻叶;中成药有加味逍遥丸、麻子仁丸、牛黄解毒软胶囊等。需注意的是,新妈妈服药应慎重,按照医生的要求吃。

### (3)外用药物治疗

若产后4~5天仍未通便,可在服用药物的同时用开塞露、甘油栓塞入肛门,以通便。

产后便秘预防重于治疗,这就要求新妈妈在坐月子期间多注意以下几点。

♥平时要保持精神愉快、心情舒畅,家人避免给予精神刺激。

♥坚持做适量的运动,不可久坐、长期卧床。

♥饮食搭配科学合理。每天进餐做到粗细粮搭配,多吃含纤维素多的新鲜蔬菜和水果,如菠菜、芹菜、洋葱、空心菜、大白菜、香蕉、苹果、橙子等。另外,每天喝一杯蜂蜜水可有效防止便秘。

## 三、产妇的运动

产褥期,只要产妇身体状况正常,就应及早下床运动。这对产妇的身体恢复,有一定的帮助。

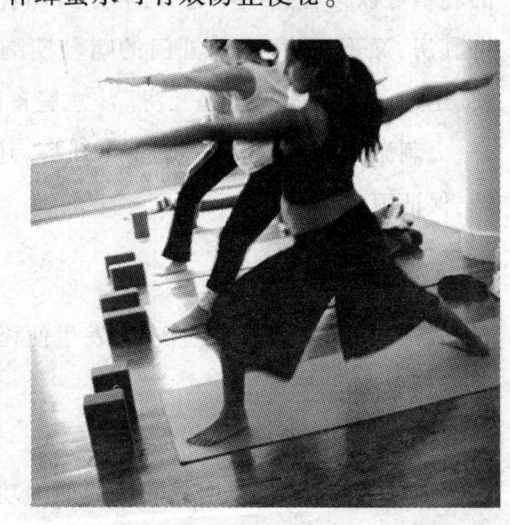

### 1. 产后及时下床活动

我国传统的观念认为,产妇在产褥期必须静养,不能过早下床活动,以免伤身体。其实,这种观念是错误的。只要产妇身体条件许可,在产后 24 小时就可以坐起来活动,第 3 天就应下床活动。产后新妈妈只有进行适当的活动,身体才能得到较快的恢复。如果感觉体力很弱,头晕、眼花,那么在下床活动前,先在床上坐一会儿,慢慢适应;如果体力好,没有头晕眼花症状,可由护士或家属帮助下床活动,在走廊、卧室中慢慢行走,以后可逐步增加活动量,这样有利于子宫复旧和恶露的排出。

由于产后血流缓慢,容易形成血栓,如及早下地活动可以促进血液循环,防止形成血栓,这对剖腹产的新妈妈尤为重要。

## 2. 活动要量力而行

产后运动千万不能过量,以免造成无法弥补的伤害。可依年龄不同,自己身体的实际需要增加活动的时间,循序渐进由少至多,量力而行的方式持续进行,勿勉强或过累。运动的时间可在早晚各一次,每次 15 分钟,最好持续 2 个月,切忌在饭前、饭后一小时内做运动。

另外,在进行产后运动之前要排空膀胱,穿宽松或弹性好的衣服,运动后要及时补充水分。最好选择在硬板床、榻榻米或地板上做,且注意空气流通。所有的运动要配合深呼吸,缓慢进行以增加耐力,如果恶露增多或疼痛增加,需暂停运动,等恢复正常后再开始。

## 3. 运动有助于产妇恢复体形

现代女性都希望在分娩后能够尽快恢复到产前的好身材。产后运动除了可以恢复身体机能之外,还可达到瘦身及塑身的效果。但一定要讲究科学的运动方法,才能使新妈妈在短时间内恢复身体各系统的功能。产后运动不仅能帮助产妇除掉怀孕时多出来的赘肉,还可以预防肌肉骨骼的老化,帮助产后松弛的肌肉恢复弹性,预防或减轻由生产造成的身体不适及功能失调,促进子宫与会阴肌肉的收缩,并强化腹肌。

### 4. 适合产妇的运动

新妈妈产后及时做运动的主要目的是,可以帮助产后康复及恢复体形。比较适合产后的运动有很多种,如做产后体操、产后瑜伽术和产后腰部健美操等,都是新妈妈可以选择的运动。但需注意,游泳不适合新妈妈。这是因为,第一,分娩后,新妈妈全身的皮肤毛孔和骨缝都张开了,加上气血两虚,若游泳时的水温过低,使得新妈妈周身气血凝滞,可引起身体关节和肌肉疼痛;第二,新妈妈生完孩子以后身体机能都要有个恢复过程,如子宫恢复需要6~8周。在子宫没有完全恢复时游泳,容易造成细菌感染或慢性盆腔炎;第三,新妈妈分娩后机体抵抗力下降,特别容易着凉患感冒,这种情况极其不利于哺乳。

## 四、产褥期需注意的事项

产褥期,产妇需注意的事项主要有以下几个方面。

### 1. 产褥期要预防中暑

有些地方传统习俗"坐月子"忌风、怕凉,所以分娩后通常要包头裹身,甚至在夏天也要长袖、长裤、长袜,就算再热,也不能开电扇和空调,出汗又不让洗澡,结果室内空气混浊闷热,极易引起中暑。

新妈妈一旦中暑,开始时感到心悸、口渴、尿频、多汗、恶心、头晕、全身无力、胸闷、心慌等。如果能及时改变衣着,处身于通气良好且凉爽的室内,及时补充水和盐,新妈妈的情况会很快改善;但如未及时处理,情况会更遭,可能出现体温升高、面色潮红、胸闷加重、脉搏和呼吸加快、皮肤转为干燥,出现汗疹。高热严重时,体温可达40℃~42℃,出现昏迷、血压下降、瞳孔缩小,最终虚脱。

产褥期中暑是可以预防的,新妈妈应破除旧的风俗习惯,了解产褥期的基本卫生保健知识。在夏日里保持住房通气,使新鲜空气流通,室内温度保持在25℃~28℃。不要把自己裹得太厚太紧,每天淋浴或用温热水擦洗全身,使汗腺通畅。另外,保证睡眠充足,饮食既要富含营养又要易于消化,吃些生津解暑的食物,如西红柿、黄瓜等,少吃过于油腻的食品,多喝水。这些措施都能有效地预防中暑。一旦发现新妈妈有中暑迹象,要及时送医院处理。

## 2. 产褥期应慎用西药

很多新妈妈都知道,怀孕期应慎用药,否则会危害胎宝宝的健康,而认为产后就不存在这个问题了。殊不知,哺乳的准妈妈如果生病,用药也应十分慎重,因为大多数药物,可通过血液循环进入乳汁,通过乳汁影响宝宝的健康,造成新生儿中毒,如损害新生儿的肝功能、抑制骨髓功能、抑制呼吸、引起皮疹等,极大地影响宝宝的健康。

新妈妈需要慎用且对婴儿影响较大的药物主要有以下几类:

♥抗生素。如红霉素、氯霉素、四环素、卡那霉素等。

♥镇静、催眠药。如鲁米那、阿米托、安定、安宁、氯丙嗪等。

♥镇痛药。如吗啡、可待因、美沙酮等。

♥抗甲状腺药。如碘剂、他巴唑、硫氧嘧啶等。

♥抗肿瘤药。如5氟脲嘧啶等。

♥其他药。如磺胺药、异烟肼、阿司匹林、麦角、水杨酸钠、利血平等。

## 3. 产褥期不宜滥用中药

产后用药的一个关键问题是,要注意不影响乳汁的分泌,以免影响哺乳,对婴儿不利。中药的调理功能是众所周知的,既治标,又治本。对于产妇来说,在产后服用某些中药,就可以达到补正祛瘀的作用,对身体很有好处,如含有当归、川芎、桃仁、红花、连翘、生地、玄参、麦冬等产后保健汤,可以滋阴养血、活血化瘀、清热解毒、理气通下,可以改善微循环,增强体质,促进子宫收缩,促进肠胃功能恢复及预防产褥感染的作用。如果产妇一切正常,即使中药有很多好处,也要慎用;如果需要吃中药时,应在医生指导下进行。但一定要忌用中药大黄,因为大黄不仅会引起盆腔充血、阴道出血,还会进入乳汁中,使乳汁变黄。其他中药如炒麦芽、逍遥散、薄荷都有回奶作用,所以新妈妈也不宜服用。

### 4. 产褥期应重视产后检查

产妇分娩后,一般在产后42~56天之间,医院要对新妈妈及婴儿做一次详细检查,即产后检查。检查项目主要有以下内容。

首先,了解新妈妈乳汁分泌及会阴伤口、子宫位置、复旧、恶露情况、体重、血压、尿常规、血常规、盆底组织恢复情况等。另外,患有合并症的新妈妈,如患有肝病、心脏病、肾炎等,应到内科检查病情变化。对于奶少或没有奶的新妈妈,医生会进行饮食指导,或给予药物治疗。

其次,观察宝宝的面色、精神、吸吮等情况,及时了解营养、发育状况,并做全身检查。

所以,新妈妈要重视产后检查,及早发现问题,及时治疗。

### 5. 产后滋补不宜过量

新妈妈产后滋补不宜过量。因为滋补过量,会适得其反。首先容易导致肥胖。肥胖会使体内糖和脂肪代谢失调,引发各种疾病。据统计,肥胖者冠心病的罹患率,是正常人的2~5倍,糖尿病的发生率可高出5倍。其次,新妈妈营养太丰富,必然使奶水中的脂肪含量增多,

# 第十七章 关注产褥期与产后恢复

如果婴儿胃肠能够吸收,也易造成肥胖,易患扁平足一类的疾病;若婴儿消化能力较差,不能充分吸收,就会出现脂肪泻,而长期慢性腹泻,还会造成营养不良。因此,新妈妈滋补要适量,不宜过度滋补,避免高脂肪食物,以利于自己和宝宝的健康。

### 6. 产褥期需防止感冒

新妈妈分娩后应警惕感冒,感冒不但对产后恢复健康不利,还会感染宝宝。因此,新妈妈应注意抵御风寒,防止感冒。除了室内温度要适宜外,新妈妈穿衣既不要过多,也不要少,要冷暖适度,更不能一会儿穿,一会儿脱,冷热不均。盖的被子薄厚也要适当,如果被子很厚,晚上容易踢开,造成产后受凉,引起感冒。

如果家里有人得了感冒,应立即采取隔离措施,房间里还应及时用食醋熏蒸法进行空气消毒;如果新妈妈不慎感冒了,也不要紧张,采取一些措施可以缓解症状,降低其危险性。感冒后,必须补充大量水分,可以多喝白开水、姜糖水、冰糖梨水及各种新鲜果汁等;饮食要清淡、易消化,不宜吃辛辣刺激、油腻的食物;必要时可在医生的指导下口服一些中成药。如果发烧,必须卧床休息,及时进行物理降温;如果出现高烧不退、咳嗽加重、呼吸困难等症状,应及时去医院治疗。

新妈妈得了感冒发烧后,大多数情况下是可以继续喂奶,但若持续高烧39℃以上时,就要暂停喂奶。治疗感冒应谨慎用药,若患了病毒性感冒时,可服用双黄连口服液、感冒清热冲剂等一些中成药;如果是细菌性感染,则可用青霉素V钾片、先锋六号等青霉素类或头孢类抗生素。这些药不会影响母乳的质量。

### 7. 产褥期应注意乳房护理

产后新妈妈一定要小心护理乳房。每天应用清水或婴儿液冲洗,不要使用肥皂,以防皮肤干燥或裂开,洗完后可以用专用润肤霜滋润乳房。每次洗完或喂完孩子，一定要轻轻地擦干。在可能的情况下，把乳头裸露在外面一会儿。乳汁充盈的新妈妈，每天都可能漏奶。这时可以在乳罩里衬上乳罩垫或干净的手帕来吸干漏出来的乳汁。但记住要经常更换乳罩垫，以保证乳房的清洁卫生。平常可通过抬起上肢锻炼乳房，保持乳房坚挺的形状。

下面是新妈妈哺乳期间乳房可能出现的几种情况。

(1) 乳头裂开

防止乳头裂开的办法是减少孩子的吸吮时间，增加吸吮次数，使用一次性的乳垫或干净的手帕保持乳头干燥。若乳头裂开，不要给宝宝哺乳，用手把奶汁挤出装入瓶子里，用瓶子给孩子吃奶。注意不要使用挤奶器。

(2) 乳房肿胀

这一症状主要表现为乳房周围胀满、疼痛，乳晕肿大。对付此症可增加喂奶次数，而且每次喂奶时让宝宝把奶吸净，或者洗热水澡，挤干乳汁。

(3) 乳管阻塞

该方法与预防肿胀的办法相同，戴合适的胸罩，给宝宝哺乳时可变换不同的姿势。治疗乳管阻塞的方法是增加哺乳次数，先给宝宝吃乳管阻塞的一侧乳房，以保证乳汁排净。

(4) 乳腺炎

此症主要表现为急性的乳腺发炎而出现肿块。预防方法与乳管阻塞相同，其治疗方法应按医嘱服抗生素，如果无效，需要采用外科疗法。注意治疗期间，仍可以给宝宝哺乳。

## 8. 产褥期不要看书、织毛衣

经历10个月的艰辛怀胎，终于到了分娩的时刻。分娩完后，有的新妈妈特别想借坐月子的时间看看书或织毛衣，以此来打发寂寞的日子，但这样做是不科学的。因为坐月子期间，产妇主要是休息和适当的活动。经历十月怀胎及分娩的劳累，加之产后哺乳，确实使新妈妈很累，所以，这一期间应以休息、活动和增加营养为主。如果在坐月子期间看书或织毛衣，不知不觉时间过长，眼睛就容易出现疲劳，以后会遗留看书眼痛的毛病。特别是在看书和织毛衣过程中，身体姿势长时间不变，对眼睛极其不利。因此奉劝新妈妈在坐月子期间最好不要看书、织毛衣。

## 9. 警惕产后抑郁

产后抑郁症是女性分娩之后，由于性激素、社会角色及心理变化所带来的身体、情绪、心理等一些列变化。50%的新妈妈生产后都会有一定抑郁期，只有10%才会发展为严重的持续时间长的产后抑郁症，0.1%会患上产后精神错乱。一般的准妈妈是在孕晚期临产前就有紧张、忧郁的情绪，产后又会延续一段时间，甚至加重发展为抑郁。易患产后抑郁症的情况，包括年龄小、有过抑郁症病史、单独居住、缺乏社会帮助、孩子数量多、婆媳不和、夫妻感情不和，甚至丈夫有出轨行为、丈夫或婆家重男轻女、经济压力大、独生女、对怀孕准备不够、怀孕期间有过抑郁症状等。产后抑郁症有如下几种：

（1）*产后忧郁*

大约有一半左右的女性分娩后都会出现下列症状，毫无原因就想哭、伤心、焦虑、注意力不集中。通常在分娩后一周内开始，持续时间约为一周，无须治疗，两周后这种情况会自动消失。主要是因为感到无助，需要别人帮忙照顾孩子及家务所造成。

（2）*产后抑郁*

比产后忧郁要严重得多，10%的新妈妈们会受其影响。如果曾有过产后抑郁史,那么患病危险性会增加50%~80%,表现症状为经常哭泣、容易发怒、烦躁,有罪恶感,严重的甚至想结束生命。此症有轻有重,延续时间有几天到一年都有可能。治疗产后抑郁的方法可采用心理疗法和药物治疗。

(3) 产后精神错乱

产后精神错乱的情况很少见,其治疗方法就是多沟通,这是对付产后精神错乱最好的办法。有的新妈妈在分娩前就很少与外界联系,产后又要休养"坐月子",就更少与外界联系。如果发病了,就要多加强家人之间的沟通,如婆媳谦让,丈夫多陪陪妻子,多说说贴心话,多给妻子安慰、鼓励和夸奖等。家人要营造一个温馨和睦的家庭氛围。特别是丈夫的体贴、关爱,对预防产后抑郁症极其重要。切忌只顾孩子,把新妈妈晾在一边无人过问。新妈妈还可在天气好时抱着宝宝到户外晒晒太阳,与其他新母亲交流一下经验、谈谈心等。通过这种方式将情绪发泄出来,还可多串串门或邀请自己的亲朋好友来家里做客,这样就会舒解心中的不快。

## 10. 防止产后肥胖

产后过量进食会造成过度肥胖,肥胖不但影响美观,还让新妈妈不自信,而且肥胖还容易引发冠心病、高血压、糖尿病、胆结石、脑中风等病症。所以,产后新妈妈应采取一些适当措施来控制身体过度发胖。首先,控制饮食的品种和摄入量。控制食物中的脂肪和糖类,以及零食、甜点

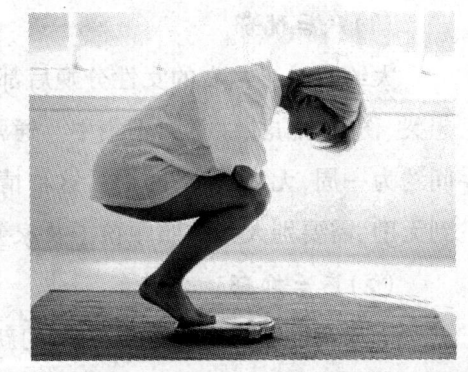

等；多吃些含蛋白质和维生素的食品，尤其是水果和蔬菜，应强调的是，控制食物摄入量要恰到好处，不能为了减肥而削减必要的营养摄入，造成身体虚弱，尤其是哺乳期的新妈妈。其次加强锻炼。运动减肥更加自然、科学。新妈妈可以根据自身情况，采用适合的锻炼方法，做出锻炼计划。选择步行、跑步、体操、游泳、跳舞、瑜伽等方式。运动强度可循序渐进，切忌过分心急，否则会欲速则不达，减肥重在坚持和毅力。

## 第四节　新妈妈产后恢复

人们把"分娩"又叫做"生产"是很有道理的，因为生孩子确实是一项相当艰苦的体力劳动，并且生孩子还会导致新妈妈出现一些产后的"后遗症"，比如产后情绪不良、抑郁，身体器官如子宫变大、会阴伤口、生殖器官裂伤，产后身体变形、身体肥胖、腰肢粗大、脸上留下斑痕等，导致新妈妈身心因小宝宝的到来而受到重创。但是，只要对新妈妈悉心呵护，加上新妈妈科学的自我调整和休养，尽快地恢复产前的迷人风姿也并不是一件困难的事情。

### 一、产后心情恢复

从怀孕到宝宝降临，新妈妈的身体和心理都要经受一系列的变化。对于新妈妈来说，身体的恢复固然重要，但是拥有良好的心情、健康的心态才是产后恢复的关键。针对产后新妈妈容易出现的各种不良心理状况，我们详细介绍了一些不同的放松心情方法和解决方案，希望每一个新妈妈都能以乐观、健康的心态，面对全新的幸福生活。

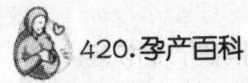

## 1. 新妈妈应学会释放压力

初为人母是每一个女性终生都难以忘怀的时刻,那种强烈的幸福感难以用语言来表达。然而,许多女性在最初进入母亲这一角色的过程中,会出现一些现象,比如不知如何来照顾宝宝,对宝宝的健康状况不甚了解,对宝宝突然出现的情况不知所措等,这些都会对新妈妈造成不同程度的压力,压力过大的时候不仅会导致新妈妈情绪紧张,更重要的是可能会危害新妈妈和宝宝的健康。因此,新妈妈要学会放松心情,自我调解减压。

### (1)与宝宝建立积极的情感互动

为了宝宝的健康成长,新妈妈无论对宝宝有怎样的情绪,都应该扮演好母亲的角色,积极引导宝宝朝健康的方向发展。新妈妈们可以尝试着多触摸宝宝,经常与他(她)们进行情感交流,积极采取母乳喂养。逐渐地你会发现,你积极的行动同样会换来宝宝积极的回馈。久而久之,你心中不愉快的情绪也会逐渐淡化,子亲母和的情感互动就建立起来了。

### (2)学会换位思考,与新爸爸搞好关系

小宝宝的降临,在带给新爸爸快乐和幸福的同时也会让他感到压力,他会更勤奋地工作,新妈妈要理解丈夫的辛苦和对家庭的奉献,不要认为只有自己"劳苦功高"。而丈夫也应该理解妻子产后身体的变化与照顾宝宝的辛苦,主动分担家务,不能全丢给妻子。

### (3)正确看待婴儿的啼哭

对刚刚出生的宝宝来说,哭是宝宝向外界传达信息,表达情感的唯一手段,宝宝通过哭声与外界进行勾通,通过大人对宝宝的哭声的反应来感受大人对宝宝的爱和关怀,宝宝利用哭声来获得大人的信任感和安全感,哭也是宝宝学习和掌握语言能力的桥梁。其实,有时候,宝宝并不是真的对大人有什么需要,只是因为孤独、寂寞,宝宝借

助哭来传递一个信息,让你来抱抱他(她)、亲亲他(她),或者给(她)唱唱儿歌,他(她)很快就会得到满足。

### (4) 走出家门,呼吸新鲜空气

带宝宝外出散步,是新妈妈尽快走出阴霾情绪的一个好机会,和煦的阳光、新鲜的空气都能给新妈妈带来一份好心情。在小区里,会有一些刚生孩子的新妈妈,在跟这些新妈妈相处的时候,彼此可以交流一下抚育孩子的心得,倾诉一下自己内心的郁闷和烦恼,这将有助于新妈妈的心情得到舒缓和改善,帮助新妈妈早日安全地度过心理危机。

### (5) 暂时降低对事业的期望值

许多新妈妈事业心很强,总是着急在产后能尽快上班,重新忙于事业。专家认为妇女产后是一个特殊的时期,在这个时期里,恢复身体和照顾好宝宝才是第一位的。宝宝在这个时候最需要的人就是母亲,母亲是宝宝与世界之间的唯一桥梁。这个时候,新妈妈应该把事业暂时放一放,全力以赴来照顾宝宝,孩子健康快乐了,做妈妈的才放心、安心,在以后才能更加投入的回到工作中。

### (6) 深刻理解生儿育女的真正意义

大家都知道生孩子、抚养孩子很辛苦,而其中最真切复杂的感受,恐怕只有做母亲的你才明白。可是你也应该明白,生育是生命历程中的一部分,是你对家庭和社会的神圣义务与责任。母亲是世界上最伟大的人,原因就在于母亲为孩子和家庭所做出的牺牲和无私奉献。正确认识和深刻理解生育的意义,坚强面对困难,有利于增加你对生命和生活的理解,使你在人格上日臻成熟与完美。

## 2. 预防产后抑郁的方法

从心理学家的角度来看,女性生孩子是社会生活中可引起较强烈精神反应的刺激之一,面对刺激,人体会出现一系列生理和心理方面的变化。怀孕期间雌激素和孕激素水平可增长10倍,但在分娩后72小时迅速恢复到孕前水平。在这种生理状况下,一些原因如婚姻出现危机、计划外生育、遭遇生活压力或不幸事件;分娩时有创伤、婴儿性别不如意、照顾婴儿而睡眠失调、经济负担加大;感到自己无法胜任母亲必须完成的挑战;为自己体形、容颜改变及性吸引力减少,这些很容易让孕产妇的心情阴晴不定,甚至诱发产后抑郁症。

在生产之后的数个月到一年之间,是女性忧郁症及焦虑症发生的高危险期。产后抑郁症最主要的表现为产后心理适应不良、睡眠不足、疲乏无力、烦躁易怒、悲观厌世有犯罪感,严重者不能照料婴儿,甚至有伤婴行为。

因此,为了防止产后抑郁的发生,新妈妈还是应该调整自己的心态,以下几个方法可以改善和缓解新妈妈的情绪,预防产后抑郁。

(1)要合理的饮食和休息

产后要保证充分睡眠和休息,过度困乏可直接影响新妈妈的情绪。家人及亲友应尽量减少不必要的打扰,让新妈妈早睡早起。如果晚上睡眠不足,可以适当睡个午觉,以保证精力充沛。制订合理的饮食计划,少食多餐,合理搭配营养。

(2)增进母子情感的交流,认同母亲角色

尽早的进入母亲角色,关心、爱护、触摸小宝贝,经常与宝宝进行情感交流,积极采取母乳喂养,这样可促进母子间的交流,消除自认为无能的心态。

(3)丈夫要做好新妈妈和宝宝的"保姆"

宝宝出生后,丈夫要尽量避免出门,多体谅新妈妈的情绪变化,主动给小宝宝洗澡、换尿布,并承担其他家务。小宝宝夜间经常会哭闹,丈夫应帮助照料,避免新妈妈产生委屈情绪。当妻子出现情绪沮丧时,丈夫应多给予同情、支持、爱护和谅解,避免争吵。

(4)适当的锻炼,享受运动,有助于振奋精神

产后多做运动,特别是在心情不好时。最好选择适合自己的运动方式,并充分享受它,这样有助于释放不良情绪,让自己的精神振奋起来。适当的锻炼会让你的心情愉快,也会让你远离疾病,更快地恢复美丽的体形。

(5)及时释放不良情绪

情绪沮丧时,可借助一些方式排遣,如和丈夫一起出去散散步,和好朋友一起吃顿饭、聊聊天;不要勉强自己做不愿做的事;心情不好时,强迫自己想一些高兴的事情;不要对自己要求过高,勇于接受帮助,告诉家人你的困惑和烦恼,不要一味地把事情都隐藏在心里。另外,可求助于保健医生或心理咨询热线,让这些专业人员为自己做心理疏导,使自己尽快摆脱忧郁的不良情绪,从而以乐观的心态去面对新生活的到来。

### 3. 如何消除产后消极情绪

新妈妈在产下宝宝后,常常出现神情低落、情绪烦闷、忧伤失望、甚至哭泣吵闹等情绪障碍现象。统计数据显示,有五成的产妇有类似情况。多数人这种现象持续到5~10天以后会减轻或消失,但严重者则会延续较长时间,还可能诱发严重后果。比如,产后不愿哺乳孩子,听到孩子哭声就动气发怒;严重抑郁者还可能出现自残、自杀,或造成对他人伤害等。

为防止这些消极情绪的发生,除了家人应对新妈妈进行耐心、细致地照顾、劝解和安抚外,新妈妈自己也要积极摆脱消极情绪。

(1)宽心法

有些消极情绪是产妇性格造成的,如对周围一切的疑虑等。当丈

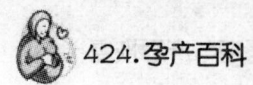

夫言语不当或周围人中无意的刺激都会引起产妇自责、多疑等情绪。所以，有类似情况的新妈妈，应意识到外界环境与自己并无多大关系，一定要放下思想包袱，以轻松宽容的心态去面对。

(2) 消除法

很多新妈妈生下小宝宝后，会担心宝宝出现问题时因为自己缺少育儿经验，不能很好地照顾宝宝。其实，新生儿体质虚弱，有些小毛病也都是十分正常的，没有育儿经验可以慢慢地学习，因此新妈妈应该消除这些不必要的担心。

(3) 亲密法

在生活中，新妈妈要充分意识到每个人都有自己的缺陷和毛病，要增进与家人特别是丈夫之间的交流和沟通，跟家人能够有一种心理互动，营造亲密和谐的家庭氛围，从而预防和消除产后的消极情绪。

(4) 顺其自然法

新妈妈要欣然接受胎儿的性别，遵从自然规律。人为地干涉胎儿性别的做法，是不人道的。过分挑剔胎儿性别，会对宝宝的心理健康及性格的形成产生负面的影响。为了宝宝健康茁壮的成长，新妈妈及家人要有一种仁爱宽容的心态，用博大的胸怀迎接宝宝的到来。

(5) 美容法

新妈妈可以适当的改变一下自己的形象，换个漂亮的发型，买件时尚新潮的衣服，做做美容，买束鲜花点缀一下周围的环境等，总之要使自己保持轻松愉悦的心态。

(6) 转移法

新妈妈可以通过调整自己的兴趣爱好来消除郁闷的情绪。比如寻找或重拾怀孕前的一些兴趣爱好，如听听音乐、做做运动、晒晒太阳、到郊外走走等,远离那种令自己不愉快的环境,从兴趣爱好中找回那份曾经的快乐。

乐观是一种气质,也是一种心境。作为宝宝最亲近的人,新妈妈必须拥有平和、乐观、温婉的心境,才能使宝宝的身心更加健康的发展。

## 4. 什么是产后情绪失调

新妈妈在生完宝宝后,情绪上会有一些显著的改变,如情绪低落、悲观失望、易怒爱哭、感觉疲惫、食欲差,常无缘无故或因一些琐事而发脾气,还有的常常责备丈夫及家人,大吵大闹或整日闷闷不乐,这种情况是产妇表现出来的一种抑郁情绪,90%以上的产妇都会有这种现象,这种情况医学上叫"产后情绪失调"。

这是由于分娩前后体内内分泌系统的变化,尤其是体内雌性激素的明显改变而引起的情绪不稳。另外,加上社会因素、生活环境及产妇个体因素,如产妇性格好强,遇事求全;工作压力较大;对医疗机构孕产期的护理保健工作不满意;难产造成的产妇本人或新生儿疾病;产后过于疲劳,家人尤其是丈夫关心程度不够;对一些意外情况没有充分的心理准备,如对护理宝宝的知识了解不够,欠缺育儿知识等各方面的原因造成的。那么,在月子里新妈妈该如何调养这些糟糕的情绪。

(1)*确立信心,坚信产后忧郁可自愈*

如果新妈妈只是有了产后忧郁情绪,可以让自己的心情放松,等待着身体对激素水平变化的重新适应,慢慢就会恢复到正常的状态。

(2)*为自己创造健康的产后恢复环境*

从医院回到家中,新妈妈要自己选择一个安静、闲适、健康的休养环境。尽量避免会客和到人声嘈杂的环境中去,这不仅有助于新妈

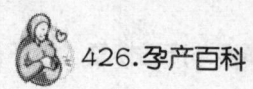

妈的静养和身体恢复,也可以避免宝宝受到外来细菌的感染。

**(3)宜选择清淡而营养的饮食**

吃营养丰富而又清淡的食物,不但可以保证新妈妈健康的身体,还能给自己带来一份好心情,避免忙乱慌张的情绪,同时还可享受被亲人照顾的亲情和爱心。

**(4)适度运动,做些适量的家务劳动和体育锻炼**

这不仅能够转移注意力,不再将注意力集中在宝宝或者烦心的事情上,还可以使体内自动产生快乐元素,使新妈妈的心情从内而外地快乐起来。

**(5)勇于寻求帮助**

新妈妈自己要学会寻求丈夫、家人和朋友的帮助。宝宝的降临对整个家庭来说都意味着幸福和喜悦,在这个时候,大家都甘心并乐于帮助你,只要你说出来。同时,也提醒家人不要只顾沉浸在宝宝降临的快乐中而忽略了新妈妈的心理变化。特别是丈夫要多陪新妈妈说说话,及时交流育儿的经验。

**(6)以乐观、健康的心态面对新生活**

同人生除了欢乐、成功还会有悲伤、失望一样,小宝宝的降生不仅给新妈妈带来了欢乐,更带来了繁重的劳动、重大的责任和永无止境的忙碌、操心。小宝宝是妈妈的希望之源,他(她)的健康、幸福与新妈妈今天的表现息息相关,作为母亲应该以乐观、健康的心态去对待全新的生活,好好享受这份子亲母和的幸福时光。

## 5. 及时消除产后易疲劳状态

生完宝宝之后,很多新妈妈有除了做母亲的强烈幸福感外,最大的感受往往是疲惫。这是因为,新妈妈在生产过程中已经消耗了很大的体力,同时产后还需要接受医护人员的频繁观察,导致新妈妈不能静心休息。再就是,必须给宝宝哺乳及进行各项护理,白天要做很多

## 427.第十七章 关注产褥期与产后恢复

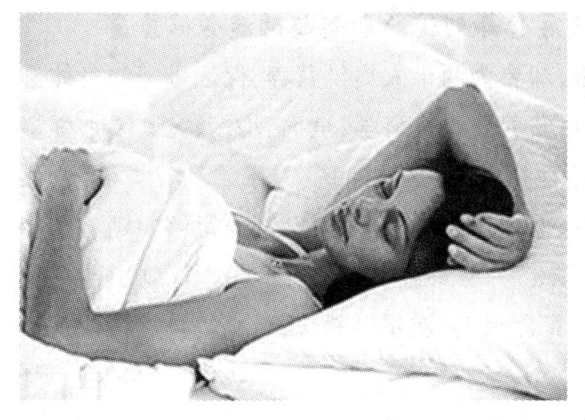

事情,被宝宝折腾得脱不开身,而到了半夜又要经常起床哄哭闹的宝宝,为宝宝把尿、喂奶。另外,还可能要时常应付亲人朋友的探视,导致营养得不到及时补充,所处环境又比较嘈杂,久而久之,无论是从精力上还是体力上,都会使新妈头昏脑胀,疲惫不堪。

当新妈妈已经感觉到疲惫的时候,通常是身体已经处于亚健康的状态。因此新妈妈要及时消除产后疲劳,为自己和宝宝的健康打下一个良好的基础。

### (1)保证充足的睡眠

在宝宝刚出生阶段,新妈妈最缺乏的就是睡眠。因为除了需要无数次的给小宝宝喂奶,新妈妈还要全天候的护理照顾宝宝,这样很容易导致身心疲惫。因此,即便是白天,新妈妈也要常常想办法躺下来休息一下。如有可能,新妈妈可在午前午后两次躺在床上休息才好。如身体有异常情况,只要充分休息、保证营养和睡眠等,体力也能自然恢复。

### (2)保证良好的休养环境

居所宜清洁、整齐、干燥、通风,且远离噪声。新妈妈使用的会阴垫、被单,以及宝宝的尿布、衣服等要及时更换清洗,以免难闻气味使产妇心生烦躁,加重其身心疲惫。与此同时,家人应设法减少外来人员的探视,为产妇争取更多的休息时间。

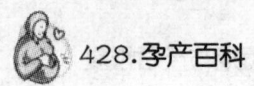

### (3) 科学合理的产后营养对消除新妈妈的疲劳很重要

新妈妈一个人吃饭,却要为两个人提供营养,保证母子的身体健康,可谓关系重大。产后营养要讲究科学、全面、均衡,尤其要加强摄入鱼、肉、豆、蛋、奶类等食物;保证足够的蔬菜、水果和谷类供给,以补充从汗液中丢失的钾,保持体内电解质平衡;补充足够的钙、铁、磷等必需微量元素,以及维生素A、维生素B等;不吃辛辣刺激性食物或含盐量高的食物。营养合理了,恢复得就快,新妈妈自然很快远离疲惫。

### (4) 适当的外出散步和晒晒太阳

除了照顾好宝宝外,也要给自己留足够的外出散步的时间。适度散步可以帮助新妈妈更好的恢复身体的健康。另外,阳光也有助深度睡眠,因此,每天保证一小时到两小时的照射,这样新妈妈就会有一个良好的睡眠,对身体健康的恢复十分有利。

## 二、产后身体恢复

有人说,只有生过宝宝的女人才称得上是"完美女人"。可是,一旦女人生完了小宝宝,身体就会容易出现一些状况,如身材走样、皮肤衰老、妊娠斑、肌肉松垮等,这些问题会不断困扰着产后爱美的女人们。如何让自己恢复青春活力,造就生宝宝前的完美曲线,是很多年轻妈妈们最感兴趣的问题。我们将针对这一系列问题给产后新妈妈们一些建议,让新妈妈们在享受生子之乐的同时,也拥有健康的身体和娇美的身材,做一个真正意义上的"完美女人"。

### 1. 顺利度过产后第一天

从新妈妈生完宝宝的那一刻起,就意味着已经开始了坐月子。坐月子是女人生命中一段重要的时期,月子如何度过跟以后的生活有着密切的关系,尤其是月子里的第一天更加重要,因为这一天有很多的症状是新妈妈以前没有遇到过的,正确科学的处理这些症状,是新妈妈坐好月子的第一保障。

(1) 新妈妈阴道出血

新妈妈阴道出血一般发生在产后一小时左右,主要是子宫内未排净的余血、黏液和其他组织。若出血量大于500毫升可视为产后出血,产妇出血过多可导致休克、弥漫性血管内凝血,甚至死亡。比较常见的原因是子宫收缩乏力、软产道裂伤、胎盘以及胎膜的残留,临床上有6%的产妇因为羊水过多、巨大儿、前置胎盘、产程过长等因素引起产后出血。

为了避免事故的发生,产妇在生完宝宝之后要留在病房内观察,如果两小时之后没有大量出血的症状,产妇和宝宝都会移到爱婴区,此时产妇也要自己加以观察,因为此时子宫收缩乏力也会引起出血。产妇在面临这样的情况时,千万不可乱了阵脚,有出血过多的情况时要及时请医生诊治。

(2) 要多休息

因为分娩时耗尽了产妇的体力,宝宝生出后,新妈妈要注意多休息,让自己尽快恢复体力。在产后的头一个月里,宝宝每隔3~4个小时就要喂奶,同时又要给宝宝换尿布,加上宝宝哭闹缠着妈妈,产妇更没有时间睡觉了,所以,要在产后第一天充分的休息。

(3) 产后首次入厕

产妇在顺产后往往惧怕上厕所,因为疼痛或者担心缝合伤口的针线会被撑破。顺产产妇在生完宝宝后要大量喝水,尽快第一次排小便,帮助膀胱功能的恢复,同时也会避免尿路感染等并发症。小便时尽量要采用蹲着的姿势,不要因为疼痛而卧床小便,因为在生产过程中,胎头下降会压迫膀胱、尿道,憋尿时间太长,膀胱过度充盈会影响子宫收缩,导致产后出血。如果小便不出,可用温水轻轻冲洗尿道口,

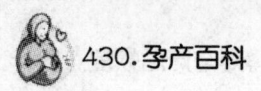

帮助放松,刺激小便。小便后再用温水清洗尿道口。

**(4)要注意饮食**

新妈妈刚刚分娩完,身体耗能巨大,急需补充营养,即使此时的你什么都不想吃,也要强迫自己吃一点流体或者半流体的食物,要大量的喝水,以免脱水。食物中要含有丰富的铁和帮助铁吸收的维生素C,它们可以很好的帮助产妇恢复生产时失去的血液,也要多吃新鲜水果和蔬菜,帮助利便,补充碳水化合物和足量的蛋白质,可以帮助身体恢复能量。最好喝一些鲫鱼汤,在吸收丰富营养的同时还可以起到催奶的效果。

**(5)产妇多汗应注意清洁**

产妇产后出汗量多,睡眠和初醒时更多,有时可浸湿内衣,这种现象常在数日内会自行好转,这是正常生理现象,并非体虚表现。产妇应勤换内衣内裤和床单,居室要通风。如果不让新鲜空气进入室内,产妇在空气污浊的室内就会增加呼吸道感染的机会。

**(6)适当运动**

自然分娩的产妇6~12个小时就应起床做轻微活动,第2天就可以在室内走动,做适宜的产后保健操。产后第一天的保健操,可以做一些如手指屈伸、深呼吸以及肩、背、腕、脚、颈等部位的简单活动。

## 2. 缓解产后疼痛

随着宝宝的降生,新妈妈身体的疼痛也随之而来,让妈妈们痛苦不堪。现在,让我们一起了解产后疼痛,以帮助新妈妈们及时调整和休养,从而缓解疼痛。

**(1)产后骨盆疼痛**

骨盆由骶骨、尾骨、髂骨、坐骨、耻骨组成,骨盆的前正中有左右2块耻骨连接,并且上下附有韧带,形成耻骨联合。妇女怀孕时,

## 第十七章 关注产褥期与产后恢复

内分泌激素使耻骨联合逐渐分开,韧带松弛,特别是在分娩的时候,耻骨联合达到最大程度的松弛。准妈妈为了让胎宝宝顺利生出,往往用力过猛把耻骨联合撑开,损伤了耻骨和周围的韧带,使得产后新妈妈在爬楼、下蹲,乃至用力排便的时候都会感觉耻骨疼痛,严重时新妈妈出现走路迈不开腿、用不上劲、尿失禁、子宫下垂等症状。新妈妈在发生这些问题时,不要过分恐慌,可以采取一定的应对措施来处理,例如:产后做相应的骨盆低肌肉运动,若情况严重一定要卧床休息,用骨盆恢复带固定骨盆,尽量避免走上下楼梯和走斜坡路;走路时步子不要太大,速度应放慢;饮食上应多补充丰富的钙质,多吃海鲜。如果产后6~8周仍有持续性疼痛症状,应尽早就医。

### (2)伤口疼痛

新妈妈在生宝宝的过程中,无论是自然分娩还是剖腹产都会造成阴道受损,引起疼痛。疼痛的程度与裂伤的大小、范围,以及有无并发血肿、感染有关,另外个人对疼痛的敏感程度也与疼痛的感觉有密不可分的关系。伤口疼痛在产后24小时以内最为严重,剖腹产后伤口疼痛较一般疼痛更为严重,所以对于剖腹产后的新妈妈一般用束腹带来固定伤口,以减少活动的牵拉,或者注射止痛剂帮忙止痛。对于一般疼痛而言,坐卧时不要压迫伤口,可采用侧卧、背靠床半卧等姿势,并服些止痛药即可;如果伤口的疼痛比较厉害,可先用冰袋冷敷,然后热敷或药水坐卧;如果在产后3~7天的时间内有伤口感染的情况,应及时看医生。

### (3)四肢疼痛

新妈妈生完宝宝后,会觉得四肢无力,手脚酸痛,这是很正常的现象,一般与妊娠、分娩、哺乳有关。怀孕期间胎宝宝自身需钙量增加,使得准妈妈骨密度降低,内分泌改变,关节韧带的弹性减弱,肌肉松弛;孕妇一般很少运动,分娩的过程中体力损耗严重,使得肌肉过度运动,乳酸堆积;月子里容易受寒凉之气,一旦受凉,容易引起四肢疼痛;新妈妈给宝宝换尿布、喂奶或做其他的家务,造成关节肌肉的损伤更为严重,导致手指和手腕的肌腱和神经损伤,出现手指手腕疼痛;产后为宝宝哺乳,使得新妈妈体内的钙质含量继续下降,如果新妈妈过早的站立、休息不当、做家务、过度操劳等,都会引起四肢酸痛。若新妈妈出现四肢酸痛的情况,一是要坚持补钙,平日里多吃一些含钙质丰富的食物,多喝牛奶;二是要注意多休息,不要过早站立和做家务,不要接触凉水,不用凉水洗脸、洗脚;注意保暖,使身体免受风寒;疼痛严重时,要进行局部热敷或按摩,增加血液循环,也可用针灸、中药熏蒸等方法减轻疼痛。

## 3. 如何应对产后经常出汗

新妈妈分娩后头几天,非常容易出汗,尤其在活动后和睡觉时,出汗特别多,通常称为"褥汗",有的产妇一到夏天甚至出现大汗淋漓、湿透衣服的现象。

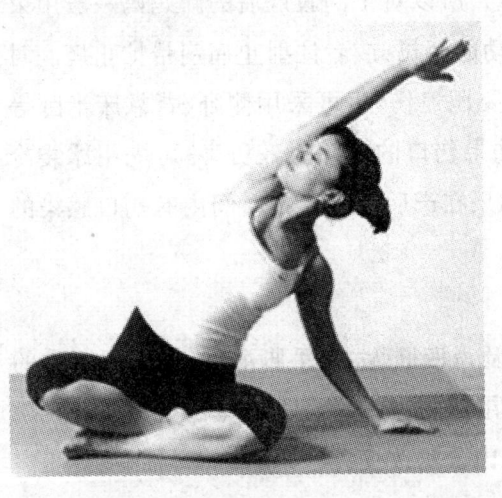

一般来说,产后出汗是一种正常的生理现象,不是病态,这是因为妇女怀孕后体内激素增加,特别是雌性激素在体内的含量随孕期的延长逐渐增加,可使组织中有较多的钠、钾及氯潴留,致使大量的水分在孕妇体内潴留,无法排出体外。分

娩以后,产妇体内雌激素的含量大幅降低,产妇的新陈代谢和内分泌活动显著提高。为了减轻心脏的负担,加快孕妇身体的康复,原先体内潴留的水分开始向外排出,排出的途径有三条,一条是通过呼吸系统以水蒸气的形式排出;二是通过泌尿系统以尿液的形式将水分排出体外;三是通过皮肤以汗水的形式将水分排出。所以,坐月子期间,新妈妈不仅排尿多,而且排汗更多,无论在春秋季节还是冬季都会汗浸浸的,夏天天气炎热,大汗淋漓就更不用说了。另外,产妇产后为了防止着凉,饮食方面都是热汤热菜,并且喝很多的红糖水、小米粥,这也是产后妇女出汗多的原因之一。褥汗在产后头1~3天较为严重,尤其是产后24小时之内,排汗量可在2000~3000毫升,产后一周后这种现象会自行好转,大约2周后能恢复到孕前状态。

　　褥汗虽是一种正常的生理表现,但作为产妇来说也要加强自我护理和保健。首先,室内温度不要过高,春秋季在16℃~20℃,夏季在28℃以下为好,适当的开窗通风,保持空气的新鲜;在穿着方面,产妇要勤换衣服,尤其是内衣内裤;产妇穿衣盖被要适当,不要穿得过多,盖得过厚;身体出汗过多要准备干毛巾随时擦汗,如有条件可以每天淋浴,或者每天用温水擦拭身体,但要防止感冒;产妇的被褥、睡衣、内衣都要定期清洗,放在太阳下晒干,保证干燥舒适。

　　此外,产妇的饮食也应该特别讲究。大量出汗导致体内水分和盐分的缺失,为避免造成体内脱水或者电解质紊乱,一定要注意补水和补充盐分。气虚的产妇要少吃生瓜凉菜等寒凉食物,阴虚的产妇要避免吃辣椒、葱姜等刺激性食物,不要饮酒,应多吃些水果蔬菜,给身体补充维生素的同时也适当补充了水分。注意补钙,多吃含钙高的食品,例如海鲜、乳制品、绿叶蔬菜等,维生素D能够促进钙的吸收,也可多吃一些含维生素 D 高的食品,像动物肝脏、鱼肝油、蛋黄等,适当的晒太阳,但不要隔着玻璃晒,应该打开窗户让阳光直接照射,才能促进体内维生素 D 的生成。

最后要注意,有些产妇老是出汗也不一定是正常现象,很可能由甲状腺功能亢进、结核病、风湿病以及多种慢性消耗性疾病引起。若产妇出现异常排汗的症状,身体恢复的较慢,或者长时间大量排汗,就要引起注意,尽早就医。

### 4. 谨防产褥期感染

产褥感染是指分娩时及产褥期生殖道受病原体感染,引起局部和全身的炎性应化。发病率为 1%~7.2%,是产妇死亡的四大原因之一。

产褥感染多发生在产前和分娩时,扩散后在产褥期首次表现出来。产褥感染一般会在产后 2~5 天内开始出现发热、头痛、畏寒、下腹部疼痛、恶露增多,且恶露呈现淡红或者暗红色,浑浊有臭味等症状,严重时会出现晕厥、抽搐,伴有口渴烦躁。如果不及时治疗,病情会进一步发展成子宫组织炎,将继续发热,子宫两旁有压痛感;如果发展为角膜炎,不但会发热、寒战,身体的下腹部压痛感严重;假如发生菌血症或败血症,将出现中毒情况,严重威胁产妇的生命。

产褥感染由病菌引起,这些病菌有的来自产妇自身,这样的感染称之为"自身感染";有的来自体外,叫做"外来感染"。正常情况下,孕妇的阴道内寄生着大量细菌,但多数不会致病,一旦分娩,机体内环境会发生改变,寄生在身体其他部位如呼吸道、消化道、泌尿系统的细菌有可能经过血液循环或者经过手的接触传播到达阴道引发感染,导致"自身感染"。"外来感染"则由外界的病菌侵入产妇产道引起,无论是感染病人用过的被褥、睡衣,还是自身脓液、恶露,都存在大量的细菌,由于对这些细菌没有充分的隔离,造成直接接触或经医务人员的手进入产道引起感染。

引起产褥感染的方式有:一是产妇自身营养不良、贫血或者有慢性疾病,容易使病毒入侵,引起感染;二是产妇分娩时胎膜早破、羊膜腔感染都可能造成病毒的轻易侵入,另外通过宫颈置入胎儿监护装置有可能带入细菌,从而使羊膜腔感染和子宫内膜炎的发病增高;三是剖腹产、助产手术、产道损伤等与手术有关的因素也容易患产褥感染;四是产后流血时产妇的抵抗力降低,治疗产后流血时所做的阴道检查、宫腔探查或其他止血措施,都可使产后产妇感染发病率增高。

因此,对于产妇来说,产褥感染给产妇的身心健康造成了巨大的威胁,积极预防是产妇生命安全的最大保障。所以,在日常生活中,产妇应注意以下几种情况来预防产褥感染。

**(1)要注意饮食**

要食用富有营养又容易消化的食物,产后3天内少吃油腻的食物,注意不要吃辣、吃凉的食品。

**(2)多卧床休息**

尤其是在产后24小时以内。卧床休息要多多翻身,不要老采取仰卧的姿势睡觉,可做床上体操;不宜长时间站立、走楼梯和上下坡等。

**(3)保持良好的室内环境**

室内要安静,适当开窗通风,保持室内空气的新鲜;冬天防止感冒,夏天防止中暑。

**(4)注意卫生,衣服要经常清洗**

衣服要放在阳光下晾干;衣服不宜穿得过多或过少。产妇用卫生护垫时要注意,要选择质地柔软、消毒过的护垫,并且要经常更换。产

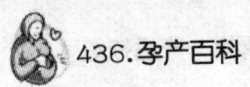

褥期严禁性生活；产后4周内严禁盆浴，每天用温水或者1/5000高锰酸钾清洗外阴，避免感染；保持心情舒畅。

## 5. 如何应对痔疮

俗话说"十人九痔"。痔是直肠肛管内的痔静脉发生曲张形成的静脉团，这在产妇中发病率很高。

妇女怀孕后，由于胎儿头部压迫，血液回流，使得产妇体内下腔静脉充血，容易发生痔疮。分娩时盆腔充血加重，胎儿头部下降更增加了对盆腔的压迫。待胎儿头部娩出时，肛门部位的血管组织充血，促使痔疮加重。分娩后，虽然血液循环正常，但子宫收缩，直肠承受胎儿的压迫突然消失，使肠腔扩大舒张，粪便在直肠滞留的时间较长，容易形成便秘而发生痔疮。另外，孕妇生产完后身体虚弱，整日躺在床上休息，使得肠蠕动减慢，而饮食方面又吃得很多很好，摄入了较多的蛋白质，而水果蔬菜吃得很少，这样也会增加痔疮的发病率。

产妇若患痔疮，在坐月子时会难以忍受，吃药治疗会对宝宝喂奶有影响。因此，为避免痔疮的发生，产妇在坐月子时要注意以下几点。

### （1）合理饮食

产妇产后若一直吃含有较多的蛋白质的食物，大便容易干涩并且量少，这样的粪便在肠道中停留时间较长，不仅不易排出，而且长期停留在体内对健康也是没有好处的。所以，在饮食过程中要适量的搭配芹菜、白菜等含纤维素较多的蔬菜，还要多吃水果，这样食物残渣较多，排除的粪便较软，排便容易。另外不要吃辛辣的食物，否则会使痔疮更加严重。

### （2）早日下床锻炼

产妇产后肠道津液不足，容易引发便秘。所以，每天要多饮水，早日下床锻炼,增加肠道津液,促进胃肠蠕动,防止便秘、痔疮的发生。

**(3) 注意清洗**

在分娩的过程中,产妇过分用力,肛门和会阴部会受到不同程度的组织损伤,出现水肿疼痛,加剧了排便的困难。经常清洗不但能够保持肛门附近的清洁,避免感染,还能够促进局部的血液循环,消除水肿,对产后肛门的恢复有十分重要的作用。

**(4) 规律排便,保持大便通畅**

刚刚生完宝宝的妇女不管大便是否干燥,第一次排便都要用开塞露润滑肠管软化粪便。要尽快恢复分娩前的排便习惯,尽量3天排一次大便。排便时不要过分用力,以免引起肛门破裂,不仅疼痛,而且也因窄化肛门口,使粪便更不易排出。

**(5) 保持心情舒畅**

人处在紧张状态时,容易心跳加速,这时肠的蠕动会变慢,对痔疮患者更为不利。听些音乐,或开怀大笑,不仅能使肚皮震动,增加小肠的蠕动,帮助消化,而且能够缓解紧张和压力,更有利于预防痔疮。

## 6. 产后子宫复原不全

子宫是女性在怀孕、分娩时变化最大的器官,可由原来的50克增加到1000克。宝宝出生后,子宫会慢慢复原到原来的大小,一般的复原过程需要6~8周左右。

子宫的复原分三个方面,它们分别是子宫体的复原、子宫颈的复原和子宫内膜的复原。分娩时,子宫的高度可以与肚脐同高,分娩结束后,产妇用手触摸腹部可以摸到很硬并且呈球形的子宫体。一旦胎盘排出体外,子宫就会立即收缩。收缩的速度可以达到每天下降1~2厘米,大约经过6~8周,子宫变小,降入小盆腔骨内,此时子宫体就复原了。至于子宫颈,产妇在刚刚分娩结束后,它会充血水肿,并且变得很柔软。子宫颈壁变得很薄,皱褶起来,大约经过7天,子宫颈会恢复到原来的形状,到第10天时,子宫颈的内口会关闭,再经过十几天到产后4周的时间,子宫颈才会恢复到原来的形状。当胎盘排出时,从子宫内膜的最底层会再生长出一层新的子宫内膜。这层子宫内膜会慢慢的覆盖子宫,到产后第10天,除了胎盘附着面以外,整个子宫腔都会被子宫内膜所覆盖。到产后2周左右,胎盘附着部分的子宫壁面积由原来的手掌大小缩小到直径只有3厘米左右,直到产后7周左右才能够完全复原。

子宫复原不全指的是产后多日,子宫收缩不好,依然大而柔软,迟迟不肯恢复到以前的形状,并且伴有暗褐色或红褐色的恶露持续不断。判断产妇是否患有子宫复原不全,观察恶露就可以知道。根据恶露的性质可分3种,一种是血性恶露,颜色鲜红,量比较多,一般出现在产后3~4天,除了大量的血液、小血块还有胎膜的碎块、胎儿皮脂、胎毛及胎粪等掺杂里面;一种是浆液性恶露,它颜色淡红,量比较少,出现在产后一周左右,有较多量的宫颈黏液、阴道渗出液、坏死的蜕膜、白细胞及细菌等;还有一种是白色恶露,这种恶露呈现白色或者淡黄色,量更少,出现在产后2周左右,内含有大量白细胞、退化蜕膜、表皮细胞、细菌及黏液。如果产妇子宫复原不全,则出现血性恶露明显增多,且持续时间延长;血色恶露停止后,白色恶露增多,产妇有时感到小腹坠胀或疼痛,并且恶露混浊或有臭味,有时可能发生大量出血。

如产妇发生上述症状,很可能患有产后子宫恢复不全,应立即到医院就诊。为避免发生此种情况,应做好预防工作,帮助子宫尽快的复原。第一,要加强产褥期的护理工作,避免产褥期长时间卧床。分娩6小时后,身体差不多休息过来就应该坐起来,第二天应该下床活动,有利于子宫的复原和恶露的排出。第二,产后及时排尿,如有尿潴留，要及时处理。第三，产后哺乳。产妇生完宝宝后乳头上会分泌淡黄色的初乳，及时给宝宝喂初乳，不仅对宝宝的身体有很大的好处，宝宝的吮吸还能引起子宫收缩，促进子宫复原。第四，注意阴部卫生，每天都要用温水清洗。

## 7. 产后子宫脱垂怎么办

子宫的正常位置是前倾前屈，并且子宫颈在坐骨棘水平以上。处于正常位置的子宫是依靠骨盆底的肌肉和筋膜，以及子宫的韧带来支持的。如果肌肉和韧带发生了损伤或过度松弛，子宫就会沿阴道下降，严重时会全部脱出于阴道口以外，这就是所谓的子宫脱垂。

产妇若出现子宫脱垂，常常会感到腰酸背痛、会阴部、阴道和下腹坠胀感，久站或劳动量大的时候这种感觉最为明显，若不及时治疗，使子宫颈长期脱在外面，子宫颈因为摩擦会发炎、糜烂，以至影响行动。子宫脱垂的同时如果伴有膀胱膨胀，可能致使尿频、排尿困难和尿失禁。如果伴有直肠膨出，可能会导致大便困难，影响日常生活。造成产后子宫脱垂的原因主要有以下几种。

### (1) 由滞产引起

胎儿的头部对阴道和盆底组织的压迫时间过长，致使其周围组织受压后缺血受损，失去了盆底的支持，引起子宫脱垂。

### (2) 由急产引起

一般来说，盆底组织和阴道肌肉的扩张是逐渐的，若还没有来得及逐渐的扩张，就被突然的、强大的胎头压迫并撕裂，又没有及时修补，分娩后盆底支持组织未能恢复正常，也可能导致子宫脱垂。急产从规律宫缩到胎儿娩出不超过3小时。

### (3) 分娩时用力不当也可造成子宫脱垂

如果子宫口还没有开全就过早的屏气、使劲，很容易造成子宫脱垂,在早产和难产的时候这种情况很容易出现。

(4)过早剧烈活动

产后过早从事体力活动,如拉动重物,或者长时间蹲位、站立都有可能造成子宫脱垂。

除上述4种情况以外,产妇体力本来就虚弱,如果自身有便秘、咳嗽等症状,会引起腹部受压,就容易造成子宫脱垂。

临床上将子宫脱垂分为3种:Ⅰ、Ⅱ、Ⅲ度,随着度数的增加,子宫脱垂的程度越来越严重。Ⅰ度是症状最轻的,一般不需要治疗,产妇卧床休息即可;Ⅱ度比Ⅰ度症状严重,要及时把暴露在外的子宫回复到阴道内,然后卧床休息即可;Ⅲ度是最严重的子宫脱垂,子宫全部脱于阴道之外,需要手术治疗。

为了防止产妇产后子宫脱垂,产妇要在医生的协助下做好预防工作:

♥产妇在分娩的过程中不要过早或过晚屏气用力。

♥注意饮食。产后产妇身体虚弱,中气不足,加上要给宝宝喂奶,身体能量会消耗得很厉害,所以要给产妇补充营养,但注意补充蛋白质和脂肪的同时不要忘了给产妇吃些水果和蔬菜。

♥睡觉时经常改变睡姿。月子里不要老是仰卧睡,睡一会儿要注意改变睡姿,要趴睡、侧睡、仰睡交替进行,以免子宫后倾,而后倾的子宫较容易脱出。

♥做简单的运动。24小时之后产妇就可下床运动,此时可适当做俯卧体操,每天2次,一次15分钟,这样可使子宫尽快回复到正前倾位置。此外还可以进行缩肛运动,一缩一放的进行,一天2次,每次10~15分钟即可。

♥要尽快治疗咳嗽、便秘等慢性病,因为这些疾病容易引起腹压,加剧子宫脱位的症状。

♥注意卧床休息。产后生殖器需要 42 天才能恢复，在这期间不要过早下床从事体力活动以及长时间的蹲立、站立，应多休息。

## 8. 产后怎样护理会阴部

阴道与肛门之间的皮肤与肌肉所形成的部位叫会阴，产妇生宝宝的时候，会阴切开术常有两种方式：正中切开术与侧斜切开术，但不管那种手术，都会造成会阴部的伤口。由于会阴伤口经常与产后恶露、大便、小便做伴，产后会阴的护理显得极其重要，否则，可能导致产后会阴部感染，会阴伤口愈合不良，影响今后生活。造成会阴部感染的原因有很多，简单说来分为下面几条。

第一，阴道中寄生着很多的细菌，正常条件下这些病菌不会引起机体疾病，彼此保持平衡。产妇生完宝宝以后，阴道口周围或多或少的存有伤口，如果伤口不是很大，正常的条件下不会造成会阴部感染，因为会阴部的血液供应很充足，血液中的抗体能够有效地杀死病菌，使会阴部不会感染。真正引起会阴部感染的是四度裂伤。四度裂伤伤口裂到肛门及直肠黏膜，这些部位附近寄生大量细菌，裂伤伤口过大时，容易引起感染。

第二，细菌喜欢在血肿处繁殖，若伤口处止血功能不完全或者凝血功能不强就容易引起感染，另外会阴伤口缝合时血管结扎不彻底，做会阴切开缝合术都可导致会阴部感染。

第三，会阴部会因为分娩时婴儿头部的压迫和助产的操作发生局部充血，严重时引发感染。

第四，产褥期的产妇阴部会有恶露流出，如不注意外阴的清洁，很容易引起会阴部的感染。

会阴部感染的症状一般会在产后 3~7 天显现，起初伤口边缘会有红肿现象，并伴有疼痛，之后缝线伤口裂开，流出血水或者脓状分泌物，使产妇疼痛不已。为防止会阴部感染，减少不必要的疼痛，产妇可做好以下预防工作：

(1) 勤清洗

不管是自然生产还是剖腹产，产后伤口一般会在 3~5 天愈合，为避免伤口被感染，每天用温水清洗 2 次会阴部，并且要勤换卫生护垫。

(2) 及时排便

产妇有便秘时，大便不要太过用力，解便时要先收敛会阴部和臀部肌肉，这样可以避免伤口裂开导致感染。便后用新洁尔灭消毒棉擦拭冲洗外阴，切忌从后往前擦，要注意从前往后擦，擦完后再用温水冲洗。避免做下蹲、用力等动作，尤其是在拆线后头 2~3 天。

(3) 避免伤口发生血肿

在最初的几天睡觉时最好采用右侧卧，这样不仅可以促使伤口内的血及时流出，不至于形成血肿，还能防止恶露中的子宫内膜碎片流入伤口。产后 4 天伤口的愈合比较牢固，并且此时恶露难以流入伤口，产妇就可以左右两侧换着睡觉了。

(4) 避免切口感染

若伤口出现肿胀、疼痛，挤压有脓性分泌物流出，应该在局部采用 1:5000 高锰酸钾坐浴，一天 2 次，每次 10~15 分钟，或者用清热、解毒的中药清洗伤口。如上述方法不管用，应及时看医生。

如果会阴部的伤口出现感染，要根据感染的程度做出相应的治疗。若伤口很小或感染较浅，要按时服用抗生素，多注意局部卫生，可泡温水，泡温水时可在温水中滴入 5~10CC 的优碘，一天 4 次，每次 15 分钟。这样不仅可促进血液循环，还可以将伤口处的分泌物引流出来，起到很好的清洁作用。若是伤口的感染较大较深，也可以用上面的方法浸泡，但首先要把伤口处的缝线拆除，让伤口完全打开，这样可以将伤口中的脓液、坏死组织及时冲洗出来，然后静脉点滴抗生素。待到伤口完全清理干净时再去医院缝合即可。

**(5) 注意饮食**

多吃牛奶、鸡蛋等含蛋白质丰富的食物,同时不要忘记要多吃水果蔬菜,不吃辛辣等刺激性食物,另外,伤口愈合前少吃海鲜。

## 9. 小心产褥期发热

在生完宝宝的头几天,产褥期发热问题困扰着产妇和家属。一般来说,产褥期发热是正常的。产妇分娩后,尤其是自然分娩的产妇,产程较长,体力消耗过大,生产的过程中没有及时补水,在分娩后24小时以内,体温会出现偏高,一般不会超过38℃,对于这种情况,家人可不必担心,这不过是一种生理状况,只要给产妇多喝水,或者补充一些电解质,多喝一点汤,这样不超过24小时体温就可自然回复。对于身体很虚弱的产妇,可适当补充体液,多喝水就好。产后3~4天,产妇大量补充下奶食物,使乳汁增多,但宝宝却来不及吮吸,使乳汁大量积存在体内,引起乳房的血管和淋巴管扩张充盈,乳房膨胀,并且乳房表面微红,手触有痛感,这样的发热,不会超过38℃,一般仅持续几小时体温也会自动回落。

如在产后2~10天,连续两次体温达到或者超过38℃,这就是非生理性的发热,应该考虑感染。感染的内容分为很多方面,下面我们一一来介绍。

**(1) 泌尿系统感染**

产妇会阴部寄生着很多细菌,分娩时肌张力受到一定的改变,造成局部损伤,会让细菌扩散,引起泌尿系统的感染。泌尿系统受感染后,不仅会引起发热,导致体温在38℃以上,还会引发相应的一系列症状,例如尿急、尿频、尿痛。

**(2) 上呼吸道感染**

传统的坐月子喜欢将门窗紧闭,造成室内空气不流通,容易引发

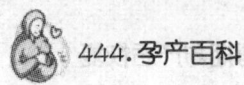

上呼吸道感染,引起产妇身体发热。

(3) 感冒

产妇坐月子的过程中,如果多开窗通风排除了上呼吸道感染的因素后,还是有发热的现象,就要考虑是不是感冒了,由此引起了发热的症状,除了发热,产妇还会出现一系列的症候群,如嗓子痛等。

(4) 生殖道感染

这是引起产妇发热最主要的非生理性感染。产妇在怀孕的时候,生殖道的厌氧菌和好氧菌成平衡状态,不会引发感染。一旦分娩,局部的损伤或者手术的操作不可避免的会打破这种平衡,使得平常不会致病的细菌也具备一定的致病性,这些细菌首先会感染伤口,然后沿着宫颈到宫腔,甚至蔓延到子宫肌层、输卵管,严重时可引发败血症。

产褥期的产妇发热是比较常见的一种现象,治疗时要根据不同的病症、表现来确定发病的原因。在了解了基本的发病原因后,产妇才能及时去医院对症治疗。在平时的生活中,我们要做到预防为主,防治结合。平时注意保持外阴道的清洁,每天清洗,避免洗盆浴或者夫妻性交;每天做15分钟产褥体操,对身体有益无害;合理饮食,补充足量的鸡蛋和肉类时,也要注意水果和蔬菜的摄入,保持机体营养的平衡;多喝水,少吃药,吃药时要遵医嘱,如出现体温持续不降等异常状况,就立即就医。

## 10. 产后恶露怎么处理

女性产后从阴道内排出的液体称为恶露,也叫产露。分娩后,包裹胎儿的卵膜和子宫内膜等残片、子宫内胎盘脱落处与由于分娩受伤的地方的血液一起排出,形成恶露。

一般情况下，正常的恶露总量在 500~1000 毫升左右，有血腥味，但是不臭。根据产后时间的不同，恶露的量和成分也随之发生变化。一般在产后 2~3 天内为血性恶露。颜色鲜红且量较多，有轻微血性味。3~4 天后恶露颜色会变淡，量逐渐减少，两周左右恶露变为白色或蛋黄色，形成白色恶露，此时量更少且不再有血液，一般持续到 3 周左右恶露停止。

新妈妈对恶露的处置应加以重视，如不注意卫生，常常会使阴道、子宫感染炎症。因此，新妈妈应注意以下几个方面的问题。

(1) 从细节做起

恶露处置前应该先洗手，然后用消毒纸巾或医用药棉，从阴道向肛门的方向擦拭消毒，注意纸巾或药棉只能使用一次，不可重复使用。

(2) 注意卫生用品

一般新妈妈会随时戴着卫生巾或护垫，但使用不当会引发一些皮肤病，如囊肿或湿疹等。因此，在选择卫生巾和护垫的时候，最好根据自己的肤质和习惯选用适合自己的护垫，还要勤换内衣内裤，注意保持会阴的清洁卫生。另外，如果恶露量较少也可以使用棉条。在条件允许的情况下，新妈妈可以经常脱掉内裤，暂时脱离卫生巾或者护垫，让阴道充分暴露在空气中。这样不仅有助于保持肌肤的干燥，预防湿疹，并且还能够加速伤口的愈合。

(3) 呵护伤口

如果阴道或会阴部有伤口，还应特别注意避免触及伤口处，以防感染或疼痛。

(4) 按摩子宫

新妈妈可以经常按摩子宫，这样做能增加子宫的收缩能力，更有利于恶露排出。

### (5) 注意饮食起居

饮食方面,新妈妈宜选择清淡而富含营养的食物,气虚者可食鸡汤、大枣汤、桂圆汤等;血热者可食鲜藕、西红柿、梨、黄瓜、西瓜等水果。产妇一般应慎食生冷、辛辣之物。另外,还应保持卧室内空气的流通,祛除秽浊之气,以利机体气血早日复原。

## 11. 如何防治产后尿潴留

产妇分娩6~8小时后,不能自解小便或膀胱过度膨胀者;或能自解小便,但残余尿量超过100毫升者,称为产后尿潴留。常见于第二产程延长的初产妇,为产后常见并发症。中医学称"产后小便不通"或"癃闭"。产后尿潴留不仅会影响子宫收缩,导致阴道出血量增多,还是造成产后泌尿系统感染的重要因素之一。

首先要了解患尿潴留的常见原因:产妇在分娩6~8小时后,应该解一次小便。大多数产妇都能顺利地排出尿来,但有些产妇,往往出现排不出尿或排不净尿等排尿困难情况。这是因为,第一,在分娩过程中,由于胎儿对膀胱颈部长时间的压迫,致使膀胱黏膜水肿,膀胱张力下降,收缩力差;第二,腹壁松弛,张力下降,使排尿乏力;第三,由于膀胱麻痹造成排尿困难;第四,有些产妇不习惯躺着排尿,造成排尿困难;第五,有些产妇因会阴伤口痛疼,产生对排尿的恐惧心理,引发尿道反射性地痉挛,因而出现排尿困难。

当产妇出现尿潴留现象时,应该加以重视,及时寻求医生的帮助,切不可任其发展。一般来说,有以下几种简易的辅助方法,可以起到缓解尿潴留的作用。

### (1) 补水

在分娩后应及时补充水分,刺激排尿。

### (2) 及早下床活动

因为躺在床上容易降低排尿的敏感度,有可能阻碍尿液的排出。

因此顺产的妈妈最好产后 6~12 小时就应该下床活动；剖腹产的新妈妈可以在术后 24 小时起床。同时鼓励起床自解小便，小便时采取半蹲半立的姿势。

(3) 可采用按摩疗法

在排尿前，将手沿左右方向轻轻按摩 10~20 次下腹部膀胱处；排尿后还可再用手掌自膀胱底部向下推移按压，以减少膀胱余尿。

(4) 热水治疗法

取一盆 50℃左右的热水，直接坐于水中浸泡；或取水温更高些的热水倒于盆中，让水汽充分熏浴会阴部，此时应注意身体与水面保持适当距离，以免烫伤。

(5) 大葱或大蒜治疗

大葱和大蒜具有辛温解表之药理作用，可治疗产后尿潴留。方法是取大葱或大蒜 300~500 克，捣烂成泥状，用纱布包裹，敷在脐下耻骨上膀胱充盈处，15~30 分钟后取下，然后让患者排尿，同时在便盆内放 300 毫升左右开水效果更佳。

经过上述方法仍不能及时排出尿液，或者仅能解出部分尿液，而下腹部膀胱处依然疼痛难忍，并且触摸后有尿意但又排不出来的话，应立即就医诊疗。同时，如果出现尿频、尿急、发热、有异常恶露的话，也应该及时就医治疗。

## 12. 避免产后风湿

产后因肌表、筋骨大开，身体虚弱，风寒容易侵入体内，从而引起以肌肉关节酸痛、疼痛为主要症状的疾病。此类风湿病与产后血虚、风寒侵入有关，故而将其称为"产后风湿病"。

患产后风湿病的产妇，其症状和原因主要有以下几种。

第一，浑身怕冷、怕风、出虚汗、活动关节疼痛，遇冷、遇风疼痛症状加重，严重的病人夏天会因怕冷而穿棉衣。这是因为妇女在月

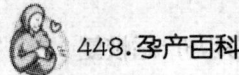

子里筋骨与腠理合闭，风湿寒邪容易侵入体内，并长期滞留于体内，这样会损坏腠理与筋骨组织，形成产后风湿，严重时还可导致筋骨病。

第二，产妇除了有怕冷、怕风、活动关节有疼感的症状之外，还伴有四肢麻木、抽搐、胀痛等。这是由于产妇情绪不好，长期忧郁，从而引起肝气郁结、气血不畅，而气血一旦受滞就容易失去营养，使风邪更容易侵入机体，引起产后风湿。

第三，产妇伴有浑身沉重，机体无力，腰酸背痛、不耐疲劳等症状。这主要是产妇过早、过多涉及房事，从而伤阴、伤精，阴精两亏导致筋骨空虚，风邪乘虚而入导致了产后风湿。

第四，产妇产后头痛或者是局部性疼，浑身各大小关节疼痛。有的产妇一到阴天下雨就会身体不适、浮肿，严重者可导致全身水肿，如果长期不予治疗或者治疗不当，就会导致严重的风湿病。出现这种情况是因为产妇在坐月子过程中，不适当的生气和发脾气，从而导致内分泌失调，伤身动阴，导致病邪进入机体，形成产后风湿病。

对于产妇来说，预防比产后护理更重要，所以，一般产妇分娩后要注意以下几条。

(1) 饮食方面

多吃一些含有高蛋白、高维生素、低脂肪的食物，要以温、软易消化食物为主，少食多餐，夜间也可加餐 1~2 次。忌食辣、生、冷及过硬的食物。

(2) 环境方面

保证室内通风，经常开窗换气，室内的温度和湿度要适当。保证房间内有阳光照射，衣服和被褥要经常晾晒，在太阳下杀毒。

(3) 个人卫生方面

产妇每天都要保证用温热毛巾或干毛巾擦汗，饭前饭后及喂奶前都要洗手,坚持温水洗漱,卫生用品与家庭其他成员的要分开放。

(4)情绪方面

保持心情舒畅,避免焦躁、忧郁等不良情绪。

## 13. 怎样避免尿失禁

产妇产后通常在咳嗽、打喷嚏、大笑、弯腰、提重物等情况下有漏尿的尿失禁情况,这种情况一般会出现在产后一个星期左右。出现这种状况是孕妇在怀孕期间,胎儿压迫支撑骨盆腔里的器官如膀胱、子宫、直肠等柔软的肌肉组织层,使之松弛,而后使骨盆内的组织位移或变形。

在孕妇生产过程中,产妇的尿道及骨盆肌肉被撑开、扩张,对神经、血管造成伤害,以致尿道无法紧闭,进而发生漏尿情形。生完宝宝后,产妇腹部肌肉松弛,对膀胱压力减小,膀胱肌张力较差,如果在打喷嚏、咳嗽或是捧腹大笑的情况下,会使横隔膜收缩并推挤腹部和子宫而下压到膀胱,导致膀胱无力,发生漏尿情形。

为了避免产后尿失禁的发生,产妇可以及早做出预防。

♥为了使膀胱完全排出尿液,在排尿的时候要尽可能额外压迫3次。

♥当咳嗽或是打喷嚏时,尽量使嘴巴打开,这样可减少对横隔膜的压迫,避免发生尿失禁。

♥注意饮食。可补充营养,但要避免过量。给身体补充营养的时候,要注意适当吃些水果和蔬菜,此外,不要吃辛辣等刺激食品。

♥如果产妇患有尿失禁,哪怕只是轻微的,也应禁止性生活,以免加重或进一步诱发病情。

♥保持良好的心情。一般尿失禁会持续一个月左右,在这期间,产妇应该保持良好的心情,避免急躁。

♥可以定期做骨盆底肌肉练习。这样不仅能促进会阴的血液循环,还有利于会阴伤口的快速愈合。做骨盆底肌肉练习的时候注意,要想让锻炼充分有效,一定要持之以恒,锻炼时间至少进行3个月。最后,如果做骨盆底肌肉练习没有效果,要去医院做检查。

### 14. 引起产后消化不良的原因

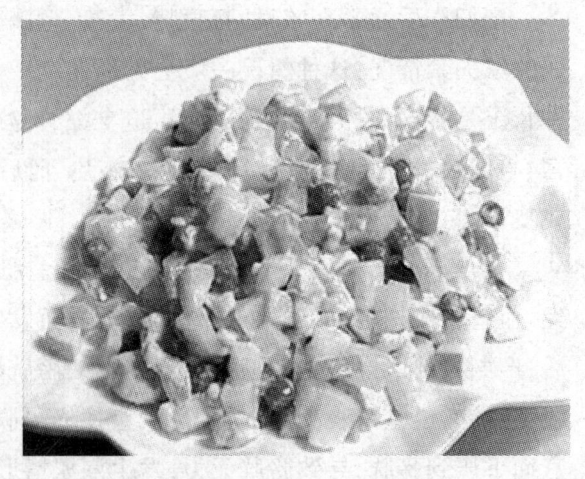

随着现代生活水平的提高,人们越来越重视妇女产后的饮食营养,但往往很多产妇却无福享受高营养的饮食,常常出现食欲缺乏、肠胀气、腹泻、恶心、呕吐等现象。产生这一系列症状的原因归结起来说,主要是由于产妇产后饮食过多或饮食不当造成的。

妇女在产后身体虚弱,还要哺乳婴儿,家人为了给产妇补充营养,尽快恢复产妇体能,在月子期间让产妇进食一些肉类、蛋类等营养价值较高的食物。但此时产妇的肠胃系统并未立即恢复,尤其是剖腹产的产妇。而食物中的蛋白质、脂肪、糖类都是大分子物质,不能直接被肠胃吸收利用,所以,产后食用过多的肉类和蛋类容易引起消化不良。

此外,产妇卧床时间较长,运动少,从而引起肠胃蠕动缓慢,这又增强了胃肠道的负担,使吃进的食物不能及时被消化,引起消化不良。

因此,为了避免产妇产后消化不良,平日饮食时要注意荤素搭配合理,少食油腻食品,多吃蔬菜和水果,蔬菜水果中富含纤维

# 第十七章　关注产褥期与产后恢复

素和果胶，可以帮助肠道蠕动，尽量做到少食多餐，饭菜要细软，以利于产妇消化吸收。另外，每天最好能喝500毫升左右的牛奶，对产妇的消化吸收功能有一定的帮助。与此同时，也可服用助消化的药物，如多酶片等，可辅助产妇的肠胃消化。但要忌食辛辣刺激性食品，以免对肠胃造成损害，阻碍消化吸收功能。此外，产妇在身体条件允许的情况下，适当下床活动，可以起到帮助食物消化吸收的作用。

## 15. 产生肛裂的原因

对分娩后的女性而言，肛裂是一种很常见的疾病。一般而言，产妇肛裂的原因除了因分娩时阴道扩张、撕裂累及肛门所致外，最重要的原因是便秘。产妇怀孕时腹壁扩张，宝宝生出后腹壁变松弛、腹压降低，使得肠内容物容易停滞在肠腔内，加上在分娩之后长期卧床休息，很少活动，使得肠蠕动减慢，以致大便在肠道内停留时间过久，水份被吸收而过于干燥、硬结，肠内容物很难排出体外，导致便秘，进一步导致肛裂。还有一种原因是由于产妇产后饮食不当引起，产妇产后身体虚弱，还要给宝宝喂奶，自身所需的营养就增高，于是会过多地进食精细食物，吃大量含蛋白质、脂肪和糖的食物，而蔬菜、水果等富含纤维的食物相对减少，这样的饮食方式很容易引发便秘，一旦发生便秘，若强行排便，就会导致肛裂。

产妇发生肛裂，有的产妇大便后会流血，有的只会在大便的表面带有血迹，也有的仅在手纸上留有血迹。大便时会有肛门撕裂痛，便后数分钟缓解，这种痛苦让产妇不敢用力解大便，使得粪便停留肠腔内时间更久、更干燥，下次排便更痛苦，久而久之形成恶性循环，给产妇带来精神和身体的双重痛苦。

为了防止孕妇产后肛裂，一般要做到以下几点。

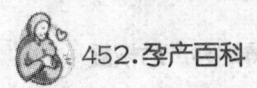

**(1)保持肛门处的清洁,养成良好的卫生习惯**

产妇在每次大便后可用温水轻轻擦洗肛门,清洗的时候注意要从前往后,避免肛门处的病菌感染阴道。

**(2)要经常下床进行体育锻炼**

可以做提肛运动,锻炼肛门括约肌的收缩力,同时可以促进肛门周围的血液循环。不要老是坐着或者躺着,长此以往会引起肛门血管瘀血,肛周组织水肿,造成损伤。

**(3)注意饮食**

不要吃热性、辛辣食物,多吃鱼汤、猪蹄汤,能够帮助补充足够的水分,润滑肠道。在保证充足营养的条件下,多吃蔬菜水果,可以适量的多餐少食,一天可以根据具体的情况加餐2次。此外还要多喝水或者蜂蜜水,可以润肠道,预防便秘。

如果产妇患了肛裂,可用一支开塞露插入肛门,然后将药物挤入直肠,20分钟之内即可排便,在排便时需注意不要用力。大便后要进行局部清洗坐浴,防止伤口感染,促进伤口尽快愈合。若肛裂久治不愈,则应早日去医院治疗。

## 16. 谨防产后尿路感染

近年来,产妇产后患尿路感染的几率越来越大,使得产妇出现尿急、尿频、尿痛等症状。尿急通常会表现出紧迫感,一有尿意就要立即排尿,不能耽搁。正常成人每天日间平均排尿4~6次,夜间就寝后0~2次。如果排尿明显增多,尿量还特别的少,就应该考虑患了尿频。尿痛表现为排尿时感到尿道、膀胱和会阴部呈灼烧痛,严重时有如刀割。无论产妇患了尿急、尿频还是尿痛,原因大多由于产妇产后恶露持续时间长,对恶露处理不得当,出现感染引起。有的产妇习惯性憋尿,憋不住了才去解小便,也是出现产后尿路感染的原因。还有的产妇产后反复插导尿管也会引起尿路感染。此外,产后由于阴道及子宫创伤、全身抵抗力降低、产程过长、难产等因素,也易引起尿路感染。

所以,为了预防产后尿路感染,应提醒产妇做好产后尿路的预防工作。

(1)注意清理恶露

每天都要用温水清洗外阴,保持阴道清洁,恶露量多时要注意阴道卫生,每天用温开水或1:5000高锰酸钾液清洗外阴部。

(2)选择柔软的卫生护垫

选用消毒卫生护垫,护垫要柔软,并且要经常更换,减少病毒侵入机会。

(3)多喝水

保证白天排尿4~6次。对于偶尔发作的尿路感染,用多喝水(每天2000~3000毫升)的方法基本能自愈。容易发生尿路感染的产妇,建议每天每隔2~3个小时排一次尿。

(4)不要憋尿

一有尿意应立即排尿,不要憋不住了才排。排尿时,尿液将尿道和阴道口的细菌冲刷掉,有天然的清洁作用,同时避免了细菌的生长和繁殖。

(5)内裤宽松

内裤不要穿得过紧,宽松为宜,面料最好选择纯棉制品,化纤制品的内裤尽量少穿,此外还要做到经常换洗内裤,在阳光下晒干杀菌。让外阴有清洁的环境,不利于病菌的生长和繁殖。

(6)避免粪便的污染

产妇应注意大便以后用干净的卫生纸往后擦拭,不要从后往前,这样可以避免粪便污染外阴,引起尿路感染。如果发生异常情况,应及时就医,不能擅自用药。

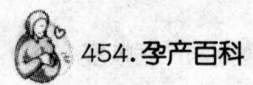

## 17. 警惕产后心力衰竭

产妇在怀孕和分娩时会发生心力衰竭,尤其是有心脏病的产妇。这是由于在分娩时,一方面,存在于子宫内的大量血液突然进入血循环中,使回心血急剧涌向心脏,易引起心力衰竭;另一方面,腹内压骤减,大量血液都滞于内脏血管,回心血严重减少,造成周围循环衰竭。另外,在产妇产后1~2天内,组织内潴留的水分进入血循环,致使体循环血量有再度短暂的增加,心脏负荷又有所加重,此时产妇仍然有心力衰竭的危险,所以要做好产妇产后的防护工作。

(1)保持心情舒畅,家人不要惹产妇生气

生气时心率加快,血压升高,心肌收缩力增加,从而加重心脏负荷,诱发或加重心力衰竭的发生。

(2)饮食要注意

给产妇的饭菜中要少放盐,最好食用低钠盐。食物尽量清淡,容易消化,不要吃过油腻和辛辣等刺激性食物。吃得不易过多,特别是晚餐不要吃得过饱,最好少食多餐。

(3)注意休息和锻炼

产妇患心力衰竭期间最好请别人带孩子,以保证充足睡眠,避免劳累。产后6~24小时后可以下床活动,或根据身体状况来定。下床活动的时候要注意,要循序渐进,不能急于求成。

(4)做绝育手术时间要掌握

产后一周左右如果没有异常状况的发生,产妇可以做结扎手术,如果产妇有产后心力衰竭,要等到病情得到控制后才能做绝育手术。

除上述4点以外,产褥期不可进行房事。心功能在四级以上者,不适合哺乳,可以采用人工喂养牛奶或者奶粉。

如果产妇产后患心力衰竭,家人及医生一定要注意产妇的心理护理。产妇由于气喘、呼吸困难等不适,加上对病情了解不深入,对宝宝健康状况的关心等一系列问题,更会产生紧张、焦虑、恐惧、孤独、抑郁等不良的情绪,在护理患产后心力衰竭的产妇时要体贴产妇,让产妇尽量保持心情放松,不要负担过重。

## 18. 产后腹痛的原因

产妇产后腹痛是一种常见的症状。有些腹痛出现在产后数小时,有的出现在产后几天内,一般在产妇喂奶时,疼痛更为明显。通常来说,这是产后子宫收缩所致。生育次数越多和急产后的产妇容易出现产后腹痛。生育次数多,子宫弹性就会变差,以致子宫肌肉收缩力不正常;如果孕妇急产,宫收缩过强,子宫肌层缺血缺氧而引起疼痛。疼痛时,产妇可在下腹摸到"硬球",轻轻按压腹部,阴道会有少量流血,这是正常现象,产妇不必过于担心。

良好的子宫收缩能够减少产后出血,对产妇的健康有利。产后子宫收缩痛一般会出现在产后 1~2 天,持续 2~3 天自行消失,不需要使用止痛药。如果产妇剧痛难忍,可以给下腹部热敷或者服用止痛片,疼痛可以缓解。需要注意的是,如果疼痛是连续性的,并且时间超过一周,腹痛期间,恶露量多、色暗红、多血块、有秽臭气味,这不是子宫收缩引起,可能是盆腔有炎症,此时应请医生检查治疗。

为了预防因产后子宫收缩而引起的腹痛,产妇要做好预防工作。平时要注意产褥期的保健卫生,注意会阴部的清洁和护理。

除了子宫收缩引起腹痛以外,还有 3 种原因能够引起产妇腹痛:

第一,产妇在坐月子中不注意保暖,或者通风时受凉,引起风寒,导致血脉凝滞、气血运行不畅,引起产妇腹痛。此种情况轻轻按摩腹部或者用温水袋给腹部热敷,情况就会减缓。

第二,不良情绪。产妇产后身体虚弱,如果心情不好,很容易导致肝郁气滞、血流不畅,以致气血淤滞,从而造成腹痛。所以产妇在坐月子过程中一定要保持心情舒畅。

第三,孕妇躺在床上时间过长,不经常变换体位,引起淤血停留,下腹坠胀疼痛。如果产妇没有特殊情况,产后1~2天就可下床活动,注意要循序渐进,随着身体的恢复逐渐增加活动量。

## 19. 不可忽视产后贫血

产后贫血是一个不容小视的问题。大部分的产妇产后由于体内多余水分的排出,体内血红蛋白浓度有所上升,一般不会患贫血。少数产妇由于生产时出血较多,或者有些产妇在怀孕期间就患有贫血,这样都会引起产后贫血。

产后产妇的身体本来就很虚弱,如果再患贫血,会使产妇的抵抗力下降,产褥期延长,身体复原变慢。抵抗力下降就会方便了病毒的侵入,使产妇容易发生产褥期感染、发热等疾病,严重时可导致韧带松弛,发生子宫脱垂或者产后内分泌紊乱。此外,贫血还能影响乳汁的分泌,使得乳汁分泌量减少,含铁量减少,质量不高。宝宝喝有贫血产妇的乳汁容易营养不良,身体抵抗力下降,使宝宝容易患病,严重时影响宝宝的身体及智力发育,危害新生宝宝的身体健康。

如果产妇产后贫血,病情较轻者面色苍白,病情较重时可出现面黄、水肿、全身乏力、头晕、心悸、胃口减退、呼吸急促等症状。所以,产后要注意预防贫血。

（1）孕期预防

要保证怀孕期间不发生贫血,如果怀孕期间有贫血的症状,要及时治疗,防止并发症发生,促进身体迅速康复,为分娩后的哺乳做好充分的准备。

（2）多吃一些富含铁的食物

多吃动物肝脏、海带、紫菜、黄豆、菠菜等含铁的食物。医学研究证明,只有二价铁才可以被人体吸收,在酸性条件下,三价铁会转换成二价铁,所以,适当的吃一些酸性物质,例如西红柿、酸枣、酸黄瓜、酸菜等,可以帮助人体对铁的吸收。此外,维生素C也可以帮助铁的吸收和利用,可多进食含维生素C丰富的食物,如新鲜的蔬菜和水果,这对人体是极有好处的。

(3)适量服用红糖

红糖有助于产后能量的摄取和铁的补充,这是因为红糖内含有较多的铁质、胡萝卜素、核黄素及锌、锰、钙、铜等多种微量元素。如果产妇产后出现严重贫血的症状,应及时就医。

## 20. 消除疤痕的良方

因为种种原因,近年来选择剖腹产的孕妇越来越多。虽说现在剖腹产的切口都是顺着皮肤的纹理,伤疤不像过去那样明显,但仍然会留下疤痕,影响产妇美观。

剖腹产后的疤痕一般呈白色或灰白色,光滑、质地坚硬。手术后2~3周疤痕开始增生,疤痕周围发红、发紫、变硬,疤痕处有新生的神经末梢,但它是杂乱无章的,疤痕会突出皮肤表面。大约3个月至半年左右,纤维组织增生逐渐停止,疤痕也逐渐变平变软,颜色变成暗褐色。

掌握了疤痕的形成过程,下面我们会根据疤痕的形成特征提出一些建议,帮助产妇在产后更好的恢复身体,消除疤痕。

♥无论产前产后,产妇都要注意饮食。多吃富含维生素C、维生素E和人体必需的氨基酸食物,例如新鲜的水果、蔬菜、蛋、奶、瘦肉等,它们可以促进血液循环,改善表皮代谢功能,帮助伤口很好的愈合。忌吃辣椒、葱、蒜等刺激性食物,以免疤痕皮肤刺痒。

♥术后要勤换药,保持疤痕处的清洁卫生。及时擦去汗液,因为汗水是由水、盐、蛋白质和尿素等成分组成。出汗时汗液中的盐分会刺激疤痕内部的神径末梢,很容易产生疼痛和奇痒。

♥如果皮肤刺痒不要用手搔抓，以免造成感染，使创面延期愈合。更不要用衣服摩擦疤痕的方法止痒，这样不仅不能起到止痒的作用，相反会加剧局部刺激，促使结缔组织炎性反应，引起进一步刺痒，对疤痕的愈合有弊无利。如果疤痕刺痒不止，可以涂抹一些外用药，如肤轻松、地塞米松等。

♥刀口结痂不要过早揭，否则会把尚停留在修复阶段的表皮细胞带走，甚至撕脱真皮组织，并刺激伤口出现刺痒，使疤痕的复原时间延长。

♥在疤痕恢复过程中尽量避免阳光照射，紫外线刺激会形成色素沉着，使疤痕的颜色变暗变深，不利于疤痕的淡化和恢复。

♥局部可使用超声波治疗产后的疤痕。因为超声波可以软化消散疤痕，分离疤痕结缔组织，对疤痕的恢复很有利，可以让剖腹产后留下的疤痕变软变平。如果术后时间较长，伤口部位增生明显，此时可以通过手术对伤口重新整形，分层缝合之后，再用超声波或者同位素照射的方法，防止疤痕的增生。

## 21. 预防脱发

产后产妇约有35%~40%的人会出现不同程度脱发的现象，所以产后脱发又叫做"分娩性脱发"。产后脱发一般在分娩后2~6个月之间发生，产妇的头发先由黑变黄，然后在产妇前额头发的1/3处开始脱落，随后两鬓和头顶部头发也逐渐脱落，最后使整个头发变得稀疏、枯黄。发生上述现象的原因较为复杂，汇总一下大约有以下几种。

♥妇女在怀孕以后，脑体前叶的促肾上腺皮质激素和促性腺激素分泌亢进，使得体内雌激素增多，脱发的速度减慢，头发的寿命延长，于是大多数孕妇早期都可出现不同程度上的多毛现象，而部分头发就会"超期服役"。分娩以后，其体内雌激素水平下降至正常，那些处于生长期的毛发大量脱落，由此便产生了产后脱发。

♥妇女怀孕期要对宝宝的生长负责，分娩后要对宝宝的饮食负责，所以，不管分娩前还是分娩后对各种营养素的需求量都很多，如不及时补充，会造成其体内蛋白质、钙、锌、B族维生素的缺乏，不仅对宝宝的健康不利，也会影响头发的正常生长及代谢，使头发枯黄、易断和脱落。

♥妊娠期孕妇反复呕吐、厌食等造成营养不良，也不利于头发的生长，使得产后脱发。

♥出血过多、出现神经衰弱、贫血等症状，会让产妇精神上有压力，如处理不好，经常情绪低落，容易诱发或加重产后脱发。

为了预防和减少产后脱发，产妇可遵守以下几条建议。

(1) 多吃健发食物

多吃绿色的蔬菜，特别是红萝卜、菠菜等，以及动物的肝脏、蛋黄、海带等，这些食物含维生素A、维生素B、维生素F，以及碘、铜等矿物质，能够保证营养的充足供应，满足头发生长的需要。

(2) 勤洗头

经常清洗头发，保持头发和头皮的清洁。一方面可以防止污垢油脂堆积，另一方面会有利于新发的生长。

(3) 经常有节奏地按摩头皮

有节奏地按摩头皮或者用木梳梳头，可以刺激头皮，促进头皮的血液循环，有利于头发的新陈代谢，使新发尽快地长出。

(4) 保持心情愉快

要清楚产后脱发只是一种暂时的生理现象，旧发脱落之后还会长出新发，随着时间的增长，脱发就会不治而愈了。所以，产妇脱发后不能精神紧张，精神紧张不会让脱发有所好转，相反会加重脱发。

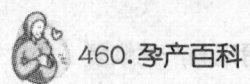

最后,如果脱发比较严重,可以用生姜片涂擦患处,或者在医生指导下服用谷维素、B族维生素、钙剂、养血生发等药物,这样过一段时间就会长出新发。但是产妇不要盲目用药,以免某些药物通过乳汁影响婴儿的正常发育。

## 三、产后容颜恢复

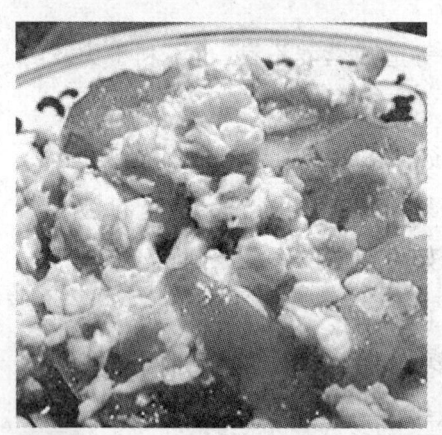

爱美,是每一个女人的天性。产后的新妈妈,在拥有宝宝的同时,也应该注重自己的仪表,保持女性的魅力,这样不仅可以增加自信,悦人悦己,而且还可以使爱情更加的稳固。因此,我们从日常饮食、皮肤的保养护理、化妆品的选择和使用等方面,为新妈妈全方位提供了护理容颜的方法和技巧。愿天下的新妈妈都能拥有姣美的容颜,永葆青春活力。

### 1. 吃出美丽肌肤

为了新妈妈们早日恢复和孕前一样美丽的肌肤,因此,在"坐月子"期间,以下几点会告诉新妈妈如何吃,怎样吃,吃什么,才能既能保证宝宝的营养供给,又能打造自己的美丽肌肤。

(1)*多吃富含各种维生素的蔬菜、瓜果*

瓜果蔬菜中含有丰富的维生素,维生素A可以防止皮肤干燥和粗糙,维生素B有延缓衰老的作用,维生素C则能增强皮肤的弹性和光泽。同时蔬菜和瓜果也有益于宝宝的吸收。总之一句话,蔬菜和瓜果是新妈妈的最佳营养品。

### （2）多吃富含软骨素硫酸的食物

人的皮肤由表皮、真皮和皮下组织组成,影响皮肤外观的主要是真皮。真皮由富有弹性的纤维构成,而构成弹性纤维最重要的物质是软骨素硫酸。人们饮食中如果缺乏软骨素硫酸,皮肤就会失去弹性,出现皱纹。因此,只要多吃含软骨素丰富的食物,就可以消除皱纹,使皮肤保持细腻,富有弹性。软骨素主要存于鸡皮、鱼翅、鲑鱼头部等软骨内。

### （3）含蛋白质丰富的食物是新妈妈的餐桌必备

蛋白质不仅仅能提供宝宝成长的必要营养物质,同时蛋白质对妈妈的肌肤也有很好的保养作用,因此,新妈妈每天必须保证充足的蛋白质供应量。含蛋白质丰富的食物有豆类、蛋、奶等。

### （4）富含核酸的食物也是新妈妈保养皮肤的必选食物

核酸是一种生命信息物质,它不仅在蛋白质生物合成中起着重要作用,而且影响其他各类代谢方式和代谢速度。核酸是一种葆春物质,它能延缓衰老,又能健肤美容。经科学验证,女性每天服用核酸约800毫克、维生素2克,4周后脸部皱纹大部分消失,粗皱皮肤变得光滑细腻。含核酸丰富的食物有鱼、虾、动物肝脏、酵母、蘑菇、木耳、花粉等。

### （5）尽量避开高温、高热量、咖啡因、油炸等食物

高温、高热量、咖啡因、油炸的食物,不仅对新妈妈的肌肤恢复没有好处,而且还不利于哺乳宝宝,因此应尽量避免食用。

## 2. 让皮肤白起来的妙方

"一白遮百丑",白皙光滑的肌肤是很多女性朋友都想要拥有的,新妈妈们也不例外。因此,生活中,新妈妈们该如何让自己白皙靓丽呢?

### (1) 加强皮肤护理

新妈妈要想让自己的皮肤变白,就要了解自己的肤质类型,注重日常的皮肤护理。

首先,新妈妈要先做好保湿再考虑美白。美白前先保湿,可以提高皮肤角质层的含水量,健全皮肤表层细胞组织,而且能够避免使用美白产品干燥时所产生的敏感。这种方法尤其适用于敏感和干性皮肤,以及混合偏干性的皮肤。角质层过薄的皮肤,就更应该注意这一点了,在使用美白产品之前,先用保湿精华素护理皮肤。

其次,"防晒是美白之母",因此新妈妈要懂得如何防晒。在选择美白产品时,最好挑含有防晒成分的产品,如果没有,可以使用具有防晒效果的隔离霜或防晒霜。在防晒霜的选择上,一定要选择同时抗UVA 和 UVB 两种波长的防晒产品,这样才能够同时有效地防晒伤和防晒黑。一般说来,敏感和干性皮肤,适合物理性防晒产品,混合和油性皮肤可以选择化学性防晒产品。

另外,新妈妈使用美白产品时,不仅要了解各种美白成分,还要掌握其主要成分的作用是什么,以便于自己在眼花缭乱的美白产品中找到最适合自己的一款产品。

### (2) 注重饮食

想让自己肌肤白皙的新妈妈,不仅要注重日常的皮肤护理,还要了解和掌握饮食中的秘密,这对增进肌肤的美白效果非常有用。

新妈妈在饮食中应多摄入富含维生素 C 的食物,如酸枣、鲜枣、蕃茄、刺梨、柑橘及新鲜绿叶蔬菜等。化学实验证明,黑色素形成的一系列反应多为氧化反应,但当加入维生素 C 时,则可阻断黑色素的形成。另外,新妈妈要注意摄入富含维生素 E 的食物,如卷心菜、菜花、芝麻油、芝麻、葵花子、菜子油、葵花子油等。现代科学研究证明,维生素 E 在人体内起到一种抗氧化剂的作用,特别是脂

463. 第十七章　关注产褥期与产后恢复

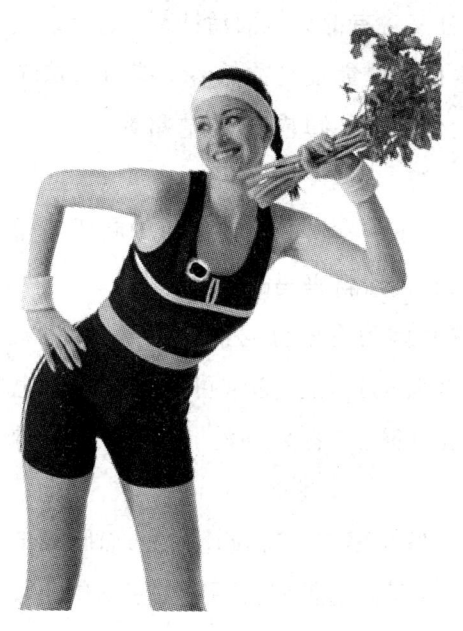

肪的抗氧化剂，能抑制不饱和脂肪酸及其他一些不稳定化合物的氧化。而人体内的脂褐素是不饱和脂肪酸的氧化物。维生素E则具有抑制它们氧化的作用，从而有效地抵制了脂褐素在皮肤上的沉积，使皮肤保持白皙。与此同时，维生素E还具有抗衰老的作用。

但是，对于富含酪氨酸的食物新妈妈要少吃，如马铃薯、红薯等食物。酪氨酸是黑色素的基础物质，即黑色素是由酪氨酸经酪氨酸酶的作用转化而来的。如果酪氨酸摄入少了，那么合成黑色素的基础物质也就少了，皮肤自然就变白了。所以应少吃富含酪氨酸的食物。

## 3. 选择适合自己的洗面奶

洗面奶是我们生活中每天必备的护肤品。如何选择一款更合适自己的洗面奶，对新妈妈来说也很重要。

### (1) 洗面奶的基本类型

泡沫型洗面奶：平时大家用的最多的就是此类产品。主要通过表面活性剂对油脂的乳化能力来达到清洁效果。泡沫型洗面奶对水溶型污垢的清洁能力比较强。皂剂洗面奶也是其中一类，因为其特性明显，因此一般会和普通表面活性剂洗面奶区别对待。

无泡型洗面奶：结合了泡沫型洗面奶和溶剂型洗面奶这两种类

型的特点,其中既使用了适量油分又含有部分表面活性剂。

溶剂型洗面奶:该类型的洗面奶是靠油与油的溶解能力来祛除油性污垢,它主要针对油性污垢,例如一些卸装油,清洁霜等。

(2)洗面奶的选择

不同类型的洗面奶其清洁原理不一样,并且使用后的肤质感受也会不同,结合各种肤质的需要,我们给新妈妈的建议如下。

油性皮肤的新妈妈:油性皮肤因为皮肤分泌油脂比一般人多,所以需要选择一些清洁能力比较强的产品。通常可以选择一些皂剂洗面奶,因为皂剂洗面奶祛脂力强,又容易冲洗,洗后肤感非常清爽。

混合型皮肤的新妈妈:这类皮肤主要T字部位比较油,而脸颊部位一般是中性,甚至还可能是干性。所以这种皮肤要在T字部位和脸颊部位取个平衡,不能只考虑T字部位清洁干净而选一些祛脂力非常强的产品,尤其是在秋冬季节,油脂分泌会有所减少,就应换成普通的泡沫型洗面奶,它清洁力较强,而且较为温和且容易冲洗,所以建议混合型皮肤可以选择这类产品。

中性皮肤的新妈妈:这类皮肤是最容易护理的。一般泡沫型的洗面奶都比较适用,因为其洗后感觉滋润,不紧绷。不过如果在秋冬季节,感觉皮肤比较干的时候也可以改用一些无泡型洗面奶。

干性皮肤的新妈妈:这类皮肤皮脂分泌少,肌肤较干燥,对外界刺激比较敏感,特别是冬季,肌肤更容易紧绷,尤其是面颊部位,总是有被拉紧的感觉。一些清洁油、清洁霜或者是无泡型洗面奶比较适合干性皮肤,最好不使用泡沫型洗面奶。

## 4. 巧用化妆水

化妆水质地清爽,无论是油性肌肤还是混和性肌肤的新妈妈都比较适用,如果新妈妈们能了解和掌握不同类型化妆水各自的功效,并加以灵活运用的话,会起到意想不到的效果。

(1) 化妆水巧变保湿面膜

将化妆水倒在面膜纸上,敷 10~15 分钟,化妆水即时变为保湿面膜。而且由于质地轻柔,更容易让皮肤吸收,比保湿面膜效果更快捷,还可省去以清水洗掉的程序,让化妆水完全渗透皮肤,非常方便快捷。

(2) 清爽肌肤,收缩毛孔

早上起床我们常常会发觉鼻侧的毛孔会张的很大,这是因为油脂分泌过盛而撑大了毛孔。所以新妈妈在彻底洁面后,可以将沾满控油化妆水的化妆棉敷在鼻翼两侧及 T 字部位约 10 分钟,便可以吸收过盛的油脂分泌,收缩毛孔,上粉底也更服帖。

(3) 光泽肌肤,清除角质

精神压力、睡眠不足或不洁污垢会让新妈妈的皮肤角质变厚而失去光泽和弹性,此时用化妆棉沾上化妆水,在角质层较厚的鼻翼、下巴、额头位置多抹几下,可以轻松把角质带走。

(4) 防止肌肤损伤,晒后修护肌肤

夏季阳光暴晒,令皮肤干燥灼热,这时不适应马上使用强效的保养品,而冰冻后的化妆水能帮皮肤降温,有效避免肌肤损伤。方法是将具舒缓效果的化妆水放入冰箱冷藏 10 分钟后,取出沾满化妆棉的化妆水,涂在皮肤发红、发烫的部位,可以快速降温,缓解刺痛,消除红肿。

(5) 消除疲劳,恢复眼睛明亮

长期戴隐形眼镜或长时间使用电脑会引起眼睛极度的疲劳,除了适时休息,将化妆水倒在眼膜或两片化妆棉上,敷双眼约 10 分钟,便可即时舒缓眼部疲劳,消除眼睛充血,迅速补充眼部水分,恢复眼睛明亮。应注意的是要选用有保湿功能的化妆水为佳,含酒精成分的不宜用于眼部。

**(6) 软化皮肤角质,补充肌肤水分**

夏季肌肤保养不善,常会有油腻和吸收不进营养的感觉。这是因为皮肤的养分由角质层渗透,日晒会造成角质层排列不规律,从而影响保养品成分的渗透。而化妆水可软化角质层,使原本翘起的角质层恢复平滑的排列,可帮助养分的吸收及渗透。

**(7) 促进血液循环,抗皱防皱**

用化妆水拭抹面部时,新妈妈可以顺便由下而上轻轻按摩颈部,不仅能促进血液循环,长期坚持还可以防止颈纹过早出现。

**(8) 改善肤质,美白肌肤**

新妈妈把美白化妆水涂在化妆棉上,然后敷在面部,有助于改善肤色不均匀、暗哑和无光泽的肌肤问题。含有维生素 C、熊葡萄素、AHA 成分的化妆水,能更迅速地渗透肌肤底层,防止黑色素形成,改善肌肤暗哑的效果。

## 5. 不可不用的粉底

很多新妈妈化妆时,只注重唇膏和眼影的选择和使用,而常常忽视了粉底。其实这是个误区,选择和使用适当的粉底,不仅可以保护皮肤,更使肤色达到完美。否则,眼部、嘴唇妆化得再好,也不是成功的化妆,不会收到理想的效果。

粉底的主要作用包括:改善肤色,使面容更加鲜亮、色彩更加健康,同时遮盖面部细小的瑕疵和不均匀的色素;保护皮肤,有粉底做基础,化妆品可以不直接接触皮肤,还能防止灰尘进入毛孔;调整皮肤性质,在保养皮肤及滋润皮肤的同时,增加了皮肤抵抗风霜雨雪及烈日曝晒的能力,还可以帮助油性皮肤减少分泌物;增加面部立体感,深色粉底可涂在脸部凹陷的地方,如鼻梁、眼窝、两腮等,明亮的粉底可涂在脸部凸出的部位,通过二者的明暗对比,使面部立体感增强。

了解了粉底的作用,新妈妈们还要懂得如何使用粉底。

首先,涂粉底应均匀,厚薄要适中。打粉底时按由外而内,从上到下的顺序,顺着脸部毛发生长的方向;轻压细抹有助于在皮肤上长久保留粉底。待粉底在脸上固定后,可以用面纸将不匀的或多余的粉底轻轻擦拭掉。粉底的颜色应该与肤色相配,粉底的选择因肤质而异。

其次,为了使妆面更加柔和、固定,也可使用干粉进行"定妆",使用干粉时,也应选用与肤色匹配的颜色,打好粉底,然后用一个粉扑沾少许干粉与另一个粉扑拍均匀,将干粉轻轻扑在面部的五个部位。

当新妈妈肌肤出现问题时,选择一款好的粉底,还能巧妙掩饰你的倦容,让你看上去依旧光彩照人。

(1)遮瑕粉底

新妈妈为了照顾宝宝,熬夜后常常会出现黑眼圈,肤色看上去既憔悴又暗淡。含有云母及矽分子的遮瑕粉底能让你的肌肤看起来更加无瑕,并且其轻薄的质地及高保湿度,即便用在眼部周围也不易产生细纹。专业彩妆师建议:把焕色修瑕笔和粉底混合使用,能把黑眼圈修饰得更明亮自然。

(2)光线折射粉底

因疲劳而常常会面带倦容的新妈妈,应选择含有光线折射粒子的粉底,这种粉底能比较好的修饰倦容,帮助遮盖脸上的黯色,使肌肤散发亮丽光泽,保持肌肤的透明感。

(3)吸油粉底

很多新妈妈会因为劳累而将肌肤的新陈代谢打乱,会出现极容易脱妆的苦恼。此时补妆,一般的粉底不仅解决不了问题,还会越补越厚,如果改用吸油粉底,反倒是比较好的选择。

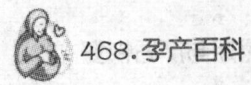

### (4)滋润水质粉底

新妈妈肌肤出现症状时,要避免使用粉质粉底,否则容易让肌肤更加显得干燥。而选用一款滋润水质粉底,能巧妙掩饰倦容,锁住水分,使你的肌肤看上去光彩亮丽。

## 6. 正确饮水能美容

水是组成人体的重要成分,人体由许多细胞组成,每一个细胞分分秒秒都在进行新陈代谢,代谢的废物常常是溶在水里,以尿的形式排出体外,如果没有足够的水分,代谢废物就不能从身体内被彻底排出。当这些代谢废物堆积到一定程度,我们的皮肤、肾脏、肝脏、骨骼就会出现问题,缺水的皮肤不仅会出现干燥、脱皮等现象,还会产生暗疮或粉刺。因此,只有人体内水分充足,我们的皮肤才会丰腴、润滑,有光泽而富有弹性。

而如花的女人更是离不开水的滋润,水除了是维持女性身体健康的必需品,它也有美容、减肥、美肌等诸多功能,因此,新妈妈平时要养成正确喝水的良好习惯。

### (1)掌握正确的饮水方法

专家建议:成年人每人每天应饮约1500~2000毫升的水,并且最好分6~8次饮用,每次250~300毫升。最好是小口小口地喝水,因为饮水速度过猛对身体非常不利,可能引起血压降低和脑水肿,导致头痛。

### (2)晨起一杯水,美容又益身

晨起后,新妈妈不要急着忙于洗刷等事情,应该先喝一杯开水。因为经过一夜睡眠,尿液和不显性失水会丢失水分,使血液黏稠度增高,循环阻力增大,心脑供血不足,使人面容憔悴。晨饮清水一杯可以迅速被吸收,从而稀释黏稠的血液,改善脏器代谢,促进血液循环,使皮肤保持鲜亮光泽。这也是生物学家们一直以来提倡的"内洗涤法"。

### (3) 蜂蜜水护肤又养颜

俗话说"早盐晚蜜"。蜂蜜水不仅有助于润肌白肤、美容养颜，而且由于营养丰富而多样化，又易被人体吸收利用，还能补充人体所需的各种微量元素。因此，新妈妈可以在每天睡前饮一杯蜂蜜水，对于滋养皮肤非常有益。

### (4) 柠檬水，美容的佳品

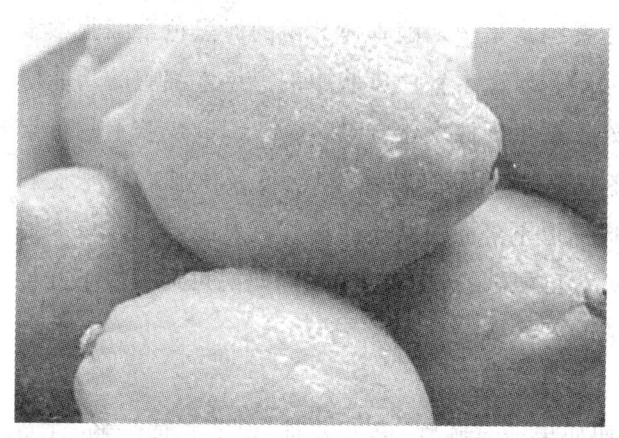

柠檬水一直以来都是很多女性朋友青睐的美容饮品。柠檬中丰富的维生素C对减少面部雀斑、黄褐斑，保持皮肤张力和弹性有十分明显的效果。如果饭前饮一杯柠檬水的话，还可以增进食欲，故柠檬水也是新妈妈不错的美容佳品。

### (5) 喝茶喝出好容颜

新妈妈常喝茶也能得到美容的效果，如绿茶、薄荷茶、菊花茶等。这是因为茶叶不仅有抑制亚硝基化合物的致癌功能，还有防治心血管病、清肝明目、养血解毒、固齿杀菌等作用。同时，多喝茶水能加快体液循环，及时清除皮肤排泄物，使皮肤清洁湿润。

### (6) 矿泉水，美容效果优

矿泉水中含有钙、镁、钠等多种矿物质及二氧化碳，不仅能健脾胃，增食欲，还可以使皮肤变得白嫩柔润，温良如玉。因此，新妈妈日常不妨多饮用些矿泉水。在饮矿泉水时要注意选择一些品质上乘、质

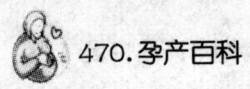

量合格的品牌。

此外,个别因肝脏、肾脏、心脏等某些疾病而不适合饮太多水的新妈妈,必须在医生的引导下正确饮水。

## 7. 让妊娠斑一扫而光

妊娠斑,指的是部分孕妇在妊娠4个月后,脸上会出现茶褐色斑,分布于鼻梁、双颊,也可见于前额部,呈蝴蝶形。

引起妊娠斑的主要因素是孕期脑垂体分泌的促黑色素细胞激素增加,以及大量孕激素、雌激素致使皮肤中的黑色素细胞的功能增强。妊娠斑是一种妊娠期生理性变化,产后3~6个月,皮肤上的色素沉着颜色变浅,最终消失;只有部分特殊体质,以及内脏有特殊疾病的女性会出现妊娠斑消退不全而遗留淡淡的茶色痕迹。不过,专家提醒新妈妈不必太担心,妊娠斑是可防可治的。新妈妈可通过以下几种方法消退和治疗妊娠斑。

### (1) 心情疗法

有妊娠斑的新妈妈要改善睡眠,静心安神,保持心情舒畅,注意劳逸结合,生活要有规律,同时还应避免长期过度的精神紧张情绪。太大的精神压力会使脑垂体无法正常工作,而刺激黑色素细胞分泌黑色素。

### (2) 冷热水交替冲洗法

新妈妈可以坚持用冷水和热水交替冲洗长斑的部位,这种方法能促进相应部位的血液循环,加速黑色素分解。

### (3) 注意防晒

阳光的照射会加深妊娠斑,因此,新妈妈应注意避光,防止日光直射面部,外出要戴遮阳帽或遮阳伞,应根据季节选择适宜的防晒品。

### (4) 饮食疗法

通过饮食疗法也可以除祛妊娠斑,最主要是补充维生素。多吃富含维生素 C 的猕猴桃、番茄、草莓等水果,以及富含维生素 $B_6$ 的奶制品,非常有效。另外还要注意饮食的搭配,含高感光物质的蔬菜,如芹菜、胡萝卜、香菜等,最好在晚餐食用,食用后不宜在强光下活动,以避免黑色素沉着。

### (5) 不滥用化妆品

有妊娠斑的新妈妈应注意,不要滥用化妆品,尤其不能用劣质化妆品。劣质化妆品通常含铅汞等金属,或强力化学成分,其杀菌成分会造成皮肤的慢性炎症,还会使色素沉积。

### (6) 口服维生素药物治疗

妊娠斑较明显的新妈妈还可考虑口服维生素药物进行治疗。特别要提醒的是,千万不要在哺乳期间服用内分泌制剂,如考地松、雌激素等,否则可能影响小宝宝的发育。

## 8. 重现颈部美丽的方法

在日常护肤的时候,很多新妈妈非常注重"面子"上的保养,却往往忽视颈部肌肤的护理,其实,颈部的衰老往往更能暴露女性的实际年龄。

颈部的肌肤之所以容易老化起皱纹,这是因为在身体相同的部位,外侧和内侧皮肤会出现不同状态,内侧皮肤较幼嫩,易受外来刺激而老化。如果拿颈部前面的皮肤与面部皮肤做比较,可发现它的皮脂腺和汗腺的数量只有面部的 1/3,油脂分泌较少,难以保持水分,容易干燥,所以很易生皱纹。虽然颈部与面部都同样没有衣物覆盖,但由于颈部的活动较多,因此皮肤更易老化。另外,无数次抬头、低头的动作,加上支撑头部的重量,颈部肌肤很容易加速老化和松弛,产生皱纹。

颈部的美丽对女人来说非常重要,虽然颈部的皱纹很难消除,但如果新妈妈能掌握一套合理又适宜的颈部护理方法,将对颈部的肌肤会大有裨益。

### (1)颈部健美，日常习惯最重要

睡眠时，新妈妈应使用高度合适的枕头，过高的枕头会使颈部弯曲，易生皱纹；季节变化及不适天气情况下，为了防止颈部皮肤干燥、晒伤，冬天应围上丝巾保暖，夏天应涂上防晒霜；敏感型皮肤的新妈妈切勿穿透气性差的化纤衣物；长期从事文字工作或经常弯腰工作时，颈部容易产生皱纹，要特别注意休息，可适当的站立活动一下，保持良好的血液循环，使皮肤具有弹性。

### (2)润肤别忘护颈

新妈妈在给脸部涂润肤霜时千万不要忘了照顾到颈部。因为颈部皮下组织很容易松弛，所以可选用专门的颈霜来保养，同时注意颈霜不要涂得过厚，颈霜的选择宜以水性为好。另外，在颈部皮肤略湿润的状况下涂上水性润肤剂，再包上保鲜纸，10分钟后拆掉也能达到深层滋润的目的。

### (3)补充颈部流失的水分

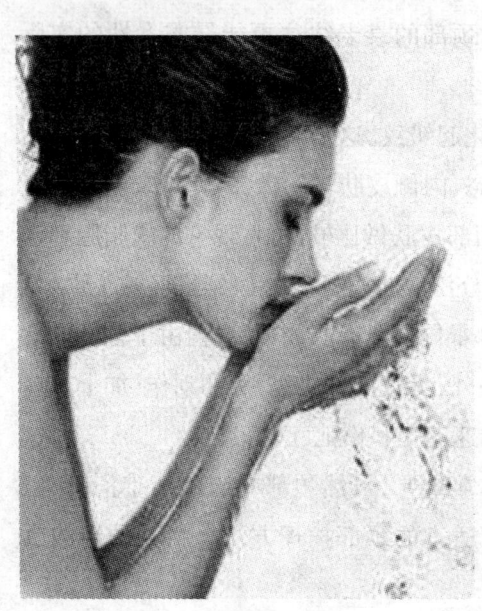

颈部是人体内水分最容易流失的部位，所以新妈妈可选用一些含有保湿成分的乳液，如维生素E、海藻、芦荟、银杏、维生素C、氨基酸、尿素等，这些对补充和锁住颈部的水分非常有益。

### (4)定期按摩，注意方法

定期按摩颈部，有益颈部的保健，在涂护颈霜或护肤霜的同时,进行按摩效果更佳。按摩颈部时许多新妈妈只注意颈前的护理,却忘记颈后的护理。须知,颈后如果产生皱纹,皱纹便会向前延伸。因此,新妈妈应同时护理颈前和颈后皮肤。首先,颈前按摩:两手由下而上的按摩,可以加快淋巴血液系统循环,增加颈部肌肤的健康活力。其次,颈后按摩:双手在耳后附近斜着向下轻柔按压,注意力度要适中,不可用力牵动皮肤。这种从头后斜向方式的按摩,同颈静脉血流的方向一致,可促进血液循环,减轻甚至消除面部浮肿和颈部的酸痛,同时防止皱纹出现。

(5)冷、热敷法令颈部肌肉去疼又放松

如果新妈妈颈部有僵硬和疼痛感的话,用冷敷较好。方法是:将碎冰块装入塑料袋中,再用毛巾包裹放于疼痛部位,感觉太冰时,可拿开片刻再冷敷,冷敷总时间最好不宜超过20分钟。如果想放松颈部肌肉的话,可选用热敷的方式,方法与冷敷相同。

(6)让颈部适时的休息

颈部肌肉紧张时,颈部肌肤会加速老化,皱纹也容易增加,消除颈部肌肉紧张,最简单的方法就是躺下来,让颈部适时的休息一下。我们的头部大约有3公斤重,颈部每天都要支撑头部的重量,躺下来可以减轻颈部的负担。

(7)祛除颈部角质,恢复肌肤光泽

新妈妈在给脸部去角质时,别忘了定期为颈部祛除角质。洗脸或洗澡的时候,可以用纯棉的软毛巾由下至上擦干颈部皮肤,动作要轻柔,之后要注意清洁。每星期一次,可以有助于颈部表皮更新,提亮暗沉的肤色,恢复肌肤的光泽。

愿所有的新妈妈们都能好好护理颈部,让犹如玉瓷般光滑的颈部为你的美丽加分,永葆青春魅力。

## 9. 缓解额头纹的妙方

额头纹,也叫抬头纹,是最能暴露女性年龄的敏感区,很多女性朋友会为出现额头纹而苦恼不已。额头纹源于前额肌肉收缩过多,主要有内因和外因两方面的因素:外因包括气候寒冷、干燥和日晒导致的肌肤干裂、各种皮肤疾患、空气污染、常用有害的化妆品以及沐浴不当等;内因包括便秘、贫血、阴虚、肝功能低下、生理机能减退、体弱、营养不良、饮食不均、睡眠不足、性生活过频等,另外,由于每个人的生活条件、经历不同,即使同龄的人,皱纹差异也很大。

额头出现皱纹,说明前头肌和后头肌已经不能保持平衡,新妈妈不妨从以下几方面来缓解。

### (1) 防额头纹先要改变不良习惯

首先,不要养成如经常皱眉、大笑等不良的习惯,面部表情肌的频繁收缩、舒展、牵拉皮肤运动,会造成面部肌肉松弛,最终形成习惯性的皱纹;其次,不要熬夜,最好不要超过12点入睡,因为充足的睡眠对皮肤非常重要,晚上10点至凌晨2点是皮肤细胞新陈代谢最旺盛的时候。另外,要远离紫外线,注意防晒,过度的太阳照晒,紫外线会伤及真皮层,使皮肤干燥形成小断裂,在外部产生细小的皱纹。长期如此,假性皱纹就变成真性皱纹了,所以即使在冬天、阴天,也要坚持做好防晒工作。

### (2) 补水抗皱法

人体得不到充足的水分,皮肤会因缺水而变得干燥,皮脂腺分泌减少而使皮肤粗糙,进而加速皮肤老化,促使皱纹形成。因此,多饮水,可以保持皮肤弹性。特别是在空调房内,更要注意补充水分。

### (3) 面膜抗皱法

皮肤干燥是形成皱纹最常见的原因之一,因此新妈妈除了要根据天气变化而使用合适的润肤品外,还可以每星期使用1~2次保湿面膜,让肌肤提高含水度,以减轻皱纹的纹路。

(4)饮食抗皱法

新妈妈还可以通过饮食来缓解额头纹。宜多食富含软骨素的食物,如猪骨汤、牛骨汤、鸡骨汤、鸡皮、鱼翅、鲑鱼等,软骨素是构成弹性纤维的重要物质,多食富含软骨素的食物有助延缓皱纹的产生,使皮肤富有弹性而细腻。多食富含维生素C的食物,如各种植物油、鲜蔬菜和水果等,这类营养素属于抗氧化剂,可以有效地阻止皮下脂肪氧化,减轻皮肤老化、干燥。还可多食富含优质蛋白质的食物,如乳类、蛋类、猪皮、猪蹄、鸡爪等,蛋白质中的胶原蛋白能使细胞变得丰满,从而使肌肤充盈,皱纹减少,使人的皮肤光滑而富有弹性。同时还有助于维护皮肤的正常功能,防止干裂、粗糙。

(5)按摩抗皱法

按摩时新妈妈要按先由下往上,然后由内侧向外侧的顺序,最后手指由发际滑至太阳穴,并用力按压太阳穴的美容点。同时有意识地不让眉毛上移,以此法使额头绷紧,约5~8秒钟,然后放松,共做4次,这样可以加强额部肌肉的弹力。

## 10. 肤质不同,护理不同

(1)中性肌肤注意日常保养

中性肌肤的特点:肤色健康、红润、有光泽,肌肤细致,通常没有斑点和痘痘的问题,毛孔适中,油脂和水分均衡,是最完美的肤质。

中性肌肤的护理:由于中性肌肤是非常理想的肌肤类型,所以只注意基本的保养即可。日常应注意隔离紫外线,防止晒伤。另外,不洁的脏空气及残留的彩妆也会损坏肤质,造成提前老化。最适合中性肌肤的护肤品是柔嫩护肤系列。

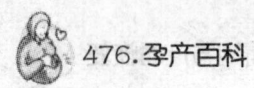

### (2)干性肌肤注意保湿、滋润

干性肌肤的特点:毛孔细小、皮脂分泌不足且缺乏水分,皮肤较薄,脸上看起来总是紧绷、干燥,并且容易产生细纹,起色斑。

干性肌肤的护理:干性肌肤要以注重保湿、滋润为主。日常要注意保持面部的水分,肌肤缺少水分很容易出现斑点或细纹。为了避免产生小皱纹及斑点,出门时要特别预防紫外线所造成的伤害。经常按摩能加强皮肤的新陈代谢。最适合干性肌肤的护肤品是含有较高营养性及滋润性的营养霜,同时还可选用含有人参及貂油成分的按摩产品,做定期按摩以增加肌肤的活力,促进新陈代谢,避免老化。

### (3)油性肌肤,注意收敛、调理

油性肌肤的特点:肤质较厚、毛孔粗大、皮脂腺分泌旺盛,T字部位油腻,不容易产生皱纹,皮肤呈油亮感,容易长粉刺和面疱,上妆时彩妆容易脱落。

油性肌肤的护理:首先要做好日常脸部的彻底清洁,同时祛除角质,敷面的工作也十分重要,收敛毛孔是每天的护理重点,这样做不仅能清除油脂,还能抑制油脂分泌。建议油性肌肤的新妈妈选用去角质磨砂霜,可促进老化角质的脱落;敷蜂蜜能深层清洁毛孔;另外毛孔收缩面膜效果也不错。饮食方面,油性肌肤的新妈妈应少吃高热量、辛辣、油炸等刺激性的食物,宜多食含高纤维的蔬菜。

### (4)敏感性肌肤,注意避免刺激

敏感性肌肤的特点:最容易受到外部环境变化的影响,肤质较薄,对紫外线防御能力较差,肌肤容易老化,常会发红、出疹、发痒等。

敏感性肌肤的护理:在护肤过程中,敏感性肌肤的新妈妈应该尽量避免任何有刺激性的保养品,同时还要注意增加肌肤的含水量。在护肤品的选择上可以选用无色素、无香料、无酒精、纯天然、纯植物萃取,并能兼顾保湿功效,含保湿水分子的温和性产品。同时,应注意环境的变化,随时保持所处环境的清洁卫生,防止因环境中的灰尘引起的皮肤不适。在饮食方面,尽量避免食用不新鲜的海鲜类食品,以防过敏。

(5)混合性肌肤,注意季节保养

混合性肌肤的特点:脸颊部位和嘴唇两边比较干燥、紧绷,T字部位及额头、鼻子总是油油的,下额处经常会起小的粉刺,并且毛孔比较粗大。

混合性肌肤的护理:在夏季时,混合性肌肤的新妈妈肌肤容易油腻,应保持肌肤的清爽及收敛毛孔;秋冬季节时,应重点加强肌肤的保湿和滋润。最适合混合性肌肤的护肤品是自然温和系列的产品,春夏季宜使用清爽型保养组合,同时可以搭配敷面霜,调整肤质;秋冬时可使用滋润型组合。此外,还应注意早晚温差及季节的变化,养成不同季节选用适合的保养品的良好习惯,防止肌肤产生缺水、老化。

## 11. 谨防紫外线伤害

近年来,由于太阳光的直射、各种含氟制冷剂广泛应用、地球表面的臭氧层变薄等原因,使人们所受到的紫外线辐射和伤害越来越严重。长时间暴露于日光下的皮肤,被强烈紫外线照射后可引起紫外线皮炎,受照部位会出现红斑、水肿甚至水疱。皮肤老化也是一种因长期日晒而造成的慢性皮肤损害。由于紫外线的累积照射,使皮肤内胶原组织发生变性并显著减少,导致皮肤起皱、松弛和老化。此外,研究证据表明,皮肤癌的发生与日光紫外线照射也有一定关系。

为避免紫外线对皮肤的损伤,日常生活中新妈妈应采取一些防护措施,保护皮肤,防止皮肤损伤。

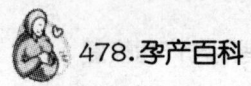

### (1) 日常防护最重要

在野外或露天工作时，新妈妈要注意遮阳，可选择带戴遮阳帽、太阳镜，穿长袖衣服，涂抹防晒霜等。日常外出活动时，特别是春、夏、秋季都要戴一副大太阳镜。这样做不仅可以保护眼睛，还能减缓眼角皱纹的出现，也有利于防止白内障的发生。

### (2) 学会看紫外线指数

紫外线指数指一天中太阳在天空中的位置最高时，到达地面的太阳光线中的紫外线辐射对人体皮肤的可能损伤程度，它是紫外线强弱的预报。紫外线强度划分为弱、中等、强、很强和极强5个等级。紫外线指数在2以下时，人们可以安全地在户外活动；指数在3~6之间，外出时就该采取适当保护措施，如中午时分尽量找树荫处；指数在8~11，甚至11以上，应该尽量避免外出，在户外时应找庇荫处活动，或者使用防晒服、防晒霜、遮阳帽和太阳镜等防晒用具。

### (3) 防紫外线四季都须注意

春夏秋冬、阴天下雨，可以说每天紫外线都存在，因此，需要新妈妈时刻提防紫外线的伤害。特别是阴天时，人们往往会忽视，实际上，阴天仍有高达60%~80%的紫外线穿透云层；雨天里，还会有20%~40%的紫外线可威胁肌肤。因此，防晒不仅仅是夏季的事，应全年进行。

### (4) 绿茶防紫外线

绿茶中的茶多酚不仅能清除因日晒而生成的自由基，还能有效抑制黑色素细胞的生成，因此新妈妈每天喝两杯绿茶，能有效地防止紫外线晒伤。

### (5) 慎重选择防晒用品

选择防晒用品应根据皮肤性质和生活环境。光线强烈时外出或游泳等，应涂防晒系数较高的防晒霜，日常防晒宜选择防晒普通系数的防晒霜。系数高的防晒用品虽然防晒效果好,但也会给皮肤造成更多负担。防晒霜包括吸收型和散射型两大类,吸收型能吸收紫外线能量并将其转化成热量释放出来,散射型能使紫外线在皮肤表面散射开来。

(6)调理饮食防紫外线

熟番茄中有丰富的番茄红素,是防晒的首选食物。研究发现,每天食用16毫克番茄红素可使晒伤的危险降低40%,若同时吃胡萝卜效果会更好,其中的β胡萝卜素能有效阻挡紫外线。另外,维生素A不仅具有较强的抗氧化美白作用,还能减轻色斑,阻止皮肤黏膜受到自由基的侵害。含有维生素A的食物有动物肝脏、奶制品、南瓜、芦荟、杏仁等,需要注意的是,这类食物都属于脂溶性维生素,食用时要与脂肪含量高的食品一起烹制,才能较好地被人体吸收。

## 12. 不同季节的皮肤护理

(1)春季护肤,保湿要记住

春季气温逐步回升,人的血液循环顺畅,新陈代谢活跃,汗水和皮脂分泌开始旺盛;同时由于季节的变化,皮肤非常敏感,很容易患上湿疹和皮肤病。特别是新妈妈一般体质较弱,尤其要当心。

春季由于天气干燥,皮肤的新陈代谢机能加快,皮肤表面的水分很容易流失,从而使皮肤变得粗糙。在皮肤护理方面最重要的就是要及时补充皮肤所需的水分。新妈妈应选用乳液和精华素给皮肤提供充足的水分和营养,一周最好进行1~2次保湿润肤护理和皮肤按摩,这样可以保持皮肤健康且富有弹性。同时,春季的日温差较大,汗水和油质的分泌很不规则,因此在较易形成污垢的T字部位要特别注意保持清洁。

此外,饮食方面,新妈妈要多摄取含动物性蛋白质的鸡肉、牛肉以及含维生素B类的食物,这对于保养皮肤有很大的裨益。

(2) 夏季护肤，清洁、防晒两不误

夏天是汗水和皮脂分泌旺盛的季节，皮肤的油水平衡常常被打破，产后的新妈妈在这一季节也更容易出汗。因此在夏天即使不是油性皮肤也要特别注意面部的清洁，新妈妈要尽量选择与自己皮肤类型相吻合的卸妆和清洁用品，进行双重清洁护理。同时，新妈妈每天应该给身体肌肤做彻底清洁。沐浴的同时，对于一些较隐蔽的部位如腋窝、两腿间、阴部、足部等应小心清洗。除洗澡以外，也可利用一些止汗剂和除臭剂来消除或减轻难闻的汗臭味。

夏季紫外线照射异常强烈，如不注意防晒，很容易导致多种色斑的形成及加深，有时还会出现日光性皮炎。所以新妈妈在出门前应涂上防晒霜，使用遮阳帽或遮阳伞。新妈妈还应注意多饮用些盐开水，可以及时有效的补充水分及盐分，增强皮肤的抵抗力。

此外，新妈妈在夏季度过产褥期，切忌不要为了止汗而刻意化过浓的妆，这样做会令不断分泌的汗水因各孔道被化妆品堵塞而积留在皮肤和化妆品之间，不仅使皮肤受到损害，也容易感染婴儿。

(3) 秋季护肤，营养、保湿要兼顾

秋季天气渐凉，气温下降，皮肤很容易因皱纹和紧绷、粗糙造成伤害。此时应使用温水清洗面部，最好不要完全祛除皮肤上的油脂。每周可以用热毛巾做几次热敷，然后涂上营养霜和精华素并进行按摩。按摩时，要顺着由内向外、由下到上的方向柔和地打圈按摩。

由于秋季皮肤非常容易干燥，因此新妈妈要注意选择使用一些油质的保湿霜、营养霜等。同时要多食用含维生素 A 和蛋白质的新鲜水果、蔬菜、肉类等，可以有效的补充水分及各种营养素，减缓由于夏季分泌过多而出现的养分不足的"后遗症"，加速恢复原来健康的皮肤状态。

### (4) 冬季护肤，防燥工作要做足

冬季空气干燥，气候寒冷，皮肤容易缺水，新陈代谢较迟缓，容易使微血管收缩，养分便不能充分地输送到皮肤；同时汗腺和皮脂腺的功能减弱，分泌减少，皮肤因缺乏滋养而变得粗糙，容易产生皱纹，肌肤异常干燥，缺乏弹性，甚至有皲裂的现象。

新妈妈冬季护理皮肤时，早晚应以含高水性滋润营养的保湿霜来滋润干燥的皮肤，常涂抹些油性面霜，可防止水分过于挥发，预防皮肤皲裂及冻疮。而手部、足部以及全身皮肤也应擦上适量的润肤霜以防止干燥。冬季可以选择多做些水分面膜和滋养面膜，能进一步促进皮肤的新陈代谢。同时多按摩也促进血液循环，使养分能充分送往皮肤的表层，提高皮肤的耐寒能力。

## 13. 睡眠不可少

睡眠对于人类的生存非常重要，是维持人正常生活和工作的必不可少的生理过程。通过睡眠，可以消除疲劳，恢复体力。从新陈代谢的角度看，人白天从事各种活动，以分解代谢为主；夜间睡眠，以合成代谢为主，而合成代谢可为人体储备能量。

良好的睡眠，能有效地调节人体的生理机能，维持神经系统的平衡，而睡眠不良或不足，第二天就会头晕脑胀、全身无力，如果长期睡眠不足或睡眠质量过差，则会严重影响大脑的机能，使原本很聪明的人变得反应迟钝。另外，严重睡眠不足还会引发如神经衰弱、糖尿病、心脏病等很多疾病。

很多新妈妈也常常为睡不好觉而苦恼，其实，要提高睡眠质量有很多的诀窍。

### (1) 掌握正确的睡眠姿势

从养生的角度来说，睡眠的姿势非常重要，睡眠时不提倡仰卧，因为在仰卧时，身体是伸直的，全身肌肉不能得到放松，因此不

能得到很好的休息。专家建议最好采用右侧卧睡眠的姿势,即向右侧卧,微曲双腿,全身自然放松,一手屈肘放枕前,一手自然放在大腿上。

(2)保证良好的睡眠环境

如果想拥有良好的睡眠,则应该有一个良好的睡眠环境,如一个清静的卧室及舒适的卧具。因此新妈妈选择床时,一般以软硬适中的棕绷床或木板床为宜;枕头应软硬适中,尽量做到冬暖夏凉。另外,保持卧室的空气新鲜对睡眠来说也很重要,所以无论室外的温度高低,睡觉之前都应该开窗通风换气。

(3)调整好生物钟,养成良好的作息习惯

新妈妈应该养成良好的作息习惯,每天按时睡觉,准时起床,周末也不例外,这样能使人体的生物钟准确地运转,这是提高睡眠质量的重要因素之一。另外,研究证明,人的体温波动会影响生物钟的节律,如果体温调节失控,就会引起睡眠生物钟发生紊乱。人的体温下降就容易引起睡意,所以新妈妈可以利用如睡前洗澡或睡前做20分钟的有氧运动等方法来降低体温,从而促进睡眠。

(4)改变不良的饮食习惯

为了获得一个良好的睡眠效果,新妈妈还要注意改变一些不良饮食习惯,忌饱餐,晚餐七八成饱即可,睡前不要吃东西,以免增加胃肠负担;忌浓茶和咖啡,晚上最好不要饮用浓茶、咖啡等食品,以免因精神兴奋或尿频影响正常的睡眠;忌饮酒,酒精虽能助眠,但代谢过程中它会释放一种天然的兴奋剂,破坏下半夜的睡眠。

(5)避免噪音的干扰

由于生活和工作的关系,经常处在某种噪声中,时间一久便习惯于这种环境,这对睡眠是不利的,深度睡眠时间会因此减少,所以新妈妈睡觉的环境应尽量避免噪音的干扰。

### (6)注意入睡时间

注意入睡时间,也能帮助新妈妈提高睡眠效率。能取得较佳睡眠效率的入睡时间,一般是晚上9点~11点,中午12点~1点半,凌晨2点~3点半,这时人体精力下降,反应迟缓,思维减慢,情绪低下,利于人体转入慢波睡眠,以进入甜美的梦乡。

## 14. 美丽秀发不打折

拥有一头乌黑靓丽的头发,是每一个爱美女性的最大愿望。新妈妈要想头发变得又黑又亮,需要使用正确的头发保养方式。

### (1)洗头次数要合理

太频繁洗头会增加对毛囊的刺激,使皮脂分泌加快,从而加重脱发,秋冬季节更为严重。因此,新妈妈3~4天洗一次头发是比较科学的选择。

### (2)洗头方式要正确

首先,洗发前应先用毛刷等祛除头发上的尘垢,然后用36℃~40℃的温水将头发浸湿,将洗发水置于掌心,搓揉起泡后才抹于发上,由发根洗至发尾,并让头发成自然垂下,使用指腹来轻推按摩头皮各处,来回两三次,接下来以流动的温和清水冲洗,勿使用太烫的热水,会导致头皮过度干燥。

### (3)选择健康的梳子

新妈妈使用的梳子,最理想的是选用黄杨木梳和牛骨梳子,不仅能有效防止静电产生,还能按摩头皮,促进血液循环。

### (4)爱护秀发,分发线要常变

新妈妈在日常护理头发时不妨常常变化一下头发的分发线,因为分发线如果一直保持在相同的地方,就容易造成分线部位因太阳照射而变得特别干燥,头发也更容易脱落。

### (5) 保护秀发加点醋

新妈妈洗头时,在水中滴几滴醋可以很好地保护头发。一般的洗发水都呈碱性,碱性会带走过多油脂,使头皮更加干燥,滴入几滴醋可以达到中和的效果,减少对头发的损害。

### (6) 经常按摩头皮

经常按摩头皮能促进头部血液循环,利于秀发生长。新妈妈可以于每天早晚,按从前额经头顶到后脑的方向,用双手十指揉搓头皮,每次2~4分钟即可。

### (7) 注意饮食

食物中含有头发生长所需的营养元素和蛋白质,不仅能促进头发的生长,还能防止掉头发,如富含丰富维生素 $B_6$ 的牛肉、肝脏,富含维生素 A 的红萝卜、菠菜,富含维生素 C 的橘子、番茄,含蛋白质优酪乳等,新妈妈可以在平时多吃一点。此外,还应避免摄取过量的咖啡、烟、酒及麻辣等刺激性食物,减少对头部皮肤的刺激。

### (8) 常梳发

每天适度梳发对头发不仅能定型,而且还能梳掉头发表面的灰尘和脱落的头皮屑。梳理时不要直接由发根梳到发梢,应先从距离发梢约2厘米的地方梳起,在所有的缠结梳通以后,再梳头发。

### (9) 睡前泡脚

充足的睡眠可以养护秀发,新妈妈在睡觉前,用适当温度的热水泡脚,不仅能帮助入睡,同时也有利于血液循环,宜于秀发生长。

### (10) 注意防晒和避免烫发

头发发黄并不像人们想像的那样是天生的,只要在日常生活中注意营养的摄取,防止过度日晒及尽量避免烫发、染发,头发色泽是可以改善的。阳光中的紫外线能破坏存在于头发中的黑色素,使头发褪色、变黄,而强碱性的烫发剂也会破坏头发的组织腱,使头发变色,失去光泽。所以，新妈妈要想防止头发发黄，应避免过多日晒和烫发。

## 15. 一双玉手添韵味

很多人喜欢把手比喻成女人的第二张脸———一双娇嫩柔滑的手等同于一张美丽的脸。在日常的交往过程中，握手也是很重要的礼仪交往方式。如果手部皮肤的光泽度与你身体的其他部位看起来不很协调的话，很容易泄露出你的实际年龄，同时很多"有心人士"也常常以此判断一个人的身份与修养。因此，手部的护理是十分必要的。

保护双手，除细心选择护肤品外，还要建立正确的护手概念。日常生活中，新妈妈可从多方面进行预防及护理，使双手更美观。

（1）注意日常的清洁

正确的洗手方法并非我们通常习惯的那样，用香皂洗洗草草了事，而是在用清洁乳液彻底清洁双手之后，再用磨砂膏仔细打磨双手，以关节部位为重点。这样做不仅可以祛除死皮，同时还能促进血液循环。

（2）做家务时戴手套

洗洁精、皂液等碱性物质很容易刺激手部皮肤，从而伤害手，所以新妈妈要养成做家务时戴手套的习惯。不习惯戴手套的新妈妈可以用几滴柠檬水或食醋水涂沫在手部，祛除残留在肌肤表面的碱性物质，然后再抹上润手霜。

（3）定期祛除手部角质

新妈妈应该每周做一次祛除手部角质的工作。在做护理时，应使用手部专用祛角质霜，以避免过粗颗粒的刺激，同时以适量的橄榄油倒入温水，双手浸泡大约15分钟，可改善手部皮肤干燥及粗糙现象。

（4）按摩护手法

日常生活中，新妈妈可以适当对手部进行按摩。这不仅可以放松双手的肌肉，还能促进双手的血液循环，若每天用蜂蜜按摩双手，效果更佳。

**(5) 牛奶美白法**

新妈妈喝完牛奶后,可以将瓶子里剩余的奶抹到手上按摩2分钟,约15分钟后用温水洗净双手,这样会令双手滑嫩细腻。一个星期下来,双手会有明显嫩白的效果。

**(6) 淘米水护手法**

新妈妈用淘过米的水浸泡双手,不仅能祛污,还可使皮肤滋润光滑。实验证明,头一两次的淘米水呈弱碱性,可以代替肥皂水洗掉皮脂,而且与普通的洗涤剂相比,它的洗净力适中,质地温和,无副作用。

**(7) 白醋护手法**

把适量白醋倒入温水中,将手放在水中浸泡15分钟,可祛除手上的角质层和死皮,还能防止手部裂口。浸泡后擦干双手涂上护手霜进行按摩,效果更好。此外,做家务时用醋水涂在手部,还能有效地祛除残留在肌肤表面的碱性物质。

**(8) 饮食调养法**

美手和护肤一样,也需要注意饮食的调养。新妈妈平日应充分摄取富含维生素A、维生素E及锌、硒的食物,如绿色蔬菜、瓜果、杏仁、海产品、鸡蛋、牛奶等,以避免肌肤干燥。同时,还应注意摄入含钙、铜等营养素的食物,如果身体一旦缺钙、铜,就会引起指甲无光、脆弱易断,影响双手健美。

## 四、产后苗条身材恢复

十月怀胎,一朝分娩后,女人也完成了从孕妇到一个真正母亲的完美过度。然而要想成为一个漂亮、合格的母亲,新妈妈还需要一个自我成熟、完善的过程。如何平安度过产褥期、保持产后身心健康成为产妇最关心的问题,这里我们详细介绍新妈妈在产褥期科学的生活护理及利于产后恢复、保健的诸多方法,希望能为初为人母的你带来一些帮助,使你的产后生活更健康、更快乐。

## 1. 合理的饮食能瘦身

每个新妈妈都希望自己有一个苗条的身材,但要实现这一美好的愿望,其中一个不可忽视的重要因素便是科学合理的饮食。科学合理的饮食,不仅能使我们拥有充沛的精力、健康的身体,还是最有效的减肥瘦身手段之一。

### (1)注意三餐的合理分配

在日常饮食的安排上,三餐的饮食配比要适应新妈妈的生理状况和需要,一般情况下提倡"早饭要吃饱、午饭要吃好、晚饭要吃少"的饮食法。在三餐的饮食分配比例上,早、中、晚三餐摄入量分别以占全天摄入食物总量的30%、40%、30%为宜。

### (2)按时就餐,不偏食

营养专家认为,两餐间隔的最佳时间为4~5小时。两餐之间的间隔时间太长或过短都不符合生理要求。两餐间隔时间过长,容易产生饥饿,从而影响耐久力和工作效率;反之,两餐间隔太短,消化器官得不到适当休息,会影响食欲和消化。新妈妈必须有规律地按时就餐,不可因为工作或为了追求体型美而不吃饭或拖延就餐时间。偏食可导致体内某种营养素的缺乏,只有每种食物都吃才能满足自身和宝宝所需要的各种营养素。

### (3)少食多餐

健康专家建议,可以在一日三餐基础上,增加两顿便餐,将热能相同的食物按一日五餐与一日三餐比较,供给的营养素相同,用前一种方法时,体内产生的热量要少得多。其原因在于,每餐进食量减少,使胰岛素分泌低平,增加了脂肪的消耗;而多餐,既可保证不同营养

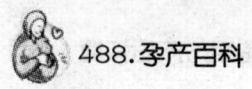

素的摄入,又能达到减重不影响健康的目的。

(4)少精多粗

新妈妈要尽量少吃经过精加工过的粮食,提倡吃有胚芽的糙米和粗制麦粉米面。另外,凡是可以生吃的蔬菜,建议最好选择生吃的方法,或多采用蒸、煮、煨、拌的烹饪方法。如果长期食用高温、高热,如油炸、煎的方式烹饪的食物,就会增加胆固醇的含量,容易使人身体肥胖。

(5)科学进食水果

很多新妈妈都有饭后吃水果的习惯,其实这一做法是不正确的。因为,水果通常是不在胃中消化吸收,如果饭后马上吃水果,水果在胃中将停留 20~30 分钟以上,会导致发酵和腐败。因此,新妈妈最好选择在两餐之间吃水果。

(6)多食天然食品

新妈妈宜多食天然、新鲜、富含活性物质的食品,如新鲜蔬菜水果、蜂蜜、酸奶,含有胚芽和细皮的麦粉和糙米,豆类、坚果类、藻类、海带、麦芽及其他芽菜等,这些食品不仅能提供新妈妈身体所需的各类营养素,还有助于瘦身。

## 2. 最新流行减肥法

随着人们生活水平的提高,肥胖已经成为了一件令都市人最为头疼的事情。据统计,全美大约有 1/3 的成年人体重超过正常标准。毫无疑问,肥胖将会极大程度地影响人们的健康,因此这个问题已经受到了来自于全社会越来越多人的重视。下面介绍几种目前最流行的减肥方法。

(1)减肥,从少吃一口开始

少吃一口饭,心情不会有太大的不同,并且不会产生强烈的被剥夺饮食权的感觉,但从实际意义上讲,就表示了不再过量。如果已经适应了,下次吃饭时,还可以再少吃一口,久而久之,胃就习惯了这个量,渐渐就控制住了进食的热量。

### (2) 细嚼慢咽好处多

细嚼慢咽是最基本的减肥原则,吃得快的人往往吃了很多却还没感到饱意,这是因为进食过快导致大脑饥饱中枢未能及时接受到饱的信息。而通过细嚼慢咽,延长吃饭时间,就能较准确地感到饱的信息。并且,咀嚼能够消耗一定的热能,吃同样多的食物,细嚼慢咽比狼吞虎咽更有利于保持体重适宜。

### (3) 爬楼梯减肥法

爬楼梯是一项简单易行的运动方式,对减肥的作用效果明显。上楼梯所消耗的热量是散步所消耗热量的4倍,比晨跑锻炼还多消耗1/4的热量。因此,无论是回家,还是上下班乘坐地铁,尽量不乘电梯。

### (4) 自行车减肥法

骑自行车锻炼可以加速血液循环,在加强心脏功能的同时,还通过腿部的运动,把血液从末梢血管输送回心脏,同时强化了微血管组织而形成一系列的循环。因此选择自行车运动,不仅可以起到减肥的效果,还能使新妈妈的身段更为匀称迷人。自行车减肥法不需要专门的训练,只要在平时骑车时,有一定的量和强度,并坚持锻炼,起到有氧锻炼的效果就行。

### (5) 游泳瘦身法

游泳不仅可以强身健体,而且能塑造体形、减轻体重,是最适合女性的减肥运动。由于游泳是一种周期性运动,长时间的锻炼会使肌肤变得富有弹性,游泳还可提高心肺功能,锻炼全身几乎所有的肌肉。如果坚持有规律的强化游泳训练,几个月下来新妈妈的身材就能恢复到理想的状态。

## (6) 饮食多样化减肥法

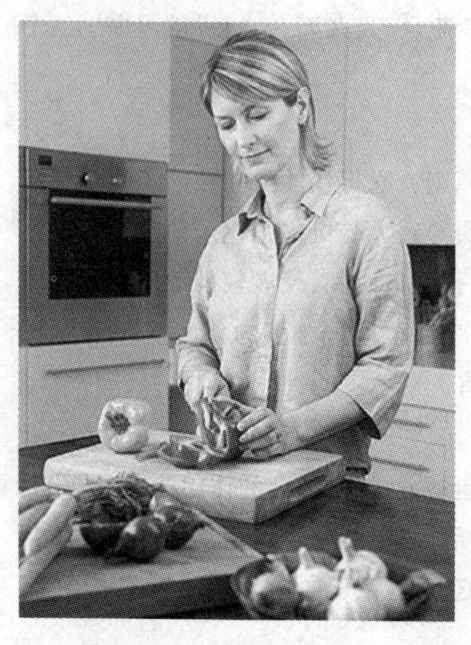

注意饮食多样化,合理进行荤素搭配、粗细相兼是最科学是饮食方法。科学家研究发现肥胖与某些微量元素缺乏有关,如维生素 $B_1$、维生素 $B_6$ 与尼克酸等是脂肪分解的"催化剂"。钙、铁、锌等矿物元素也是体内能量转换的必需物质。它们主要分布于粗粮野菜、绿色蔬菜及水果之中,所以,饮食多样化的配餐原则,不仅能提供身体所需的营养,还可以避免肥胖。

## (7) 经络推拿及针灸减肥法

运用传统中医手段减肥,也是最流行的减肥方法之一。推拿时,顺着身上经络走向进行按摩,对一些重点穴位进行刺激,疏导经络,调节脏腑功能,消除异常饥饿感,降低食欲,脂肪在推拿下被动运动,从而消耗掉体内多余的脂肪,达到减肥的目的,同时还能缓解身体疲劳。尤其适合产后肥胖、腹部肥胖者。另外,通过针灸可以调节内分泌和降低异常旺盛的食欲,对脏腑功能紊乱、脾胃虚弱和饮食过量而导致肥胖的人,能起到显著的效果。

## (8) 瑜伽减肥法

瑜伽是一项不需特殊器材的运动,简便易行,在家也可以做。瑜伽主要利用丹田进行深度腹式呼吸,在体内供氧量充足时,通过各种不同的姿势,能充分伸展身体的肌肉与韧带,在锻炼筋骨的柔韧度上有相当好的效果。长期持续地练习瑜伽,能修饰全身的线条。对于生活节奏快、工作压力大的新妈妈来说,瑜伽还是最好的舒缓压力的运动。

## 3. 安全可靠的中药减肥

现在市场上减肥的方法五花八门,令人眼花缭乱,但结果并不尽如人意,尤其是一些减肥药物,尽管能有一定的减肥效果,却常常带来很大的副作用,让人望而生畏。但是运用中医中药辨证施治,降脂减肥能获得良好的效果。下面几种中药减肥方法,既有较好效果,又不会带来副作用。

### (1)首乌减肥

首乌不仅是护发养发的首选中草药,还具有减脂、润肠、解毒的功效,能够促进肠管蠕动而排出肠内废物,减少肠道对胆固醇的吸收,阻止胆固醇在肝内的沉积。首乌最适用于伴有便秘的肥胖新妈妈。

### (2)柴胡减肥

柴胡不仅具有疏气解郁、疏肝利胆、散火的功效,其中独特的皂苷成分还具有降脂作用,最适于因肝功能调节不良而引起肥胖的人。用适量的柴胡放入茶中,还可以治疗新妈妈经常出现的肚胀、胸闷、情绪起伏不定、经期乳房胀痛、烦躁等肥胖并发症。

### (3)泽泻减肥

泽泻不仅具有清湿热、利水的功效,还具有排除身体水肿、加快代谢的作用,因此也有利于减脂。对于下半身肥胖的新妈妈,泽泻是最佳的选择。但需注意的是,泽泻泡茶时,应慎用量,太多的话,性寒的泽泻会损伤肠胃。

### (4)金银花减肥

金银花具有清热解毒、降火气、祛湿气的作用,特别适合新妈妈在夏天服用。但是特别提醒的是,金银花不适用于因内分泌紊乱造成肥胖的新妈妈,如果胡乱服用有可能会进一步加重肥胖。

(5)决明子减肥

决明子具有通便、降血压、降血脂的功效,如果本身有血压高和便秘的新妈妈,决明子泡茶是最好的选择。但决明子不适用于体质寒凉,容易拉肚子、胃痛的新妈妈。

(6)茯苓减肥

茯苓不仅是消水肿的首选中药,而且具有利水渗湿、益气健脾的作用,最适合于下半身水肿型肥胖的新妈妈。

(7)玫瑰减肥

玫瑰不仅具有散血瘀、理气解郁的功效,还可适用于肝气郁积不疏、气血不和、缓解高血脂症、乳腺增生、乳房胀痛、月经不调、女性荷尔蒙分泌低下等症状。方法是将加工过的花蕾3~5克,用沸水冲泡5分钟,加糖或蜂蜜再掺入茶叶中一起冲泡饮用,对降脂减肥很有帮助。

(8)荷叶减肥

荷叶不仅具有很好的利尿作用,还可以降火气,清脂肪。但是不适合于因糖尿病、脂肪肝等引起的内脏型肥胖的新妈妈,如果服用了加速小便代谢的荷叶,有可能会使肥胖症状进一步加剧。

### 4. 产后慎做吸脂手术

随着科技的进步,近些年,吸脂术已渐渐成为美容整形人士最热衷的一项手术。越来越多的因生育而变得身材发福、体态肥胖的新妈妈也加入到这一行列中来。

吸脂术是通过清除人体的皮下脂肪组织,从而改善人体体形,继而达到美容目的一种手术。虽然吸脂术是一项微创美容整形手术,但同样也是一种高风险的手术,并非所有的人都适宜做。手术前,必须由专科医生检查,患有糖尿病、肝肾功能障碍的病人、年龄偏大的人、皮肤弹性差的人都不适合做吸脂术。除了有上述病症的新妈妈不适宜做吸脂术外,身体正常的新妈妈也要慎做吸脂术,因为新妈妈在生育时,一般都会透支大量的体力、精力,而无论是体力、精力,还是皮肤弹性方面都需要一个恢复的过程。如果盲目的进行吸脂手术,对新妈妈的健康极为不利。

吸脂手术还存在着很多的风险性:在吸脂过程中如果损伤到了血管,脂肪进入血管并被带进心脏的话,会导致血管栓塞、肺栓塞等并发症;而在手术时,如果麻醉剂使用过量的话,还会引起呼吸骤停;如果抽脂过量,导致出血过多的话,还有可能引起血液循环衰竭等病症;另外,皮肤表面出现凹凸不平的情况也是吸脂手术常见的并发症之一。

此外,如果新妈妈吸脂手术不慎,还会引起下列一些因吸脂而产生的并发症。

(1)术后感染

据调查数据显示,目前,正规医院吸脂手术大约有 2%~5% 的感染率。其主要因素包括医院的无菌条件不佳、医生的操作失误、患者的身体状况不适、术后恢复条件不良、预防性抗菌药物应用不合理等。

(2)术后伤口延迟愈合

一般吸脂术的伤口比较小,只有几毫米,愈合得也相对比较快,但是如果出现损伤过重、感染或积液等意外因素,则会出现延迟愈合的情况。另外,愈合后还会遗留下较为明显的小瘢痕。

(3)术后术区皮肤坏死

进行吸脂术时,如果皮下脂肪吸取量过大过多,可能会破坏皮肤的血液循环,从而皮肤出现水泡,甚至坏死情况。

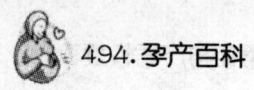

### (4) 术区欠平整

由于目前阶段的吸脂术,还需要医护人员亲自动手进行操作,手术吸脂不可能完全均匀,因此,手术后手术区域常出现皮肤表面凹凸不平的情况。

### (5) 术后术区麻木及异常感觉

吸脂术完成以后,吸脂部位的皮肤感觉必然会受到一定的影响,有可能出现麻木及其他异常的感觉,如偶然伴随的针刺感、蚁行感等。

### (6) 吸脂部位严重不对称

在进行吸脂手术时,如果手术前出现了设计不当,或手术时手术医生操作不当的话,还有可能造成吸脂部位的严重不对称情况。

因此,产后新妈妈最好采取运动与控制饮食结合的方法来减肥,对于吸脂手术还是要慎重选择。

## 5. 腹部平坦有妙招

很多刚刚生下宝宝的新妈妈,常常会为自己隆起松弛的小腹而懊恼不已。其实,减掉小肚腩不是一件可望不可及的事情。通过以下几个简易的方法,相信会给新妈妈一份意想不到的惊喜。

### (1) 保持正确的姿势

在走路时,新妈妈应保持双肩完全放松,双臂随身体自然摆动,下腹微微提起,保持稍紧张的状态;坐的时候,坐姿应绝对端正,并且尽量把臀部深坐到椅子上,使腰部和背部保持挺直。

### (2) 淋浴按摩法

新妈妈在洗澡时,可调节稍高于身体的水温,用淋浴器在小腹周围按顺时针方向进行按摩,然后在下腹部到胸部以下依次按摩。同时,还可以用冷热水交替淋浴小腹的办法进行洗浴,这对燃烧脂肪和增加肌肉弹性都有很好的效果。

### (3) 腹式呼吸法

新妈妈在日常生活中可以多选择腹式呼吸的方法。腹式呼吸不仅有助于刺激肠胃蠕动、促进体内废物排出,还能使气流顺畅,增加肺活量。腹式呼吸的方法简单易学,即吸气时,小肚胀起;呼气时,小肚紧缩。

### (4) 多做运动

日常生活中新妈妈应该多做些运动,少坐电梯,勤走楼梯,少坐车,多步行。走路时要常常提醒自己紧收小腹,做提肛运动,这样做可以使脂肪不再受地心引力影响而往下垂。

### (5) 合理安排饮食

在日常生活中,新妈妈应合理的分配饮食。早餐和午餐可适当多吃,以便能有效的提供身体所需的各种养分;晚餐则不宜多吃,以防止多余的热量转化成脂肪。同时,还应注意尽量避免多食偏咸的食品。

### (6) 多饮水

新妈妈在早餐前可以选择喝杯白水、淡蜂蜜水或纤维素水,这样不仅能加速肠胃的蠕动,还可以把前一夜体内的垃圾、代谢物排出体外,有助于减少小肚腩出现的机会。正常人每天消耗的水量约为2500毫升,折合容量300毫升的普通杯子大约8杯,也就是说,新妈妈每天最少要饮8杯水。

### (7) 按摩推拿法

新妈妈可以在空闲时间、看电视、与亲人聊天时,对腹部进行温柔地搓揉、轻推、轻捏一遍。通过对小腹的按摩推拿,可以增加腹部皮肤和肌肉的弹性,进一步促进血液循环。

## 6. 骨盆肌肉的保健

骨盆是由骨骼构成的,骨盆主要的功能是支撑身体的结构,同时保护子宫和膀胱。怀孕期间,骨盆会支撑胎儿、胎盘,以及扩大的子宫内一些额外的液体的重量。生产过后,这些肌肉会极度扩张而脆弱,因此,要尽可能常运动这些肌肉,使它们恢复强健的状态。

(1)骨盆肌肉压缩法

新妈妈可以平躺或采取坐姿,背部往上推至前方,仿佛有如禁尿时的运动一般做收缩运动,运动时数4下,以正躺的姿势呼吸,接着恢复原状。重新做动作6次。如果每次如厕以后做此动作,可以使肌肉收缩一些。

(2)想象上升运动法

新妈妈可以把骨盆肌肉想象成一台升降机,拉紧背部与其前方的肌肉,如同紧紧地关上升降机的门一样。然后,想象把它升至2楼一样,肌肉愈收愈紧,直到最大的限度为止,最好再慢慢放下。同时应确定在此段时间内,没有屏住气。推动骨盆肌肉,就象升降机降至地下一般,使自身更能感觉骨盆肌肉的运动。不过,也要确定在你完成的时候,要往上推,如升降机由地下升至地面一样。

(3)性活动运动法

新妈妈可以要求丈夫协助进行,当做爱时,阴道用力地夹紧阴茎,此时不要告诉丈夫做什么,不过当用力收缩阴道肌肉时,可以询问他的感觉,如果他能感觉到阴茎有被挤压的感觉,说明已有了效果。通过这个运动,可以增强肌肉的力量,产生正面的效果。

(4)钟表节奏练习法

轻轻地用"滴嗒、滴嗒"的节奏将阴道周围的肌肉一收一放,想象如同钟表指针转动的感觉。注意不要夹紧臀部或大腿,只需要阴道内部的收紧感觉,不要有外在可看到的动作。

(5)床上练习法

如果新妈妈在分娩后体力尚可的话,可以尽早开始一些练习,这对恢复骨盆底肌肉非常有帮助。

运动全身练习：俯卧，在腹部和乳房下面各垫上枕头或靠垫，双臂叠放在头下方，肘关节朝外，头转向一边，注意肩膀放松。双腿伸直，交叉，下面的脚尖支撑在地上。上身放松，双腿绷紧，保持5~10次呼吸的时间。然后彻底放松全身。两腿交换再做一次，接着再次放松全身。

运动四肢练习：四肢着地，两手同肩宽，两腿与骨盆同宽。呼气时把腹部向脊柱方向收紧，同时收缩骨盆底肌肉，吸气放松。重复做8~10次。

## 7. 腰部肌肉的保健

腰是最能展示女性婀娜身姿的部位之一，也是体现一个女人是否性感、迷人的重要指标。很多新妈妈在生完宝宝后，腰在不知不觉中就粗了几分，于是常常在朋友和亲爱的人面前变得不自信起来。其实，结实的肌肉、优美的线条是完全可以通过日常的保健和锻炼做到的。以下几种方法不仅可以使新妈妈恢复完美的腰身，还能消除皮下囤积的脂肪。

（1）压腿法

采取坐立的姿势，两腿分开同肩膀宽，左手握左脚踝，右臂上举贴耳，以右臂带动上体向左侧压后还原。连续做8次，然后交换另侧，右手握右脚踝，左臂上举贴耳，向右侧压8次。

（2）两腿交叉法

采取并腿坐姿，上肢后仰，两小臂支撑在体后。两腿伸直上举至60~80度后，两腿分开大于肩宽，保持2秒钟，然后向内交叉使一腿在上，一腿在下，再保持2秒钟，如此分开交叉连续做4次后还原。

（3）俯卧举上身法

采取俯卧姿势，两下肢固定不动，两手相握放在后腰部，背肌用

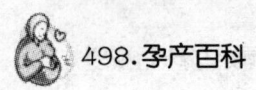

力,使上身向上挺举立起接近于垂直,然后回到原位,连续做8次。

(4)侧卧踢腿法

采取侧卧姿势,右前臂平放支撑上肢,左手放在身体前辅助支撑。左右腿伸直并拢,上下重叠后,左腿直膝向侧上方踢,上踢到最大角度后慢慢还原。连续踢8次后换另一侧,方法同上。

(5)屈腰练习法

采取床上姿势,向前屈腰,双腿并拢坐于床上,头部触及膝盖即可。向后屈腰时,俯卧床上,双手撑起上半身,尽量使上半身与腿呈90°夹角。侧屈时两脚分开与肩宽站立,左手贴住左大腿向小腿下滑,换右手同上。以上姿势连续做8次。

(6)放松腰腹法

两手、两膝跪地呈支撑势,收腹吸气,同时低头含胸,两臂伸直,使背部尽量向上拱起,保持2秒钟;弯腰呼气后,抬头挺胸,两臂弯曲,使腰部尽量下沉,显出曲线,再保持2秒钟,如此反复做8次。

(7)侧身练习法

采取站立姿势,双腿自然分开同肩宽,两臂左右平举,上体前屈,用左手指去碰右脚,右臂自然上举,两腿和两臂都不得弯曲,吸气,然后还原,呼气,再换方向重复一次,连续做8次。

(8)仰卧举腿法

采取仰卧姿势,仰卧时双腿并起,两臂上举,双手抓牢物体使上肢固定,两腿伸直,脚尖下绷后,收腹吸气,直膝上举两腿与地面垂直,然后呼气慢慢地、有控制地将腿还原,如此连续做8次。

## 8. 如何塑造"S"型曲线

人体最优美的线条是腰身到臀部的曲线。也就是说,胸、腰和臀,共同构成了一组波浪起伏的"S"型曲线,这组曲线是女性人体最为性感的姿态。而想拥有完美的身段,炫出"S"型曲线的新妈妈,除了要针对自己身材的特点进行减肥外,还要坚持不懈地进行各种美体塑身锻炼。通过锻炼,不仅能拥有更加苗条的身材,还能以放松的心情,塑造一个气质卓越、体态婀娜的新形象。要想拥有"S"型的身材,可以通过以下几种方法来实现。

(1) **颈部锻炼法**

颈部锻炼不仅可以有效拉伸和锻炼颈部肌肉,还可以缓解肌肉的紧张感。新妈妈在锻炼时,采取俯卧姿势,鼻尖贴于地面,脚面绷直,手臂向前伸出,双手可拉紧一条拉力绳。脸部微微抬起,双臂抬起将拉力绳举到下巴高度,然后放下手臂。注意头部与脊椎应该在同一个高度上。

(2) **肩部锻炼法**

肩部锻炼不仅能锻炼新妈妈肩部肌肉,还可以使肩部变得更加灵活。锻炼时,采取弓步姿势站立,右腿后退一步,左腿膝盖微微弯曲,身体重心放在左腿上。双手各握一个1~2公斤的哑铃或其他重物,掌心相对,双臂平行向前伸出,慢慢翻转,使肘部和手指向外。此动作可多次重复练习。

(3) **腹部锻炼法**

新妈妈通过腹部锻炼,可以有效的减少腹部脂肪。采取仰卧姿势,背部着地平躺;两腿并拢慢慢抬起,膝盖微微弯曲。双手此时可以托住球体,将球从大腿处缓慢上推移动,同时上身自然向上抬起。当球被推到小腿处时,保持此姿势2秒钟,接着让球再滚落至大腿部位,上身回到原位,可重复这一动作6~8次。需要提醒的是,新妈妈在锻炼时,眼睛要始终注视着球。

(4) **胸部锻炼法**

新妈妈锻炼胸部肌肉时,俯卧撑是比较简便易行的方法。

锻炼时,俯卧在地板或垫子上,双手分开同肩宽,撑地。两腿并

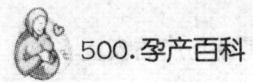

拢,脚尖着地用力,双手和脚尖做支点将身体慢慢撑起,等到大臂与小臂成直角、大臂与肩同高成一条线时,抬高左腿坚持2秒钟,然后换右腿。可以重复做6~8次。新妈妈在做此动作时,注意背部挺直,目光注视地面。

(5)手臂锻炼法

此动作可以同时锻炼手臂和肩部。在锻炼时,新妈妈采取弓步站立的姿势,左腿向后退一步,右腿膝盖稍微弯曲。双手紧抓拉力绳的两端,左臂自然下垂放在身侧部位,右手把拉力绳的一端沿对角线向右上方拉起,直至手臂与肩部同高。接着慢慢地放下右手,回到原位,交换手臂后,重复这一动作。

(6)腿部锻炼法

腿部跳跃练习可以很好地锻炼新妈妈的耐力和协调性。锻炼时,新妈妈采取站立姿势,向右侧跳跃一步后,再向反向重复动作一次。然后向前、向后各跳跃一次。在跳跃时,注意步幅不要太大,20秒钟后可以根据身体的情况,适当的改变跳跃距离的长短,调整跳跃的快慢节奏。

## 9. 让胸挺起来

产后的乳房,除了是女性完美曲线的象征之一外,还是宝宝的饮食宝库。可是很多新妈妈会发现在生了宝宝后,胸部会比过去松弛和下垂了不少,这让很多新妈妈为此苦恼不已。其实,产后是女性胸部保健的绝好时机,如果新妈妈保养得当的话,不仅可以恢复乳房的丰满,还可以让乳房变得更加玲珑有致。新妈妈可以通过一些快速而简便的方法,让自己的乳房自然挺起来。

(1)正确哺乳,及时断奶法

新妈妈在哺乳期间应养成正确的哺乳习惯,并且要在适当的时候给宝宝断奶,这是新妈妈拥有美胸的保证。有些女性不愿意用

# 第十七章 关注产褥期与产后恢复

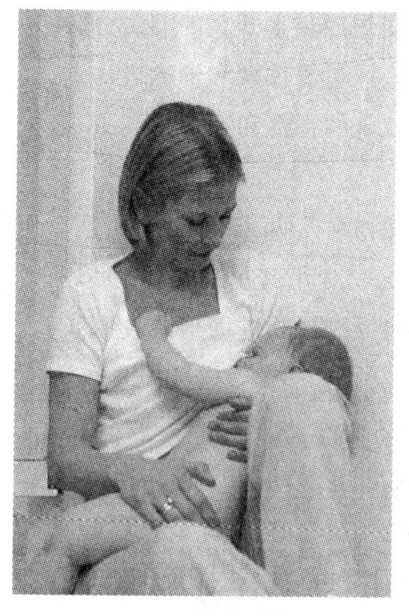

母乳喂养孩子,生怕毁了她们的体形。实验证明,母乳喂养能避免乳房缩小太快,减少乳房下垂的机会,同时还不会影响乳房的形态,并且使乳房变得更吸引人。

(2)酸奶美胸法

酸奶中含有丰富的蛋白质,对胸部有很好的保健效果,同时对于因便秘和体内毒素堆积而造成的腹部、腿部肥胖也有不错的减肥效果。因此,新妈妈可以每天饮用 2~3 杯酸奶。

(3)游泳健胸法

游泳是可以使乳房健美挺拔的最佳运动之一,而且游泳没有季节、时间的限制,方便而有效。同时,由于水对胸廓的压力,不仅可以使呼吸肌得到锻炼,还能锻炼胸部肌肉,使胸肌变得健美发达。因此,建议新妈妈可以每周游泳 1~2 次,对健美胸部很有好处。

(4)青木瓜美胸法

青木瓜是目前最流行的丰胸食品。青木瓜中含大量木瓜酶素,木瓜酶对乳腺发育非常有益,可以刺激女性荷尔蒙分泌,使乳腺畅通,从而达到丰胸的目的。同时,青木瓜还可以分解蛋白质、糖类,减少脂肪。因此新妈妈可以用青木瓜炖排骨,是一道很不错的丰胸美食。

(5)冷热水交替按摩法

新妈妈还可以通过冷热水交替按摩的方法保养胸部。在淋浴时,把淋浴器喷头对着胸部的位置,通过变化冷热水开关的办法,用冷水和热水交替在胸部淋浴按摩;也可在涂抹过身体调和油的乳房上,轻轻用冷水冲洗按摩,这样有利于增强双乳的弹性和活力。

### (6) 定期按摩胸部法

新妈妈可以定期在每晚临睡前,热敷乳房两侧3~5分钟,然后用手掌按顺时针方向按摩乳房周围20次。对乳房进行按摩,可以有效的刺激性腺分泌激素,使卵巢分泌雌激素增加,进而促进乳腺发育。用此法按摩2~3个月会有明显的效果。

### (7) 维生素E、维生素B丰胸法

维生素E和维生素B,可以促进乳房发育。因此,新妈妈可以多食用含维生素E及维生素B的食物,如卷心菜、菜花、菜子油、葵瓜子油及牛奶、猪肝、牛肉、蘑菇等,同时也可以选择每天服用维生素丸。

### (8) 补充胶原蛋白法

胶原蛋白可以营养胸部,这早就为大众所熟知。猪蹄、猪皮、鸡翅、牛蹄、牛蹄筋等食物含有丰富的胶原蛋白,不仅可以营养乳房,而且不会因为多食而增肥。此外,还可以服用专门提炼的胶原蛋白来达到丰胸的效果。

## 10. 防止乳房萎缩的办法

怀孕后,新妈妈的乳房会变得非常饱满,这是孕激素和雌激素分泌所造成的。当新妈妈停止哺乳后,雌孕激素也会恢复到正常的水平,乳腺小体也会部分的萎缩,乳房自然要比哺乳时小了一些。

新妈妈乳房萎缩的原因主要是:新妈妈在哺乳期间体力消耗过大,体内储备的脂肪逐渐消失,体形开始变瘦,再加上不懂得哺乳期和哺乳后的乳房保护;部分新妈妈因为哺乳时间过长,导致卵巢的恢复功能减慢,使雌性激素分泌减少,进而出现乳房萎缩;有些新妈妈

在产后表现出对性要求的淡漠,乳房缺少性刺激等,也会令乳房容易出现萎缩现象。

因此,新妈妈要想增强和恢复乳房的弹性,防止乳房萎缩,可以采取以下几点措施。

(1)哺乳期坚持戴胸罩

新妈妈在哺乳期间,仍然要坚持戴胸罩,支撑乳房,以维持正常血液循环。戴胸罩时,应选择合适的胸罩,防止乳房下坠。太松或太紧都不适宜,胸罩太紧会影响胸部的血液循环;太松时,胸罩起不到支撑的作用。

(2)注意胸部的锻炼

日常生活中,新妈妈坚持做胸部保健操或游泳等体育运动,不仅能使支撑乳房的胸部肌肉得到锻炼,促进胸肌的健美,还能延缓乳房萎缩,防止乳房下垂。

(3)母乳喂养

新妈妈要坚持母乳喂养,因为母乳不仅是宝宝最完美的营养品,哺乳还可以避免乳房缩小太快,从而减少乳房下垂的机会。

(4)恢复性生活,注意避孕

很多新妈妈出现乳房萎缩,都是因为产后性生活的冷漠造成的,因此新妈妈不应该把注意力只放在宝宝身上,还要适时的和丈夫交流,尽快恢复性生活。在无特殊情况下,新妈妈可以在产后2个月恢复性生活,但要注意做好避孕措施。

## 11. 产后穿美体内衣有讲究

美体内衣能使女人的身材更加曲线优美、玲珑有致,而新妈妈在分娩后,难免会出现乳房下垂、肚腩处肥肉堆积,腹部隆起,臀部变肥下坠等情况,因此适当选择合适的美体内衣可以起到修饰线条的作

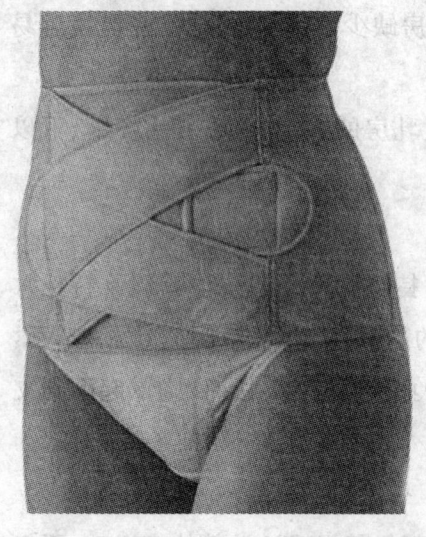

用。但是,新妈妈在选择美体内衣时,一定要掌握有关美体内衣穿着的正确知识,挑选一款适合自己的美体内衣。如果穿着不当,不但不会矫正身形,反而有可能成为新妈妈身材变形的帮凶。因此,在美体内衣的选择上,新妈妈应注意以下一些事项。

(1)美体内衣穿着不宜过早

新妈妈在选择美体内衣时不宜过早。内衣专家建议,一般情况下,普通的束腰带应在产后40天以后才可以穿着,而其他功能性的塑身内衣应根据新妈妈的身体恢复情况,选择更晚些时候穿着。

(2)美体内衣要合体

新妈妈在选择美体内衣时,一定要合体,透气性要好,过大起不了美体塑身的作用,过小不易通风,导致闷热,容易受到细菌感染而造成身体的不适。

(3)美体内衣不宜过瘦

过瘦的美体内衣穿在身上,会紧紧的包裹住腹部,使腹腔内的各个器官遭到压迫,造成内脏及其神经系统长期处于紧张状态。长此以往,不仅会使消化系统功能减弱,引起便秘,同时还容易让新妈妈长出色斑。

(4)保证质量,注意搭配

新妈妈在买美体内衣时,应检查内衣衬里的面料是否柔软,缝制的是否平滑,扭扣是否整齐、牢固,避免一个小瑕疵伤害到皮肤。削价或处理的美体内衣尽量不要去买。另外，一款好的美体内衣必须要和外衣很好的搭配，才能显现出最佳的效果，展示女性的风采和婀娜身姿。因此新妈妈选择美体内衣时还应注意和外衣款式、颜色的搭配，以求达到完美无瑕。

## 12. 让产后臀部美起来

结实、浑圆、丰满的臀部不仅是活力的象征，更能平添女性的无限魅力。很多新妈妈在生育后，臀部会或多或少地出现一些变形，这让爱美的妈妈懊恼不已。其实，只要通过以下一些措施，持之以恒的对臀部进行保健，是完全有希望拥有美丽翘臀的。

(1) 爬楼梯健臀法

身处现代社会中的新妈妈，无论是居住的地方还是工作的场所几乎都有电梯，大家乘电梯也早就成了习惯，好像已经忘记了爬楼梯了。其实爬楼梯对新妈妈来说有很多的好处，不仅可以消耗卡路里，而且在走楼梯时，如果每次跨两个阶梯的话，还能带动大腿及臀部肌肉群，使臀部更加坚实、紧绷。

(2) 行走健臀法

随着科技的日益进步，很多人都选择车辆作为代步工具，而我们最原始的本能——行走，往往被忽视了。通过走路，使臀部扭来扭去，可以消耗臀部和髋部所积存的大量脂肪，同时通过臀部的锻炼，也能迅速恢复新妈妈的翘臀，更加赢得自信。因此，建议新妈妈在生活和工作的时候，不妨多走少坐，多步少车，定会还新妈妈一个完美的翘臀。

(3) 站立蹲举法

新妈妈在做此项练习时，最好能有弹力绳或其他绳索进行辅助练习。练习时，采取站立姿势，双脚张开同肩宽并踩住弹力绳，双手握住绳子放于肩上,臀部慢慢下蹲,使大腿与小腿间成90°夹角,保持此动作8秒后,回到原位。此动作可以重复做6~8次。

(4)绷紧臀肌练习法

绷紧臀部,坚持10秒钟的时间,接着慢慢放松,然后一绷一松,重复进行此动作10~15次。长期坚持,一定会让臀部变得饱满、结实。

(5)金鸡独立式

取一把椅子,双手扶在椅背上,一只脚站直,另一脚抬起,然后慢慢向身体后方伸展,坚持2秒后,回原位。此动作可重复做8~10次,然后换另一只脚,动作同上。

(6)推墙练习法

在练习时,采取站立姿势,两腿并拢直立,双手撑于墙上,臀部向身后方伸展,坚持10秒,然后再朝墙的方向靠近,再坚持10秒,此动作重复做6~8次,不仅能塑造臀部完美曲线,对于收腹还有显著的效果。

(7)定期按摩法

新妈妈还可以在丈夫的协助下,于每天晚上睡觉前对臀部进行按摩15~20分钟,不仅可以促进臀部的血液循环,还能锻炼新妈妈臀部的肌肉,保持臀部的弹性。

(8)坐出臀部曲线

很多新妈妈都有"坐"的困扰,总是担心把臀部坐大或坐扁,其实只要选择好适当的坐具,是完全不必担心的。在产后哺乳期或生活中,如果新妈妈需要久坐的话,应该选择坐硬质的木椅、藤椅或沙发比较好。而软质的椅子,不仅对臀肌失去抵抗力量,还容易使臀部放松,从而导致臀部变软、扁平。

### 13. 产后如何打造一双玉腿

拥有一双纤纤美腿，可以呈现出女性最美的身段，是每个女性心底的渴望。新妈妈也不例外，但生完宝宝后，新妈妈的双腿往往会失去怀孕前的美丽。这是因为新妈妈在怀孕期间，特别是怀孕后期，受日益膨大的子宫压迫，使下肢静脉回流受阻，造成程度不同的妊娠水肿，组织间隙水分增多，使双腿皮肤紧绷，但一旦水肿消去，皮肤自然会松弛；还有部分新妈妈会因此造成下肢静脉曲张，在分娩后虽然静脉回流情况有所改善，但是却很难恢复到孕前水平，同时长时间的卧床更会加剧下肢静脉曲张，使毛细血管膨胀，暴露在皮肤外。此外，新妈妈产后缺少运动和锻炼也是原因之一。

其实，只要有耐心和毅力，恢复往日动人身姿，还新妈妈一双完美修长的玉腿并非难事，这里我们推荐一些简单易行且行之有效的保养办法。

**（1）日常呵护是首要选择**

其实，腿部肌肤也需要新妈妈日常细心的呵护、保养。在护理时，要注意清洗、调理、营养"三照顾"。沐浴时，可以在腿上涂上磨砂膏，然后用毛巾或棉质澡巾进行轻轻按摩，要照顾到膝盖、脚踝处等特殊部位，不妨多按摩几次，最后用稍冷些的清水冲洗干净，可以有效刺激细胞的生长。沐浴后，可以把乳液或植物精油涂在腿部肌肤上，用手掌顺毛孔生长的方向轻揉按摩，不仅可以补充营养还能防止起皱纹。

**（2）注意饮食调理好**

新妈妈要尽量少吃油炸及高热量的食物，盐分也宜少摄取。食用富含维生素及高纤维的食物，有利于帮助消耗体内脂肪，从而达到瘦腿效果，新妈妈应该多吃。另外，柠檬不仅能减少体内脂肪，还可以消除体内杂物，起到排毒作用，所以也是不错的选择。

### (3)浴盐美腿有奇效

新妈妈还可以通过一些具有滋润效果的浴盐来保养美腿。很多美体浴盐,不仅具有非常高的滋润度,而且温热功效还可以加快血液循环。此外,浴盐还能软化水质,使肌肤滑爽细腻不干涩,如果在做完浴盐后,立刻涂上滋润乳液,还能有效的锁住水分,防止水分流失。建议新妈妈可以定期给美腿做一次浴盐,相信定会有意想不到的效果。

### (4)休闲健腿不可少

新妈妈在日常生活中,可以随时随地的保健美腿。比如在读书、看报、看电视时,新妈妈可以在双膝之间夹一本书或遥控器,保持书本和遥控器夹紧,不掉下来就可以。这一动作可以收紧腹部和大腿的肌肉,有效的防止大腿赘肉。

### (5)做饭美腿三不误

新妈妈在厨房里也可以锻炼自己的腿部,比如在切菜、洗菜时,采取站立姿势,两腿分开同肩宽,双腿稍稍绷起脚尖,配合呼吸,吸气时脚跟抬起,呼气时脚跟放下。可以多次重复此动作,直到感觉小腿酸痛时稍事休息;同时也可以保持最大限度的抬脚跟动作,要注意完全收紧小腿,并且尽可能的坚持。做上述动作时,应注意重心尽量在双脚的拇指部位。此练习法不仅可以拉长小腿肌肉,使小腿的形状变完美,还可以减轻因长期站立而造成的疲劳,同时又不耽误做饭,可谓一举两得。

### (6)按摩消肿一身轻

新妈妈辛苦了一天,腿部往往也很疲劳,在睡前抬腿休息是消除水肿不错的办法,如果配合按摩,不仅可以消除水肿,缓解疲劳,还能达到健美双腿的目的。在按摩完双腿后,可将腿高举放在床头或斜靠在墙上,坚持15分钟,然后在腿部的下方垫个枕头或靠垫睡觉。第2天,你会发现疲劳完全消失,同时腿部会变得更加轻快、有力。

### 14. 重现完美的腰臀比例

腰臀的比例，是根据自己的腰围最大值除以臀围最大值得到的，目前公认的女性最完美腰臀比例大约在 0.67~0.80 之间。这不仅是影视名人们渴望拥有的完美身材，也是很多普通女性追求的终极目标。而拥有这类腰臀围的人与腰臀围比值大的人相比，很少出现腹部脂肪堆积过多的现象，所以患上高血压、胆固醇过高、糖尿病、乳癌和子宫内膜癌等疾病的几率要小。如果比率低于上述的数值，一般属于梨型身材；而一旦比率高于这个数值，则属于苹果型身材，比率更高些的被形象的称为"水桶腰"。新妈妈在生育之后，身体往往容易走形，原来完美的腰臀比例变的严重失调，"水桶腰"、"大象臀"统统不请自来，一股脑地堆在身上，让新妈妈苦不堪言。下列一些方法可以帮助新妈妈重塑完美的腰臀比例，再现健康、自信的风采。

（1）塑造性感蛮腰

新妈妈在练习时，两脚分开同肩宽，双手向身体两侧展开伸直，接着弯腰，右手手指触左脚，左手手指触右脚。弯腰手触脚时维持静止 2 秒钟。此动作可反复做 15~20 次。此动作不仅可除掉腰腹部赘肉，还可以促进腹部血液循环，增加腰腹肌肉的弹性和力量。

（2）打造完美翘臀

很多新妈妈都会因为臀部太臃肿或下垂而烦恼不已。下面这个锻炼法可以帮助新妈妈恢复优美的臀部曲线。练习时，采取俯卧姿势，双臂弯曲，双手托住头部，脚尖向前伸直，接着臀部用力，使劲抬高右脚，脚保持伸直 2 秒钟，然后回到原位，依前动作抬左脚。此动作可交替重复做 15~20 次。

（3）肚皮舞减肚腩

新妈妈想要减去腹部的赘肉，肚皮舞是最佳的选择。在练习时，新妈妈采取站立姿势,用身体来划圆,臀部从后向前做圆周运动,用胯部力量带动整个腰腹部、胸部同时一起运动,整个动作尽量用最大的幅度完成。此动作可重复做15~20次。

## 15. 扫除背部脂肪

正常健康女性的背部皮下脂肪比较薄且均匀,可以显示出背部组织的轮廓。生完宝宝后,新妈妈背部脂肪变得厚实,两侧腋下及肋部交界处的脂肪松驰且有明显堆积。因此,从外形上看常常会有臃肿、富态的感觉。如何消除背部厚重的脂肪,重新恢复背部迷人的风采,成了很多新妈妈的最大心愿。下面推荐一些简便易行的方法,供新妈妈参考。

### (1) 游泳锻炼法

游泳是公认的健身减肥的最佳运动之一,游泳不仅可以锻炼背部的肌肉,对减少背部脂肪也有显著的作用,新妈妈可以通过游泳来达到锻炼背部肌肉的目的,其中,效果最为明显的泳姿是蝶泳。

### (2) 俯立划船式锻炼法

新妈妈采取站立姿势,双腿分开同肩宽,双手同时握1~2公斤重的哑铃。身体弯曲与地面成90度的直角,两臂用力向上背上方伸展,在屈臂的同时背部肌肉用力,该姿势维持2秒钟,最后收起哑铃回到原位。此动作可重复做15~20次。

### (3) 锻炼背肌法

新妈妈练习时,采取仰卧姿势,背部着地,双手手掌紧挨臀部放在地上,脚尖和下颚尽量向身体内侧接近,然后双腿以45度角立起,放到头部上方位置。此动作不仅能拉长背部肌肉,还可以使背部肌肉群变得柔软、结实,并且可以有效预防颈椎病或肾脏下垂现象。

### (4) 耸肩锻炼法

经常耸肩是一个不良的生活习惯,然而在特定的情况下,新妈妈也可以做耸肩这一动作,帮助减去背部脂肪。练习时,新妈妈采取站立姿势,双脚分开同肩宽,两臂伸直自然下垂,双手握住 1~2 公斤的哑铃,两肩同时尽力向上耸,肩头应尽量与耳朵接触,最后慢慢放松回到原位。此动作可以重复做 15~20 次。

### (5) 扩胸锻炼法

扩胸锻炼法不仅可以减少背部脂肪,还可以锻炼手臂和胸部。新妈妈采取站立姿势,双脚分开与肩同宽,两手臂呈侧平举,手心向前,两臂做前后水平运动,向前时,手臂稍过身体;向后时,尽量使两手向背后靠拢。此动作可以重复做 15~20 次。

### (6) 爬行锻炼法

爬行可使全身的重量有效的分布到四肢,不仅有利于消除背部脂肪,还可以适当减轻脊椎负荷。新妈妈在练习时,采取俯卧的姿势,屈肘着地支撑身体,双肘交替向前或转圈爬行。

## 五、产后的运动恢复

适量适时的运动和身体锻炼,不仅能够让新妈妈转移注意力,不再把所有的精力集中在宝宝或其他烦心的事情上。同时,通过运动还有助于新妈妈缩短产程、尽快的恢复身体、增强体质。通过下列一些针对性的运动和锻炼,相信新妈妈一定可以从运动中寻找回健康、快乐和自信。

### 1. 运动应分时进行

新妈妈在分娩以后,应尽早适当活动或做产后健身操,这不仅有助于体力恢复、排尿及排便,还可以避免或减少静脉栓塞的发生率,并且能使骨盆底及腹肌张力恢复,避免腹壁皮肤过度松弛,能有效预

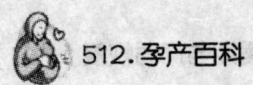

防或缓解新妈妈因分娩宝宝而造成的身体不适及功能失调,同时可以帮助新妈妈恢复骨盆韧带排列,进而恢复腹部及骨盆肌肉群功能,使骨盆腔内器官位置尽快复原。

产后运动时需要注意一些事项:在运动前,新妈妈应该提前排尿,使膀胱内尽量不存留尿液;运动时要选择在硬板床或木地板上进行;新妈妈要穿宽松一些或弹性好的衣服,运动后出汗,记得补充水分;要尽量避免在饭前或饭后的一小时进行锻炼,锻炼的次数由少渐多,循序渐进,避免太过劳累;另外,如果新妈妈有恶露增多或出现身体疼痛的情况,应立即停止锻炼,待身体恢复后再进行。

新妈妈产后运动要根据自己的身体恢复的状态科学运动,不能不顾身体恢复状态而过度锻炼、盲目锻炼,要遵循时间、遵循身体的康复规律,这样才能达到效果,新妈妈可以按下面的时间表,分时进行锻炼。

### (1)产后第一天

新妈妈可以选择做腹式呼吸运动。练习时,采取平躺姿势,首先闭紧嘴巴,用鼻子吸气,使腹部充气后隆起,然后在慢慢吐气的同时放松腹部肌肉,此动作可以重复做5~10次。

### (2)产后第二天

新妈妈可以适当做头颈部运动。练习时,新妈妈采取平躺姿势,举起头,试着用下巴靠近胸部,身体其他部位尽量保持不动。此动作可重复做10~15次。

### (3)产后第三天

新妈妈可以选择做胸部运动。练习时,采取平躺姿势,双手举起向前伸直,接着双臂向身体左右两侧伸直平放,然后上举两手手掌并起,双臂向后伸直平放,最后回到原位,此动作可以重复做5~10次。

**(4) 产后第五天**

新妈妈宜进行腿部锻炼。练习时,采取平躺姿势,双手放在身体两侧,轻轻抬右腿,使腿与身体呈 90 度,然后慢慢将腿放下,回到原位换左腿练习,此动作两腿交替练习可重复做 5~10 次。

**(5) 产后一周**

臀部运动适合新妈妈在产后第 7 天开始做。练习时,采取平躺姿势,右腿弯曲,脚跟尽量触到臀部,膝盖至大腿部位向身体内侧靠拢,大腿贴近腹部,最后伸直,回到原位,换另一只腿进行。此动作可双腿交替重复做 5~10 次。

**(6) 产后两周**

在产后两周的时间,新妈妈可以进行仰卧起坐运动的锻炼。练习时,采取平躺姿势,二手掌交叉托住脑后,腰和腹部用力坐起,用手掌碰脚尖后,回复原位,此动作可以重复做 5~10 次。此外,视身体恢复情况,可适当增加此项练习的次数。

**2. 产褥操**

新妈妈在分娩后,及早下床、适度活动不仅有助于体力和精神的恢复,还有利于子宫的复位和恶露尽快的排出,而且可以避免泌尿系统感染。此外,适度、合理的产后运动能增加胃肠蠕动,预防和缓解新妈妈出现便秘。

产褥操可以促进子宫收缩,帮助腰腹部肌肉、阴道壁肌肉及骨盆底肌肉韧带恢复弹性,并尽快复原;另外,还能有效地防止子宫脱垂等妇科疾病,使新妈妈早日恢复苗条的身材。

分娩以后,由于新妈妈体力尚未恢复到产前的正常状态,在选择产褥操时应尽量避免强度过大和太复杂的运动。如果产褥操太过复杂或过度剧烈,不仅不能很好的恢复新妈妈的身体,还会因此造成意想不到的伤害。

根据新妈妈产后的身体特点，我们挑选了以下一些适合新妈妈锻炼的产褥操。

(1) 深呼吸运动

练习时，新妈妈采取仰卧姿势，双腿放平伸直，全身自然放松，深呼吸，慢慢地吸气使腹部隆起，腰部紧贴地面，然后慢慢地呼气。

(2) 举头运动

练习时，新妈妈采取仰卧姿势，双手放平紧贴在身体两侧，头部慢慢抬起，尽量贴近胸口位置，然后再慢慢放下，恢复原位。

(3) 上肢运动

练习时，新妈妈采取仰卧姿势，双手伸直上举与身体呈90度，接着慢慢放下，然后双手伸直，举向头顶所处的位置，最后回复原位，放松全身。

(4) 腿部运动

练习时，新妈妈采取仰卧姿势，双手伸直，自然放在身体两侧，右腿上举至腹部上方的位置，接着放下，换左腿做此动作，然后左腿放下，静止2秒钟后，双腿并举至腹部上方，与身体保持直角。

(5) 腰部运动

练习时，新妈妈采取跪地姿势，两膝分开与肩部、肘部呈垂直状，双手平放于地面，腰部进行顺时针旋转扭动，注意动作要轻柔缓慢，不宜过于激烈。

(6) 缩肛运动

练习时，新妈妈采取仰卧姿势，两腿伸直靠拢，两脚交叉，腰腹部用力使臀部向上抬起，然后静止放松保持2秒钟，进行收缩肛门运动。

(7) 全身运动

练习时，新妈妈采取跪地姿势，双手着地支撑身体，左右两腿交替向背后方向提起高举。

### 3. 散步给你好身材

看着大街上穿梭而过的那些体形优美、步伐敏捷的美女,新妈妈会更加为自己高高隆起的肚腩,大象一般的粗腿而感到羞愧。选择何种方式来瘦身才能达到切实的效果,是新妈妈最关心的一件事。其实有一种简单易学而又有效的方法,能让新妈妈重现往日曼妙的身材,这种方式就在每个新妈妈的身边,可以说垂手可得,这就是散步。

散步对新妈妈来说有非常多的好处,散步可以改善新妈妈大脑皮层的兴奋、抑制和调节过程,从而让新妈妈达到放松、镇静、头脑清醒、消除疲劳的效果;散步时,能促进新妈妈消化系统的血液循环,从而增强胃肠蠕动的速度,进一步提高消化能力,有利于减肥和恢复身材;散步时新妈妈肺部的通气量是平时一倍多,对改善呼吸系统功能也非常有益;散步是一项全身性的运动,运动时会带动全身大部分的肌肉骨骼,可以增强人体的代谢活动,使肌肉更加结实、健美,同时还能使血液流通更加顺畅,有利于减少患动脉硬化的发生;另外,散步不仅可以消除新妈妈身上的赘肉,在户外走动还可以呼吸新鲜空气,陶冶兴致,放松心情。

要想通过散步达到完美身材的效果,首先要保证每周至少3次散步;其次,每次散步的时间应在半小时以上;另外,要掌握正确的散步姿势。只有符合了这些条件,才能让脂肪有效消耗,从而达到减肥效果。散步的正确方式应该是:抬头挺胸,大步迈进,手臂应随脚步的移动而有节奏地摆动,平均每分钟大约行进60~70米。散步的时间通常为每次30分钟至一小时,以身体出现微汗为宜,新妈妈可根据身体情况进行适当调整。

这里,我们还提供了几种适宜于新妈妈的散步方法,新妈妈可根

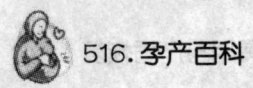

据身体情况,制订自己的散步健身方案。

(1)自然散步法

散步时,新妈妈用慢速和中速行走,每次30分钟至一小时,每天可早晚各进行一次。在散步时,新妈妈应选择景色怡人的地方,可以更好的放松心境。

(2)快步行走法

快步行走时,速度大概在每小时5~7公里,每次可以锻炼30分钟至一小时。此外,快步行走时新妈妈要注意心率控制在每分钟120次以下。

(3)摆臂散步法

散步时,两臂随身体的移动而有节奏地进行前后摆动。此散步法可以有效的促进肺部的血液循环,能使肺的通气量增加一倍,因此对有呼吸系统疾病的新妈妈更加有益。

(4)按摩腹部散步法

散步时,一边行走,一边用手在腹部进行按摩,对有消化不良和胃肠疾病的新妈妈非常有益处。

(5)定量散步法

散步时,可以选择在平地和坡地上配合进行锻炼。例如先在斜坡为3度的坡地上行走100米,然后慢慢增至在5度的坡地上行走10分钟,最后再在平地上锻炼15分钟。

## 4. 产后瑜伽,重塑完美身材和自信

从怀孕到宝宝降临,新妈妈的身体和心理都要经受一系列的变化。新妈妈不但要照顾和喂养宝宝,还要适应初为人母这个角色的转变。对处于恢复期的新妈妈来说,身体的恢复十分重要,但是良好的心态也非常关键。瑜伽很重要的一个功效,就是可以使身体、心智和

# 517. 第十七章 关注产褥期与产后恢复

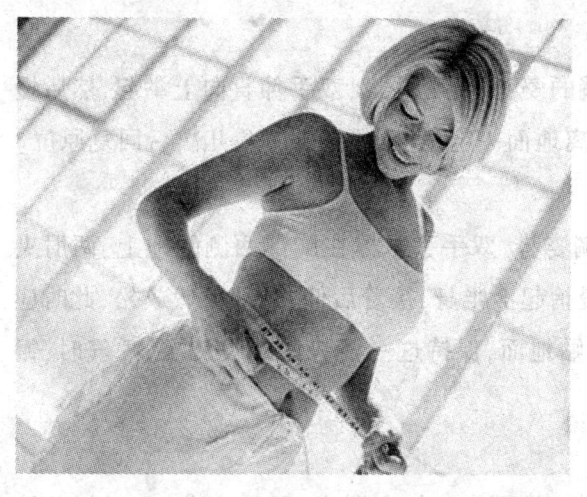

精神达到完美的平衡、协调。瑜伽不仅可以改善新妈妈因为生理上的改变而产生的不良姿势,还有恢复苗条身材,加强手臂肌肉力量,增强腹部及骨盆底肌肉弹性和张力,改善腿、脚部水肿等作用。下列一些姿势不仅有助于加强新妈妈身体的力量,塑造完美身材,还能重拾新妈妈的自信。

### (1)全莲花式

也称双莲花。练习时,采取盘腿静坐姿势,同时配合腹式呼吸。此动作可以使胯骨和会阴完全收拢,提升能量。长期坚持做,能很有效地收缩产后散开的胯骨和会阴。

### (2)猫伸展式

练习时,双腿跪在地上,两膝与肩同宽,大腿与地面呈90度,双手五指张开,手掌撑在地上,手臂伸直与地面垂直;仰头的同时缓慢吸气,腰背部尽量下压到最低程度,同时应注意不要耸肩,双肩呈自然下垂;呼气时,头自然下垂,做含胸、拱背、收腹姿势。

### (3)虎式

练习时,与猫伸展式相同。仰头的同时缓慢吸气,腰背部尽量下压到最低程度,双肩紧贴身体自然下垂,用一条腿向后伸直,尽量抬高到极限;呼气时,头自然下垂,放松颈部,做含胸、拱背、收腹、曲膝姿势,然后收腿放在胸前,最后换另一条腿重复此动作。

### (4) 船式

练习时,采取平躺的姿势,两腿并拢,双手伸直向上举起,然后慢慢使上身和腿同时抬离地面一定角度,保持深呼吸几次后回复原位。

### (5) 眼镜蛇式

练习时,采取平躺姿势,双手手掌撑在胸部两侧的地上,两肘夹紧身体。吸气后,慢慢抬起上半身,接着后仰,颈部自然放松,此时应注意耻骨和胯部要紧贴地面,保持这一姿势深呼吸几次,呼气时,慢慢回到原位。

### (6) 手抓脚式

练习时,采取坐姿,双腿分开与肩同宽,两膝弯曲,双手抓住脚趾,然后慢慢把双腿向上伸直,腰背挺直,同时保持身体平衡。

### (7) 婴儿式放松

练习时,采取跪姿,两腿跪在地上,上身靠在大腿上,额头紧贴地面,双手向前伸出,慢慢放松全身。

## 5. 适合产后6周的运动

产后6周,如果新妈妈在此前的几周已经开始了运动,体力和精力都会有不同程度的恢复和加强。为了尽快的恢复到产前的状态,很多新妈妈会尝试做一些难度和强度更大的系统运动,这不仅可以帮助新妈妈快速恢复体力,还对健康非常有益。

新妈妈在产后6周进行运动时,还需要注意一些事项。只有当新妈妈可以确定腹直肌已经恢复到两指宽或更小的宽度,并且能轻松的一次性完成15次腹部收缩动作时,才可以考虑进行下列系统的运动方式。

### (1) 盆底肌练习

新妈妈在生产6周后,可以开始产后盆底肌的练习。练习时要采取分级收缩的方法进行。先收缩一点(大约1/3~1/4),如没有疼痛或不适感,可以再收缩一点;如果有疼痛感,可以稍微放松一下。选择在允许的范围内练习,可以尽早地恢复盆底组织的弹性。练习时可根据新妈妈的身体情况,适当的增加收缩力度、强度和次数。

(2) 散步

散步也是产后新妈妈6周比较适宜的运动之一,散步不仅对新妈妈的身体恢复非常有利,还可以呼吸新鲜空气,让新妈妈的心情得到进一步的放松。散步时,新妈妈可用慢速和中速行走,每次30分钟至1小时,每天可选择早晚各进行1次。

(3) 坐姿划船运动

坐姿划船运动,也是新妈妈在产后6周不错的运动。练习时,采取坐姿,膝盖弯曲,双脚平放在地上,双手及左右脚各放一个1~2公斤的哑铃,上身向前弯曲,使胸部尽量贴近大腿,同时保持后背平坦,双手握住哑铃,手臂垂直向下,手掌相对,然后提起手肘,手向肩膀的位置靠拢,直至与膝盖同高,最后放下哑铃,恢复原位。

(4) 背部运动

产后6周,新妈妈可以选择拿哑铃辅助进行背部运动。练习时,采取坐姿,双手握住1~2公斤的哑铃,膝盖微微弯曲,两脚平放在地板上,两侧肩胛骨同时收紧,向侧方向平举哑铃,举至与肩部同高位置,慢慢回到原位。

(5) 腹肌收缩练习

产后6周时,新妈妈还可以进行静态的腹肌收缩的练习。练习时,新妈妈双膝跪地,双手着地支撑身体,吸气时尽量使肚脐靠近脊柱,呼气时身体自然放松。此练习法,不仅有利于腹肌收缩,还可以放松乳房,防止因长期卧床而导致的子宫后倾。

(6) 腿部倾斜运动

产后6周,新妈妈还可以选择腿部倾斜运动锻炼。练习时,采取平

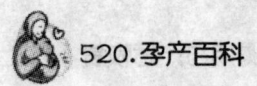

躺姿势,双肩着地,膝盖弯曲,收紧腹部肌肉,呼气时腰背部贴紧地板,接着双腿同时向身体一侧慢慢倾斜,腹肌用力尽量保持背部平躺在地上,当后背开始离开地面时,把腿收回原位,同时保持腹肌的绷紧。

### 6. 产后有氧运动

何谓有氧运动?总的来说,人体运动需要大量的能量,如果能量源自细胞内的有氧代谢,这就是有氧运动;而如果能量源自无氧酵解,那就是无氧运动。在进行有氧运动时,葡萄糖代谢形成水和二氧化碳,然后通过呼吸就可以排出体外,对人体不会有伤害。但是在酵解时还会产生大量丙酮酸、乳酸等中间代谢产物,无法通过呼吸排除,如果堆积在细胞和血液中,就形成了"疲劳毒素",从而让人感到疲乏无力、肌肉疼痛,继而还会出现呼吸、心跳加快和心律失常,更严重者甚至会出现酸中毒和增加肝肾负担。因此,无氧运动过后,常感觉疲惫不堪,肌肉酸痛,需经过几天的休养才会消失。

另外,日常轻微的活动或运动不等于有氧运动,因此达不到锻炼的效果。只有通过适当强度的有氧运动,才可以锻炼心肺循环功能,增加体力、耐力和新陈代谢的能力,这才是真正有价值的运动。因此新妈妈在运动时,应选择一些有氧运动来进行锻炼,这不仅有助于产后的恢复,还对以后的身体健康极为有利。

日常活动中,新妈妈可以选择以下一些有氧运动进行锻炼。

(1)*有氧操*

有氧操不仅有很好的减肥作用,还对形体的锻炼有极大的好处。不过,有氧操比较适合有一定基础或身体条件好的新妈妈练习,一般新妈妈很难掌握比较复杂的有氧操的要领,也常常达不到锻炼的效果。

(2)*游泳*

游泳不仅是一种很好的全身性运动,还可以减肥,同时对提高心肺功能也有显著的效果。此外,不会游泳的新妈妈也不必灰心,因为在游泳池中快速地行走,同样能起到很好的效果,对提高心率也有很大的好处。

(3)跳绳

跳绳不仅是很多正规比赛前,运动员常选择的有氧减脂的主要运动,而且还能锻炼全身的协调性和灵敏度。对新妈妈来说,跳绳既简单易学,又没有场地的局限,同样也是很好的锻炼方式。

(4)快步行走法

喜欢散步的新妈妈不妨采取这一锻炼方式,只是练习时强度和速率都要比散步时高很多。另外,没有适宜场地时,新妈妈也可以选择在家里或健身房的跑步机上进行锻炼。

(5)单车锻炼

单车是一种很好的有氧锻炼的器械,如今多数健身房都备有锻炼的各式单车。新妈妈可以根据自己的情况,选择适合自己的单车锻炼。同时,新妈妈如果感觉健身房空气不好的话,也可以选择在户外骑山地车锻炼,这样不仅可以减肥,还能呼吸新鲜空气,放松心情,是非常不错的运动。

## 六、产后穿衣有讲究

虽然有了健康可爱的宝宝,但是很多新妈妈的烦恼也随之而来。很多新妈妈由于生完宝宝后身材走形,以前很多漂亮的衣服如今都穿不了了,难道美丽真的要就此终止了吗?我们结合新妈妈的身材特点,详细介绍了不同体形、不同身材的新妈妈的服装搭配原则、穿着技巧和如何通过穿着来弥补身材缺陷的小窍门,希望每一个新妈妈在阅读后都能穿对衣服,穿出个性,穿出完美的身材。

### 1. 产后妈妈巧穿衣

生下宝宝以后,很多新妈妈的身材都会有不同程度的变形,腰围

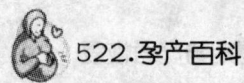

变圆了,臀部变大了,腿部变粗了等等。怎样既能尽快的祛脂减肥,恢复身材,同时又不会影响哺乳宝宝,成了众多新妈妈的"心病"。

其实,除了积极瘦身、塑身外,新妈妈还可以通过穿衣这一日常再普通不过的行为来改变这种困窘。新妈妈在穿着时,若能充分了解自己的身材特点,掌握一些日常穿着的小窍门,穿对衣服,不仅可以做到大方、得体,而且还能给产后的哺乳、生活提供方便,甚至还可以让新妈妈重拾信心,再现往日窈窕的身姿。

(1)哺乳胸罩

哺乳胸罩是为母乳喂养的新妈妈专门设计的,可以减少哺乳时穿脱胸罩的麻烦。进行母乳喂养的新妈妈可以选择这一类型的胸罩,不仅方便哺乳宝宝,还能起到防止乳房下垂变形的作用。

(2)产妇内裤

新妈妈在坐月子期间,可选择使用纸裤或仍旧穿着孕妇内裤来度过这段产后尴尬期。纸裤用完即丢,不必反复洗晒,是非常方便的选择。另外,由于产后身材还未完全恢复,所以也可继续穿着孕妇内裤。

(3)腰夹

产后新妈妈的腰围通常会有所增加,所以这个时期可以选择使用腰夹。腰夹不仅能有效的收束腰部、塑背部,还可以调整腰部曲线。顺产的新妈妈坐月子期间就可以使用。

(4)束腹带

束腹带不仅能加强产后腹部肌肉恢复及子宫收缩,还可以帮助剖腹产妈妈止痛、止血及固定伤口,非常适宜产后新妈妈穿着。顺产的新妈妈在生产之后即可使用。

(5)提臀裤

很多新妈妈在生下宝宝后,臀部常常有明显的下垂,如果选择穿着提臀裤,能有效的将臀部赘肉缩紧抬高,回复完美的身臀部曲线。

#### (6) 塑身美体内衣

塑身美体内衣不仅可以塑造胸形，收紧腰腹，提臀美腿，还能挺直脊柱，避免弓腰驼背，维持和矫正形体，是很多新妈妈热衷的选择。新妈妈穿着塑身美体内衣还应注意，必须大小合体，不宜太松或太紧；由于贴身穿着，应注意舒适、透气性强；另外，调整型的内衣还必须有很好的稳定性和持久性。

#### (7) 外衣的选择

新妈妈由于相对较为丰满，因此在外衣的选择上更应该合体，太宽松或宽线条的服装都不宜穿着，否则会显得更加肥胖、臃肿；也不宜选择袖子太短或太紧的衣服，否则会加重臃肿感；上衣可以选择领口为大开领、V字领、大方领的服装；外套和大衣则宜选择宽肩设计的服装，能很好的平衡身体的比列。

### 2. 着装要根据体形

生活中，真正完美身材的人可谓少之又少，环顾我们的四周，身材体形有这样那样缺憾和不足的人比比皆是。因此，那些因生下宝宝而导致身材变形的新妈妈，大可不必伤脑筋。我们只有以正确的心态面对这一问题，不断发现和掌握服装与身材的微妙关系，通过穿着来改善我们的形象，弥补我们的缺点，才能在众人面前展示新妈妈的魅力，重塑完美的自我。

不同的体形有不同的特点，适合不同的着装类型，所以，新妈妈应根据自己的体形特征来选择合适自己的服装。

#### (1) 标准型身材的新妈妈

目前，公认的最理想的女性标准体形，西方女性为身高170公分左右，东方女性为身高162~165公分之间，同时对颈部、肩膀、躯干、胸部、腰部、臀部、大腿、臀边肉和小腿等，都要有严格的、完美的比例。这种标准体形,即俗称的"衣服架子",可以说没有任何款式的限制,几乎适合所有类型的衣服,然而这种身材也往往是可遇而不可求的。

(2)苗条型身材的新妈妈

此类型身材的特点是身材苗条、胸部适中或偏小、臀部较瘦且有扁平感,腹部及大腿没有过多的脂肪。苗条型身材的新妈妈穿衣的选择比较容易,如蓬松飘逸感的罩衫、百褶的裙子或打褶长裤都比较适合。不过应注意尽量不要穿着太紧身的衣裤或腰太低的长裤。

(3)葫芦型身材的新妈妈

葫芦型身材即像葫芦一样,胸部、臀部丰满圆润,腰部纤弱渺细,曲线凹凸有致,身材性感火辣。此类型的新妈妈适合穿着领子稍低、腰身微紧的窄裙或八字裙,质料方面宜柔软贴身。葫芦型身材不适合穿着过于宽松、肥大的服装,否则会掩盖身材的优势。对于不太愿意显露身材的新妈妈,可以选择穿着直统款式的服装或长款的衬衫,也可以适当的遮挡凹凸的身形。

(4)腿袋型身材的新妈妈

此类型身材的特点是臀部和大腿处赘肉较多。腿袋型身材的新妈妈最不适合穿紧身的裤子,否则那样会严重暴露缺点;比较适宜穿着款式简洁的打褶裙子或长裤,颜色也应尽量以暗色为主,可以选择佩戴颜色较明快、鲜艳的饰品来转移下肢的注意力。另外,长靴、紧身衬衣、宽横条纹或口袋带盖的长裤也应避免穿着。

(5)身材较小型的新妈妈

此类型身材的新妈妈,一般身高低于155公分,由于受制于身高,所以在服装的选择上,范围相对比较小些。最适合身材较小型新妈妈的穿着的是设计简单,线条直接些的服装。直筒长裤、竖直线条的褶裙、同色系的套装或颜色明快、素色的衣服都适宜此类型的新妈妈穿着。另外,应避免穿着紧身裤和各种色调复杂、设计松垮、布料太厚实的服装。

（6）鸭梨型身材的新妈妈

上身瘦小，胸部较平，腰腹臃肿、臀部肥大是这类身材的特点，即看上去像鸭梨。由于腹部肥大的关系，往往形成腰线提高，也就是变成上身较短。鸭梨型身材的新妈妈穿衣时应避免对腰部的注意力，上衣以宽松并且能遮住臀部的衣服为佳，可以选择宽松的伞装或打褶的长裤加蓬松感的夹克。此外，不宜穿着紧身衣裤或褶皱过多的裙装。

### 3. 不同肤色的穿衣原则

和每个人都有自己不同的个性一样，我们每个人的肤色也都有一个基调。有些服装看上去平淡无奇，穿在特定肤色的人身上，会显得非常适合；而有些服装看上去色彩鲜亮，穿在另一类肤色的人身上，却变得黯然失色。因此，只有根据自己的肤色基调，选择适合的颜色，才能避免出错，从而展示自己迷人的风采。

根据每个人肤色的具体情况，这里为新妈妈们介绍一下不同肤色与衣服搭配的原则，希望可以使新妈妈扬长避短，穿出自己的个性和品味。

（1）皮肤白皙的新妈妈

拥有这类皮肤的新妈妈是非常幸运的，皮肤白皙的新妈妈穿大部分颜色的服装都会显得靓丽动人。其中蓝色系和黄色系更能凸显绸缎般的洁白感，柠檬黄、苹果绿、天蓝等色彩的服装都很适合。不过，皮肤白皙的新妈妈不宜穿着偏冷色系的服装，这会让肤色显得更加苍白。

（2）肤色发灰的新妈妈

如果新妈妈的肤色发灰的话，应该以蓝、灰、绿、深紫、紫罗兰色、灰绿和黑色系为主色。同时，在选择紫灰色时可辅以黄棕色作为补

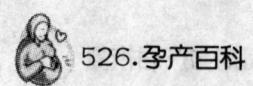

充;穿灰绿色衣服时最好用些微红色作补色。肤色发灰的新妈妈尽量避免穿着白色系的服装,以白色为装饰色的服装也不宜穿,否则会让肤色显得更加灰暗无光。

(3)肤色色调较深的新妈妈

属于皮肤色调较深类型的新妈妈,最适宜茶褐色系的服装,这样会让新妈妈看上去更具个性;同时,咖啡色、墨绿、枣红、金黄色会烘托新妈妈的自然、高雅气质,也是不错的选择。皮肤色调较深的新妈妈最不适合穿着的是蓝色系的服装。

(4)小麦色肌肤的新妈妈

小麦色的肤色看上去是最健康、活泼的肤色,也是目前时尚界最流行的肤色。黑白色系的服装与小麦色的肌肤,在视觉上会形成比较强烈的反差,看上去会非常的协调和搭配;深蓝、炭灰等色系会让小麦色肌肤的新妈妈看起来更具稳重、成熟魅力;而桃红、深红、翠绿色系的服装则更加突出小麦色肌肤新妈妈的个性和气质。

(5)面色红润的新妈妈

红润的面色不仅是看起来比较健康、自然的肤色,而且还很容易搭配衣服。面色红润的新妈妈,最适宜选择微饱和的暖色系服装作为主色;黄棕色搭配蓝紫色、淡咖啡色与蓝色搭配,红棕色配以蓝绿色以及淡橙黄色、灰色和黑色也都是很好的选择。另外,纯白色、亮黄色、紫罗兰色、浅绿色等色系的服装不太适宜面色红润的新妈妈穿着,因此这类色系会使新妈妈的面色看上去更加红润。

## 4. 身材肥胖怎样穿衣

新妈妈在产后最大的烦恼莫过于微微发福的身材了,如何才能让自己变得更加苗条、纤细呢?要美丽就要有信心,身材肥胖的新妈妈们只需要学习并掌握一些日常的穿着技巧和细节,不需要拼命的节食减肥,也一样可以穿出完美的身材,秀出独特的气质,展示个性的自我。

在这里，我们提供一些适合身材肥胖的新妈妈的穿着搭配方法，能让你看起来更加的苗条、自信。

(1) 胸部过于丰满型的新妈妈

胸部过大的新妈妈，容易让人看上去有健壮、肥硕的感觉，所以不宜穿着领子较小或过于肥大、松垮的上衣；还应该尽量避免胸部纹饰过多和复杂的款式。飘逸和轻薄面料的服装穿在这类型的新妈妈身上会显得非常妩媚、女人味十足，是很好的选择；喜欢秀性感身材的新妈妈，也可以选择大V领的上衣，显露更加火辣的身材。

(2) 腹部肥胖型新妈妈

腰腹部赘肉多，显得臃肿，肥胖是此类型新妈妈的特点。黑色的上衣不仅可以增加成熟感，而且还能有效的掩盖腹部的赘肉，是腹部肥胖型新妈妈非常适宜的选择。生活中，腹部肥胖型的新妈妈可以穿一件黑色的小外套，加上整体黑白色系的搭配，看上去会非常的简洁、苗条，同时又能透出时尚的气质。

(3) 臀部肥胖型的新妈妈

此类型的新妈妈应遵循上松下紧的搭配原则。款式简单的裤装，加上色彩鲜亮的上装，能有效的转移视线，非常适合臀部肥胖的新妈妈。此外，在选择上衣里面的衬衫或T恤时，还应注意尽量要穿盖过屁股的款式，如果太短的话，会让臀部显得更加臃肿。

(4) 大腿粗壮型的新妈妈

大腿粗的新妈妈适合选择深色七分紧腿裤，这样可以有效的遮掩大腿的粗壮线条；另外，宽摆裙和A字裙，不仅可以让大腿显得比较细，同时还有拉长大腿的视觉感。

(5) 小腿较粗型的新妈妈

这一类型身材的新妈妈，最需要做的工作是，如何遮住粗壮的小腿肚，因此，盖过小腿的长款、深色长裤是最佳的选择。小腿较粗型的

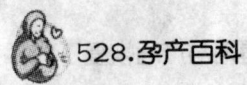

新妈妈应尽量避免穿长度刚及小腿肚部位的紧腿裤,否则看上去会显得更加粗壮。

**(6) 全身发福型的新妈妈**

简洁、大方是全身肥胖型新妈妈穿着时应掌握的原则。最适宜此类型新妈妈的是深色系服装,尤其是纯黑色的服装。穿着时,以其他不同面料的黑色搭配在一起,不仅可以显得更加苗条,还能透出沉稳和大气的感觉。此外,在诸如领子、腰部的细节处理方面,也应该以简洁、大方为宜。

## 5. 突出胸部曲线美

女性的魅力,源自玲珑的曲线和婀娜的身姿。无论潮流如何变化,追求丰满的胸部,始终是女性朋友们努力达到的目标和不变的法则。除了极少的一部分拥有完美胸形的女性外,其实,大部分女性的胸部都或多或少的存在一些缺点,都需要通过各种措施来改善胸形。胸部较平或较扁的新妈妈不用为此而沮丧,完美的胸部曲线是完全可以通过日常细心的打扮、精心的穿着来实现的。

通过下列一些方法和窍门,可以帮助新妈妈更好的修饰胸形,增加新妈妈"挺"美的身材曲线。

**(1) 文胸有形需巧穿**

文胸是新妈妈的至爱,可以有效的修饰新妈妈的胸形。胸部较小或较平的新妈妈可以选择 1/2 或 3/4 罩杯的文胸,能将小胸部有效的集中,让胸部看上去显得更加圆润挺立;软性隐形钢圈可以有效地托高胸部、改变胸形,也是不错的选择。此外,新妈妈在试穿文胸时,一定要注意从侧面检查文胸的弧度。罩杯顶点的位置朝上方的款式,能达到高耸挺立的效果,最适宜胸部较小或较平的新妈妈。

**(2) 高腰线小上衣,增加胸部凹凸感**

高腰线的上衣在剪裁上,一般都是选择在胸稍下的位置收形,如果胸形不好的新妈妈选择这一类型,可以充分凸现胸部的曲线。如果再选择抹胸的款式,不仅能让胸部显得挺立,还可以展现新妈妈的时尚和气质,是最佳的选择。

(3)胸口装饰,胸更圆

在胸口部位有装饰的服装,也是改善新妈妈较平、较扁胸形的很好选择。胸口部位有条纹、褶皱设计或有荷叶边、蝴蝶结、蕾丝等装饰的上衣,不仅让新妈妈看起来非常有女人味,还能增加服装胸口部位的立体感,更加突出玲珑的曲线。

(4)图案令你更"圆满"

条纹、花朵等图案有非常丰富的层次,具有很强的视觉扩张效果,可以让新妈妈的胸部看起来更加圆实、丰满。超大的花朵图案、鲜亮的条纹,都是胸部较平、较扁的新妈妈的上衣妆饰的不错选择。

(5)胸口饰品,完美胸形呈现

除了在服装剪裁的选择上,饰品也是改善新妈妈较平较扁胸型的很好手段。项链、胸花、饰带、胸针等装饰在胸口的位置,不仅可以让新妈妈侧面的胸形更加的丰满有致,还能令普通的服装显出别样的韵味。

## 6. 让腹部平坦的穿衣技巧

同样的衣服穿在不同的人身上,效果会天差地别。这不仅和每个人的品位、气质息息相关,而且更重要的是否懂得根据自己的身材、体形、肤色特点,穿对衣服。因此,新妈妈们既不要为自己凸起的小肚腩发愁,也不要盲目追求时尚的潮流,只有懂得结合自己的身材特点,选择适合自己气质的服装,才能真正成为别人眼中穿着时尚、品味高雅的女性。

下面给新妈妈提供一些妙招,不仅能让你轻松的掩饰身材缺陷,而且更能创造出美丽光彩的视觉效果。

(1) 较长的上衣,遮腹又瘦身

长度能盖过腹部的罩衫、T恤衫或衬衫都能有效的掩饰新妈妈肥胖的小肚腩,并且还有拉长身形的作用,同时还是近两年比较流行的穿着方式,可以说一举三得,是新妈妈最佳的选择。穿着此类上衣时,只要注意衣服下摆得体、妥帖。打造一款时尚又瘦身的造型,其实就是这么简单。

(2) 宽松服装美丽又解忧

较宽大或伞状的上衣可以充分的掩饰浑圆的小腹,是腹部肥胖型新妈妈最好的选择之一。如果你只是腰部粗一点,不希望被人察觉到自己的小缺点时,别忘了赶快添购一件让你穿起来既舒服又自在的宽上衣。在选择此类服装时,服装的材质和面料也不需要太多的讲究,只要与自己原有的服装款式搭配得当就可以。如此省钱又省力,你能不心动么?

(3) 高腰线服装高调出击

高腰线设计的服装不仅可以修整体形,而且还能成功的掩饰满是赘肉的小腹。比较具女人味的新妈妈,可以选择如低V领蝙蝠衫式高腰连衣裙,穿起来不仅性感舒适,还能有效的遮住小腹;喜欢甜美形象的新妈妈,则可以选择娃娃衫装饰大大的蝴蝶结来转移腹部不够纤细的视线。

(4) 修身长裙秀丽人

裙装特别是修身长裙,不仅对新妈妈肥胖的小腹有很好的修饰作用,还有明显的拉长身体的功能。如单色调或偏深色调的长裙,可以让新妈妈看上去既修长又优雅十足,是非常好的选择。

(5) 巧用色调来瘦身

腹部肥胖的新妈妈也可以通过色调的选择来有效的修饰身材。

## 531. 第十七章 关注产褥期与产后恢复

深色调有很好的修饰作用,如果新妈妈选择深色且带暗纹的上衣,会给人以清爽、消瘦的感觉。另外,三件套的服装是掩饰腹部最适宜的搭配,如采用细格子、不规则条纹与素色组合,不仅可以淡化腰腹的沉重感,而且更能展示新妈妈独特的气质和韵味。

### (6) 反向计巧修身

通过转移视线法,将视觉的焦点从身体最易被"攻击"的部位转到其他有优势的部位去,这也可以做为新妈妈修饰肥胖腹部的重要手段。小腹过凸的新妈妈可以用如露肩雪纺面料突出自己雪白的肩头;通过胸口的明亮配饰衬托坚挺的胸部;用肩部的褶皱设计显露出美丽的颈部等来吸引视线,从而达到展示优势部位,掩盖不足的目的。

## 7. 腿部粗短该如何穿衣

很多新妈妈具备漂亮女人的所有品质,然而老天却不公的赐予了一双短腿粗腿,这让新妈妈们很是委屈和苦恼。其实,新妈妈既不必为没有模特那样修长的腿部而烦恼,也不需要为自己的粗腿、短腿的赘肉而拼命节食、减肥,只要掌握服饰搭配的技巧,腿形不好也一样可以穿出苗条,穿出时尚。

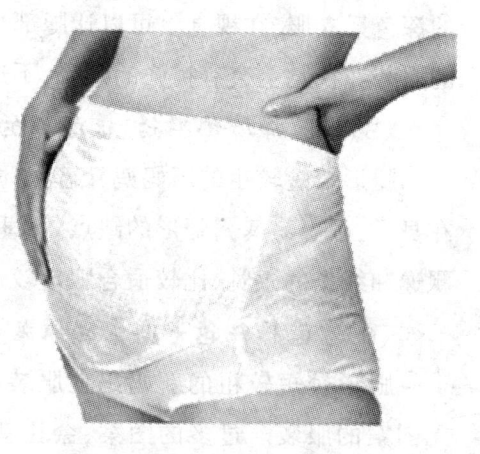

我们特别介绍一些适合腿部不好的新妈妈穿衣的方法,希望可以解除新妈妈的苦恼。

### (1) 拒绝紧身裤

紧身裤不仅能让新妈妈较短或较粗的腿形暴露无疑,而且还能从一定程度上夸大这一腿形缺点。特别是有些腿部较粗的新妈妈,如果穿上紧身裤,再配上一双细高跟鞋的话,简直俨然一副火鸡的模样了。

### (2)告别阔腿裤

很多腿形较短较粗的新妈妈以为肥大宽松的阔腿裤能掩盖腿部缺陷,其实这是非常错误的认识。阔腿裤不仅能掩盖女性的线条感,而且还会让新妈妈下半身显得更加臃肿不堪。

### (3)宜穿小直筒裤或长裙

小直筒的裤形不仅能掩盖新妈妈腿形不好的缺点,而且还能增加身体的修长感,非常适宜腿形较短较粗的新妈妈;而长裙能有效掩盖大腿的赘肉,就连胖胖的小腿也能用长筒袜来遮住。

### (4)宜穿着深色系的衣服

腿部较短较粗的新妈妈最宜选择以黑色、咔叽色、深蓝色等为主的深色系衣服,在视觉上可以让腿部显得更加修长和苗条。而浅色系的服装在视觉上会有扩张的效果,不适宜穿着。

### (5)宜选择质地挺括、垂度好的面料

腿形较短较粗的新妈妈穿着太薄或垂性不好的面料,常常会贴在身上,很容易暴露腿形的缺点。而垂度好和质地挺括的面料会更具飘逸和线条的感觉,比较适合腿形较短、较粗的新妈妈穿着。

### (6)宜选择纯色无图案的服装

腿形较短较粗的新妈妈在服装图案的选择方面,最适宜纯色无图案的服装。过多的图案,会让新妈妈的腿部显得更加的臃肿。此外,如果新妈妈觉得纯色的服装太单调的话,也可以选择细竖条纹的裤子。

### (7)巧穿靴子

靴子对改善腿形有很好的效果,非常适宜腿形不好的新妈妈穿着,应注意长袜配长靴、短靴配短或中长袜,都会让腿显得修长。此外,在鞋子的选择上,新妈妈也应该注意搭配相应色系的袜子。

## 8. 怎样掩饰胸小臀大

每个新妈妈都希望把自己装扮得漂亮、迷人,但每个人的身材又各有迥异,其中胸小臀大,犹如一只梨般的梨形身材,是东方女性最常见的身材。如何通过穿衣来弥补身材的不足,是此类身材新妈妈所关心的。其实,有心的新妈妈完全可以通过服装的搭配,让自己的身材和服装巧妙的"对号入座",就一定可以找到属于自己的扮靓良方。

下面一些服装的搭配技巧和设计妙招,一定会给新妈妈带来很多穿着的亮点。

### (1) 统一色调巧修身

梨子形身材的新妈妈在颜色的选择方面,最好选用单色调的服装,即上下装选用同一色系。在选择服装时,应注意强调合适的腰围,款式要简洁,不宜有过多的装饰。此外,丝袜的颜色最好也要与衣裙同色系,才有更佳的修饰和统一效果。

### (2) 视线转移法

通过转移视线可以避免他人的眼光过度的注意到新妈妈身材不足的地方。如选择色泽鲜亮的印花上衣就可以吸引他人的眼球,如果再配上黑色的蕾丝加以装饰,更能成为视线的焦点。另外,譬如倒三角造型的上衣也具有很强的平衡整体、修饰下身的作用。

### (3) 增加肩部的轮廓,平衡整体身材

梨子形身材的新妈妈还可以通过增加肩部的轮廓来修饰自己的身材。如肩部有荷叶边、或褶皱设计的上衣,不仅让新妈妈具有女人味,而且还能起到平衡全身的作用。

### (4) 宽松且收腰的服装,瘦身又有形

宽松或有蓬松感的上衣可以有效的增加上身的面积,有助于平衡下身的肥胖,是梨子形身材新妈妈的最佳选择。如果个子稍矮的新

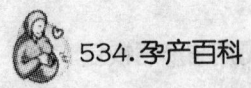

妈妈担心这种款式会让自己显得臃肿，则可以选择稍稍收腰的设计或戴一条宽度适合的腰带，都具有显示腰部线条的作用。

（5）巧选领形妙穿衣

选择合适领形的服装也是修饰梨子形身材新妈妈的主要手段之一。如船领或稍宽的翻领，都具有适当制造上半身的水平线条、平衡视觉的作用，是梨子形身材新妈妈的首选。此外，还应注意不要选择过于收腰的外套，以避免让臀部显得更大。

（6）面料的选择有讲究

梨子形身材的新妈妈在服装面料的选择上也是非常有讲究的，轻薄的面料最适宜此身形的新妈妈。如薄纱裙，可以有效的减少下半身的宽度，起到很好的修饰作用。此外，还应该留意身上的线条，应避免水平线条处在身材肥胖的部位。

## 9. 下身肥胖如何穿衣

长腿细腰、身材苗条是很多女性朋友的追求和向往。然而，新妈妈在生育之后，身材或多或少的都会有所走形。如果是全身匀称的发福倒还能接受，新妈妈最怕的就是身材不匀称，特别是下半身肥胖，并且与上身的比例严重失衡，必然会给新妈妈造成很多困扰。但想要穿得漂亮、着装有形，对下身肥胖的新妈妈来说，其实也不是难事。只要懂得掌握技巧，对"型"穿衣，属于新妈妈的那份自信和魅力是完全可以展示出来的。

下面，我们就给下身肥胖的新妈妈们介绍一些购衣的原则和穿衣的禁忌，帮助新妈妈们解决心头的困扰。

（1）色彩对比法

下身肥胖的新妈妈可以通过色彩的对比来转移注意力，改善下身肥胖的形象。比如，上衣可以选择色彩鲜亮的颜色，吸引注意力；在选择下装时，尽量穿深色、灰色调的裤子。

### (2) 面料对比法

下身肥胖的新妈妈还可以通过面料的对比，修饰肥胖的下身。上装可选择具有蓬松感的面料，下装用紧致细密些的面料，可以增加上身的重量感，以求得上下协调和全身的平衡。

### (3) 款式对比法

通过不同的款式对比组合，也是改变下身肥胖的新妈妈的有效手段。穿着时，上身应选择款式稍复杂点的服装，如大翻领、带肩章、泡泡袖等，下身则应适宜选择简单些的裤型，如直筒裤等。

### (4) 垂坠感的服装掩胖又增高

具有垂坠感的服装不仅能有效的拉长身材，还能遮挡新妈妈肥胖的下身，是很好的选择。垂性较好的长裙、加大V字领的设计能很好的展示新妈妈性感和妩媚，非常适宜。

### (5) 好裙掩身又动人

裙子是很多新妈妈的最爱，选择一款合适的裙子不仅能展示新妈妈美丽动人的气质，还能掩盖不佳的身材。如及膝的A字裙就能遮挡住新妈妈大腿和屁股的赘肉，并且看上去更加妩媚甜美。

### (6) 巧配裙裤最可人

裙子和裤子的组合是近年来最流行和时尚的款式，新妈妈不妨秀一把。下身肥胖的新妈妈最适宜选择百褶的短裙再搭配紧身牛仔裤的穿着，不仅能够从视觉上有效的瘦身，而且简单又不失妩媚动人的一面。

### (7) 袜子和鞋子增色又瘦身

下身肥胖的新妈妈不仅能通过服装的选择，达到修饰身材的效果，而且还可以通过袜子和鞋子等配饰的选择上完善自己。新妈妈应尽可能选择穿着与裙子同色调的袜子和鞋子，色彩的统一可以有效的拉长身材，增加下身的修长感。

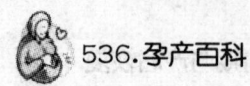

## 10. 腰粗腹大怎样穿衣

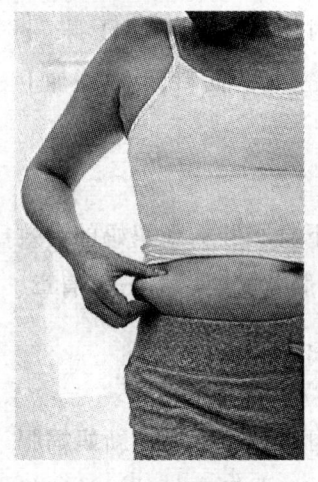

凸出的小肚腩、圆圆的水桶腰,是许多新妈妈生育后身材的最大特点,也是穿衣时的一大难点,如果处理不当,不仅会暴露肥胖的腰腹,还会破坏服装的美感。其实,新妈妈只需花一些小心思,掌握一些穿衣的小技巧,完全可以掩盖腰腹部的赘肉,让身材偏胖的你也能成为时尚和潮流的主角。

下面,我们为腰腹部肥胖的新妈妈量身推荐了一些日常穿衣的诀窍,希望新妈妈穿出时尚和苗条。

### (1)色调瘦身又增色

深色调及单色调的服装不仅具有收敛的效果,而且还有显瘦的功能,腰腹肥胖的新妈妈穿衣时,适宜选择深色调或单色调的服装。如果觉得深色调显得过于庄重,搭配时可选择有提亮效果的配饰;如果觉得单色调服装缺少色泽变化,可以选择适当搭配些色彩丰富、鲜艳的小饰物。

### (2)选择有拉长效果的面料

腰腹部肥胖的新妈妈要让腰腹看起来不突出,还可以选择有拉伸、伸缩效果的面料。这样不仅能掩盖腰腹部的赘肉,而且还可以使身材看上去更加修长挺拔。高雅复古的深色调的印花衫、A字窄裙都有很好的修身效果。

### (3)高腰巧转视线

高腰的款式在帮助新妈妈藏起腰腹部赘肉的同时,还能有效的转移视线。如拼接式高腰连衣裙、褶皱设计的高腰裙等都是这类型新妈妈在日常穿着时很好的选择。

(4) 蓬松感助一臂之力

具有蓬松感款式的服装也是适合腰腹部肥胖型新妈妈的选择之一。如蓬蓬裙很容易造成膨胀感，无形中就掩盖了新妈妈腰腹部的赘肉，如果再加上宽度合适的腰带，更能有效的收敛腰腹部的曲线，可谓是新妈妈最佳的选择。

(5) 轻柔且坠感的服装最适宜

有垂度和坠感的服装也是适宜腰腹部肥胖型新妈妈的选择。如长罩衫、轻柔且有坠感的雪纺，不仅能淡化腰腹的沉重感，还可以展示新妈妈妩媚的气质。不过，此类款式应注意的是，花色要尽量选择素雅些的。另外，A字时装，或A字裙也具有缩小服装感的作用。

(6) 图案设计巧帮忙

腰腹部肥胖的新妈妈还可以通过巧妙的选择服装的图案，来改善肥胖的身材。细竖条纹的设计简单，且有很好的收敛身材的作用，能有效的遮挡腰腹部的赘肉。喜欢花色图案的新妈妈，也可以选择小碎花图案的服装，但应注意的是色彩不要过于鲜亮，应以深色或冷色调为宜。

## 11. 首饰与服装巧搭配

身处如今个性张扬的时代，每一位时尚的新妈妈在追求潮流的时候，都不想和别人重复或千篇一律，都希望能穿出自己的风格和独特的美丽。因此，要想达到这个效果，最简单和有效的办法就是自己尽情的发挥想象空间，搭配组合，充分体现个性的同时，还能追逐时尚的脚步，展示完美的自我。

有时候，一个首饰的巧妙搭配，可能就会为你的整个穿着增光添

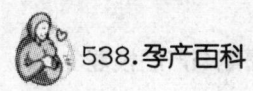

彩，因此如何让首饰与服装相得益彰，并且起到画龙点睛的作用，还是大有讲究的。

(1) 首饰与服装的搭配准则

新妈妈在首饰与服装的搭配上，首先应注意首饰的风格、色彩、款式，要与服装遥相辉映，相得益彰，另外，首饰在价值、品位上也应该与服装协调统一起来。

(2) 首饰与服装的风格要一致

新妈妈在穿着便装时，可以选择色彩相对随和、款式稍稍个性化的首饰；在穿着礼服时，则应该搭配做工比较考究、款式比较精致的首饰；在穿着个性服装的时候，色彩鲜艳、热情豪放、粗大闪亮的首饰是最佳的选择。

(3) 色彩搭配要和谐

首饰与服装的色调和谐统一，是两者搭配合适与否的重要因素。同色系的首饰和同色系的服装，可以在色彩的深浅上有所变化，相辅相成，比如深黄配浅黄、白色配浅粉、深红配浅红等；而对比色调的首饰和服装，在色彩上配合易突出相互的点缀或对比，如黑色配白色、红与黄等。

(4) 面料搭配要匹配

首饰的材料应当与服装的面料相匹配。一件高档的丝绸晚礼服配上一套晶莹剔透的钻石项链、戒指，会显得典雅高贵、气质非凡；一款硬质的牛仔裤则应选择一款铜质的腰链或粗大的银质戒指，显示豪放不羁的个性。

(5) 线条搭配要对应

为了体现首饰锦上添花的效果，首饰的线条还应与服饰的线条相互对应。当一款服装的线条结构以直线条纹为主时，圆形或弧形的首饰是不错的选择，可以给人和谐沉稳的感觉；而面对一款以曲线为主的服装时,则应选择菱形或方形的首饰为宜,可以增加服装的动感。

**(6) 款式搭配要协调**

首饰与服装款式的协调,不仅可以体现新妈妈的独特品位,还能充分显示首饰的魅力。新妈妈在穿着紧身的服装时,应选择结构紧凑、款式细小的首饰;穿着宽松的服装时,宜选择粗犷、宽大些的首饰;在穿着领口大的裙装时,应选择稍稍长的项链;穿着领口偏小的裙子时则可以选择短一些的项链。

## 七、产后"性"福恢复

经过10个月的漫长等待,新妈妈终于可以和新爸爸重浴爱河了。如何正确、安全的过好产后的性生活,是很多新妈妈关心的话题。我们从生理、心理、性生活的注意事项及具体解决办法等几个方面,详细介绍了新妈妈产后性生活的各种情况,希望每一位新妈妈都能了解和掌握产后性生活的知识,懂得夫妻间的相处艺术,重新享受"性"的激情与甜蜜。

### 1. 产后多长时间可以过性生活

经过漫长的十月怀胎,宝宝终于降临到这个世上了。通常新妈妈会把大部分的爱和精力都投入到宝宝身上,这会让等待已久、渴望欢爱的新爸爸既幸福又不免失落。

究竟新妈妈产后多长时间可以过性生活才适合呢?一般应根据自身恢复情况来决定,但是,产后6~8周内,应严禁性生活。这是因为,新妈妈在分娩时会消耗很大的体力,需要调养身体;更重要的是在生产过程中,都会难以避免的造成子宫和生殖道不同程度的损伤,并且在一个月内很难完全恢复。如果此时进行性交,不仅容易造成伤害,而且极易遭受外界病毒及细菌的侵害,导致各种妇

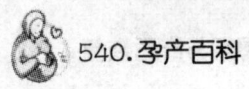

科疾病。

新妈妈为什么需要这么长时间才能恢复性生活,主要有下列一些原因。

第一,新妈妈在分娩后,身体机理会发生很多的变化,尤其是子宫的变化相当大,产褥期内子宫内的创面还没有愈合和恢复,同时子宫颈口也尚未关闭,如果过早的过性生活,很容易把细菌带进生殖道或子宫而导致感染,严重者还会导致子宫内膜炎、输卵管炎或盆腔炎等各种并发症。

第二,新妈妈分娩是一项极大的强体力劳动,需要消耗相当大的体力,因而,产后体质会比较虚弱,产褥期间新妈妈全身的抵抗能力通常也比较低,如果过早的进行性生活,细菌极易侵犯,很容易引起子宫及生殖道的感染,严重者还可能导致产褥热等严重疾病。

第三,新妈妈分娩后,在短期内卵巢激素还不能发挥充分的作用,同时阴道的润滑较产前相对还比较干涩。此外,阴道黏膜不仅比较薄而且还相当脆弱。在产后刚恢复性生活阶段,如果做爱时动作过猛、幅度过大或节奏太快的话,很容易导致脆弱的器官受损或出血。

第四,新妈妈在产褥期,除了要调养和恢复自己身体外,还要承担起照顾和喂养宝宝的重任,这样不仅睡眠得不到很好的保证,而且非常消耗体力。另外,这一时期,新妈妈的性器官通常还会伴有失调感,性欲比产前和正常时期都会普遍有所下降,一般对性生活的欲望往往不是很强烈。新爸爸如果这时强行进行性生活或动作粗暴的话,极容易造成新妈妈对性生活的厌恶、反感,甚至会出现性冷淡的情况。

一般而言,新妈妈可在产后6~8周时,去医院进行产后一次全面的身体检查,如果此时已确定子宫及身体其他器官恢复状况良好的话,就可以和新爸爸重浴爱河了。对于新妈妈的这些生理原因,新爸爸应该给予充分的理解和呵护。

## 2. 产后性生活宜忌

新妈妈从受孕到分娩,身体各个器官都会发生很大变化,特别是是生殖系统变化会更大,并且在分娩过程中难免有不同程度的损伤,因此更需要一个较长的恢复期。在恢复性生活后,新妈妈和新爸爸如果及时了解产后性生活的一些注意事项,充分掌握性生活中的宜和忌,就一定恢复到往日和谐的性生活。

### (1) 宜有耐心,相互理解

新爸爸经过漫长的等待,终于可以和新妈妈重浴爱河了,心情难免极度迫切;而新妈妈产后身体尚未完全恢复,加之哺育婴儿的疲劳,对性生活的兴趣不高,这会使性生活难以同产前一样和谐,所以彼此要相互谅解,并且要有耐心,做足性前戏。

### (2) 宜温柔,并且做足准备工作

产后新妈妈身体刚刚恢复,新爸爸要特别体贴妻子,动作要轻柔、缓慢。在做爱前,还可以适当的使用避孕药膏或润滑剂来增加阴道的润滑功能,为顺利进行性生活做好充分准备。

### (3) 宜保护乳房

新爸爸在过性生活时,应注意保护新妈妈的乳房。因为在哺乳期间,新妈妈的乳房会充盈大量奶水,如果受压,则可能引发各种乳房疾病,不仅对喂养宝宝不利,还会对新妈妈的身体造成伤害。

### (4) 宜避孕

为避免新妈妈再次妊娠,在进行性生活时,要采取必要的避孕措施,消除新妈妈的紧张和不安情绪。

### (5) 忌性生活过频

虽然在产褥期过后,新妈妈就可以恢复正常的性生活了,但由

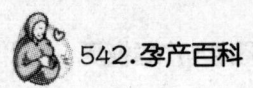

于身体尚未完全恢复,还要承担照顾宝宝,给宝宝喂奶和提供大量营养物质的重任,能量消耗极大。因此,需要充分的休息和静养,不宜过于劳累和性生活过于频繁。一般情况下,以每周进行1~2次性生活为宜。

**(6)忌不注意个人卫生**

产后性生活最忌不注意个人卫生。由于产后新妈妈的生殖系统尚未完全复原,体质相对较弱,如果在性生活时不注意个人卫生,极易造成病菌的侵入而导致感染。因此,无论是新妈妈还是新爸爸,在性生活前都要清洗干净性器官。

### 3. 产后性冷淡怎么办

很多新妈妈生育宝宝后,在重享"性"福的过程中,常常会表现出对性的无趣和冷淡,甚至还有少部分新妈妈会产生性冷淡的情况。是什么原因导致这一情况的发生,又该用什么样的办法来如何加以解决呢?

新妈妈出现产后性欲衰退,既有生理方面的原因又有心理方面的因素,其主要的原因是,新妈妈在身体没有完全恢复的情况下,新爸爸过早的要求性生活,会导致新妈妈对性的反感、厌恶,继而发展成性冷淡;新妈妈生育后,身体没有得到及时恢复,同时还要照顾宝宝,很容易造成身心的疲劳,因此对性生活提不起兴趣;此外,新妈妈在分娩时性器官损伤,做爱时会出现疼痛和不适,从而产生心理压力,逐步对性失去了兴趣,也是出现性冷淡的原因之一。

当新妈妈表现出对性生活不感兴趣或比较冷淡时,可以通过以下方法和措施加以改善。

**(1)消除心理障碍**

新妈妈生育后,无论心理还是生理上都需要一个逐步的恢复过程,因此新爸爸不仅要理解新妈妈,还应多体贴和关爱新妈妈,要消除新妈妈的恐惧、怕疼的心理障碍;新妈妈和新爸爸在产后初次性生活前,要多做些沟通,重复做足性前的爱抚和调情,做爱时动作要温柔,节奏要缓慢,幅度不宜过大,以免伤害到新妈妈脆弱的性器官。

（2）稳定情绪

宝宝出生后,初为人母的新妈妈在照顾宝宝时常常会手忙脚乱、不知所措,因此很容易产生烦躁情绪。此时,新妈妈需要学会调节、试着安抚自己的情绪,可以适当的选择听听音乐,到空气清新的地方散散步,做做美容,买些漂亮衣服及性感内衣,总之,要让自己安静下来。只有当情绪稳定时,才容易产生和激发对性的渴求。

（3）暂时忘记妈妈的角色

新妈妈在生育宝宝后,通常会把主要的精力都放在宝宝身上,却往往忽视了自己作为妻子和女人的角色。此时,新妈妈应积极调整自己的心态,懂得性爱是夫妻恩爱、家庭幸福牢不可分的一部分,不能顾此失彼。新妈妈可以偶尔的忘记自己作为妈妈的角色,投入到新爸爸的怀里,做一个妩媚性感的小女人。

（4）营造良好的氛围

产后第一次性生活,常常被形象的形容成"第二次初夜"。所以,新爸爸和新妈妈在做爱前,要营造一个浪漫、私密的如洞房般的良好氛围;同时还可以选择在宝宝熟睡后进行,或把宝宝交给家人照看,以全身心的投入激发热情。

（5）提前休息好,做好充分准备

新妈妈和新爸爸在产后初次性生活前,应该休息好,养足精神,才有足够的体力和精力共赴爱河。此前,可以进行适当的锻炼,对促

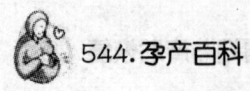

进"性趣"很有帮助。

### 4. 产后第一次性生活注意事项

怀孕和分娩,毫无疑问是女性一生中最美妙、最神奇的感受和经历。经过280天的孕育,看着心爱的宝宝从一个用肉眼无法看见的细胞长成一个可爱的小生命,新妈妈的生理和心理都发生了显著的变化。新妈妈需要一个适应的过程,才能恢复到生育前的身体状态和生活规律,夫妻间的性生活亦同样如此。

产后初次性生活,犹如新妈妈和新爸爸的"第二次初夜",因此,需引起格外的重视,只有了解和掌握一些关于产后初次性生活的注意事项,才能真正实现新妈妈和新爸爸身心的完美融合。

(1)以耐心的心态,等待"第二次初夜"的到来

产后新妈妈的第一次性生活,一般应在分娩后6~8周,经医生检查之后确定。欲速则不达,如果一味的急于求成,不仅对身体无益,还会带来很多负面的影响。因此,新妈妈应保持耐心的心态,给自己一个恢复的时间和过程,把产后的初次性生活当成"第二次初夜"来看待。

(2)注意个人卫生

无论是新妈妈还是新爸爸,在产后初次性生活前都要做好个人卫生。由于产后新妈妈的生殖系统尚未完全复原,体质相对较弱,如果在性生活时不注意个人卫生,极易造成病菌的侵入而导致感染。因此,新爸爸和新妈妈在性生活前都要清洗干净性器官,新妈妈还应保持每天用温水擦洗身体。

(3)采取避孕措施

新妈妈在生育后,会出现月经不准、不稳定的情况,同时由于不知道排卵期是否已经恢复,因此,在产后第一次性生活时,必须采取

适当的避孕措施,以免造成不必要的麻烦。

(4) 必要的辅助措施

新妈妈生育后,体内的雌激素作用尚未恢复,阴道可能会比较干涩,不利于性交。另外,做会阴侧切的新妈妈还会留下伤口,做爱时可能因阴道口弹性略差而导致性交疼痛,因此,除了做爱时动作要轻柔外,必要时还可使用润滑膏或润滑液来提高阴道的润滑功能。

新妈妈在生育后,阴道比较宽松,可以做一些产后康复操,或者通过阴道缩窄术来进行改善。

(5) 必要时可通过医生解决

新妈妈在产后初次尝试性生活时遇到困难,如会阴侧切伤口疼痛、阴道太紧等情况时,应立即停止下来,以防造成心理恐惧和身体损伤,可找医生进行检查,通过医生的帮助加以解决。此外,心理方面出现问题的新妈妈,也可以寻求心理医生帮助解决。

(6) 防止意外情况的发生

新妈妈在进行初次性生活时,如遇到阴道出血或分泌物异常等紧急情况时,应及时去医院诊断就医,不要对医生羞于启齿或选择自行解决,以免延误病情。

## 5. 丈夫须知产后性生活要点

经过 10 个月的漫长等待,新爸爸终于能和新妈妈重浴爱河了,因此,会表现出异常的兴奋。而此时的新妈妈,由于产后身体尚未完全恢复,再加上照看宝宝非常辛苦,常常会对性生活失去兴趣。这对新爸爸来说既是个难题,又是个考验。新爸爸在理解和鼓励新妈妈的同时,还应掌握产后性生活的一些要点和注意事项,通过自己的爱心和努力,配合新妈妈重新唤起"性趣",寻找爱情和性爱的第二春。

### (1) 宽容和欣赏建立自信心

多数新妈妈产后对自己的身材都会不满意,如果新爸爸再横加指责或百般挑剔的话,会容易进一步加深新妈妈的自卑感,使自信心严重受挫。因此,新爸爸应该有一个宽大的胸怀,以一种宽容和懂得欣赏的态度去看待这一转变。这样做不仅能激发出新妈妈的自信心,还能帮助新妈妈更快地适应和改善因生育带来的种种不适,重现往日的风采。

### (2) 顾及妻子的心情和感受

不少新爸爸为了一己之欲,常常在新妈妈心情不好和不乐意的情况下要求性生活。此时新妈妈往往会表现出不满情绪,应付置之,同时还会对性爱产生出厌恶、反感的心理,进一步发展就有可能导致性冷淡。因此,新爸爸平时应多关心和理解新妈妈,顾及新妈妈的情绪和感受,让彼此在生理和心理上都保持双重的愉悦,这才是情爱的最高境界。

### (3) 给新妈妈以鼓励

新妈妈生育宝宝后,除了自身的恢复,还要承担照顾、喂养宝宝的重任,这不仅会忽略了日常的打扮,还可能表现出对性生活暂时的不感兴趣或"性趣"不高。此时,新爸爸应该充分理解新妈妈,并鼓励新妈妈积极进行产后塑身锻炼。同时还可以通过如买性感内衣、香水等方式,来调动新妈妈的情绪和"性趣",让新妈妈尽早的恢复到产前的状态和兴致。

### (4) 懂得体贴妻子

经过了产褥期,新妈妈虽然可以恢复新生活,但是身体和性器官都还远未完全恢复到产前的状态,阴道较干涩、阴道黏膜的柔软度依然较差等特点。因此,在进行性生活时,新爸爸动作要轻柔,节奏和幅度也不宜过快过大,另外性前戏也应该做得更充分些。总之，要懂得体贴和呵护新妈妈，让新妈妈充分感受到你对她的关爱和理解。

## 6. 适当的按摩能助性

性爱是人们日常生活中非常重要和美好的一件事情，也是夫妻之间最为自然的生理需求。和谐、适度的性爱，不仅可以愉悦彼此的身心，还能促进夫妻间的感情。在夫妻生活中，如果适当的运用按摩来放松身体，调节性爱，相信一定会对性生活的和谐和美满起到意想不到的作用。通过适当的按摩，不仅可以放松新妈妈因生育、照顾和喂养宝宝而带来的紧张情绪，更有助于提高性欲，让新妈妈在忙碌的同时充分享受美满的性生活。

(1) *性生活前按摩法*

按摩时，应选择相对安静、私密和情调好的环境。先通过轻松温柔的语言交流，有意识的接近双手，抚摸按摩彼此的面部，轻吻发梢、脸颊、耳垂；接着按摩胸部、腰腹和背部，充分调动彼此的情绪，放松心情，慢慢进入境界。然后，用嘴唇、牙齿、舌头、手指、胸膛等部位在彼此身上摩挲，让对方感受到彼此的热情。也可以在一只手按摩浑圆结实的臀部时，另一只手轻轻的触碰乳房和乳头的部位，但动作要尽量轻柔，慢慢由轻触到揉搓。接着可以用手指来回的抚摸小腹下侧、大腿内侧根部、乳房。性前按摩一般不主张过早的接触生殖器，宜选择在温柔的按摩中循序渐进。长期进行性生活前的按摩，不仅有助于提高性生活质量，还能增进彼此情趣，更好的找寻到默契。

(2) *凯格尔按摩法*

凯格尔按摩法是以美国洛杉矶医生阿诺德·凯格尔的名字命名的一种按摩方法。此按摩法主要是通过收缩肛门、阴道、尿道周围的肌肉，提高骨盆底部肌肉的强度和收缩能力，增进阴道的收缩能力，有助于提高性生活质量。按摩时，采取仰卧姿势躺在床上，全身放松，

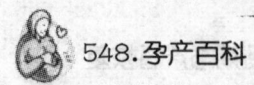

双腿、臀部腹肌不要用力,集中肛门、阴道、尿道周围的肌肉力量做提肛、缩肛的动作;接着将收缩的动作集中到阴道、尿道的位置,进行反复的收缩动作;然后用食指和中指轻轻伸进阴道5厘米的距离,试着收缩骨盆底肌,以手指感受到压迫感为宜。此外,还可以每天在坐车、坐着看电视,甚至如厕时做骨盆底肌运动。通过一段时间的锻炼,阴道骨盆底肌的强度和收缩能力会有所增强,同时阴道的敏感度也有明显的提高。

(3)香油按摩法

据性治疗方面的专家推荐,夫妻可采用香油,互相为对方按摩,不仅可以提高性生活质量,同时还能增加夫妻生活情趣。新妈妈可以和新爸爸先进行一个热水浴,使身体完全放松,然后在做爱前,花一定的心思和时间互相用香油为对方按摩。按摩时,可以将香油涂在面部、腹部、背部、臀部、脚部及大腿等部位,然后慢慢的进行按摩。

## 7. 会阴切开是否影响性生活

会阴切开,是产科较为常见的一种手术。会阴,即阴道到肛门之间的长约2~3厘米的软组织。在新妈妈分娩时,由于阴道口相对较紧,会对胎儿的顺利娩出有所影响,因此需要做会阴切开手术,以扩大婴儿出生的通道。

如今,自然顺产的新妈妈,会阴切开手术呈现越来越高的比例。究其原因,主要在于人们的生活水准的大幅提高,新妈妈怀孕期间营养不断增强,同时劳动量和强度又相对降低,使胎儿发育良好,个头普遍较大,因此给分娩带来困难。如果片面强调实施会阴保护,容易造成阴道撕裂,严重时会危及胎儿的生命。

因此,为了保证新妈妈和胎宝宝的生命安全,医生会采取会阴切开手术。会阴切开,有利于保证宝宝顺利娩出和新妈妈免受身体损伤。虽然女性的阴道有很好的弹性和扩张力，但是在直径约10厘米，甚至超过10厘米的胎头及身体娩出时，仍然可能会损伤到会阴，造成阴道不同程度的撕裂。这种撕裂伤口的边缘不整齐，不易愈合，如果加之损伤较重，还有可能发生子宫脱垂等病症。因此，为了保证胎宝宝安全娩出，避免会阴发生严重的撕裂，同时更有利于缩短产程，减轻新妈妈的痛苦，做会阴切开手术是非常有必要的。

很多新妈妈会担心会阴切开会影响手术后的性生活，其实这种担心完全是多余的。会阴切开术的切口一般比较小，深度也比较浅，不仅不会损伤所谓的"性神经"，而且更不会对术后的性反应能力造成影响。新妈妈分娩时，由于阴道过分扩张，产后阴道与产前相比，较为松弛。不过在经过一段时间的静养和休息后，阴道还会复原。会阴切口缝合时，外层的皮肤是用丝线来缝合，内层的肌层和阴道黏膜是采用肠线缝合。在伤口愈合后就可拆掉丝线，同时伤口里的肠线也早就溶解，被机体完全吸收，不会残留线结。虽然在会阴切口愈合后，难免会残留一些疤痕，但是由于阴道黏膜疤痕非常柔软，因此在性生活时不会有异物感。会阴切开术的重点是，在会阴切口愈合前进行必要的保护和护理，避免出现挣裂现象，否则容易影响愈合。

新妈妈在会阴切开后，一般需要一周的时间，阴道和会阴即会愈合，并逐步完全恢复正常，不仅阴道依然会保持良好的弹性，而且对今后的性生活也不会造成任何影响，因此，建议需要做会阴切开术的新妈妈，不要有太多的思想顾虑和畏惧心理。及时进行会阴切开术，无论对新妈妈，还是对宝宝都会有极大的好处。

## 8. 产后如何保持性魅力

新妈妈产后，身体会有一系列的变化，这既是正常的生理现象，也是人生的自然规律。新妈妈除了进行生理上的恢复和锻炼之外，如果在性心理、性技巧上再掌握保持性魅力的方法，一定会让新妈妈的爱情之路走得更远，更甜蜜。

**(1) 学会适当的保持羞涩**

羞涩既是女性的天性，也是女性温情、妩媚性情的完美体现。它可以是初恋时，懵懂少女表达爱慕之情的温婉方式，也是夫妻间眉目传情的信号。只是很多的新妈妈在生育之后，往往失去或忘却了这一最具女人味，对男人来说也最具诱惑力的天性，取而代之的是单调、乏味，甚至是让人厌倦的夫妻生活。其实，女人保持适当的羞涩，就好比给干涸的爱情花朵注入了一池春水，这不仅能展现自己妩媚、婀娜的风韵，还可以丰富夫妻生活，调节情趣，进而提升生活品质。

**(2) 偶尔会像小女孩似的撒撒娇**

撒娇，是小女孩讨父母、男友欢心的最有效和最无法抗拒的手段。如果初为人母的新妈妈，偶尔在丈夫面前撒撒娇的话，一定会唤起彼此对往事美好时光的记忆，重新燃起爱的火焰和激情，从而使夫妻的感情得到进一步的升华。另外，具有成熟气质和少妇韵味的新妈妈在撒娇时，说不定还会有另一番风情和味道呢。

**(3) 保持一颗童心**

孩子气，是对某些成年人不成熟性格略带贬义性质的评价。不过用在夫妻之间，却往往能收到意想不到的效果。成年的新爸爸一般都具有非常成熟、稳重、内敛的气质和性格，面对充满童心、一副孩子气的新妈妈，往往表现出满眼的疼爱和拿她没办法的样子。这不仅会激起新爸爸保护妻子，撑起这个家的勃勃雄心，而且在性爱的时候，也会对新妈妈表现得更加疼爱和温柔。

**(4) 学会妩媚的霸道**

霸气，常常是对豪气冲天、志在四方的男子的形容。如果新妈妈试着用女人的温柔、妩媚突出一股霸道和不讲理，这会顿时激起新爸爸爱的火焰,和男人天生的控制欲、占有欲。此刻新妈妈如果顺势败下阵来,会让新爸爸心理产生极大的满足感,必然也会增加夫妻生活的情趣和亲密感。

(5) 懂得掩饰

中华民族历来是崇尚含蓄的民族,俗话说犹抱琵琶半遮面,国人眼中最美丽、动人的女性往往是含而不露、半遮半掩、若隐若现的。这不仅可以增加神秘感和诱惑力,还能因此而产生无限的遐想。因此,新妈妈在日常生活和夫妻生活中应懂得保持适时的遮掩,适当的含而不露,定会激起新爸爸强烈的欲望和爱意,使夫妻生活达到极致。

希望每一位新妈妈都能掌握生活的技巧,懂得夫妻间的相处艺术,保持永久的性魅力。

## 9. 产后该如何避孕

很多新妈妈在生育宝宝后,因为不懂得避孕或避孕方法不得当,常常在几个月后又出现再次怀孕的情况,最后只好无奈的去医院做人工流产。

产后新妈妈的生殖器官通常需要一个逐步恢复的过程。产后新妈妈子宫相对比较软,尤其是做了会阴切开术的新妈妈,子宫上还会留下伤口,此时做人工流产,很容易发生损伤,甚至发生子宫穿孔、肠管破裂,大出血等严重情况。这不仅对新妈妈的身体造成很大的伤害,而且还有可能发生并发症甚至危及生命。因此,产后的新妈妈需要懂得并掌握不同避孕工具的避孕原理、方法,选择其中最适合自己的避孕方法,以避免意外怀孕而造成身体伤害。对于产后的新妈妈而言,最常见的避孕方法可以有以下几种选择。

(1) 使用工具避孕

工具避孕,是产后新妈妈的首选避孕方法。由于新妈妈分娩后,

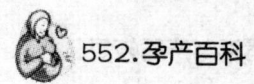

生殖器会有不同程度的损伤,因此需要一个恢复的过程,为了避免新妈妈出现产褥期感染,适宜选择如男用避孕套等工具来进行避孕。此外,值得注意的是,如果长期使用避孕套避孕,有可能会加重新妈妈阴道的炎症,因此新妈妈也要根据自己的身体情况适当选择其他的避孕方法。

(2)选择口服避孕药避孕

口服避孕药,适宜选择产后不哺乳的新妈妈使用,产后需要哺乳的新妈妈应禁止使用。这是因为在多数的避孕药中,都含有雌激素,这些雌激素会改变乳汁的成分,从而影响宝宝的健康发育,因此哺乳的新妈妈不宜服用。

(3)选择外用避孕药避孕

性交前,在阴道内放置外用的一些杀精药膜、药栓是比较适合新妈妈的一种避孕方法。这些外用的避孕药膏或药栓对乳汁的分泌不会产生影响。此外,新妈妈在选用阴道避孕药膜时,应注意阴道避孕药膜属于水溶性薄膜,哺乳期的新妈妈阴道一般会比较干燥,药膜在阴道常常会出现溶化不完全的情况,导致药效释放不充分,容易使避孕失败。

(4)选择宫内节育器避孕

宫内节育器,是生育后的新妈妈最常用的避孕工具之一,但是新妈妈应选择在分娩期满3个月后使用。这是由于生产后的子宫处于恢复期,子宫较大且宫腔较深,如果过早放置宫内节育器很容易造成脱落、感染,从而留下后遗症。宫内节育器一般适于放置的时间是在自然分娩后满3个月,而剖腹产的新妈妈则应该满半年后,并且月经过后3~7天内才适宜放置。

(5)采用产后绝育的避孕方法

对于坚决不想要宝宝、或因特殊原因不能生育宝宝的新妈妈来说,绝育是最安全和长久的避孕方法。绝育通常包括女性输卵管结扎术和男性输精管结扎绝育术。特别需要提醒的是，新妈妈在选择做绝育手术时，一定要坚持自愿的原则，慎重考虑，冷静选择，以免将来后悔。

## 10. 放宫内节育器的时间

宫内节育器，也叫避孕环。放置宫内节育器是一种既安全有效，又非常经济简便的避孕措施。主要是通过引起子宫内无菌性炎症等作用而达到避孕的目的。宫内节育器具有非常多的优点，不仅使用时间长，可连续使用5年以上，而且取出后能马上恢复生育能力，同时还不会影响正常的性生活，深受新妈妈的喜欢。对于分娩后需要避孕的新妈妈，放置宫内节育器是非常适宜的一种避孕措施。

但是，新妈妈不同身体情况和不同的生理期间，放置宫内节育器的时间也相应的有所不同。

### (1) 产后42天后及哺乳期闭经的新妈妈

如果子宫收缩恢复情况比较好，并且恶露排除干净在5天以上，子宫腔或会阴都没有感染现象，此时可以选择放置宫内节育器。但值得注意的是，由于此时新妈妈的生殖器尚未完全恢复，子宫肌层相对比较脆薄，放置宫内节育器时应格外小心，防止引起穿孔等意外情况。

### (2) 顺产胎盘娩出后立即放置

此放置时间是在新妈妈分娩后立即放置宫内节育器，可以避免新妈妈受二次手术之苦，但其缺点是宫内节育器脱落的几率比较高。另外，如果出现破水超过12小时以上、滞产等特殊情况的新妈妈，均不宜放置宫内节育器，以免引起感染。此外，在放置宫内节育器时，必须到正规的有医疗资质的大医院进行。

### (3) 性生活后72小时内放置

如果在性生活时未采取必要的避孕措施，或虽已采取相应的措

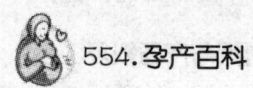

施,但避孕措施意外失败,而担心再次怀孕,同时又准备采取长效避孕措施的新妈妈,也可以选择在性生活后72小时内放置含酮活性宫内节育器。

### (4)实施剖腹产术的新妈妈宜在半年后放置

剖腹产的新妈妈,如果产后身体恢复正常,没有出现恶露不绝、子宫出血、产褥感染等不正常情况,可以选择在手术半年后放置宫内节育器。放置前,可以采取其他适当的避孕措施。

### (5)月经周期间放置

一般正常的女性,放置宫内节育器最适宜的时间,一般以月经结束后3~7天内为宜。因为在此期间内不仅怀孕的机会很小,而且子宫内膜为增生期,相对比较薄,放置后不会引起损伤和出血的情况。

### (6)人工流产后放置

在做人工流产手术后也可即时放置宫内节育器,可免去二次手术之苦。此时放置宫内节育器需注意,必须在宫腔内容物完全清除、出血不多、子宫收缩能力较强的情况下操作。一旦发生意外情况,应立即停止,等其他适宜时间再行放置。

### (7)中期妊娠失败,引产后放置

在中期妊娠失败引产后也可放置宫内节育器,即在非经阴道手术的中期妊娠引产后即时放置。此时放置宫内节育器,一般脱落几率相对比较高,因此,如果怀疑宫腔内仍有组织残留或有潜在感染的可能等情况时,则最好不宜放置。

## 11. 如何应对避孕失败

新妈妈在生育宝宝后,一方面要适应因生育带来的各种心理和生理的变化,另一方面还要精心照顾和喂养宝宝,同时还要时常兼顾像馋猫一样的新爸爸的"骚扰",常常会感觉应接不暇,说不定哪天就会漏服了避孕药,或者安全期计算失误而导致避孕失败。在享受性爱的同时,新妈妈最怕遇见这"意外之喜"了。当发生这突如其来的意外时,那接下来的应对和补救措施对新妈妈来说,就显得尤为重要了。当新妈妈在产后出现避孕失败的情况后,可通过下列一些措施来进行补救。

(1)出现漏服避孕药的情况时

当新妈妈不小心忘记服用1片避孕药时,应立即补服1片,然后继续按周期服用;如果在月经周期两周内出现漏服2片避孕药的情况,则应在连续的两天内服用2片避孕药;而当漏服避孕药在2片以上时,应在服药的基础上,同时采取用另一种避孕方法,来加以辅助保护。

(2)当出现避孕套破裂的情况时

新妈妈虽然采用了避孕套来进行避孕,但是还意外的出现了避孕套破裂或不慎掉进阴道的情况。这时,新妈妈应首先把避孕套拿出,然后立即蹲下,并且最好保持蹲姿跳跃(最少10次以上),让精液尽快从阴道流出,同时应任选一种外用避孕药放置阴道。如果以上方法均未奏效,则应在医生的指导下采取紧急避孕措施。在性交的72小时内,可以选择口服1片紧急避孕药,然后于12小时后再服1片。值得提醒的是,紧急避孕仅仅是临时性采用的一种补救措施,不适合经常性的避孕。这时,新妈妈可选择放置宫内节育器来进行避孕,放置时间应在性交后的5~7天内,宫内节育器不仅使用时间长,而且对以后的性生活也不会有影响,是比较适宜产后新妈妈的避孕方法。

(3)当避孕失败导致意外怀孕时

如果出现避孕失败导致意外怀孕时,新妈妈只有去流产。流产包括药物流产和人工流产两种方式。为了确保手术安全,新妈妈应该首

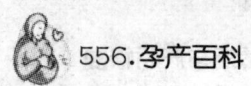

先选择到正规的医院或医疗保健机构,实施人工流产手术。如果意外怀孕在49天以内,并且确定为正常的宫内怀孕时,也可采取药物流产的方式。药物流产有可能导致出血过多的情况,因此,也应在正规的医院进行,以防如大出血等意外情况的发生。

## 12. 怎样预防产后阴道松弛

新妈妈在生育宝宝后,阴道在短期内一般都会有一定的松弛,这是正常的生理现象。很多新妈妈却因此而产生了焦虑情绪,怎么恢复到产前阴道的紧缩和"紧握"能力,成了她们最迫切关心的问题。因为阴道松弛后,会导致性生活时阴道对阴茎的"紧握"能力比生育前有所降低,性器官在接触的时候达不到满意的效果,由此导致男女双方的性快感下降甚至消失。因此,如何预防产后阴道松弛,对于增进夫妻感情、提高夫妻性生活的质量来说,非常重要。

其实,新妈妈在生产后,只要注意产后的恢复、保健和锻炼,阴道是完全可以恢复到产前的状态的。因此,新妈妈可以通过以下一些训练方法,来预防产后发生阴道松弛情况。

### (1)提肛运动

所谓提肛运动,就是通过锻炼骨盆肌肉的收缩和扩张能力来促进阴道的紧缩。新妈妈在产后的首日就可以开始练习。练习时,采取坐姿或仰卧姿势,在深吸气的同时,紧缩阴道周围和肛门口的肌肉,保持3秒钟后,慢慢放松,同时吐气。此外,在上厕所、坐着看电视或坐车时都可以进行此练习。

### (2)练习腹式呼吸

进行复式呼吸,能有效的收缩腹部肌肉,锻炼腹肌,促进阴道的紧缩。练习时,采取平躺姿势,用鼻子深吸一口气,直到腹部渐渐隆起,保持2秒钟后,慢慢吐气,同时放松,此动作可反复进行15~20次,使腹部反复收缩。

#### (3)性活动训练法

通过性生活也可以练习骨盆肌肉,达到收紧阴道的目的。新妈妈可在丈夫.的协助下练习,在做爱时,阴道用力夹紧阴茎,此时不要告诉丈夫在做什么,不过当用力收缩阴道肌肉时,可以询问他的感觉,如果他能感觉到阴茎有被挤压的感觉,说明已有了效果。

#### (4)腿部运动练习

此运动可以有效的促进子宫及腹肌收缩。练习时,采取平躺姿势,两腿伸直并起,在吸气的同时慢慢抬右腿,直到腿和身体成 90 度,然后放下腿放松 2 秒钟,接着换左腿做此动作。双腿可交替反复练习15~20 次。

#### (5)阴道肌肉收缩练习

此练习不仅能有效的促进阴道肌肉的收缩,还可以防止子宫、膀胱和阴道的下垂。练习时,采取平躺姿势,双腿分开同肩宽,双膝弯曲,小腿要伸直,并与地面垂直;然后腰腹部用力尽量使臀部向上抬高,接着双膝并拢,保持抬臀的姿势 3 分钟,最后双膝慢慢分开,臀部着地,全身放松。此动作可重复 15~20 次。

# 第十八章　母乳喂养与人工喂养

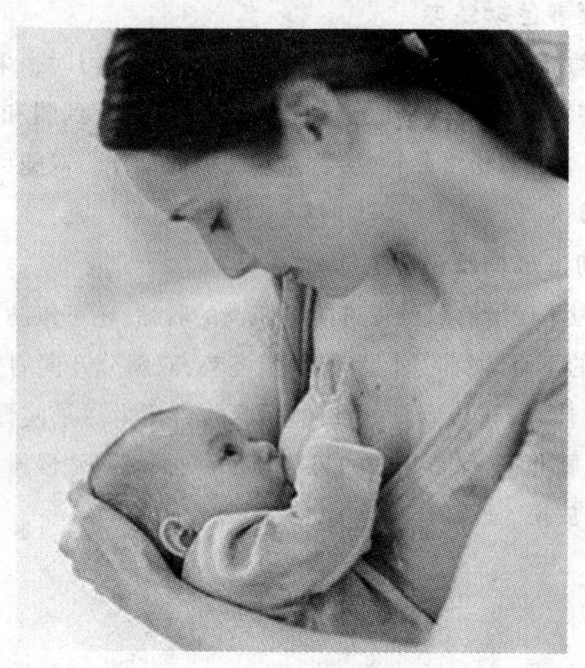

要让宝宝以后生长发育得好,其实喂养非常重要,而母乳喂养则是国际医学界都极力首推的最好的喂养方式。因为母乳对新生宝宝有极大的益处,但也有一些新妈妈,因特殊情况不能用母乳喂养宝宝,而需要采用人工喂养,但不管采用哪种方式,只要科学合理,宝宝都能健康茁壮地成长。

# 第一节　给宝宝最天然的爱

民间常说，金水银水不如妈妈的奶水。的确，母乳的价值对宝宝来说是任何其他食品都所无法代替的。母乳喂养不但能给宝宝带来诸多好处，也能给新妈妈带来好处。有一些新妈妈因为担心哺乳会给自身带来各种影响，对母乳喂养产生厌烦情绪，尤其是听说今后还会造成乳房下垂等体形方面的改变，而刻意不哺乳。这些想法和做法都是大错特错的。产后哺乳能加速子宫复旧，减少产后出血，有利于产后康复，亦可利于延长生育间隔，还可减少发生乳腺癌和卵巢癌的危险。

母乳是宝宝最理想的天然食品，新妈妈可不要轻易放弃给宝宝哺乳的机会。新妈妈赠送给宝宝乳汁、营养和爱；而宝宝的吸吮又反过来刺激新妈妈乳头的神经，将信息传送到脑下垂体，促进泌乳素的分泌，激发她作为母亲的感受，增加母子之间的感情。况且给宝宝哺乳，既是每位新妈妈的天职，也是保证宝宝健康成长的关键，它具有其他乳制品所无法比拟的优点。

## 一、吃母乳对宝宝的好处

母乳喂养对宝宝大有好处。因为母乳中含有宝宝生长发育所需的各种营养元素，其中有丰富的蛋白质、脂肪、糖以及各种微量元素，而且营养比例最适合宝宝消化吸收，与牛奶相比，母乳能为宝宝提供最好的营养。

### 1. 母乳是宝宝最理想的食品

母乳是宝宝最理想的天然营养品，也是宝宝必需的食品。母乳所含的营养物质为宝宝的成长发育提供了强劲动力。母乳中的蛋白质不仅容易吸收,而且也容易消化。母乳中的牛磺酸、多肽含量明显高于其他乳制品,有利于宝宝脑、视网膜、心脏等组织细胞的发育。母乳中含有较多的乳糖,能促使乳酸杆菌繁殖,抑制大肠杆菌的生长,

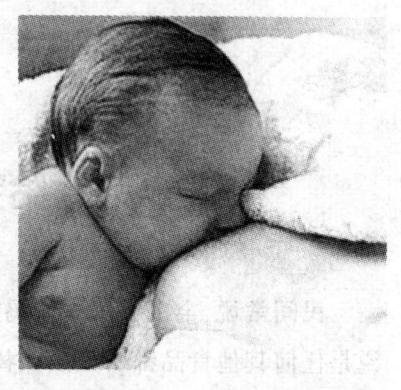

减少消化道疾病的发生。母乳的钙磷比例恰当,钙容易吸收,因此吃母乳的宝宝在补充维生素 D 后,降低了佝偻病的发病率。此外,母乳中铁吸收率高,吃母乳的宝宝也不容易出现贫血。而且母体中的免疫抗体被宝宝摄入后可形成自己的免疫抗体,增强抗病的能力。

## 2. 吃母乳容易消化

母乳含有维生素和帮助消化的酶,有利于宝宝的消化吸收。而且母乳的成分及比例还会随着宝宝月龄的增长而有所变化,即与宝宝的成长同步变化,且含有 1~6 个月宝宝生长发育所需的全部营养要素,以适应不同时期宝宝肠胃的消化和吸收。所以吃母乳的宝宝大便细软,容易排出;而用牛奶喂养的宝宝容易便密,大便中常有没消化的奶瓣,这是因为牛奶中酪蛋白的成分在胃中容易形成凝乳,难以消化造成的。

## 3. 母乳抑菌、抗菌能力强

母乳抑菌、抗菌能力强。母乳中含有抗体和其他免疫因子,尤其是初乳中含有的棉衣球蛋白,能和肠内病毒及入侵的细菌结合而抗菌。母乳中还含有多种抗体,能抑制微生物的生长,使婴儿免受细菌感染,不易发生腹泻等肠道疾病。母乳中的乳铁蛋白含量比牛奶高,

乳铁蛋白能够有效地抑制大肠杆菌的生长和活性,保护肠黏膜,使黏膜免受细菌侵犯,增强宝宝胃肠道的抵抗力。

### 4. 母乳喂养可促进宝宝智力发育

母乳喂养能够促进宝宝的智力发育,特别是对早产儿的智力发育尤为重要。研究人员证实,母乳喂养的早产儿脑功能的发育较为良好,智商较高。这是因为母乳中含有一种能促进智力发育的营养物质,半光氨酸和氨基牛磺酸的成分都较高,这两种成分有利于宝宝的生长,促进智力发育。而普通的婴儿配方奶粉中就没有这两种营养成分。

据挪威和丹麦的科学家研究发现,母乳喂养时间的长短会影响婴儿日后的智力发育。他们比较了345名13个月到5岁大的儿童的母乳喂养时间,发现母乳喂养少于3个月的婴儿,在13月大后智力水平低于母乳喂养期多于6个月的婴儿,这种差异在排除了母亲的年龄、智商等因素后仍然存在。因此,要想宝宝日后聪明健康,新妈妈一定要亲自给宝宝哺乳。

### 5. 哺乳能增进母子之间的感情

哺乳能够加深母子之间的感情,人类的初步教育就是从母亲授乳之日开始的,母子之间这种无限温存的感情交流,有利于婴儿的身心健康和教养。喂奶时,妈妈与宝宝肌肤相亲,体香相闻,眼睛不时地对视,宝宝每次吸吮,都像一股暖流沁入妈妈的心脾,妈妈对宝宝的爱更多;而宝宝躺在妈妈温暖的怀抱里,看着妈妈柔情的面孔,吸着妈妈香甜的乳汁,小宝宝的心里会感到无比的安全和幸福,再有经过无数次的哺乳,在宝宝幼小心里早已埋下妈妈深刻的印记。另外,在给宝宝哺乳时,新妈妈也能感觉宝宝的身体是否有发热、胃口是否异常等情况,从而及早获得宝宝发病的信息。

## 6. 母乳喂养可提高婴儿的视力

母乳喂养可以提高婴儿的视力。研究人员称,在立体视力测试中发现,母乳喂养的宝宝比奶粉喂养的宝宝明显地表现出较强的立体感,也是说母乳喂养的宝宝视力好。这是因为母乳中含有丰富的廿二碳六烯酸(DHA),可促进视觉和大脑发育,如果能坚持母乳喂养4~12个月,婴儿就能较长期的得到DHA,这是获得最佳视力所必需的。而母乳中含有的DHA要比配方奶粉更加集中。这也就是为什么婴儿奶粉中要添加DHA的基本原因。无论奶粉是否含有DHA,依靠奶粉喂养的宝宝在视力上,则没有表现出明显的差异。

## 7. 初乳对宝宝的重要性

所谓的初乳就是新妈妈产后7日内的母乳称初乳。初乳量少,呈淡黄色,初乳中富含抗体、丰富的蛋白质、胡萝卜素及宝宝所需要的各种酶类、碳水化合物等。当新生儿吸入初乳,这些物质可吸附在肠黏膜表面,形成一层保护膜,抵抗和杀死各种细菌,从而防止宝宝发生消化道、呼吸道等感染性疾病。尤其是对早产儿来说更为重要。早产儿新妈妈的初乳中,各种营养物质和氨基酸含量更多,更利于早产宝宝的消化吸收,能够充分满足早产宝宝的营养需求,而且还能提高早产宝宝的免疫能力,对抗感染有很大的作用。除此之外,初乳还具有缓泻及溶蛋白的作用,有利于排除黏稠的胎便,减少黄疸的发生。

可见,初乳是新妈妈为宝宝提供的一种极好的营养物质,是任何营养保健品所无法替代的,因此,新妈妈一定要珍惜自己的初乳,一旦错过,对宝宝的损失将是巨大的。

## 8. 母乳喂养安全卫生、经济简便

近些年来,由于人民生活水平的不断提高,一些比较注重外表美丽的新妈妈在分娩后，为了保持苗条的身材，从宝宝一出生就开始选择奶粉喂养。还有一些携带病毒的新妈妈，为了不让病毒传染给下一代，也选择了奶粉喂养宝宝。其他的一些新妈妈也可能因过度信任牛奶产品，而加入牛奶喂养宝宝的行列之中。然而，人们在享受高科技带来方便的同时，一些隐患也随之不断地发生。2008年10月，河北省石家庄三鹿牌婴幼儿奶粉事件就严重地影响了人们对牛奶产品的信任，也让许多有宝宝的新妈妈烦恼不已。

其实，这并不是第一次毒奶粉事件，也不是只有国产奶粉才有污染事件，在国内拥有极高知名度的国外品牌中，惠氏和雀巢也都曾经出过问题，但是，这也绝不会是最后一次出现的毒奶粉事件。因此，对于那些家有宝宝的新妈妈和即将临盆的准妈妈，赶紧抛开人工喂养宝宝的想法与做法，相信自己，相信母乳才能给宝宝带来最安全的保障。要知道，牛奶产品毕竟是人们通过科技手段制造出来的，而母乳却是大自然这个"神"造出来的。抛弃天然的食物，而去追求后天加工的食物，这对宝宝来说也太不公平了，因此，回归母乳喂养是具有时代意义的一件大好事。为了下一代的健康成长，希望广大新妈妈们发挥一下你的乳房功能吧！

除此之外，母乳喂养也免去了清洗奶具的麻烦，而且不用担心奶瓶洗不干净会有细菌。如果采用奶粉喂养婴儿花费很高，因为配方奶粉的价格不菲，宝宝需要量大，这会给年轻的家庭增添不小的负担。尤其是接连不断的毒奶粉事件，给更多的家庭带来伤害。因此，大力提倡母乳喂养，既安全卫生，又经济简便。

## 二、哺乳对妈妈的好处

哺乳不仅对宝宝有很多好处，而且对新妈妈的心理和生理也都大有益处。具体好处体现在以下几点。

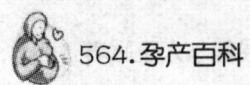

## 1. 哺乳可使妈妈的乳房再发育

现在有很多的新妈妈拒绝哺乳，其中的一个原因就是害怕哺乳后乳房会变得松弛、下垂而影响乳房的美观。其实这种担心是完全没有必要的，哺乳可使新妈妈的乳房再发育。尤其是对那些乳房欠丰满的新妈妈来说，通过哺乳可让乳房丰满起来。这是因为在哺乳过程中，通过宝宝吸吮乳头的动作，使新妈妈乳房内分泌乳汁的乳腺组织不断地受到刺激，刺激越多，乳腺周围的组织就越发达，用进废退，这与肌肉运动越多就越结实的道理是一样的。所以，只要产后新妈妈按照医生的指导哺乳，并在断奶后做些适当的健胸体操运动，新妈妈的乳房在哺乳期后还会变得更加丰满、坚挺，也就是说进行了一次"再发育"的过程。

## 2. 哺乳可以瘦身纤腰

据台湾一项最新研究发现，哺乳不仅有助于宝宝的身体健康，还有利于产妇瘦身纤腰，保持良好的体形，避免产后肥胖。造成产后肥胖的原因是由胎盘脱离母体后，胎盘激素很快下降，不能继续代谢母体内多余的脂肪，造成产后肥胖。产后肥胖是可以预防的。不过母乳喂养婴儿可以帮助减重，是因为婴儿吸吮母乳可促进乳激素分泌，也有利于分解脂肪；通过对新妈妈的访谈也发现，哺乳超过8周的妇女，身材恢复比没有哺乳的新妈妈要快。一般来讲，哺乳过程中，消耗热量的顺序依次是腹部、腿部、臀部和脸部。

但现在有很多的白领新妈妈生怕因担心哺乳会破坏自己骄人的体形。为此，她们不惜瘦身减肥，甚至拒绝为宝宝哺乳。其实，她们的这种担心是不正确的。事实证明，哺乳不但不会破坏体形，影响身材，而且还会瘦身纤腰，使自己更加妩媚和风韵。

## 3. 哺乳会减少妇科病

英国医学研究结果显示，产后坚持哺乳可降低患乳腺癌的危险。女性在分娩之后,哺乳次数越多,时间越长,患乳腺癌的危险越小,而未哺乳女性的乳腺癌发生率要比哺乳女性高出 5 倍左右。研究专家指出,很多女性在婴儿 6 个月大后,便不继续哺乳了。如果她们能够坚持哺乳达 6 个月以上,每年至少有 1000 人可免受乳腺癌的侵犯。因为通过宝宝的吸吮,会带来一系列的良性刺激,从而分泌出有利于母体的激素。

哺乳首先刺激乳头,会激发母体母乳素的分泌,母乳素分泌的增加进而也会激发催产素的分泌,而催产素分泌的增加最终对产后母亲子宫的收缩大为有利,减少子宫流血,使子宫早日恢复,并且加速产后康复。其次,通过哺乳可以促使女性的内分泌系统进行调整,使性激素逐渐恢复到平衡状态。

## 第二节 怎样给宝宝哺乳

给心爱的宝宝哺乳,是新妈妈义不容辞的责任和义务,也是一种极大的精神享受,更是一种无法用语言表达的幸福。当新妈妈每次给宝宝哺乳时,看着怀中的宝宝,贪婪地吸吮着自己的乳汁时,幸福感就会涌遍全身,更会激发出浓郁的母爱情结。但是,哺乳是一件看似简单,其实又是有很多学问的事情,也就是说新妈妈一定要掌握正确的哺乳方法和技巧。

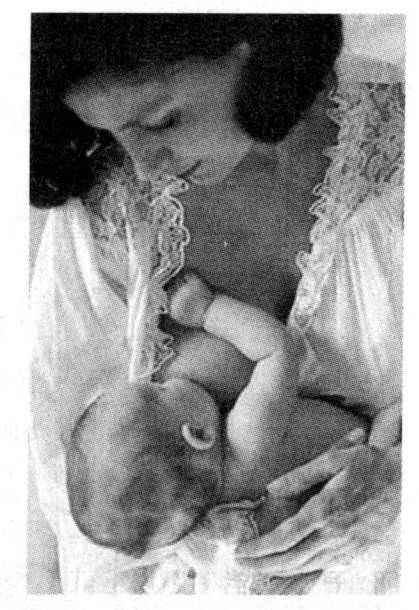

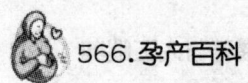

## 一、正确的哺乳方法

给宝宝哺乳有许多学问,无论是躺着喂、坐着喂,新妈妈全身肌肉都要放松,体位要舒适,这样才有利于乳汁排出。给宝宝哺乳的具体要求如下。

### 1. 妈妈应看着宝宝吃奶

为宝宝哺乳时,新妈妈的眼睛应看着宝宝,而宝宝在吮吸妈妈的乳汁时,也喜欢这种眼睛对视、肌肤相亲的感觉,宝宝会不时地看着妈妈充满爱意的脸庞,吮吸乳汁的劲儿更大,有时还会发出快乐的哼哼声。另外,可刺激新妈妈的下奶反射,分泌出一种能促进妈妈的乳腺分泌乳汁的母乳素。同时,新妈妈还能看到宝宝是否溢奶,是否堵住鼻子等许多问题。

### 2. 妈妈躺、坐着哺乳方法

新妈妈给宝宝喂奶的姿势有很多种。如躺着、坐着都可以,但需遵循一个原则,就是既正确又舒适。下面分别介绍躺着、坐着喂奶的要领。

(1)**妈妈躺着给宝宝喂奶**

新妈妈躺着给宝宝喂奶时,妈妈后背和胳膊需用枕头或者靠垫支撑起来,尤其是头部应垫得高些。而宝宝的头部、背部和臀部,也应用枕头或靠垫垫起来,注意宝宝的头部不要垫得太高,应与身体持平。

(2)**妈妈坐着给宝宝喂奶**

若是坐在床上,新妈妈可以盘膝而坐;如果是坐在椅子上,新妈妈则要用小板凳把脚支起来。但不管坐在什么地方,新妈妈后背最好用靠垫或枕头支撑着。喂奶时新妈妈用左臂或者右臂环抱住宝宝,另一只手托住自己的乳头。

总之,无论是躺着喂、坐着喂,新妈妈全身肌肉都要放松,体位要舒适,这样才有利于乳汁排出。

### 3. 帮助宝宝含吮乳头

哺乳的关键是帮宝宝含吮乳头，检查宝宝的姿势，尤其是宝宝的含吮姿势非常重要。新妈妈每次哺乳时，自己先摆好正确舒适的哺乳姿势后，用一只手环抱着宝宝，另一只手托住自己的乳头，然后再将乳头触及宝宝的口唇，以此来诱发宝宝觅食反射，当宝宝口张大、舌向下的一瞬间，即将宝宝靠向自己，使宝宝能大口地把乳晕吸入口内。这样，宝宝在吸吮时就能充分挤压乳晕下的乳窦，使乳汁排出，还能有效地刺激乳头上的感觉神经末梢，促进泌乳和排乳反射。新妈妈要尽可能地让宝宝含吮到乳头及大部分的乳晕，否则宝宝可能会咬拽新妈妈的乳头，引起疼痛感。

新妈妈每次喂奶时，怎样才能知道宝宝含吮姿势是否正确呢？如果宝宝的颌部肌肉出现缓慢而有力，并伴有节律地向后做伸展运动直至耳部，说明该姿势是正确的；反之，如出现两面颊向内的动作，说明该姿势不正确，需立即进行矫正。

### 4. 先吃奶水少的乳房

正确的哺乳方法是，先让宝宝吃奶少的乳房，由于宝宝正在饥饿时，吸吮的力量和速度都会又大又快，使奶少的乳房得到较强的刺激，从而使乳汁分泌的量逐渐增多起来。另外，如果长期让宝宝只吃一侧乳房的乳汁，还会造成宝宝偏头、斜颈、斜视，给宝宝的生长发育带来严重影响。

造成这种现象的原因是，有些新妈妈习惯用右手抱宝宝吃奶，这样右侧乳房的吃奶次数就多些，奶汁也就充盈；也有些新妈妈喜欢用左手抱宝宝吃奶，同样左侧乳房也会出现奶胀。有的新妈妈习惯让宝宝先吃奶胀的乳房，然后再吃奶水少的，其实这样是不对的，因为当宝宝吃完奶胀的乳房时，差不多已经饱了，不想再吃另一侧乳房，久而久之，奶胀的乳房因为经常受到吸吮的刺激，分泌的乳汁越来越

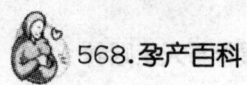

多,而奶水少的乳房由于得不到刺激,分泌的乳汁就会越来越少,因而形成大小乳房、一边胀一边不胀的现象。如不及时矫正,不但会导致宝宝的奶量不足,而且断奶以后,大小乳房很难恢复,影响美观。

因此,给宝宝先吃奶水少的乳房,再吃奶胀的乳房,这样交替哺乳,以后两侧乳房的泌乳功能就会一样强。

## 二、如何才能保证乳汁的质和量

新妈妈乳汁的质和量,直接关系到宝宝的生长发育。因此,要想使新妈妈的乳汁充盈,应从以下几个方面做起。

### 1. 保持心情愉快

新妈妈的心情好坏直接影响乳汁的分泌。若新妈妈生下宝宝之后,其精神受到刺激,奶量马上就减少,甚至出现回奶现象;如果新妈妈能保持精神愉快,情绪稳定,睡眠充足,营养丰富,乳汁的质和量就会达到最佳状态。宝宝的生长发育与新妈妈乳汁的质和量有直接关系。大多数新妈妈只关心奶量是否充足,是否够宝宝吃,却很少关心奶的质量,其实,如果奶的质量不好,即使奶水再多,吃的时间再长,对宝宝的身体发育也起不了多大的作用。我们经常看到身边有些新妈妈的奶水很充足,但宝宝吃了就是不长肉,究其原因,是新妈妈的奶水稀薄,导致宝宝营养缺乏。因此,要想使新妈妈的乳汁既充盈又浓稠,新妈妈在哺喂宝宝期间,应时刻保持愉快的心情。

### 2. 饮食要全面、科学

新妈妈乳汁的优劣与饮食有直接的关系。只有饮食合理、全面,营养丰富,新妈妈的乳汁才会又多又好。因此,新妈妈在哺乳期间要多吃含蛋白质、脂肪丰富的食物,多吃新鲜蔬菜和水果,以便摄取足够的维生素,保证新妈妈和宝宝需要,同时汤类、粥类食物也不能少,更不要根据自己的爱好和口味摄取,应本着营养、均衡的原则,广泛摄取食物,这样,宝宝吃了母乳之后才会健康茁壮地成长。

在哺乳期,新妈妈在饮食上应做到以下几点。

(1)摄取适量的脂肪

怀孕时期,为了准备给宝宝哺乳,准妈妈已经吃了很多脂肪类的食物,也就是说体内储存的脂肪已经足够多了。如果产后再食用过多含油脂的食物,就会使乳汁变得黏稠,容易造成乳腺的阻塞。因此,新妈妈在产后的饮食中摄取脂肪要适量,少吃油脂的食物。

(2)保证热量

新妈妈在哺乳期间摄取热量应根据自己的实际情况而定。如果纯母乳喂养,新妈妈一天需摄取约 2500 卡热量;如果用纯牛奶喂养宝宝,新妈妈需摄取约 1800 卡热量;如果是母乳、牛奶混合喂养,新妈妈则要根据乳汁分泌情况来决定所需的热量。

(3)吃炒过或煮过的蔬菜

蔬菜中含有多种丰富的维生素,根据测定,炒过或煮过的蔬菜,营养效果将比生吃好,因为熟的蔬菜可增进脂溶性维生素 A、维生素 D 的吸收。在哺乳期,新妈妈要多吃各种炒过或煮过的新鲜蔬菜,因为吃进去的维生素在授乳期将经由母乳转给宝宝,而对新妈妈本身来说也是不可欠缺的营养素。但注意吃蔬菜时,应讲究科学的烹调方法。

(4)吃好早餐

哺乳期,新妈妈的早餐是非常重要的,要比平常更丰富一些。因此,新妈妈一定要吃好每天的早餐。有些新妈妈以半夜不时地起来哺乳为由,经常不吃早点或者是随便吃点,这样是不科学的,长此下去,不仅会影响乳汁的分泌,而且还会影响宝宝的健康。

(5)多喝水

哺乳期间,新妈妈除了多喝水以外,还可以从食物中摄取水分,比如从各种粥类、汤类以及炖品中获得,这样不仅能促进乳汁的分泌,而还能满足了新妈妈对水的需求,并从中摄取大量的维生素及蛋白质。

**(6) 甜食及方便面应少吃**

甜食不但会产生很大的热量,也会破坏整个饮食均衡,这种食品一旦吃进体内,全都将转变成脂肪,造成肥胖。因此,哺乳期间,新妈妈应尽量少吃或者不吃甜食及方便面类的食品,尤其是方便面中的添加物对人体健康极为不利,对宝宝的健康影响更大。

**(7) 尽量少喝咖啡与酒**

咖啡与酒都属于刺激性食品,而且酒精的热量相当高,喝多了就会导致肥胖。因此,哺乳期的新妈妈应少喝咖啡与酒,若饮用过多,将会渗入乳汁中被宝宝吃进去,这样对宝宝的身体将产生不利的影响。

## 3. 产后哺乳时间越早越好

很多新妈妈总是说自己的乳汁不能满足宝宝的需要。研究证实,分娩后新妈妈让宝宝吃奶的时间越早,乳汁分泌得就越多。这是因为,尽管产后雌激素水平的下降和垂体催乳素的升高是乳汁分泌的基础,但乳汁分泌更主要是依靠新生儿的吸吮刺激,刺激越多越早,乳汁的分泌量也会随之逐渐增加。因此,要让宝宝尽早地接触新妈妈,尽早地吸吮乳汁。只要把握好"开奶"的黄金时机,就能为日后的哺乳打下坚实的基础。

一般情况下,医生建议产后半小时内开始哺乳。此时,尽管乳房内乳汁量很少,但通过新生儿的吸吮,一方面可使乳头传来的感觉信号到达下丘脑,促使垂体释放泌乳激素,另一方面也能反射性刺激脑垂体释放催产素,使乳房泌乳。注意,每次哺乳时间以15分钟为宜;两侧乳房轮流喂奶,若宝宝没有吸完,要用吸奶器将其完全吸空。这些都是保证最大泌乳量的重要因素。

## 4. 做到按需哺乳

所谓按需哺乳,就是只要宝宝想吃,就可以随时喂,如果母亲奶胀了,而宝宝肯吃,也可以喂,不要硬性规定时间。按需哺乳是一种既省力又符合人体生理需要的哺乳方法。这是因为,一方面新生宝宝的胃容量有限,而且容易瞌睡,需要少量而多次地喂奶;另一方面新妈妈乳汁分泌顺畅和充足也需要有一段时间的调整。宝宝频繁的吸吮可以刺激新妈妈的乳房分泌更多的乳汁。宝宝和新妈妈经过一段时间的相互配合后,新妈妈的乳汁分泌增加,宝宝也逐渐成熟,这样母乳喂养就能完全建立起来了。宝宝每次喝到的奶量增加,喂奶的间隔也相应拉长。实践证明,只要母乳充足,自3~4个月之后宝宝也会逐渐地自觉做到按时吃奶,即每隔3~4个小时吃奶1次。

## 5. 不要轻易给宝宝添加奶粉

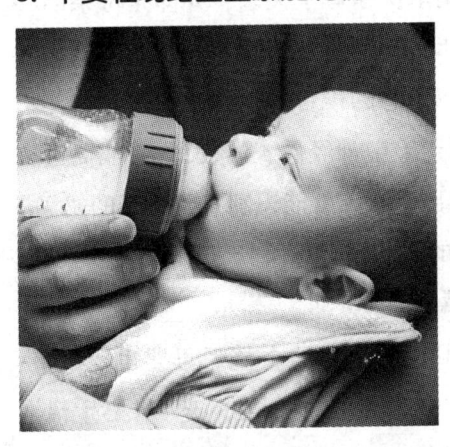

母乳是刚出生宝宝的最好食物,但并非所有的新妈妈都能让宝宝吃饱,或是由于某种原因不能让宝宝吃上母乳。这个时候,奶粉对于宝宝来说就至关重要了,虽说不能完全替代母乳,但对母乳不足或完全没有母乳喂养的宝宝,确实也是最好的选择。然而2008年10月查出的三鹿奶粉事件让很多的家庭担忧,看着每天上升的结石患儿数字,更是令人痛心。所以,无论是新妈妈母乳不足还是完全没有母乳,都不要轻易给宝宝添加奶粉。即使添加,在奶粉的选择上也要注意很多问题。

先给宝宝喂母乳,有多少喂多少,若宝宝吃不饱,再喂配方奶粉。

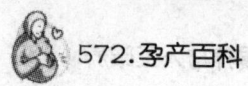

或者采取母乳与配方奶粉混合喂养的方法，也就是说这次完全用母乳喂宝宝，下次完全用配方奶粉来代替。这种喂养的次数和规律与母乳喂养相同。最重要的是新妈妈在乳汁少时，不要轻易放弃母乳喂养，而急着用配方奶粉来代替。其实，随着宝宝吸吮乳房次数的增多，乳汁还会逐渐增多。另外，需要提醒的是，无论是纯母乳喂养还是用配方奶喂养宝宝时，都要及时合理地添加断奶食品。

### 6. 母婴同室益于哺乳

母婴同室是婴儿产出后将母亲及父亲和新生婴儿安置在一个房间里，由母亲和父亲照顾婴儿。研究证实，母婴同室对新妈妈或宝宝都有如下好处。

**(1) 有利于建立和巩固母乳喂养**

母乳供应和婴儿需要间的平衡取决于母子关系，亦即是母亲的心愿以及婴儿的吸吮，双方互相作出反应才能维持。宝宝每次看到妈妈微笑的脸，闻到妈妈的奶香，听到妈妈熟悉的声音，便会愉悦起来，这样不仅能增进宝宝的食欲，而且还有利于宝宝神经系统的发育，更能促进宝宝智力的发展。据说新生儿最早在出生6天就能识别自己母亲的奶。另外，母婴同室有助于提高母乳喂养的成功率，更有利于孩子的生长发育。

**(2) 有利于培养母子间的感情**

分娩前母子是一个整体，直到婴儿诞生。而分娩后母婴也要同室，避免人为的隔阂，要让新妈妈和宝宝一天24小时在一起，母婴生活在一起显得非常亲切，表现在出神地面对面相视或拥抱，或经常轻轻呼唤，以激起婴儿的合拍动作，这是发展和建立良好的母子感情的开始。

### 7. 正确的挤奶方法

当新妈妈乳汁过多，宝宝吃不完；或者是新妈妈或宝宝生病、新妈妈外出，乳房因奶汁而胀痛时，需要挤奶。挤奶目的就是为了减轻乳房胀痛,及时排空乳汁,从而使乳房能够分泌足够的乳汁。

宝宝出生后最初的几天,挤奶的次数比较多,主要是因为此时宝宝小、无力吸吮等原因,使新妈妈的乳汁有剩余。如果新妈妈的乳汁很旺盛,宝宝又是正常出生的,每天挤奶3次左右,而低体重儿及早产儿,每天应挤奶8次左右。

挤奶方法有人工挤奶和挤奶器挤奶两种,其步骤如下。

(1) 人工挤奶

先洗干净双手,并准备好消过毒的容器,新妈妈将身体略向前倾,一只手端着奶器具,另一只手托起乳房,用拇指放在乳晕上方,其他四指放在下面托住乳房,握成一个C型,然后做有规律的一挤一放的动作,挤放时手指不要滑动,以免磨损皮肤而红肿,要绕着乳房周围挤,使所有的奶都能挤出。一边挤3~5分钟,然后再换一边挤3~5分钟,如此反复,可使乳腺泡中的乳汁移向乳窦,直到排空乳房内的余奶。

(2) 挤奶器挤奶

首先要把挤奶器清洁干净,然后把挤奶器的口罩在乳头及乳晕上,再用手一捏一放挤奶器的橡皮球,注意捏的速度不要太快,直到乳汁排空为止。乳汁排空后乳房内张力降低,乳房局部血液也就供应良好,既避免了乳导管内过高的压力对乳腺细胞和肌细胞的损伤,又有利于泌乳和喷乳。

注意,刚开始挤时,不要因为母乳少而灰心。只要掌握了技巧,在15分钟内就能挤出数十毫升,而且每次挤出的量也未必都一样。在产假结束前抓紧练习,只要把挤出的奶存放在冰箱的冷冻室即可,这样,不管新妈妈在家或外出,宝宝依然能喝到妈妈的乳汁。

## 三、判断母乳是否充足的方法

对于许多哺乳经验不足的新妈妈来说,有时候很难判断宝宝是否真正吃饱。如果母乳充足的话,宝宝在吃奶的最初5分钟就能吃个半饱,而宝宝吃饱后就会安静地入睡。否则,乳汁可能是不足。如果想知道母亲的乳汁是否充沛,可从以下几个方面观察。

### 1. 宝宝的睡眠状况

宝宝是否已经吃饱,可通过其睡眠状况来判断。宝宝吃饱后会有一种满足感,一般能够安静入睡2~4个小时。特别是月龄越小的宝宝,睡眠时间也就越长。如果宝宝哭闹不安,或没睡到1~2个小时就醒来,常表示没有吃饱,应适当增加奶量。

### 2. 宝宝的大小便

观察宝宝每天大小便的次数,也能直接反应出奶水够不够吃。在宝宝身体正常的情况下,母乳喂养的宝宝,大便呈金黄色;奶粉喂养的宝宝,大便呈淡黄色,比较干燥。如宝宝每天大便2~4次,小便8~9次,说明吃饱了。一般情况下,奶水不够吃的宝宝,大便次数相应也少,有时一天不足1次,小便次数不足7次,而且便量少,甚至出现便秘情况,这就说明宝宝没有吃饱。

### 3. 宝宝的体重

测量宝宝体重,也是衡量宝宝饮食是否充足的可靠依据。宝宝体重测量,不要在宝宝出生后7至10天称宝宝的体重,因为这时宝宝尚处于生理性体重减轻阶段,不足为凭,应在宝宝生下来的10天以后进行,每周1次。方法是将增加的体重除以7,如果算出的数值低于20克,则表明母乳不足,宝宝吃不饱;如果宝宝体重增加较多,说明奶水充足。

### 4. 宝宝吃奶的时间

哺乳时间的长短可判断宝宝是否吃饱。通常情况下,如果母乳充足,宝宝吃20分钟左右就会松开妈妈的奶头,再喂也不吃了,这表示宝宝已经吃饱;若哺乳时间超过20分钟,甚至超过30分钟,宝宝还不肯放奶头,就说明奶水不足。

## 四、乳汁少的原因及应对方法

现在,尽管人们生活水平的不断提高,但仍有很多新妈妈没有足够的乳汁哺乳宝宝。究其原因主要有以下几点。

### 1. 化纤侵入乳管

产后,新妈妈所戴的胸罩与宝宝的健康有着不小的关系。如果佩戴化纤质地的胸罩,其纤维很容易堵塞乳管,有些新妈妈缺少乳汁,查找各方面原因,竟是因为衣服和胸罩的纤维堵塞乳管所造成的。因为女性的乳头有许多小眼,这是将来哺乳的通道,而化纤物品就是从这些通道进入乳房中的。

为了验证这一判断,日本东京公立女子大学泉谷布光教授对数百名缺少乳汁的新妈妈进行试验,结果发现有80%的新妈妈乳房中挤出的微粒是由微小的羊毛、棉织品、化学纤维等组成的。由此可见,除部分内因外,现代新妈妈缺少乳汁的原因之一是与穿着打扮有关,比如衣服和乳罩的纤维会堵塞乳管等。

为了避免这种情况,泉谷布光教授指出,准妈妈在怀孕期间就应提高警惕,不要把乳罩系得过紧,尤其是在妊娠后期,更应注意。

♥避免让肌肤直接接触化纤衣物,不要在乳罩外直接穿羊毛类衣服。

♥乳罩洗涤要格外精心,最好单独洗涤。

♥每次戴乳罩前,一定要仔细将其内侧的灰尘、纤维状物、毛羽等拂净。

♥最好选用优质纯棉质料的。

♥孕期应坚持擦洗、按摩乳房,注意乳头卫生。

### 2. 精神压力导致

伴随着社会经济的飞速发展,现代生活的节奏加快,紧张的生活

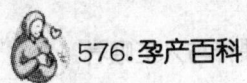

环境，繁杂的人际关系，往往使人的情绪产生极大的波动，烦躁、惊喜、忧愁、愤怒等情绪随时都可能发生。尤其是身处职场上的女白领，产后重新回到岗位，面临着巨大的竞争和挑战，因此，出现上述波动较大的情绪，这些因素会通过大脑皮层影响脑垂体的活动，从而抑制催乳素的分泌，使新妈妈出现乳汁少的现象。

如此看来，无论是这些职场白领新妈妈还是全职新妈妈，要想有充盈的乳汁，必须放松自己，如果条件允许，最好等到宝宝断奶后再出去工作，或者在工作之余听听音乐、做做有氧运动、到大自然中呼吸新鲜空气等等，这些对恢复体力、调节情绪、激发生活的热情都大有好处，不仅对自己，而且对我们的下一代也受益非浅！

### 3. 饮食结构不合理

现代许多女性为追求身材苗条，改变了饮食习惯，刻意减肥，一般都不吃主食或吃得很少，只强调多吃些水果和蔬菜，这种偏食现象往往会导致体内蛋白质、脂肪等营养物质的严重缺乏，当然乳汁也不会多了。因此，新妈妈要想生完宝宝后能有充沛的乳汁，平时应做到饮食均衡、有度，不要刻意减肥，也不要猛吃海喝，只有这样，宝宝才会吃到妈妈香甜的乳汁。

### 4. 滥用避孕药

避孕药虽然能产生避孕的效果，但如果滥用，它能使脑垂体促进泌乳功能受到不同程度的限制，进而阻碍乳房的正常发育，由此导致产后缺少乳汁。因此，年轻的新妈妈产后如果害怕怀孕，最好在医生的指导下服用避孕药，千万不要自行滥用。

### 5. 分娩姿势与母婴接触

日本产科医生研究证实，分娩的姿势也能影响乳汁的分泌。采用坐式分娩却能使泌乳量增加，而传统的仰卧式分娩能"抑制"母乳分泌量。他们还得出结论:母婴密切接触的新妈妈,每天平均的泌乳量,要比母婴分离的新妈妈多将近400毫升。看来,实行"母婴同室"是有它的科学依据的。这一点,我国目前妇幼机构都已普遍实施,能让新妈妈与夜思日想的小宝贝同居一室。

## 五、不宜哺乳的妈妈

母乳喂养虽然有许多优点,但有下列疾病的新妈妈,则不宜给宝宝哺乳。

### 1. 传染病急性期

如新妈妈患开放性结核病、乳房感染与处在各型肝炎的传染期及乳房手术未愈等,此时哺乳对婴儿感染的机会将增加,不宜给宝宝哺乳。

### 2. 严重心脏病

患有严重心脏病、肾脏病、严重贫血、恶性肿瘤及其他职业病等疾病的新妈妈,不宜给宝宝哺乳。特别是心功能衰竭者,哺乳会使新妈妈的心功能进一步恶化。

### 3. 严重精神病及产后抑郁症

患有严重精神病及产后抑郁症的新妈妈,不仅会对宝宝的安全构成威胁,而且更不宜给宝宝喂奶。

### 4. 慢性病需长期服用药物

如癫痫需用药物控制、甲状腺功能尚在用药物治疗、肿瘤正在使用抗癌药物治疗期间的新妈妈,都不宜哺乳,因为这些药物会进入乳汁中,对宝宝不利。

### 5. 细菌或病毒急性感染期

如新妈妈处在细菌或病毒急性感染期,新妈妈乳汁内就会含致病的细菌或病毒,这些细菌或病毒可通过乳汁传给宝宝,而感染期新妈妈常需用药物,因大多数药物都可以从乳汁中排出,如红霉素、链霉素等均对宝宝有不良后果,故应暂时中断哺乳。

### 6. 需放射性碘治疗的妈妈

如需放射性碘治疗的新妈妈,由于碘能进入乳汁,有损宝宝甲状腺的功能,所以,新妈妈应暂时停止哺乳,待疗程结束后,检验乳汁中放射性物质的水平达到正常后,新妈妈才可以继续喂奶。

### 7. 接触有毒化学物质或农药的妈妈

有毒化学物质或农药可通过乳汁使婴儿中毒,故新妈妈在哺乳期应避免接触有害物质及远离有害环境,如已接触,必须停止哺乳。

## 第三节　不可不知的人工喂养

由于种种原因新妈妈不能给宝宝哺乳,因此,人工喂养就是唯一的选择。人工喂养就是选用牛、羊乳,或其他兽乳,或其他代乳品喂养宝宝。人工喂养虽然有很多好处,但不要轻易放弃母乳喂养,尤其是现在各种加工奶制品接连出现质量问题,导致很多婴幼儿受害,因此新妈妈哺乳宝宝至少到4个月,尤其要强调的是让新生儿吃到最初一周内的初乳。另外,人工喂养不如母乳喂养,容易引起营养不良和消化紊乱,但如能选用优质乳品或代乳品,调配恰当,供量充足,注意消毒,也能满足宝宝生长发育所需要的营养。

### 一、人工喂养注意事项

由于人工喂养的方法复杂,要求高而严,所以,为了保证宝宝健康成长,新爸爸和新妈妈必须知道人工喂养应注意的事项。

## 1. 喂奶工具的消毒及配置

与母乳喂养相比,人工喂养宝宝发生腹泻的几率更高。俗话说,病从口入。新生儿体质较弱,几乎没有任何抵御疾病的能力,很容易受到细菌侵袭,因此,新爸爸新妈妈在用牛乳及配方奶喂养新生儿时,必须洗净双手,喂奶工具一定要进行严格的消毒。

(1)奶瓶

奶瓶是喂奶不可缺少的工具。为了新生儿的健康,新爸爸新妈妈都要在宝宝每次吃奶前后将奶瓶冲净,然后分别洗奶嘴和瓶身,用一把小刷子把残余物刷净。将奶嘴翻转过来,再用清水冲洗一遍,然后给奶瓶和奶嘴消毒。尤其是夏季,天气炎热,病菌活跃,所以更要清洗干净与消毒。橡皮奶头煮沸3分钟即可,其他食具应煮沸10分钟。可多备几只奶瓶、奶头,每天集中消毒一次备用。

(2)奶锅

煮奶前,一定要认真、仔细地进行消毒,包括手柄。

消毒的方法可根据自己的实际情况而定。主要有煮沸消毒、消毒剂消毒、蒸汽消毒机消毒、微波消毒等方法。

## 2. 不要给新生儿喝鲜牛奶

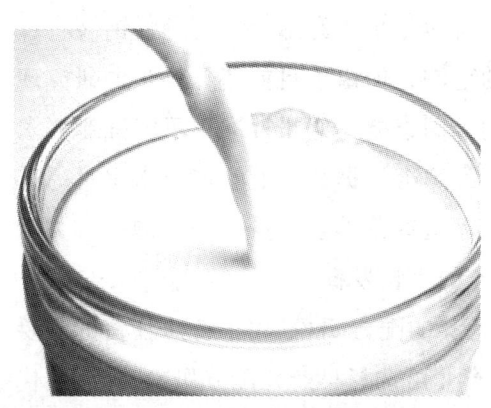

鲜奶以牛奶为主,蛋白质分子结构大,不容易被人体吸收;加之磷含量太高,会直接影响钙的吸收。虽然鲜牛奶可以替代母乳,但它有很多弊病。首先,鲜牛奶里的蛋白质含量过高,大约是母乳中的2

倍,新生儿的肾脏发育不成熟,容易加重肾脏负担。鲜牛奶中的蛋白质主要由酪蛋白和乳清蛋白组成,其比例为 80:20,以酪蛋白为主。酪蛋白的分子大,在胃酸的作用下形成不容易消化的乳凝块。因此,刚出生的宝宝不适合饮用鲜牛奶。

## 3. 为新生儿选择适合的配方奶粉

目前我国市场销售的代乳品,品种较多,主要是各种配方奶粉。既有母乳化的配方奶粉,又有适合特殊群体的特殊配方奶粉,比如适合早产儿、体弱儿,半乳糖血症和苯丙酮尿症患儿的不同配方奶粉。

配方奶粉是以牛奶(或羊奶等)为主要原料,模拟母乳营养成分,没有一般乳制品喂养宝宝的种种缺陷,能满足宝宝生长发育的基本营养需求,并易于消化、吸收。它不仅是目前国内外较理想的代乳品,而且也是除母乳外婴幼儿食品的最佳选择。

婴幼儿配方奶粉因品牌不同而成分各异,但它符合我国制定的婴儿配方奶粉国家标准,可以满足婴儿生长发育的需要。但市场上也有一些劣质奶粉。因此,家长为宝宝选择婴儿配方奶粉时,首先必须挑选符合国家标准的奶粉,这是婴儿生长发育的基本保证。其次,如果经济条件允许的话,家长可为宝宝选择最接近母乳的配方奶粉。因为母乳是最适合婴儿的食品,也是评价配方奶粉的黄金标准。虽然我国婴儿配方奶粉的标准规定了脂肪、蛋白质、碳水化合物、钙、铁、锌等矿物质和维生素等营养素的范围,但由于目前营养科学的研究现状和工业生产技术水平的限制,国家婴儿奶粉标准不可能强制要求加入母乳中的所有成分。部分品牌会根据自己的生产技术水平另外加入接近母乳水平的营养素,而这些营养素的量也符合国家有关营养素添加的标准,也能满足婴儿的生长发育。

另外,某些婴儿必须选择特殊的配方奶粉,用于特殊膳食的需要或生理上的异常需要。例如早产儿可选择早产儿配方奶粉,先天性代谢缺陷儿需选择专门设计的医学配方奶粉,对牛乳过敏的婴儿则采用大豆分离蛋白配方奶粉等。

最后,配方奶粉的包装要完好无损,不透气;包装袋上要注明生产日期、生产批号、保存期限。保存期限最好是用钢印打出的,没有涂改嫌疑;品质好的奶粉,最好购买近期生产的奶粉。

总之,家长应首先考虑用母乳喂养宝宝,如母乳不足时,则需为宝宝选择符合国家标准的配方奶粉,并尽可能选择最接近母乳配方的奶粉。市场上可供新爸爸新妈妈选择的奶粉品种很多,需要认真、仔细对比购买。

## 二、人工喂养的步骤和方法

虽然母乳喂养优点很多,是婴儿最好的食物,但在实际生活中,确有部分婴儿由于各种原因(无母乳或母乳不足等)不得不进行人工喂养,所以需要选择适合婴儿营养需要的代乳品,以保证宝宝的正常发育。但人工喂养必须掌握好步骤和方法。

### 1. 配奶前准备及奶粉配制

选用直式奶瓶,橡皮乳头孔大小须适宜,一般以奶瓶倒置乳汁能一滴一滴地连续滴出为宜。先清洁双手,取出已经消毒好的备用奶瓶。参考奶粉包装上的用量说明,按新生儿体重,将适量的温水加入奶瓶中。用奶粉专用的计量勺取适量奶粉,放入奶瓶中摇匀。先测定一下温度再开始喂,可将配好的奶滴几滴到手腕内侧,若感觉不烫或不太凉,便可以给新生儿食用。

### 2. 喂养中正确操作方法

喂奶姿势应和母乳喂养一样,采取坐姿为宜,体位舒适,肌肉放松。抚摸宝宝,将宝宝轻柔地抱起置半坐位。喂奶时,先用奶嘴轻触宝宝嘴唇,刺激宝宝吸吮反射,然后将奶嘴小心放入宝宝口中,注意使

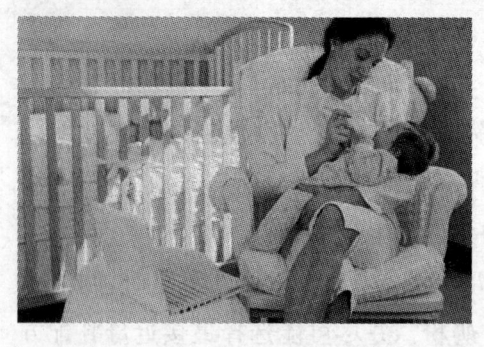

奶瓶时,一定要保持一定倾斜度,让奶瓶里的奶始终充满奶嘴,防止宝宝吸入空气。另外,新妈妈要望着宝宝的眼睛,轻柔地和宝宝说话、微笑,这些都有助于增进宝宝和妈妈之间的感情。

### 3. 喂养后的操作方法

喂完奶后,马上将瓶中的剩余奶倒出,将奶瓶、奶嘴分开清洗干净,放入水中煮沸 25 分钟左右(或选用消毒锅消毒奶瓶),取出备用。注意,新妈妈应抱直宝宝,或将宝宝放在肩膀上,用手轻轻地拍拍宝宝背部,使之打呃,将吸入胃中的空气排出,以防溢奶。

# 第十九章 新生儿

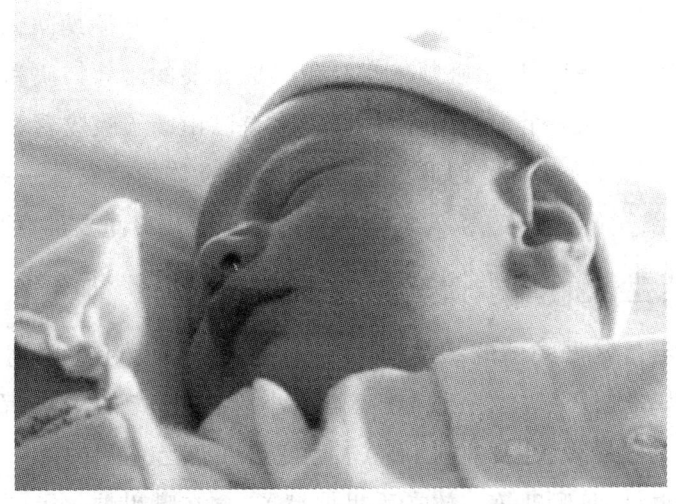

新生儿期是指从胎儿出生到满28天这段时间。这一时期是宝宝独立生活的第一阶段,是婴儿脱离母体适应外界新环境的重要过程,也是人类生存最重要的桥梁。这时的宝宝组织器官功能发育不完全,全身免疫功能差,对外界适应能力低下;加上许多新爸爸新妈妈对宝宝在这个阶段所表现出来的种种现象不知所措,不知道如何处置宝宝异常现象,往往手忙脚乱。因此,为了让宝宝快乐健康地成长,精心、细心、科学的新生儿护理的方法必不可少。

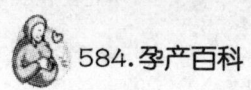

# 第一节　　认识新生儿

人们都说："新生婴儿一天变一个样。"准妈妈怀胎期间，宝宝在准妈妈体内发育成长，必须依靠脐带吸取必要的营养物质和氧气；宝宝降生，进入一个全新的环境，必须靠自己由肠子吸收营养物质、由肺吸收氧气来生存。因此，新生期的小宝宝体内会发生一系列重大的变化，了解这些变化，对新生宝宝的护理有极其重要的意义。

## 一、新生儿的基本情况

宝宝是父母爱情的结晶，是家族血脉的传承。宝宝降生，新爸爸新妈妈欣喜不已。他（她）粉嘟嘟的小脸，滑嫩嫩的皮肤，看着让人心生无限怜爱，想要把他（她）永远庇护在自己宽阔的臂弯里，不受风吹雨打，日晒寒冻。放在手里怕摔了，含在嘴里怕化了，却又不了解他（她），不知道如何保护他（她），心有余而力不足，柔情万丈却不知如何展现。所以，了解一些关于宝宝的常识必不可少。

首先让我们来了解宝宝的基本情况，从最基本的入手，用科学的观点认识他（她），了解他（她），用慈爱的心关怀他（她），用无私的爱保护他（她）。

### 1. 根据胎龄、体重、健康状况分类

（1）根据胎龄分类

♥足月儿，指胎龄满37周未满42周（259~293天）的新生儿。

♥早产儿，指胎龄满28周未满37周（小于259天）的新生儿。

♥过期产儿，指胎龄满42周以上（大于294天）的新生儿。

(2)根据体重分类

♥低出生体重儿,出生体重小于2500克的新生儿。

♥正常体重儿,出生体重在2500~3999克之间的新生儿。

♥巨型儿,出生体重大于4000克的新生儿。

(3)根据健康状况分类

♥小于胎龄儿,指出生体重在同胎龄儿平均体重第10百分位以下者。

♥适于胎龄儿,指出生体重在同胎龄儿平均体重10~90百分位者。

♥大于胎龄儿,指出生体重在同胎龄儿平均体重第90百分位以上者。

## 2. 怎样评价新生儿是否正常

新生儿脱离母体进入新的环境,身体各组织器官还未发育完全,需要有一个逐渐成熟和完善的过程。在这个过程中,作为新爸爸新妈妈应该学会用正确、科学的方法来测试和观察自己的宝宝是否正常,总的来说分为以下几个方面。

(1)身体方面

新生儿身体比例是明显的头大身子小,比例大约为1:4,而成人的身体比例通常是1:8。新生儿四肢通常屈曲,相对较短。胸腹部成圆桶状。新生儿出生4~7天通常会有乳腺增大至蚕豆大小的特殊情况,这是母体内分泌影响造成的,千万不可挤压,一般2~3周便可自行消失。

生殖器官方面,女宝宝在生后5~7天会有灰白色黏液分泌物从阴道流出,有时为血性,可持续两周,俗称"假月经"。这是由于分娩后母体雌激素对胎儿影响中断造成的,一般对健康无影响。男宝宝出生时多数两侧睾丸已下降。有些宝宝出生时睾丸下降不全,称隐睾症,表现为阴囊空虚,摸不到睾丸,可单侧也可双侧性。但1岁前,尤其出生后3个月内隐睾可能自行下降。如果过了1岁隐睾仍不下降,以后再下降的机会便少了。此时,家长应该带宝宝看医生。

**(2) 皮肤方面**

刚出生的婴儿皮肤覆盖着一层灰白色胎脂,皮肤皱折处的胎脂应该用温水轻轻揭去;如果宝宝在出生2~3天内皮肤和眼球白色部分变浅黄,这是生理性黄疸,新爸爸新妈妈不要担心,这种黄疸一般在1周之后便可自然消失,若黄疸出现的时间较早,持续时间较长(超过两周),便可视为不正常,应带宝宝去医院就诊;若宝宝在出生1~2天之内在头面部躯干及四肢出现有红斑,如果宝宝没有感到不适,那么这属于正常的现象,在1~2天之内红斑也会自行消失;通常在新生宝宝的鼻尖、鼻翼、颊、颌面等处,常见到因皮脂腺堆积形成针头样黄白色的粟粒疹,这也是正常的现象,脱皮后自然消失;一些新生儿身体出现青记或胎生青痣,表现为背部、臀部有蓝绿色色斑,此为特殊色素细胞沉着所致,随年龄增长会自然减退;有的新生儿由于寒冷,四肢皮肤有青紫,保暖后青紫消失,这是正常现象。如果口唇或舌头青紫,或保暖后皮肤青紫不消失,应去找医生检查。

**(3) 头部方面**

一般来说,新生宝宝的头颅都比较软。宝宝初生时因颅骨受产道挤压,常有不同程度的变形,骨缝可重叠,甚至有的头皮有水肿。水肿常在头颅中央偏后,又称先锋头,数天后水肿逐渐消退。还有一种是头颅血肿,偏于头颅一侧,需很长时间才能消退,如发现头颅血肿,应请医生检查处理。

**(4) 姿势方面**

正常宝宝四肢呈屈曲状,双手轻松握拳,拇指外展与其他手指分开,当安静或睡眠时能自发地伸展闭合;正常足月新生儿仰卧时能平躺,颈部与床间几乎无空隙,此外,将宝宝的头保持在身体的中线轴位时,两侧肢体应该是对称的。

如果上述情况出现异常,则需进一步观察或请医生治疗。

### 3. 如何测量新生儿身长

身长是指从头顶到足底的垂直长度。身长分为上部量和下部量,上部量(从头顶到耻骨联合上缘的长度)与脊柱的增长有关,下部量(从耻骨联合上缘到足底)反映下肢长骨的发育,新生儿下部量比上部量短。年龄越小增长越快,新生期宝宝身长的增长是人生中的第一个高峰。

新生宝宝出生时身长平均为50厘米,前半年每月长2.5厘米,后半年每月长1.5厘米,第一年长25厘米,第二年长10厘米。而这个数据是怎么测出来的呢,下面我们说一下新生宝宝身长的测量方法。

给新生宝宝测量身长应用量板卧位测量法。给宝宝脱掉鞋袜、衣、帽,让宝宝仰卧于量板中线上,用手将头固定,头顶接触头板,测量者左手按直宝宝膝部,使两下肢伸直紧贴底板,右手移动足板使紧贴小儿足底,当量板两侧数字一致时读出的数字为身长(读数精确到0.1厘米)。

此外,身长的测量最好安排在上午,午后可能会因新生宝宝疲劳而使脊柱受压,测试的数据要比上午低,不够准确。

### 4. 如何测量新生儿体重

新生宝宝出生体重的正常值在2500~3999克之间。新生宝宝体重正常也是我国优生的内容之一。定时给宝宝称体重,把宝宝的体重记录在生长发育曲线上,通过观察生长发育曲线的走向,能够很明确的知道宝宝的体重增长趋势及健康状况。对新爸爸新妈妈掌握宝宝的身体状况起到了极其重要的作用。

要绘制宝宝体重曲线,首先要测量出宝宝的体重。下面,我们介

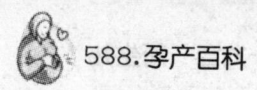

绍几种给新生宝宝测量体重的方法。

**(1) 将婴儿放在磅秤上测量**

这种婴儿磅秤其最大称重量一般不超过 15 千克，测量时将婴儿放于秤盘中央，即可读取婴儿的毛体重。为了避免宝宝受凉，测试时可以连衣物和尿布等一同称重。不过，测试完后要减去衣物和尿布的重量，这样才能够得到宝宝的净重。

**(2) 将婴儿挂在秤钩上测量**

这种方法适用称重不超过 10 千克的新生宝宝。婴儿布兜可用一块较结实的边长约 50~60 厘米的布制成，在其四角缝上较牢固的带子。测量时将婴儿放在布兜中央，拎起带子将布兜挂在秤钩上即可测量婴儿的毛体重。为了安全起见，最好在床上给婴儿称体重，这样可以避免因为失误而使宝宝跌落受伤，此外还要注意测量时避免秤砣滑脱砸伤宝宝。

**(3) 妈妈抱着测量**

可先由新妈妈抱着宝宝站在普通大磅秤上称体重，然后再称妈妈的体重，用第一个重量减去第二个重量即为婴儿的毛体重，这种方法准确性虽不如前面两种方法，但也可一试。

需要注意的是，我们通常所说的新生宝宝的体重都是指宝宝的"净体重"，所以，不管用哪种方法来测量宝宝的体重，都要在所称得的毛体重的基础上减去宝宝的衣物、鞋袜、尿布等重量，这样，测量的宝宝体重才是较为准确的。

## 二、新生儿的生理特征

脐带一断，宝宝便开始了自己的生活。宝宝脱离了妈妈的子宫后，必须要适应外界的环境才能生存，这时的新爸爸新妈妈在照顾小宝宝上要格外的费心和尽力。但有时候很多新爸爸新妈妈不了解自己的宝宝,比如宝宝一生下来怎么看上去脑袋那么大,宝宝的皮肤皱皱着,怎么看也像个"小老头",还有宝宝怎么会无端的大哭,睡眠的时候还会"惊跳"一下等等现象,这些都是属于新生宝宝的生理特征,也是宝宝的正常举动,新爸爸新妈妈不必惊慌。只要从根本上认识和了解宝宝的生理特征,就能科学的照顾宝宝。下面,我们将介绍一些关于新生宝宝的生理特征方面的知识,帮助新爸爸新妈妈进一步全面的认识宝宝。

## 1. 出生时头部大于胸部

新生宝宝的平均头围是35厘米,在视觉上,有很明显的头重脚轻的现象。

处于新生期的宝宝生长发育迅速,新陈代谢旺盛。在这28天之内,宝宝大脑的生长速度比人生中任何一段时间都快,宝宝的头围平均可生长2~3厘米。但是头骨的生长却不是左右两侧均匀生长的,它不仅受外界压力(如不良睡眠姿势)的影响,也受内部的力量的影响。当左右两侧的不均匀生长到了一定的程度时,新生宝宝就觉得朝一个方向睡觉不舒服,而朝另一个方向睡觉比较舒服,为了使头部不平衡感得到保证,宝宝开始总是朝着一个方向睡觉。当发现新生宝宝的头部总是朝着一个方向睡觉时,就说明已经到了左右不均匀的定型期,这时,将头部朝着一侧睡的新生宝宝扶向另一侧睡也是白费力气,当小宝宝长到头部能够自由活动的时候,就更难强迫他(她)朝哪个方向睡觉了。

所以,在宝宝头部增长速度最快的时期,新爸爸新妈妈应该注意宝宝的睡眠姿势,及时纠正不正确的睡眠习惯,让宝宝的头部长得均匀、对称。对新生宝宝来说,最科学的睡眠是在睡觉时不要用枕头,并且每隔2~3个小时就换一个方向,不要老是睡床的一头。这样,新爸爸新妈妈就不用担心宝宝把头睡偏了。

如果宝宝已经有总是朝一边睡觉并且出现偏头的倾向,可通过改变宝宝的睡眠姿势来纠正偏头。在宝宝睡觉时不要用枕头,让宝宝头后突出的一侧朝向爸爸妈妈、灯光或者宝宝比较感兴趣的物体,新妈妈给宝宝喂奶的时候要尽量让宝宝头部突出的一侧朝向自己,这样,突出的一侧就成了着力点,过一段时间,宝宝的不良睡眠姿势就会得到纠正,头也就不偏了。值得强调的一点是,千万不要强迫宝宝,宝宝不愿意把头偏向高的一边,是因为高的一侧睡觉的确不舒服,新爸爸新妈妈要想办法,让宝宝主动把头偏过来,这样才会很快起到效果。

## 2. 看起来像个"小老头儿"

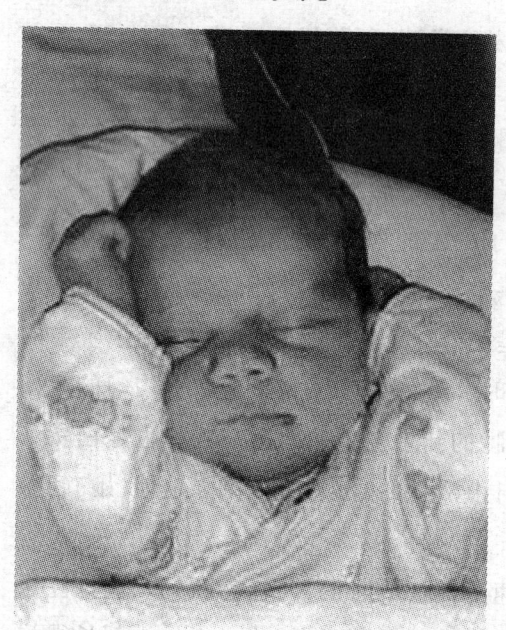

人们常说:"刚出生的宝宝看起来像个小老头。"这个时候的宝宝皮肤干燥、脱屑,鼻梁上有粟粒疹,全身布满皱褶,看起来丑丑的,像个小老头。这都属于正常现象,只要好好的照顾宝宝,关怀宝宝,过一段时间,他(她)就会变成一个又白又胖可爱漂亮的宝宝。

宝宝皮肤干燥、脱屑,是由于宝宝在出生前10个月都浸泡在湿润的羊水里面,宝宝降生后,生存环境变得干燥,加上此时的宝宝发育尚不够完全,表皮和真皮之间的组织不够紧密,对新陈代谢十分旺盛的新生宝宝来说,表皮便容易干燥、脱落。这些现象对新生宝宝来说很正常,面对这样的情况,新妈妈可以用少量的婴儿油,轻柔地抹擦在干燥的皮肤表面,保持宝宝皮肤湿润,使症状得以缓解。鼻梁上的白色小斑点是由宝宝的汗腺和皮脂腺短暂阻塞所引起的,也是很正常的现象,新妈妈千万不要去挤它,过一段时间它们就可自动消退。此外,新妈妈还要特别注意宝宝肌肤皱褶处的清洁,这个部位的皮肤表层大都比较薄,并且比较黏湿,容易发炎甚至糜烂,应每天给宝宝清洗,然后扑少许婴儿爽身粉,保持皱褶处的干燥。

### 3. 无意识地做一些运动

健康的新生宝宝,在出生后会大声的啼哭,但是却没有眼泪。因为限制了宝宝的自由,他(她)除了睡觉,就是躺在床上抓着两个拳头乱动,或者静静的躺着,眨着眼睛看屋子里的一切。如果你靠近他(她),他(她)会静静的看着你的脸,听着你说话,睡梦中他(她)还会不自然的笑或者皱眉毛,让你见了分外欢喜。

这些都是新生儿时期特有的一种无意识的运动。新生宝宝的大脑发育不够完善,对下级中枢的抑制能力较弱,所以,这个时期的宝宝也常常出现不自主和不协调的动作,有的宝宝会在睡眠时因突然抖动而惊醒,这也是正常的,新爸爸新妈妈不必过于担心,随着宝宝的长大,这些症状会慢慢的消失。

此外,新生宝宝还带有许多与生俱来的先天反射。例如:如果妈妈用手指或乳头轻轻触摸宝宝的嘴角,他(她)就会立刻把头侧过来,张开嘴寻觅,这是"觅食反射";如果妈妈将手指或乳头放进宝宝的嘴里,他(她)马上就会吮吸,这是"吮吸反射";如果妈妈把小物体或者手指放进他(她)的小手时,他(她)就会紧抓不放,这是"抓握反射";如果妈妈用一只手托起宝宝头的枕部,另一只手托着宝宝的颈部和背部,然后用手托着宝宝头的枕部向下移动4~5厘米,使宝宝的头颈向后倾斜10~15度。这时你会发现宝宝的两只小胳膊向外张开并且

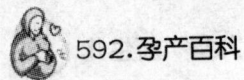

伸直,小手也张开,这种状态是宝宝的"拥抱反射";刚刚出生的宝宝仰卧时,他(她)的头转向一侧,与脸面同侧的上下肢体会伸直,这叫做"对称颈紧张反射";此外,如果妈妈用双手托着宝宝腋下,竖直的将他(她)抱起,使他(她)的足背触着妈妈膝盖,这时你会发现宝宝有向前走步的倾向,这是宝宝的"踏步反射"。

这些先天反射是新生宝宝特有的,虽然随着宝宝的成长,这些先天反射会逐渐消失,被更为准确的行为所代替,但在宝宝新生期这些先天反射是否正常,可以反映婴儿机体是否健全,神经系统是否正常,与今后的运动发育也有着非常密切的联系。所以,这些无意识的动作在宝宝的成长过程中也起到很重要的作用。

### 4. 新生儿不时地出现"惊跳"

细心的新妈妈会发现,有时候新生宝宝的手、脚会不自主的抖动,这种现象在给宝宝换衣服或者洗澡时比较多见,宝宝睡眠时也常常会出现惊跳,通常表现为小手张开,又很快缩回,有时候会伴随啼哭,"惊跳"一下,然后睡着了,过一段时间再重复"惊跳"。

看着小宝宝"惊跳",新妈妈很担心,不知道宝宝得了什么怪病。其实不必担心,"惊跳"在宝宝新生期是非常正常的现象。

宝宝在新生期间大脑的发育虽然领先于其他许多器官,其重量也占体重的10%~20%(成人只有2%),但他(她)们神经系统的发育还是不完善。新生宝宝神经元上下及横向联系通路尚少,兴奋抑制过程尚不完善,受刺激后引起的兴奋容易"泛化"。所以,外界环境的变化例如大声、震动、强光以及改变宝宝身体的体位都会使他(她)惊跳,有时候声响、震动都不大,但距离较近,也会引起宝宝惊跳,这都是正常的现象,新爸爸新妈妈不必过分的担忧。随着宝宝年龄的增长,大脑发育的逐渐完善,这种"惊跳"会自然的消失。

### 5. 新生儿有视力且视物距离短

小宝宝在刚刚出生的几天内,大部分时间眼睛是闭着的,但这不代表小家伙们没有视力。小宝宝天生就具备视力,只不过新生儿眼球小,眼球前后径短,造成宝宝视力差。

新生宝宝的眼睛只对明暗有感觉,对色彩艳丽的视物也较敏感。在强光下,宝宝会聪明的紧闭双眼,如果你拿一个红色的灯笼在宝宝的面前,他(她)会很喜欢。此外,宝宝看东西的时候通常都是先看事物的轮廓,比如看大人的脸,通常都是先看轮廓,然后才能看到眼睛、鼻子和嘴。

新生期宝宝视物距离通常只有20~25厘米,最适宜的距离是20厘米,相当于新妈妈抱宝宝吃奶时妈妈脸和宝宝脸之间的距离。新妈妈在给宝宝喂奶的时候,宝宝能够看的见妈妈的脸。妈妈跟宝宝朝夕相处,所以,在我们大多数人的心里,妈妈是最亲的人,因为妈妈从我们一出生就每天陪着我们,我们对妈妈最熟悉。

要锻炼宝宝看东西的能力,要尽量将物体放在离宝宝的视线20厘米的地方,通常来说,妈妈将脸贴近宝宝并对着宝宝说话是最合适不过的方法。宝宝听着由妈妈舌尖发出的声音,看着妈妈脸的轮廓,如果妈妈戴一副眼睛,则更能引起他(她)的兴趣,他(她)的大脑会拼命的工作,试图记下这种效果,储存起来,并在今后的某一天把它们变成自己的本事。

### 6. 新生儿生理性黄疸会自行消失

黄疸是新生宝宝的一种特殊的生理现象,正常的新生宝宝几乎都会有。新生宝宝的黄疸分两种,一种是生理性黄疸,另一种是病理性黄疸。一般来说,病理性黄疸是需要用药物来治疗的,如果治疗不及时,会影响宝宝的身体和智力发育。但是生理性黄疸过一段时间便可自行消退,可以不用治疗。

所以，确定黄疸到底是生理性还是病理性，对宝宝的健康有很大的关系。那么，如何区分生理性黄疸与病理性黄疸呢？下面我们来做一下简单的介绍。

(1) 生理性黄疸

生理性黄疸一般出现在宝宝出生后的第2~3天，宝宝面部、颈部甚至躯干四肢的皮肤呈现浅黄色，眼白略带黄色，宝宝没有表现其他的异常现象，大小便颜色也正常。在黄疸出现4~6天时，黄疸的现象最为明显。在第10~12天时，黄疸慢慢消退，早产儿可延迟至3~4周消退。

引起宝宝生理性黄疸的原因，主要是宝宝体内产生的胆红素过多，而宝宝自身的肝转换、排泄胆红素的能力还很弱，致使胆红素在宝宝血液里沉积，出现生理性黄疸。所以，生理性黄疸无需治疗，可以适当多饮些葡萄糖水，促进排尿，排除胆红素即可。

(2) 病理性黄疸

病理性黄疸顾名思义是由疾病引起，例如新生儿溶血症、新生儿败血症、新生儿肝炎、新生儿胆道畸形、克汀病、头颅血肿等均可引起新生宝宝病理性黄疸。病理性黄疸多在宝宝出生一天之内或者一周之后出现，并且持续的时间比生理性黄疸持续的时间要长，而且黄疸消退后又出现，反反复复。

一旦发现宝宝身体的黄疸出现上述情况，应该赶紧就医，以免延误病情。

## 7. 新生儿的活动和日常生活状态

在20世纪60年代中期，美国心理学家彼得·沃尔夫和荷兰医生海英通过观察新生婴儿的活动和日常生活，把新生婴儿的生活状态分为6种，其中包括两种睡眠状态，即安静睡眠和活动睡眠，三种觉醒状态，即安静觉醒、活动觉醒和哭，还有一种状态是瞌睡状态，是介于睡和醒之间的过度状态。

**(1) 安静睡眠状态**

处于安静睡眠状态的宝宝,呼吸均匀,脸部放松,除了全身偶然的惊跳和嘴角抽动外,没有任何异常的活动。新生宝宝90%的时间都是在睡觉,所以,大部分时间里,宝宝都是处于这种状态。

**(2) 活动睡眠状态**

宝宝通常在睡觉醒来之前处于这种状态。这时候宝宝虽是闭着眼的,但是通过眼睑你会发现宝宝的小眼珠在不停地转动,此外,宝宝的呼吸频率比处于安静睡眠状态时要快。他(她)的小手、小脚及整个身体偶尔有稍微的活动,小脸还有怪相,例如微笑、皱眉等。宝宝处于这种状态时,证明宝宝马上就要睡醒了,新妈妈要耐心的守在床边,看着宝宝,以免宝宝醒来哭闹。

**(3) 安静觉醒状态**

新生儿一降生就会有一段安静觉醒状态,大约有40分钟。处于安静觉醒状态的宝宝会目不转睛的看着你,专心听你讲话,像是很懂事的样子。他(她)喜欢看东西,尤其是圆形和色彩鲜艳的东西,还喜欢看人脸,如果你戴了一副眼镜,那他(她)就更喜欢了。当物体或者人脸移动时,他(她)的小眼睛也会跟着移动。不过,这种状态持续时间特别短,只占据一天10%的时间。

**(4) 活动觉醒状态**

处于这个状态的宝宝已经开始向爸爸妈妈传递自己的感情,表达自己的需要了。例如宝宝在饥饿时就容易烦躁、啼哭,如果妈妈此时给宝宝喂奶,宝宝就会安静下来;如果宝宝尿湿了,也会表现出啼哭、烦躁的状况,提醒妈妈给自己换尿布。

**(5) 哭的状态**

宝宝刚刚出生,还不会说话,只有通过表情和身体语言来表达自己的意愿。宝宝哭时四肢有力的活动,眼睛闭合又张开,小脸憋的通红，这是宝宝与父母交流的一种方式。对宝宝来说，哭是最有含义的表情，宝宝不舒服了、宝宝尿湿了、宝宝饿了、宝宝想让妈妈抱了等等一系列状况，都可以通过哭来向爸爸妈妈展现，让他们明白自己的需求，给出适当的帮助。

(6) 瞌睡状态

瞌睡状态持续时间较短，常发生在宝宝刚睡醒或者入睡前。处于瞌睡状态的宝宝眼睛半睁半闭，神情恍惚，反应迟钝，对外界的事物不感兴趣。

## 8. 新生儿的囟门形态与闭合时间

囟门俗称"天顶盖"，是宝宝出生时头颅骨未发育完全而遗留的间隙。囟门分为前囟门和后囟门，前囟门是指两块额骨和顶骨之间形成的无骨的，只有脑膜、头皮和皮下组织的菱形空间。后囟门指的是两块顶骨与枕骨之间形成的一个无骨的小三角。我们平时说的囟门通常指的是前囟门，平均尺寸是 2.5 厘米×2.5 厘米。如果宝宝的前囟门小于 1 厘米，或者大于 3 厘米，就该引起重视。因为囟门过小，说明宝宝可能患有小头畸形，囟门过大，则常见于脑积水、佝偻病、呆小病等疾病。

新生宝宝的囟门可以看做是一个反应疾病的窗户，因为宝宝的囟门形态和闭合时间，对提示宝宝的健康状况尤为重要。一般来说，前囟门的闭合时间是 1~1.5 岁，后囟门在宝宝出生 3 个月之内就闭合了。如果宝宝已经有 18 个月大，前囟门却迟迟没有关闭，说明宝宝骨骼发育及钙化有障碍，有可能患上呆小病、佝偻病等；如果前囟门在宝宝几个月的时候就过早的关闭，说明宝宝有头小畸形、脑发育不全的可能。新妈妈应该尽早带宝宝到医院去检查。

囟门处没有坚硬的颅骨覆盖，所以在平常照顾宝宝的时候要特别注意。给宝宝洗头发的时候，前囟门是可以清洗的，但是动作要轻柔缓慢,水温不能太热,温水即可,此外,还不能用手指抓挠。

有的新妈妈认为头垢有保护宝宝前囟门的作用,所以每次洗澡时都不把宝宝头上的污垢洗掉,时间一长,宝宝的前囟门上覆盖了一层黄色硬痂,这层黄色硬痂其实是宝宝头部分泌的油脂,再混上粉尘形成的,对宝宝的健康有害而无益,应当洗去。清洗时应当注意,如果硬痂太厚,无法立刻清洗干净,切莫强行揭下,以免伤害宝宝头部皮肤。这时可以用煮熟冷却后的植物油涂在黄色硬痂上,让其软化之后再洗,一次洗不净,可分多次,直至洗净为止。

## 9. 新生儿胎记会自动消退

宝宝降生后,很多新妈妈在宝宝的骶部和臀部常常会发现灰蓝色的色素斑,医学上称为"痣",俗称为"胎记"。宝宝身上这种胎记的出现是有原因的。人类皮肤在真皮层中,一般是没有黑色的,但当局部真皮层里堆积了较多的纺缍状或星状色素细胞时,由于黑色素透过皮肤而呈现灰蓝色,从而使这一小块皮肤表面显示出这种灰蓝色的斑。

这种胎记的形状一般为椭圆形,也有一些不规则的形状,但是数量很少。胎记的大小不一,小的为绿豆大小,大的如圆盘,一般男孩的斑形要大于女孩。胎记不仅会出现在宝宝的骶部和臀部,还可见于背部、胸腹部、上下肢及头颈部等。这种斑的色素细胞在胚胎4~5个月的时候就已经开始出现,一般在宝宝5~6岁的时候就会自行消失。

除了以上灰蓝色的胎记外,宝宝的有些胎记却要引起新爸爸新妈妈的注意,因为它们也是宝宝某些疾病的迹象。

(1) 白颜色的胎记

有的新生宝宝身上,有时会发现呈椭圆形,像一片片尖尖的树叶,有的则呈不规则的多边形的白色斑点,医学上称之为色素脱斑。有这类胎记的宝宝,新爸爸新妈妈要注意宝宝可能发生抽风、癫痫症,以及智力发展障碍。

### (2)红颜色的胎记

有些宝宝的前额部分或者颈背部出现红颜色的斑点,有的会凸起在皮肤之外,显得非常醒目,一般它都没有什么危险。但是有一种称为面部血管痣的却会导致脑膜血管瘤。这种面部血管痣通常长在宝宝的面部一侧,容易影响宝宝眼、眉部位的神经血管,宝宝往往产生抽搐,甚至合并肢体瘫痪。有这种病变的宝宝也常会产生智力障碍,大约25%有这种现象的宝宝会得青光眼。因此,如果有些宝宝出现这样的面部血管痣,就要引起注意,及时就医。

### (3)黑颜色的胎记

有少数宝宝会在身上出现黑色的胎记,一般不会有问题。但是,若宝宝身上有大量的黑斑花纹,像线条状或旋涡状的大理石纹路分布在四肢和躯干上。这样的宝宝也可能出现抽风、智力障碍、癫痫症状,并且女孩的发病率明显高于男孩。因此,有该症状宝宝的新爸爸新妈妈要留心。

### (4)棕颜色的胎记

这种棕色的像咖啡里掺了牛奶的胎记,又被称为"咖啡牛奶斑"。它和周围皮肤界限清楚,不凸起,不痛不痒,成不规则的椭圆形状,分布于宝宝的躯干和四肢。倘若在宝宝身上有5块以上,并且最大处直径超过15厘米,则要考虑将来有可能出现神经纤维瘤病。一旦皮肤或皮下纤维瘤压迫神经,就需要做切除手术。

因此,年轻的爸爸妈妈一定要当心,如果宝宝身上发生特殊情况,应及时向医生请教,听取医生的意见,及时配合医生的治疗,相信一定可以帮助宝宝度过难关。

## 第二节 怎样护理新生儿

新爸爸新妈妈期待许久的宝宝,终于降临人间了,宝宝的到来为父母带来了无穷的快乐,全家人都围着宝宝忙个不停,但因宝宝此时免疫力低下,极易感染各种病菌,所以,怎样科学、合理、细致地护理新生宝宝,就成为新爸爸新妈妈最重要的工作了。

### 一、新生儿的日常护理

新生儿刚刚来到人间,给家里人带来了新的喜悦。新妈妈在喜悦的同时,也会在护理宝宝的过程当中碰到很多问题,如宝宝需要不需要枕头,怎样给宝宝洗澡,宝宝的脐带怎样护理,宝宝还用剪指甲吗,宝宝需要使用护肤吗等日常问题。这些问题虽小,对宝宝来说却是至关重要的,新生儿的日常正规护理是新生宝宝生长过程中一个重要的步骤,如果护理不当,则可能给新生宝宝的生长发育带来诸多不利的影响。

**1. 女宝宝的护理要领**

有的女婴在刚出生不久就会出现"新生儿假月经"现象,表现为阴道口流出少量的血样黏液。这在新生女宝宝当中是十分正常的现象,新爸爸新妈妈不必担心,过一短时间,这种现象就会自动的消失。

"新生儿假月经"现象的出现是由于宝宝在妈妈肚子里的时候,受妈妈体内大量雌激素的刺激,造成宝宝生殖道细胞增生、充血。宝宝出生以后,没有了妈妈雌激素的影响,宝宝体内的雌激素迅速下降,原来增生、充血的生殖道细胞开始大量的脱落,也就造成了类似血样的黏稠物的排出,形成了"新生儿假月经"。

如果宝宝的血性分泌物较多,新妈妈应该带宝宝去医院检查,以防宝宝患凝血功能障碍或者出血性疾病。

此外,刚出生的女宝宝的阴道口还会有乳白色的分泌物排出,很像成年女性的白带。这也是正常的,新爸爸新妈妈不要惊慌。宝宝在妈妈体内时,妈妈体内的雌激素、黄体酮等通过胎盘进入宝宝体内,宝宝出生以后,阴道黏液和角质上皮脱落,造成了类似的"白带"分泌物的排出。

对于这种情况,一般不需要特殊的处理,新妈妈只要用温水洗去就可以了,过几天这种症状就会自动消失。如果白带长时间不消失,新妈妈就要引起注意,应带宝宝去医院检查,排除患有阴道炎的可能。

上面的两种情况都涉及到给宝宝清洗,对于女宝宝,新妈妈在给她的局部或者全身清洗的时候都应该特别的注意。女宝宝的会阴部分为肛门和外阴两部分,肛门是排泄的地方,是消化道的出口,外阴是人体生殖系统的外口,包括尿道口。宝宝的皮肤细嫩,这些部位都极易受到病菌感染,所以,对于女宝宝的外阴部不仅应该每天清洗,保持干净,还要注意一些相关的事项。

给女宝宝"洗屁股"的时候,新妈妈提起宝宝双腿,露出肛门,用温水蘸湿棉花或者直接用婴儿专用的柔湿巾清洗,清洗时注意要从前往后清洗,即先清洗外阴再清洗肛门,这样可以防止肛门及其周围部位的病菌感染外阴。棉花或湿巾要擦完一块换一块,直至擦干净为止。女宝宝大便以后更要及时的揩净,并且用温水清洗,最好使用流动的水清洗,如果用盆清洗,清洗用的盆以及毛巾都要专用,并且要定期消毒,特别注意的是千万不要把粪便弄到前面而造成尿道口或外阴口感染。给宝宝清洗完之后,一定要把宝宝的小屁股晾干,给它一个干爽的环境,才不容易受到感染。此外,给宝宝洗澡的水一定要完全烧开,然后冷却至40℃左右才能给宝宝清洗,不要热水凉水相掺杂,这样掺杂后的水含有较多细菌,对宝宝的身体不利。给女宝宝洗屁股之后,不宜用爽身粉,因为女性的盆腔和外界是相通的,如果在女宝宝的外阴口涂上爽身粉,则爽身粉中的滑石粉就会进入卵巢,并附着在卵巢的表面,这样会刺激卵巢上皮细胞增生,继而诱发卵巢癌。

我国民间有一种说法,就是对新生女宝宝的乳房一定要挤压,直到挤出奶水为止,这样以后生了孩子,自己的宝宝才有奶水可吃。其实这种说法是迷信的,也是有害的。新生宝宝无论男女,在出生3~5天之后都会出现乳房肿胀甚至有少量水样或者乳样分泌物流出的现象,之后的8~10天症状更加的明显。这是由于宝宝在妈妈肚子里时,妈妈卵巢分泌的孕酮和垂体催乳素通过胎盘影响到了宝宝,才使宝宝出现了上述情况。但一般在宝宝出生2~3周之后,乳房肿大的现象就会慢慢消失,有的宝宝要长一些,这种情况可持续3个月之久。但无论如何,新妈妈千万不要给宝宝挤压,挤压后会使宝宝乳房的生理结构和功能受到损害,严重的可引起皮肤损伤,使细菌乘机侵入宝宝乳腺,引起乳腺发炎化脓,从而导致败血症。

## 2. 男宝宝的护理要领

男宝宝出生的时候阴茎头上都覆盖着包皮,新爸爸新妈妈在给宝宝洗澡的时候只要用温水把阴茎外面清洗一下,就能把大部分的污垢清除,对于包皮底下的皮肤,在宝宝半岁以前不必刻意清洗。因为宝宝在4岁的时候包皮才会跟阴茎完全长在一起,过早的翻动柔嫩的包皮只会刺激包皮,引起局部肿胀,甚至伤害到宝宝的生殖器。有的时候,宝宝的包皮下面确实有污垢,但新妈妈不必担心,因为随着时间的增长,宝宝自身是可以清理的。如果宝宝的包皮一直肿胀,不能复位,则有可能是包皮嵌顿,应尽快请医生治疗。如果宝宝的阴囊变大，阴囊皱褶减少，并且变得透明，宝宝可能得了鞘膜积液，有的宝宝在1岁左右就可自行吸收，所以如果状况不是太严重，可不必急于治疗。有腹股沟斜疝的宝宝如果出现不明原因的哭闹，躺下后肿大的阴囊不能还原回去，可能疝入阴囊的肠管发生嵌顿，这样会使被嵌顿的肠管缺血坏死，新妈妈应及时带宝宝去看医生。

有的人说给男宝宝穿戴纸尿裤会导致将来不孕，这是没有科学依据的。因为根据胚胎生物学的原理，宝宝在新生时期，睾丸内只有精原细胞，这些精原细胞是宝宝在妈妈体内形成的，并且如果妈妈的体温正常，则精原细胞发育良好。精子是在青春期才开始发育的，这时候一个精原细胞分裂形成精母细胞，再经过两次减数分裂形成精子细胞，精子细胞再次分裂才形成精子。所以，在男宝宝新生期，睾丸内的曲细精管内并没有精子，因此，给男宝宝穿戴纸尿裤会导致将来不育的传言就不攻自破了。

男宝宝可以用纸尿裤，但用时应该特别注意，要定时检查宝宝的纸尿裤，如果宝宝尿湿了要及时更换，保持纸尿裤和宝宝屁股的干燥。每次为宝宝换纸尿裤，清洗小屁股之后，不要马上换上新的纸尿裤，要等宝宝的屁股自动变干，避免宝宝出现尿布湿疹。如果宝宝用的不是纸尿裤而是尿布，应该选择质地纯棉的布，并且不宜太旧，布太旧手感虽然柔软，但是布质已经开始变得毛毛糙糙，对宝宝的皮肤不好。清洗尿布时也不要用洗衣粉，最好用洗衣液或者是肥皂。

为宝宝护理屁股时，要避免使用含有酒精或者香精的清洁用品，也不要用香皂。如果宝宝的小屁股患了尿布湿疹，可用含有锌的护臀霜、蓖麻油以及金盏草膏等药物涂擦。

### 3. 日常护理应注意的细节

宝宝出生后不久，皮肤细嫩，有些部位的发育还不是很完全，新妈妈照顾起来要特别的小心，在平日护理时要注意许多细节问题。

603. 第十九章 新生儿

(1)洗澡

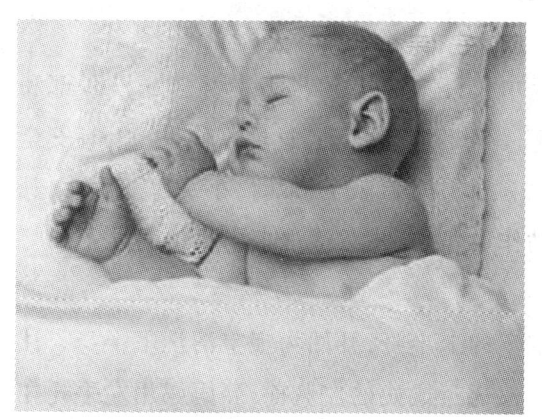

给新生宝宝洗澡,时间应该安排在吃奶前1~2个小时,以免宝宝吐奶。给宝宝洗澡前应该做好准备工作:要准备洗澡用的物品,如润肤露、爽身粉、婴儿沐浴露、无泪洗发精、浴盆、毛巾;要准备洗澡后的物品,如干净尿布、大浴巾、毛巾、衣服等;把室内的温度调到25℃~30℃,并且准备洗澡水。洗澡水最好用烧开的水,然后冷却适宜温度之后再给宝宝洗澡。如果不用完全烧开的水也可以,可用冷热混合的水给男宝宝洗,女宝宝一定要用完全烧开的水,但用这样的水,要注意,一定要先放凉水然后再倒热水,水温大约为38℃~40℃为宜,新妈妈用肘部试水温,感觉温热但是不烫,或者将水滴滴在新妈妈的手背上感觉温和即可。

准备工作做好就应该给宝宝洗澡了。给新生宝宝洗澡的时候要特别的注意,千万不能把宝宝的整个身体都浸泡在水中清洗,因为新生宝宝在7天之内脐带还都没有脱落,将全身浸在水中容易造成脐带感染,对宝宝的健康不利。所以,给宝宝洗澡的时候应该是上半身和下半身分开洗,具体方法如下:首先,新妈妈要给宝宝脱去衣裤,用毛巾将宝宝的身体包裹起来,然后新妈妈坐在椅子上,让宝宝的头仰卧在妈妈左侧的大腿上,新妈妈的左手托住宝宝的头和颈,为防止洗澡水流入宝宝耳道,新妈妈应该将左手的拇指和中指从宝宝头的后面把耳廓像盖子似的按在外耳道口上,然后再用右手为宝宝洗头。宝宝的洗发精最好用无泪配方的,这样可以避免洗发精流入宝宝的双眼,让宝宝享受洗澡的喜悦而不至于惧怕洗澡。洗完头发之后一定要用清水冲洗,用毛巾轻轻的为宝宝擦干头发。

其次，新妈妈要用大毛巾包好宝宝的下半身，为宝宝清洗颈部和上半身。新妈妈要一边清洗一边跟宝宝说话，这样可使他(她)有安全感。用清水依次为宝宝清洗颈部、前胸、腋下、双臂、小手以及后背，凡是皱褶处一定都要清洗，动作要轻柔，注意清洗上半身的时候不要将水流入脐部，以免引起感染。

最后，用大毛巾包好宝宝的上半身，开始为宝宝清洗下半身。让宝宝卧在妈妈的左手臂上，头靠近妈妈的左胸前，新妈妈用左手托住宝宝的大腿和腹部，清洗会阴部，然后再清洗腹股沟处、臀部、双腿和双脚。特别注意的是，清洗会阴部的时候，一定要从前向后清洗，以免引起感染。洗完之后用毛巾为宝宝擦干，用大浴巾包住宝宝出浴。如在冬天，等宝宝的身体变干，新妈妈可在宝宝的身体上涂上薄薄的一层润肤油，保持宝宝肌肤的光滑，防止干燥。如在夏天，等宝宝的身体变干，新妈妈可用棉花蘸上少许爽身粉，轻轻的涂在宝宝的皮肤上，切不可将爽身粉直接撒在宝宝的身上，以免爽身粉被宝宝吸入鼻孔或进入眼睛。涂完润肤油或爽身粉之后，给宝宝穿上小衣服，垫上尿布，适当的给宝宝喂一些奶，宝宝便可安然入睡。

(2)皮肤问题

由于宝宝刚刚出生，对外界的环境不是太适应，宝宝的皮肤柔嫩，常常会出现一些异常，通常这些异常都会随着时间的增长而逐渐消失，但是新妈妈也要做一些必要的护理。

有的宝宝皮肤干燥、脱屑，常见于手掌和脚底，但这并不说明宝宝有皮肤病或者宝宝的皮肤是干燥型的，新妈妈可用少量的润肤油，轻轻的涂在宝宝干燥皮肤的表面滋润皮肤，过一段时间，症状就会自动消失；有的宝宝的鼻梁上出现了许多小白点，这是宝宝的汗腺和皮脂腺短暂阻塞引起的，不用治疗，就可自行消失；出生几周后的宝宝的头部,有时候会出现棕色的、有痂皮的斑,甚至宝宝的面部、躯体或者尿布区也会产生红色鳞屑状皮疹,新妈妈可用润肤油涂在这些斑块上面,使之软化,然后用无泪洗发精为宝宝洗掉,一次清洗不净可分多次清洗;有的宝宝脸颊和眉毛上方会有红色丘疹出现,宝宝为此哭闹不止,这叫做"奶癣",一般与宝宝的过敏体质有关系,新妈妈在给宝宝洗脸的时候要特别的注意,只用温水洗便可,避免用香皂或者其他刺激物品,洗脸后,涂上奶癣药膏或止过敏药物;夏天,宝宝容易生痱子,提醒新妈妈要保持室内的凉爽,不要让宝宝急躁,不宜穿得太多,经常给宝宝洗澡,保持凉爽;有的新妈妈洗尿布时没有把肥皂水冲洗干净,或者宝宝的尿布兜着屁股过紧、不透风,或者是新妈妈没有及时给宝宝更换尿湿了的尿布,引起尿布疹,遇到此种情况,新妈妈要及时更换被宝宝弄脏或弄湿了的尿布,并且每次换尿布时,要用温水洗净宝宝的臀部,并且涂抹婴儿护臀膏。

(3)喂奶和溢奶

新妈妈在给宝宝喂奶前,要清洗乳头,喂奶时要左右交换,利于乳汁的分泌,喂乳后应将宝宝竖直抱起,轻轻拍背,排出吸入的空气,防止宝宝呕吐。

宝宝的溢奶现象在新生期是特别常见的,新妈妈也应该做好喂养之后溢奶的处理问题。宝宝溢奶时,口腔内部或者是口腔周围常常会出现残留的奶块,这时新妈妈可用温水喂养宝宝,冲下奶块,不要用纱布去擦,以免擦伤宝宝的口腔黏膜引起感染。如果用温水冲的方法不奏效,宝宝有烦躁、哭闹、口气热、流涎,甚至伴有低热症状,就有可能得了鹅口疮。可用棉签蘸龙胆紫涂口,每日1~2次;也可用野蔷薇花、鲜藿香、鲜竹叶等适量煎水涂口,每日3~4次,可很快奏效。涂口时,应注意不要在喂奶后立即进行,以免引起孩子恶心呕吐。

### (4)其他细节问题

新生宝宝会怕黑,晚上睡觉时新妈妈最好开一盏小夜灯,同时也便于观察宝宝的一举一动;平时,新妈妈要多用手捋捋宝宝的双腿,能够帮助宝宝长个子;要用冷开水消毒棉球给宝宝清洗眼睛、耳朵和口腔;不要用母乳为宝宝擦脸;不要用棉签擦拭宝宝鼻孔和耳道内的分泌物,宝宝皮肤细嫩,处理不好就会造成损伤。

## 4. 新生儿是否需要枕头

人们习惯性的认为,新生的宝宝就应该跟大人一样,睡觉都要枕一个小枕头。于是,新爸爸新妈妈都精心给宝宝们做了枕头,让宝宝睡觉的时候可以枕着。其实,这种做法是极不合理的,新生宝宝枕枕头睡觉会影响正常的发育。

新生宝宝的头大,几乎与肩同宽,侧躺时头部和肩部处在同一水平面上,加上宝宝的脊柱是直的,平躺的时候,后脑勺、颈部和背部也处在同一个水平面上,所以,宝宝睡觉的时候还是不枕枕头好一点,枕了枕头,反而会造成肌肉紧绷而引起落枕。

若是新妈妈给宝宝垫了枕头,容易形成头颈弯曲,导致宝宝肌肉疲劳,夜间容易惊醒,影响宝宝正常的呼吸和吞咽,久而久之会出现驼背、斜肩等现象,对宝宝以后的身体发育是非常有害的。

等到宝宝3个月大的时候,新妈妈才可以给宝宝准备枕头。一般来说,宝宝枕头的尺寸应该根据宝宝自身的特征来量身制作,枕头不要太大,长度与宝宝的肩同宽即可,枕头的高度一般来说3~4厘米为宜,新妈妈也可根据宝宝的发育状况来确定。枕芯要选质地柔软、轻便、透气、吸湿性好的,不能够太硬,太硬会造成宝宝的头骨变形。俗话说"头要凉,脚要暖",枕芯要随季节的变化而更换。夏天要用绿豆壳、蚕丝和晒干的茶叶给宝宝做枕芯,可以消暑降温。冬季最好选用温暖柔软的木棉、灯芯草、蒲绒、荞麦皮做枕芯。此外,宝宝头部的新陈代谢比较旺盛,出汗比较多,所以新妈妈要经常给宝宝清洗枕套,晒枕芯,保持枕头的干净和干燥。

新生宝宝如果有吐奶或者溢奶现象时,可将上半身略垫高一些,或用手巾折叠约1厘米高当作临时枕头用,使宝宝的上身倾斜30度,以防吐奶。等宝宝溢奶的现象不是那么严重时,新妈妈可以不再给宝宝用枕头。此外,新生宝宝睡觉的时候还不能自己抬头、转头,若要使他(她)们睡得香甜,可让宝宝侧着睡觉,这样如果宝宝发生溢奶,奶水也会顺着嘴角流出而不至于呛着。

### 5. 抱新生儿时需注意什么

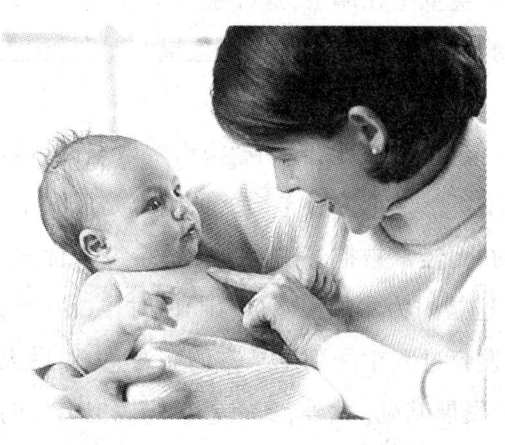

对新爸爸新妈妈来说,宝宝刚刚降生到人间,新爸爸新妈妈对他(她)们还不是太了解,不知道要如何呵护他(她)们,爱抚他(她)们,拥抱他(她)们。而对于宝宝来说,刚刚从妈妈安静的子宫里跑出来,对新爸爸新妈妈的拥抱还不是太适应,带着些许害怕。所以,新爸爸新妈妈要学会正确的姿式抱宝宝,使他(她)感到舒适安全。

抱起宝宝之前要先挑逗他(她),引起他(她)的注意,一边逗引他(她)一边伸手将他(她)抱起,以免引起宝宝惊恐害怕。抱起宝宝的时候,一手伸至头颈后及背部,另一手从另一侧托住臀部和大腿,这样让他(她)在妈妈的手臂上躺一会儿,等到他(她)适应了,不再害怕了,再轻轻将他(她)抱起,让他(她)尽量靠着你的身体。

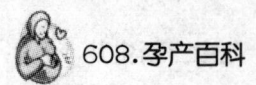

一般来说，新生宝宝头大、头重、骨骼胶质多、肌肉不发达，因此抱的时候一般采取平抱的方法，或者采用角度较小的斜抱。无论平抱还是斜抱，都要一只手托住宝宝的头和颈，另一只托着宝宝的臀部和腰部，让宝宝的身子贴着妈妈的身体。平抱与斜抱不同的是，平抱是让宝宝平躺在妈妈的怀里，斜抱是让宝宝斜着躺在妈妈的怀里。如果宝宝比较容易溢奶，应该采用斜抱，这样可减小宝宝溢奶的程度。

此外还可以采用坐式抱，新妈妈坐在椅子上，将宝宝的臀部和双腿放在双腿上，宝宝的上身靠在妈妈的身上，新妈妈一只手从宝宝的腋下穿过环抱着宝宝。坐式抱可以训练宝宝挺直上身的能力，当宝宝的头部能竖直时，新妈妈可让宝宝坐在床上，这样宝宝不仅可以看到除了天花板之外更多的事物，而且新妈妈也可以跟宝宝"交谈"，让宝宝快快的成长。

有的家长觉得经常抱着宝宝，宝宝就会形成"抱癖"，以至以后养成一不抱就哭的坏习惯，其实不然。大多数宝宝的哭闹都是尿湿了、饥饿等不舒服的因素造成的，而经常被抱着的宝宝体形会变得优美，长大以后性格也特别的好。这是因为父母抱着他(她)的时候，他(她)看到的事物比较多，神经在发育过程中受到了丰富的刺激，为以后大脑的发育提供了一个很好的发展基础。此外，新爸爸新妈妈抱宝宝的时候一定要跟他(她)说话、给他(她)唱歌，轻轻的带着节奏晃动他(她)身体，给他(她)最好的情感交流，这样对宝宝的大脑发育和身体发育都有极大的好处。要注意的是，摇晃宝宝的时候，动作一定要轻柔、缓慢，切莫有大动作的晃动。

## 6. 如何防止新生儿脐带感染

脐带是宝宝连接母体的桥梁，宝宝在妈妈体内的时候，妈妈体内的营养物质和氧气都是通过脐带传给宝宝，宝宝新陈代谢形成的废物和二氧化碳也是通过脐带进入妈妈的血液从而排出体外。脐带一般长50~60厘米,宝宝出生后脐带就完成了自己的历史使命,立马被结扎剪断,留下脐带的残端。正常情况下,脐带在宝宝出生后24~48小时之内干瘪,3~7天之内脱落,10~15天之内自动愈合。但是,新生宝宝免疫能力低下,加上结扎后的脐带在宝宝的身体上留有脐血管断口,脐部很容易被感染。如果脐部被感染,细菌和病毒会很容易进入脐血管的断口,从而进入血液循环,引起菌血症。所以,新妈妈要特别护理好宝宝的脐部,谨防脐部感染。

(1)保持脐部的清洁

无论脐带脱落前还是脱落后都要保持脐部的清洁。刚生下来的宝宝脐部经常有分泌物,如果分泌物干燥,就会使脐带的根部和脐窝发生黏连,使脐带很难脱落。这是因为在脐带脱落前,新妈妈护理宝宝的脐部时,仅在脐部的表面擦拭而没有擦拭脐部根部,没有真正进行消毒。要正确保持脐部的清洁,新妈妈要保持在每天给宝宝洗澡之后用消毒过的棉花棒沾75%酒精擦拭脐根部消毒。擦拭的具体方法如下:

新妈妈的一只手提起脐带的结扎线,另一只手用酒精棉仔细的擦拭脐带根部和脐窝黏连的部分,如果棉花棒脏了,再另换新的,从脐窝中心向外转圈擦拭,擦拭完了以后,用酒精把提过的结扎线再擦一遍,以防新妈妈手上的细菌感染。使用这样的方法可以加快宝宝脐带的脱落。

在脐带脱落后,也要注意保持脐部的清洁,方法是用75%酒精棉签擦脐窝,然后盖上消毒纱布。

(2)保持脐部的干燥

即将脱落的脐带是一种坏死组织,是细菌很好的培养基,所以很容易被感染。一旦宝宝的脐部被水浸湿或者尿液污染,应立即用干棉

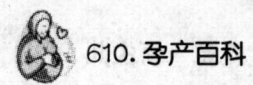

球擦干,然后用酒精棉签消毒。宝宝的脐带未脱落以前,尽量不要给宝宝洗澡。如果洗澡,也要上半身和下半身分开洗,洗完了上半身擦干后再清洗下半身,不要一下子把宝宝的身体都放入水中,这样很容易导致脐部的感染。

### (3)脐带异常状况的处理

如果脐带在2周之后依然没有脱落(一般情况下1~2周就可自动脱落),妈妈要仔细观察宝宝脐部的状况,如果没有化脓,没有红肿,没有感染迹象,说明一切正常。只要继续按上面的办法护理宝宝的脐部,过几天脐带就会脱落;如果未脱落的脐带残端出现淡黄色分泌物,或者脐带脱落后,脐窝有少许米汤样的液体渗出,这也属于正常现象,可用消毒棉花棒沾75%酒精擦净或先用2%碘酒擦,再用75%酒精涂在脐根部及其周围皮肤上,不要用龙胆紫涂脐部,以免影响观察脐部感染情况;如果肚脐渗出的液体像脓液或者有恶臭味,此时脐部可能出现了感染,应该及早带宝宝去医院;在肚脐残端脱落的过程中,肚脐周围常常会出现红肿,这是正常现象。但如果肚脐的周围变得很红,用手摸起来感觉很热,那很可能肚脐周围出现了感染,要及时带宝宝去医院看医生。

## 7. 宝宝啼哭需注意

很多新爸爸新妈妈不喜欢宝宝哭,其实啼哭是他(她)们与爸爸妈妈交流的唯一途径。宝宝啼哭总是有一定原因的,爸爸妈妈要懂得宝宝的语言。

宝宝啼哭多半是因为妈妈生活上料理不当造成,例如尿湿了没有换新的尿布;宝宝饿了或口渴了;被子盖的少宝宝觉得冷;衣服穿得太多宝宝觉得热;白天睡的太多,晚上不睡又哭闹,这都属于生理性哭闹,只要新妈妈好好的照顾宝宝,他(她)们就会停止哭闹。但有时候宝宝哭声异常，持续时间长，或时哭时停没有规律，带有呻吟声，伴高热或者其他异常状况，新妈妈喂奶、喂水、拥抱都无济于事，这时就该引起注意，有可能宝宝生病了，下面的几种情况新妈妈要特别注意。

♥哺乳时哭闹，拒绝吃奶，伴有口臭和流涎，宝宝有可能口腔感染，影响进食，新妈妈应及时带宝宝去医院。

♥哭闹时摇头抓耳，新妈妈用手牵动宝宝耳廓会哭的更厉害，此时宝宝有可能患有急性中耳炎，或者小虫进入宝宝外耳道，应及时处理。

♥夜间啼哭不止，可能是白天睡觉太多，夜间不睡而啼哭，也可能是宝宝的上呼吸道感染，导致鼻塞，使宝宝呼吸困难，难以入睡而啼哭，还可能是宝宝得了蛲虫病。蛲虫于夜间爬到人的肛门处产卵，使宝宝肛门处刺痒而哭闹。如果宝宝得了蛲虫病，新妈妈要为宝宝吃驱虫药，并且经常清洗屁股和涂驱虫药膏。

♥突然哭闹烦躁，下肢拳曲，给予拥抱或喂奶仍然哭闹不停，新妈妈用温水袋放在宝宝腹部，或者用手轻轻按压宝宝腹部，症状得以缓解。这说明宝宝有可能患有痉挛性肠绞痛，或者是由于新妈妈喂养过量引起消化不良，在腹部大量积气，积气不能及时排出，引起宝宝腹胀。如有此种情况，新妈妈应该让宝宝俯卧，给宝宝腹部垫一个小枕头，或者在宝宝吃完奶以后将他（她）竖直抱起，轻拍背部，帮助宝宝打嗝，排出积气，如果此法不奏效，新妈妈应带宝宝看医生。

♥宝宝容易烦躁，哭闹不止，睡眠不安，易出汗，枕头上有脱发，有可能宝宝换了佝偻病。这是由于新妈妈在宝宝出生以后单纯的母乳喂养，没有增添鱼肝油制剂以及辅助食物，满足不了宝宝生长发育的需求而患佝偻病。新妈妈可给宝宝补充维生素 D 制剂或者带宝宝外出晒太阳。

♥由于宝宝脐部感染或者肛门周围、阴囊与大腿之间、腋下等皮

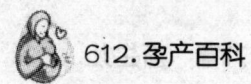

肤皱褶处发生糜烂,或者由于缚尿布的橡皮筋带子嵌进孩子的腹股沟组织,引起局部溃烂,这些意外都会引起宝宝哭闹。新妈妈应该注意平时对宝宝的护理,多给宝宝清洗,并涂上润肤油,保持这些地方的清洁和干爽。

## 8. 新生儿可以趴着睡觉吗

喜欢趴着睡觉的宝宝可不少,这是因为趴着睡的感觉跟在母体内的感觉很像。要不要让宝宝趴着睡觉,一直以来都是人们争论的焦点,趴着睡觉是有很多优点,也有很多缺点,下面先让我们来一一介绍这些优点和缺点。

宝宝趴着睡觉,自身有安全感。人的腹面部位相对于背部来说,因为缺少了骨骼的保护而比较敏感,总觉得背部朝外睡觉会比较有安全感;加上宝宝在妈妈体内的时候也是采取背部朝外、腹部朝里的蜷曲的睡眠姿势。所以,出生以后很多宝宝喜欢趴着睡觉,因为这跟在妈妈体内蜷曲睡眠的姿势很像,也是我们人类最自然的自我保护姿势。科学证明,宝宝趴着睡觉是有很多好处的。

### (1) 有利于胃的蠕动和消化

宝宝趴着睡觉时,胃容物不会流到食道及口中引起呕吐,反而流到小肠中,利于宝宝的消化。即使宝宝溢奶,也会因为趴着睡觉而使奶顺着嘴角流出,不至于发生呕吐物吸入气管而引起窒息。

### (2) 有利于胸廓和心肺的生长发育

新生宝宝的胸廓、肺的后侧部较长,俯卧时肺受挤压程度最轻,横隔膜的收缩动作在腹部较多,宝宝趴着睡时肺部的血流量与换气量能维持均衡,呼吸的功能最理想。此外,趴着睡觉胸部受压,床的反作用力可以促进心肺的发育。

但趴着睡觉也有很多坏处,比如容易造成宝宝磨牙。对于宝宝磨牙,一种解释是,宝宝的下颌受到头部的压力,为了摆脱这种压力,宝宝就会磨牙。还有解释是宝宝趴着睡觉，脸部就会不自觉的贴在枕头上，使鼻孔和嘴巴受到挤压妨碍呼吸的正常进行，引起体内氧气供应不足，从而引起大脑皮质及皮质下中枢局部兴奋，造成了面部局部痉挛，导致宝宝磨牙。磨牙使大脑得不到充分的休息，会影响宝宝面部正常的发育。

新生宝宝头比较重，颈部的肌肉较弱，手脚的力量也不够，很少有宝宝能够自主的转头、抬头、翻身。宝宝趴着睡觉万一有毛巾、枕头阻挡宝宝的呼吸，新爸爸新妈妈不容易观察宝宝的表情，而宝宝自身又不能移动身体，有可能造成呼吸困难，甚至导致窒息死亡。

所以我们提倡，在宝宝半岁以后，才能让宝宝趴着睡觉，新生期的宝宝最好不要趴着睡觉，以免造成危险。

## 9. 为新生儿选择被褥有讲究

为了迎接新生宝宝的到来，新妈妈往往要做新被子、新褥子，给宝宝添置新床单，买新枕头，一切东西都是新的，可让宝宝有全新的开始。但在添置这些床上用品的时候也是有讲究的。

宝宝的被子一般来说都要新做。被单的颜色要浅色全棉布或薄绒布来制做，棉胎应用新棉花，因为新棉花既保暖又透气，柔软而蓬松，旧棉花不保暖也不卫生。棉被不宜过大，与小床的大小相符合即可。为了防止宝宝因为尿湿而没有棉被盖，新妈妈应该多给宝宝准备几条棉被，一般来说四条即可，春夏两条，秋冬两条，春夏的被子不宜过厚，薄薄的柔软、蓬松即可，秋冬的被子起到的作用主要是保暖，所以这时的被子要厚一点。除了准备被子以外，新妈妈还可以为宝宝准备几条小毛毯，毛毯的质地以柔软、保暖为好，新妈妈喂奶时候可以用小毛毯裹着宝宝，宝宝也会很喜欢。

宝宝的床垫一般不要太软，太软的床垫会使宝宝的身体陷在里面，使宝宝的脊柱弯曲，容易引起脊柱变形，甚至发生驼背，影响骨骼

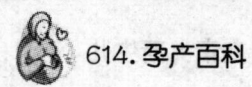

和肌肉的发育,不利于宝宝健康的成长。所以,宝宝的床垫和褥子一般用旧棉胎做就可以了。旧棉胎虽然有些硬,但对宝宝的生长发育是再好不过了。此外,为防止宝宝尿湿,床垫和褥子也要多准备几条,一般来说,褥子2~3条即可,床垫1~2条就已足够。

宝宝的床单一般都要选择全棉制品,大小尺寸一般要比小床稍大一点,可以保证床单的四边都能压在褥子和床垫下面,不至于宝宝将床单蹬成一团。

## 10. 不要给宝宝裹"蜡烛包"

有些家长喜欢把宝宝包起来,外面用布带子结结实实的捆起来,像一根蜡烛一样,俗称"蜡烛包",这样做是有害而无益的。

这样包裹宝宝,限制了宝宝胸部的活动,影响宝宝肺的活动,影响宝宝的呼吸,使肺部抵抗力下降,从而影响到肺部的发育,使肺部受感染的机会增加。同时,"蜡烛包"还压迫腹部,限制了胃肠的蠕动,影响消化进而降低食欲,引起宝宝溢奶。

有些新妈妈说这样包裹宝宝会预防"罗圈腿",这也是没有科学依据的。"罗圈腿"的形成,是因为宝宝缺乏维生素D和钙引起,与裹"蜡烛包"无关。裹"蜡烛包"不会起到预防罗圈腿的作用,相反会造成髋骨头半脱位。因为宝宝刚生下来四肢蜷曲,这种睡觉方式会使宝宝大腿的髋骨头恰好镶嵌在髋关节窝里,如果把宝宝的腿绑直,髋骨头就会从关节窝里脱出,成为关节脱位状态,天长日久,就会形成半脱位,对宝宝以后的生长发育极为不利。宝宝的小腿稍向外弯曲是由于宝宝在子宫内蜷曲的姿势造成的,随着时间的增长,宝宝会适应外面的环境,小腿也会慢慢地伸直,新妈妈不用担心。

既然给宝宝裹"蜡烛包"不合理,那么新妈妈应该怎样来包裹宝宝呢?我们建议,将宝宝放在毯子的对角线上,将一侧毯子角提起向对侧包住宝宝,折转放在宝宝身下,再将另一侧按相反方向折转后放于宝宝身下，足部多余的毯子角折回放在宝宝臀下即可。在平日里宝宝不需要包裹，新妈妈只需给宝宝穿上纯棉的内衣，换上干净的尿布，外面盖上小棉毯，上面再盖一层被子，让宝宝安静的睡觉就可以了。

## 11. 新生儿用纸尿裤需注意什么

宝宝穿纸尿裤就像大人穿内裤一样，如果太紧，不舒服不说，也会影响到身体的发育。

一般认为，纸制的尿裤有空隙，透气性比较好。所以在选择纸尿裤时，要以宝宝腰部能够竖直的放进两个指头，腹股沟处能够平着放入一根食指为好。购买纸尿裤时，要遵守三个原则：一是要选择吸收量比较大的纸尿裤，这样一片纸尿裤可以用较长的时间，也可以减少更换次数；二是要选择使用后干爽度较高的纸尿裤，这样对宝宝皮肤有很大的好处，能够保证宝宝肌肤的干燥，预防尿布疹的出现；三是要选择经过挤压、摩擦，仍能够保持完整、均匀形状的纸尿裤。购买时，要去信誉好的大型商场购买，购买前仔细看上面的说明，看看纸尿裤是不是适合宝宝。

纸尿裤买回来，要怎么使用呢？下面我们简单介绍一下纸尿裤的使用方法。

在使用初期，不管宝宝有没有尿湿，都要坚持每隔2~3个小时就给宝宝更换一次纸尿裤。过一段时间就要减少纸尿裤的更换次数，开始应该是一天10次更换，到以后可以改成一天6次。在宝宝大小便之后，要马上给宝宝更换纸尿裤，并且还要用温水给宝宝洗屁股，等到宝宝的屁股上的水分都完全干了，才可以给宝宝换新的纸尿裤。

宝宝的屁股在使用纸尿裤时，要做好护理工作。纸尿裤一旦尿湿就要马上更换，减少湿润的纸尿裤对宝宝皮肤的刺激。每次清洗宝宝的屁股之后，可以给宝宝的屁股上涂少许的凡士林油、氧化锌软膏或尿疹膏，它们可以保护宝宝的皮肤。尽量少用婴儿粉给宝宝涂擦，婴儿粉虽然可以在短时间里保证宝宝的屁股干燥,但一经尿湿,就会失去作用,再加上如果宝宝的生殖器吸入大量的粉,对以后的发育会十分有害,所以还是少用好。

纸尿裤的使用还分季节性。冬季要给宝宝挑选厚一点的纸尿裤,这样不仅不会让宝宝尿湿床单,还会起到保暖的效果,夏季因为宝宝新陈代谢比较旺盛,出汗比较多,所以要给宝宝选用轻薄型的纸尿裤,这样可以减少腿部和臀部的负担。另外,在宝宝2岁以后,应该给宝宝停用纸尿裤,因为这时宝宝正在学习走路,带着纸尿裤会影响宝宝的走路姿势。

## 12. 怎样给宝宝换尿布

新生宝宝用的尿布有两种,一种是纸尿裤,另一种是传统的用棉布做的尿布。现在我们将依次为新妈妈讲解如何给宝宝换尿布。

如果宝宝用的是纸尿裤,给宝宝更换时,应该遵循如下步骤:

♥撕开已经被尿湿或者有大便的纸尿裤的胶贴,一只手提起宝宝的双腿,将宝宝的臀部提高约30度角,另一只手将纸尿裤撤出,如果有粪便,则要先清理粪便。

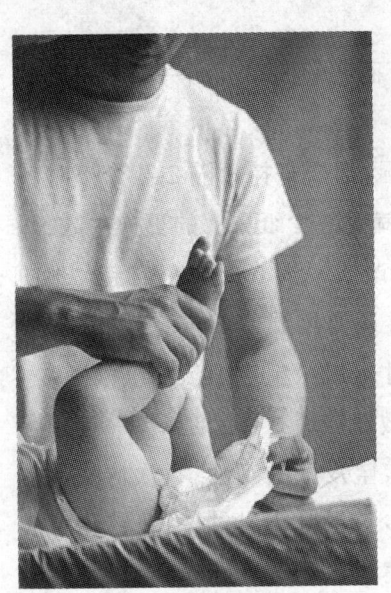

♥用棉花沾水或者用婴儿专用湿巾为宝宝擦洗臀部,要注意按照从前往后顺序擦洗,不要来回擦,以免引起外阴感染。然后再用温水清洗屁股,洗完之后用手巾擦干。

♥等到宝宝的屁股上完全变干,在宝宝的屁股上涂上一层护臀霜,这样可以有效的防止尿布疹的出现。

♥打开新的纸尿裤,拉直、展平,

一只手提起宝宝的双腿,另一只手将纸尿裤垫在宝宝的屁股底下,然后放下宝宝双腿。注意打开的胶带不能粘到宝宝的皮肤上,然后按照粘贴区的指令进行粘贴。

♥将纸尿裤的防漏隔边向外拉一拉,以防侧漏。应注意,给宝宝换纸尿布的时候动作一定要快,尤其是在冬天,以防宝宝感冒着凉。

给宝宝换传统尿布的时候,步骤与纸尿布大体相同,但要注意以下几点:

♥纯棉的传统尿布在选材上要用新的,颜色浅淡,并且要柔软、透气性好,不要用化纤材料的尿布。

♥不要让尿布盖住宝宝的肚脐,以免宝宝尿湿后,潮湿的尿布感染宝宝的肚脐。

♥尿布一定要注意清洗、消毒。尿片要用肥皂洗,而不宜用洗衣粉洗,因洗衣粉对宝宝的肌肤刺激较厉害,并且不容易冲洗。清洗宝宝有大便的尿布时,应先用肥皂清洗,然后再用开水煮,可帮助消毒。清洗有小便的尿布时,只需用肥皂洗一遍,然后晾干即可。宝宝的尿片最好在阳光下晒4个小时,这样可以起到消毒的作用。

由于生理的差异,给男宝宝换尿布的时候,要把男宝宝尿布的三角形顶角部位垫厚一些,女宝宝则要在尿布的底边部位垫厚一些,这样可以防止宝宝因为尿量大,而弄湿了床单和被褥。

为宝宝换尿布时,宝宝总是不老实,或者哭闹,这时千万不要勉强宝宝,为了顺利的给宝宝换尿布,可以用玩具逗宝宝开心,等他(她)心情放松的时候趁机换尿布,或者把宝宝放在有图画的玩具垫上为他(她)换尿布。还可以给宝宝放音乐,转移他(她)的注意力,让他(她)心情愉快,这时再给宝宝换尿布,他(她)就会配合一些了。

## 13. 为什么要观察新生儿的大便

大便是宝宝消化功能正常与否的一面镜子,新妈妈通过观察宝宝

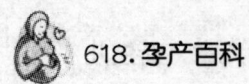

大便,能够很清楚的了解在喂养宝宝的过程中所遇到的问题,及时纠正不正确的喂养。宝宝出生头几天的粪便呈褐色或者墨绿色,黏稠状,没有臭味,这是宝宝排出的胎便。胎便由胎儿期的肠道分泌物、胆汁及咽下的羊水所含的胎儿皮脂等组成,一般在宝宝出生后 3~4 天内排净,如果宝宝在出生 24 小时以前就开始排,或者出生 4 天之后,仍旧没有胎便排出,则说明宝宝不正常,新妈妈应带宝宝去看医生。

宝宝的大便因为吃的奶不同而有所不同。如果宝宝吃的是母乳,大便呈黄色或金黄色,软膏状,均匀一致,带有酸味,一天排便 2~4 次;如果宝宝喝的是牛奶,则排出来的大便呈淡黄色或土黄色,硬膏状,通常混有白色"奶瓣",并且有臭味,通常一天排便 1~2 次。

若宝宝的粪便呈现淡绿色,新妈妈不要惊慌,可能由于妈妈的乳汁内含有丰富的铁,宝宝没有完全吸收,使大便呈现绿色;也有可能是胆红素未转换就排出体外,一般由肠蠕动过快或者肠道有炎症引起;还可能是由于乳汁容易消化,胆汁消耗少,多余的胆汁排出体外引起。只要宝宝活动正常,新妈妈可不必担心。若宝宝的粪便出现深绿色,可能是新妈妈长期喂养不足引起的,只要能够保证奶水的充足供应,宝宝的粪便就会正常。

有时候宝宝的粪便中还会出现许多白色的小颗粒,外面包着一层棕色或黄色物质,这是由于宝宝的肠胃未发育完全,消化酶不成熟,导致脂肪没有消化完全就排出体外,这种现象,随着宝宝年龄的增长会自动的消失。

上面几种情况都是宝宝在成长中出现的正常现象,若宝宝的粪便出现以下异样,说明宝宝的身体内有炎症,这时新妈妈要特别的注意。

(1)柏油便

多见于宝宝胃、十二指肠溃疡和慢性胃炎所致的出血。由于出血,血液内的红细胞被破坏,血红蛋白与小肠中的硫化物结合形成硫化亚铁,硫化亚铁促使肠黏膜分泌过多的黏液,所以大便油而发亮,呈现柏油状。

(2)水样便

由于肠炎使得大便呈现黄色或绿色水样,并伴有腥臭味,每天大便次数少则5次,多则10次,一般发生于冬季。

(3)泡沫便

由于新妈妈过早的给宝宝摄入过多的淀粉类食物,使得肠内细菌过度发酵,导致大便呈现泡沫状,并带有酸臭味;使肠蠕动增加,大便次数增加。

(4)蛋花便

由于感染引起肠炎,表现为粪便稀,水分多,带有少量黏液,有酸臭味,并伴随上呼吸道感染,一天排便5~8次不等。

(5)赤豆便

大便呈现赤豆汤状,伴有发烧、腹胀、呕吐,此时应考虑宝宝得了坏死性小肠结肠炎。

(6)白陶土色便

大便灰白色,同时巩膜及皮肤出现黄疸,应考虑肝胆系统出现问题。

(7)大便带血

排便时宝宝不哭闹,并且血量不多,可能是肠息肉;排便时宝宝哭闹,可能是肛门撕裂。

## 14. 谨防新生儿出现尿布疹

尿布疹是新生宝宝经常出现的皮肤问题,俗称"红臀",常常发生在湿尿布覆盖区,包括外生殖器、会阴、臀部、腹股沟和大腿上部内侧,甚至肛门附近,患处皮肤有红色斑点状疹子,严重时会大片大片的出现红斑,可伴有渗出液及糜烂现象。

引起宝宝尿布疹的原因是尿的刺激和大便细菌的感染。宝宝得了尿布疹会烦躁不安，整日哭闹，睡不踏实等。因此，新妈妈应该正确的护理宝宝，避免宝宝患尿布疹。

(1) 勤换尿布

一旦宝宝尿湿，或者尿布被大便污染，应立即更换尿布，莫让尿和大便刺激宝宝柔嫩的肌肤。

(2) 大便后清洗屁股

宝宝大便以后要用湿巾为宝宝擦干净，然后用温水为宝宝清洗，注意清洗的时候，顺序一定要从前往后，不能用肥皂。

(3) 保持肌肤的干燥

新妈妈在为宝宝清洗完之后，一般不要立即给宝宝裹上尿布，可让宝宝躺着玩一会儿，等到屁股上的水分彻底干了以后，才能给宝宝裹上尿布，如有必要可给宝宝的屁股上涂一层薄薄的润肤油。

(4) 传统与新式尿布混合使用

传统的纯棉尿布虽然薄，但是很透气；新式的纸尿裤虽然很厚，能够吸收较多的尿液，但是透气性差。建议新妈妈给宝宝用尿布的时候，要传统与新式的尿布混合着用，如果要出门，传统尿布不能很好的吸收尿液，可用纸尿裤，在家里时可用传统的纯棉尿布即可。

## 15. 怎样护理早产儿

早产儿是胎龄不满37周的宝宝。因为早产而导致身体各部位发育不完全，对外界的适应能力和自身的调节能力稍弱，因此死亡率比正常宝宝要高。为避免早产儿夭折，做好护理工作极其重要。

(1) 保持好室内环境

室内温度应保持在24℃~28℃，室内相对湿度在55%~65%之间。勤换空气，保持室内空气的流通，但注意避免宝宝感冒。室温在24℃~28℃之间时，避免让宝宝穿得太多，穿着宽松即可，这样才有利于宝宝的活动和成长。给宝宝洗澡时也要在中午阳光好、室内温度较高的时候,避免冻着宝宝。

（2）正确喂养

因为宝宝的成熟度不够,喂养的时候可采用不同的方法。如果宝宝的吮吸能力稍弱,但总体来说还算正常,可以慢慢的给宝宝喂奶,避免呛着宝宝;如果宝宝的吮吸能力很弱,或者不会吮吸,但已经具备吞咽功能,新妈妈可以用滴管将奶水滴入宝宝口内;如果宝宝没有吞咽能力,应把宝宝留在医院护理,用胃管进行喂养。此外,早产宝宝需要的营养素会超过正常宝宝,因此,新妈妈在喂养早产宝宝的时候,要询问医生,给予宝宝充足的营养。

（3）睡眠问题

宝宝睡觉的时候不要摇晃,摇晃可使脑组织受伤,如果宝宝不肯睡觉,又没有生病或者不舒服等异常状况出现,新妈妈可让宝宝哭一小会儿,宝宝累了就会安静入睡。让宝宝养成自然入睡的好习惯,让宝宝侧身睡觉,这样即使溢奶也不会被呛着。

（4）预防感染

早产宝宝不能与有传染性病毒的人共处一室。新妈妈护理宝宝之前要换干净的衣服,洗净双手,若妈妈感冒了,护理宝宝要戴口罩,避免直接用水擦拭宝宝的眼、口、鼻。换完尿布要立即洗手。宝宝玩的玩具要经常消毒。

（5）学会观察宝宝

如果发现宝宝呼吸不规律,应立即刺激宝宝足心,让宝宝啼哭,避免宝宝缺氧。如果宝宝因呼吸不规律而四肢出现青紫,并且次数较多,这时即使宝宝呼吸已经平稳,也要延长宝宝啼哭的时间。此外新妈妈还要观察宝宝溢奶、吐奶情况,皮肤有无损伤情况,口腔有无炎症情况,大小便是否正常情况等。如果出现异常,要及时带宝宝看医生。

## 16. 怎样护理新生儿的头面部

给宝宝洗头发、洗脸之前,要准备好宝宝专用脸盆两个、两条棉制毛巾、无泪洗发精、有热水的水壶、消毒棉棒一包、干净上衣等。往两个脸盆中分别倒入半盆凉水,往其中一个脸盆里倒入热水,等到混合水的水温约38℃~43℃时便可给宝宝洗脸。洗脸时新妈妈用左肘部和腰部夹住宝宝双腿,左手从后面托住宝宝的头颈部,用拇指和食指压住宝宝的双耳,以防洗脸水进入耳道引发炎症。右手把毛巾蘸湿略挤,先给宝宝擦拭眼睛,擦完一只眼睛后,换毛巾的另一面擦另一只眼睛,然后把毛巾在水中清洗一下,再擦拭宝宝的口鼻,最后擦拭宝宝的面部。擦完之后用另一块干毛巾擦干宝宝面部,注意动作要轻柔。

之后再为宝宝洗头发。先将无泪洗发精倒入手中,揉搓起泡之后涂在宝宝头发上,轻轻给宝宝按摩头皮,但千万不要揉搓头发,以免头发缠在一起,注意勿将洗发精混入宝宝眼睛及耳道内,按摩完之后用清水冲洗。冲洗一遍后,让家人帮忙将水壶里的热水倒入另一个盛有半盆凉水的脸盆中,直到水温在38℃~43℃即可。用新的温水为宝宝再次冲洗头发,洗完之后用干毛巾包住宝宝的头部,为宝宝吸干头发上的水分。有的宝宝头皮上会有一层"乳痂",是由于头部皮脂分泌过多造成的。妈妈可在"乳痂"部位涂上一层薄薄的凡士林,使之变软,再用棉球将"乳痂"慢慢擦掉,或者用水洗掉。

给宝宝洗完头发后,要先为宝宝穿衣服。穿完衣服将宝宝放在床上,用消毒棉棒擦净宝宝鼻孔及耳道内的水,注意动作要轻柔,切不可将消毒棉棒过深的伸入到鼻孔及耳道内,以免伤害到宝宝。

## 17. 宝宝的五官需格外护理好

### (1)眼部护理

新生宝宝的泪腺还没有发育成熟,稍有刺激就会分泌眼屎,有时宝宝不注意，眼屎会弄到眼球上引起不舒服。所以，新妈妈要为宝宝清除眼屎。首先，要准备医用的消毒棉棒，用消毒棉棒护理宝宝眼睛会更安全。取出一根棉棒，从宝宝外眼角到内眼角轻轻向外卷出眼屎，然后换另一只眼睛，用同样的方法卷出眼屎即可。

（2）鼻部护理

新生宝宝的鼻黏膜柔软而富有血管，稍有不适就会使血管充血，造成阻塞，使宝宝呼吸不顺畅，加上宝宝的鼻部容易有分泌物，这样会使宝宝烦躁不安，又哭又闹。

清除宝宝鼻内的分泌物时，若分泌物太硬，与鼻腔表皮黏在一起，此时勿用镊子强硬夹出，以免伤害宝宝鼻部的皮肤，应用消毒棉棒蘸水润湿分泌物，过几分钟再用新的干燥棉棒将分泌物卷出即可。

（3）耳部护理

新生宝宝的耳道狭窄，一旦有污水进入耳道内部，就可引起感染，严重时可引发外耳道疖肿。由于新生宝宝的骨骼没有发育完全，他（她）们的外耳道几乎是一条缝隙，所以，若宝宝的耳道发生感染，对神经的压迫和刺激会很重，引起的疼痛也比成人要剧烈，宝宝会哭闹不安，夜间难以入睡，拥抱、喂奶均无效果。所以，新妈妈要特别注意宝宝耳部的护理。

平时要注意耳部的清洁，常用消毒棉棒帮宝宝清理耳屎，注意清理时要顺着耳廓从内向外卷，这样不会伤及宝宝的耳膜。如果宝宝的耳部发生感染，新妈妈应给予宝宝以下护理：新妈妈将手洗净，让宝宝侧卧在自己的腿或床上，耳朵朝上，先用上面的方法为宝宝清理耳道，必要时可用生理盐水或3%双氧水清洗外耳道以帮助消毒，然后左手牵动耳廓向后方牵引，使外耳道呈现垂直方向，右手将药液滴入宝宝的耳道后壁，大约3~5滴即可，然后按压耳屏，使药液进入耳道深处。

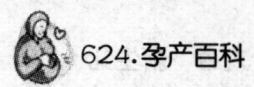

### (4)嘴巴护理

宝宝经常会发生溢奶或吐奶,所以嘴角常常会出现白色的黏稠物。每次喂宝宝吃完奶之后,新妈妈都要用消毒棉棒从宝宝的人中向宝宝的嘴角擦拭,将白色黏稠物卷出,若没有白色的黏稠物,也要为宝宝擦拭嘴角。注意擦拭的时候不要太用力,以免伤害到宝宝。

## 18. 给宝宝洗澡要注意什么

宝宝勤洗澡有很多好处。它不仅可以保持皮肤清洁,有效的祛除环绕在宝宝身体周围的细菌,帮助新妈妈及时发现宝宝的疾病,还可以增进血液循环,促进宝宝生长发育。

从医学角度来讲,应该每天都给宝宝洗澡,但有时因为外界气温等原因不能每天都给宝宝洗澡,这时可以根据情况来确定给宝宝洗澡的频率。

如果在冬天,天气寒冷,但室内的温度可以保证在24℃~26℃,那么可以每天给宝宝洗一次澡,如果室内温度过低,可以一周给宝宝洗澡1~2次即可。但新妈妈要经常用温水帮宝宝擦颈部、腋下、腹股沟等皮肤皱褶处,每天坚持给宝宝洗脸、洗屁股,以保证宝宝干净、舒适。给宝宝洗澡或擦洗的时候动作一定要快,防止宝宝受凉。如果在夏天,天气炎热,为避免宝宝出汗生痱子,新妈妈要坚持每天都给宝宝洗澡,必要时还可以一天洗1~2次。每天都要检查宝宝的皱褶处,看看有没有发炎、糜烂的现象,洗完澡之后在宝宝身体的皱褶处涂上润肤油。

尽管给宝宝洗澡有很多好处,但有时候因为宝宝生病了,或者其他的原因,新妈妈不宜给宝宝洗澡。

♥如果宝宝出现皮肤烫伤、水泡、全身湿疹等情况,不要给宝宝洗澡。

♥如果宝宝发烧、感冒、腹泻,就不宜给宝宝洗澡,这样会加重病情。

♥如果宝宝有肺炎、呼吸衰竭、心力衰竭等病症时，洗澡会引起宝宝呼吸困难，所以应避免给宝宝洗澡。

## 19. 为什么新生儿洗澡后不宜用爽身粉

夏天天气炎热，新妈妈喜欢给宝宝身上涂爽身粉。爽身粉的确有去汗、爽身、润滑的作用，给宝宝涂一些会使他(她)感到凉爽、舒适，但如果长期给宝宝涂爽身粉，对宝宝的健康极为不利。

第一，爽身粉的主要成分是滑石粉。首先，滑石粉是由氧化镁、氧化硅、硅酸镁以"结合"形式组成的无机化合物，俗称"石棉"，其中氧化镁容易诱发癌症。我们知道，女性的盆腔与外界是相通的，当新妈妈把爽身粉涂在女宝宝的外阴口时，颗粒极小的滑石粉极易通过外阴、阴道、宫颈、宫腔、开放的输卵管进入到腹腔，然后附着在卵巢的表面，刺激卵巢上皮细胞增生，诱发卵巢癌。

第二，宝宝的呼吸系统发育不完善，若是吸入少量的滑石粉，宝宝自身可以调节，如果吸入的量较多，滑石粉容易附着在气管和支气管壁上，吸干壁上的分泌物，阻碍气管和支气管上纤毛的运动，容易引起呼吸道感染，并且容易反复发作，严重时会刺激气管及支气管，使黏膜水肿，造成梗塞。

第三，滑石粉内含有苄丙酮豆素，这种物质可通过宝宝的皮肤直接进入血液，引起血液中维生素 K 的含量大大下降，出现出血、黄疸等症状，严重时可导致宝宝死亡。

最后，夏天给宝宝涂爽身粉，一旦宝宝出汗，爽身粉的颗粒极易阻塞毛孔，影响汗腺的正常工作，使宝宝产生湿疹。经汗水浸湿的爽身粉容易成块，如果这些小块出现在宝宝身体的皱褶处，容易引起皱褶处皮肤摩擦，伤害宝宝稚嫩的肌肤。

总之，新妈妈尽量不要给宝宝涂爽身粉，确实需要使用时，妈妈要用棉布给宝宝涂擦,切不可把爽身粉直接倒在宝宝的身上。

## 20. 新生儿在夏季进行日光浴注意事项

俗话说"万物生长靠太阳",日光是一切事物生长的源泉。

对刚刚出生的新生宝宝来讲,虽然过多的日照,对宝宝会有不利的影响,但适当的日光浴,对宝宝今后的生长发育还是很有好处的。一是适当的日光浴能够促进血液循环;二是通过阳光中紫外线的作用,能够促进宝宝体内维生素D的产生,促进钙质吸收,使宝宝的骨骼、牙齿发育得更强健,更能有效的预防佝偻病。如果给宝宝的小屁股晒晒日光,还可以防止尿布疹的产生。

宝宝对外界的适应能力很弱,所以给宝宝接受日光浴还需慢慢来。从每天晒5分钟开始,慢慢增加日光浴的时间。当户外的温度达到20℃时,可以开窗让太阳照射进来,先让阳光晒晒宝宝的脚,4~5天后,可让太阳晒到宝宝的膝盖,再过4~5天,可让宝宝的大腿也接受日光浴。这样下去,每隔4~5天就让宝宝多一点部位接受阳光的照射,从腹部到胸部,直至全身都能接受阳光的照射。接受太阳照射的时间也是从2分钟开始,慢慢增加到20分钟、半个小时,最后,宝宝每天都要晒大约半个小时的太阳。

进行日光浴也要注意一些问题,例如:不能让太阳晒到宝宝的头部,给宝宝进行日光浴的时候,要给宝宝戴一顶帽子,同时也可以保护宝宝的眼睛;在进行日光浴时不能关着窗户,因为透过玻璃晒到宝宝身上的阳光,不能让宝宝自身合成维生素D,就不能有效地预防佝偻病了。所以,应该打开窗户,让阳光没有阻碍的照到宝宝的身上,才能起到预防疾病的作用;还要有选择的给宝宝进行日光浴,夏天阳光强的时候不要让宝宝灼伤皮肤,冬天天气寒冷,不要因进行日光浴让宝宝着凉感冒;进行完日光浴后的宝宝往往会出汗,应该用毛巾为宝宝擦去汗水,并且为宝宝洗澡、换干净衣服,同时给宝宝补充水分;宝宝生病、空腹或者刚进食后不能进行日光浴。

### 21. 怎样给新生儿拍照

宝宝刚出生,新爸爸新妈妈高兴得不得了,想要为宝宝拍些照片作为纪念。但新生宝宝一天大部分的时间都在睡觉,这可为难了新爸爸新妈妈,并增加了拍摄难度,往往拍出的照片也不尽人意。

其实,给宝宝拍照是有讲究的,只要利用一些小技巧,就会起到很好的效果。

首先,为安全起见,拍摄一般在床上进行。以浅色床单为背景,再用几块白板做反射板,这样拍出的照片可以得到很好的效果。千万不要因为环境暗而开闪光灯。因为宝宝的眼球发育还不是很完全,不能像大人一样遇到强光会自动的收缩瞳孔,用闪光灯给宝宝照相会刺激宝宝的视网膜,如果闪光灯离宝宝的距离只有1米,那么强烈的光线会损伤宝宝的眼睛,影响以后的视力,甚至引起失明。如果室内的光线太明亮,可用窗帘适当的遮挡,使光线柔和。如果拍摄时间在晚上,可用台灯或落地灯等可移动的光源进行拍摄,用大功率的灯泡以提高亮度,也可用反射板起到很好的反光作用,使拍摄环境更明亮。

其次,给宝宝照相时,宝宝可保持平躺、趴着等姿势,拍摄时要多拍特写等中景照片,拍摄角度可用平视、俯视等,这样可以捕捉到宝宝的可爱表情。

最后,给宝宝拍照时,相机要做相应的处理,设置适当的功能,才能拍出好的照片。例如:镜头要尽量用最大光圈,焦距应设定为中焦;如果环境偏暗,可以提高感光度,提高快门速度,这样有利于成像,但也会有颗粒大、质量不高的缺点;如果拍摄环境光线比较混乱,拍摄出来的颜色可能会还原不准确,所以要尽量使用同一种光源进行拍摄。

## 22. 新生儿发烧时怎么办

正常宝宝的体温在 36.9℃~37.5℃,如果体温超过基本体温 1℃以上,便可认为是发热。上面说的温度是直肠的温度,一般口腔测得的温度较直肠温度要低 0.3℃~0.5℃,而腋下的温度较口腔的温度又低 0.3℃~0.5℃。体温浮动在 38℃左右时即是发低烧,体温高于 39℃可以认为是发高烧。

如果宝宝发烧,新妈妈可不必先急于带宝宝去医院,先在家里采取一些退热措施。一般来说,在家里给宝宝退热,可有如下几种方法。

### (1) 头部冷敷

一般采用冷毛巾敷宝宝的前额头,或者用冰袋冷敷。此方法简单易行,注意要及时更换冷毛巾或冰袋。给宝宝用冰袋冷敷时,要在外面裹一层毛巾,以免过度地刺激宝宝的皮肤。

### (2) 酒精退热

使用酒精擦浴时应特别小心。长时间用酒精擦浴,容易引起宝宝心脏骤停。一方面新生宝宝的体温调节中枢不是很完善,体温容易受外界环境的影响,如果没有保暖措施,给宝宝反复进行酒精擦身,容易引起体温不升,从而引起更多器官功能损害;另一方面,宝宝的心前区是宝宝心脏搏动的区域,用酒精长时间擦洗此区域,容易引起神经兴奋,从而使得反射性心率减慢,甚至心房、心室纤颤及传导阻滞,导致心脏骤停。所以,新妈妈给宝宝进行酒精擦浴的时候,一定要特别注意擦洗的部位,一般可选取腋窝、腹股沟等部位,也不宜长时间擦洗。另外,给宝宝擦洗时,要注意全身的变化,如出现呼吸异常、面色苍白等症状,要立即送医院治疗。

### (3) 药物退热

给宝宝用药物退热要谨遵医嘱。喂药频率不能高,一般来说 4~6 小时喂一次药即可,也不能随便给宝宝用药,给大人吃的药不能喂宝宝吃,给宝宝喂药时要注意观察宝宝,如出现异常现象应立即就医。

在家里给宝宝退热的时候要把房间的窗户打开,以增加空气的对流;不应用风扇直吹宝宝的身体;每隔2~3个小时为宝宝量一次体温,有助于观察病情;多给宝宝喝温开水,这也是退热的方法之一,可以促进皮肤出汗,从而起到散热退烧的效果。

## 23. 新生儿鼻子不通气怎么办

鼻子是重要的呼吸器官,具有呼吸、排泄(泪水和分泌物)、反射和嗅觉的作用。外界的空气要经过鼻的过滤才能进入呼吸道,鼻器官中的泪水不断冲刷着鼻腔,受到刺激时会打喷嚏,鼻面膜下的嗅觉神经末梢,使我们能嗅到各种气味。所以,护理鼻子十分重要。

新生宝宝的鼻道相对于大人来说较窄,鼻腔短而小,血管丰富,更容易发生炎症。如果宝宝的鼻子不通气,首先要找出原因。如果是由于鼻部有分泌物堵塞了鼻孔,引起鼻子的不通气,新妈妈可以用消毒棉签蘸水或者生理盐水,伸入宝宝鼻孔润湿分泌物,过几分钟再换另一根棉签伸入宝宝的鼻孔,从内向外卷出分泌物即可,注意卷出的时候动作一定要轻柔,以免伤害宝宝敏感的皮肤;也可以将母乳滴一滴在宝宝的鼻孔内,过几分钟后使之软化,然后用棉丝等物刺激宝宝的鼻部,使之打喷嚏,将分泌物排出。

有时候,宝宝鼻子内并没有分泌物或者是鼻涕,可是宝宝的鼻子依然不通气,这既不是感冒,也不是病症,是与宝宝的"渗出性体质"有关。有"渗出性体质"的宝宝,眼眉上都有点蜕皮的现象,皮肤不是那么光滑细润,脸颊上有小疙瘩。新妈妈在照顾这样的宝宝的时候,不要让宝宝过热。如果宝宝是使用温水袋保暖,拿走宝宝足底的温水袋,症状可能会好一些。

给宝宝穿得过多或者室内温度过热,也会引起宝宝鼻子不通气,此时给宝宝减少穿衣量或者开窗通风,症状就会好转。所以,新妈妈在

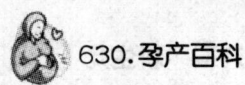

照顾宝宝的时候,千万不要认为穿得越多越好,要根据外界环境的冷热来决定宝宝穿着的多少,平常要注意多开窗通风,保持室内空气的流通,使宝宝能够呼吸到新鲜的空气。这对宝宝的鼻塞也很有帮助。

新妈妈千万不要自作主张为宝宝滴药水,更不能滴成人用的药水,一般成人用的药水跟宝宝用的是不一样的。如有需要必须在医生的指导下使用,并严格控制使用次数和药量,一天最多滴两次,不宜过多,如症状有好转,尽量不要用,因为宝宝容易对药物造成依赖。

如有条件,新妈妈可在家里放一个空气加湿器,使宝宝的鼻黏膜湿润,缓解因为空气干燥而引起的鼻部干燥。

## 24. 新生儿的口腔如何护理

正常新生宝宝的口腔是不需要特殊护理的,更不能用纱布、棉签来擦拭宝宝的口腔,因为宝宝的口腔黏膜柔嫩,血管丰富,抵抗力差,一不小心就会伤害到宝宝口腔黏膜,引起感染。另外,新生宝宝口腔内还没有长出牙齿,并且口水的流动性也可以起到清洁口腔的作用。给新生宝宝护理口腔,只需喂奶后喂点温水,冲掉口腔内残存的奶水,然后擦净口腔周围的奶液即可。

如果宝宝生病,特别是病程持续较长时间时,宝宝的身体抵抗力会下降,进食、饮水量减少,唾液分泌量也减少,口腔极易滋生细菌,这时,新妈妈应该特别注意护理宝宝的口腔。护理前,新妈妈要洗净双手,准备好温水、淡盐水、消毒棉签和给宝宝涂擦的药水。让宝宝侧卧,用小毛巾围在宝宝的下颌,防止弄脏衣服。然后用棉签蘸少许淡盐水,先为宝宝擦两颊内部及齿龈外面,再擦齿龈内面及舌部,每擦一个部位,至少要更换一根棉签,擦时注意不要接触到宝宝的咽部,以免引起恶心。用棉签蘸淡盐水时,不要蘸太多,以免宝宝将淡盐水吸入呼吸道造成窒息。如果宝宝不合作,新妈妈可用拇指和食指捏宝宝的两颊,使其口张开,然后用勺柄绑上棉球蘸淡盐水为宝宝擦洗,但千万要小心,不要弄伤了宝宝口腔皮肤,棉球也要绑紧,以免宝宝吸进喉咙发生危险。清洗完之后,用毛巾替宝宝把嘴角擦干净。

如宝宝患有"鹅口疮",可用上面的方法为宝宝擦洗口腔之后,再涂上治疗的药物。"鹅口疮"是新生宝宝最易患的口腔疾病,表现为口腔黏膜上出现点状或小片状白膜,但是没有疼痛感,不影响宝宝吃奶。宝宝患"鹅口疮"主要由新妈妈的奶头或者喂养者的手污染引起。为防止宝宝受到"鹅口疮"的影响,新妈妈在喂奶时要保持乳房的清洁,特别是奶头的清洁,因乳汁有杀菌的效果,每次哺乳结束后新妈妈可挤出少量的奶水涂在乳头上。喂养宝宝的用品也要定期消毒,如奶瓶每次用完之后都要冲洗干净,定期煮沸消毒,给宝宝喂奶用的小毛巾,要定期清洗煮沸消毒,放在太阳下晒干。

## 25. 新生儿如何保暖

由于新生宝宝神经系统没有发育完善,体温中枢功能发育不成熟,所以宝宝的体温容易随着外界的变化而变化。宝宝体温升得快,散热也快,完全靠自己来维持体温的平衡,还有一定困难,所以新妈妈在护理宝宝

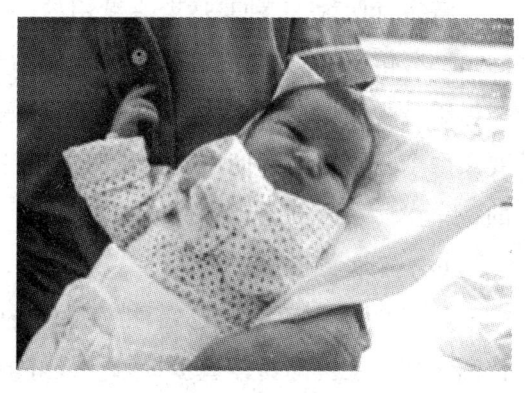

的时候要采取一些补救措施,给宝宝保暖,维持体温的平衡。一般来说,给宝宝保暖有如下几种方法。

(1)穿衣保暖

这是最简单的保暖方法,新生宝宝衣服与身体的间隙空气温度在30℃~34℃最合适,可以防止散热,维持宝宝正常的体温。当外界温

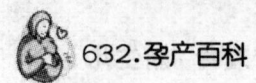

度过低时,给宝宝穿上适量的衣服,但要注意,衣服不是穿得越多越好,穿得太多会因身体散热不及时而捂着宝宝,使宝宝得尿布疹。

**(2)包裹保暖**

这里说的包裹,并不是"蜡烛包"。我们前面具体的说过,给宝宝裹"蜡烛包"对宝宝身体今后的发育是十分有害的。包裹宝宝的时候将宝宝放在毯子的对角线上,将一侧毯子角提起向对侧包住宝宝,折转放在孩子身下,再将另一侧按相反方向折转后放于宝宝身下,足部多余的毯子角折回放于臀下即可。此法虽然让宝宝很有安全感,也起到一定的保暖作用,但一旦宝宝尿湿或者大便,给宝宝换尿布的时候需要打开包被,容易散热,使宝宝着凉。所以,此法也有一定的不足。

**(3)睡袋保暖**

睡袋有两种,一种是适合春秋用的,一种是适合冬天用的。睡袋的顶部有帽子,前面与底部装有拉链或扣子,方便护理与换尿布。睡袋保暖是现在比较流行的保暖法。新妈妈给宝宝买睡袋的时候一般要买两个,可以交替使用,选购时还要注意睡袋的里面应该是纯棉的,不宜过大,否则会影响保暖的效果。

**(4)温水袋保暖**

如用此法为宝宝保暖,需注意温水袋中的水不宜过热,用时不可让温水袋跟宝宝的身体直接接触。最好的使用方法是将温水袋用手巾包好,放在距离宝宝脚20~30厘米处,经常更换温水袋中的水即可。此法简单易行,但是要注意安全,不可大意烫伤了宝宝。

**(5)妈妈体温温暖**

在白天,让宝宝跟妈妈睡在一起,小宝宝靠着妈妈的身体,妈妈的体温就会温暖宝宝,这样吃奶保暖两不误。宝宝靠着妈妈睡,让妈妈可以随时随地观察到宝宝,所以,此法是既安全又方便的。但在晚上,妈妈不宜跟宝宝一起睡,因为照顾宝宝一天,新妈妈会很累,夜里睡觉会很沉,稍不留意就会压伤宝宝。

(6)用电热毯保暖

电热毯存在静电场,对宝宝不利,所以一般来讲,不提倡用电热毯为宝宝保暖。如需用电热毯为宝宝保暖,应该先打开电热毯,让电热毯把宝宝的被褥烤热,然后再把宝宝放在热的被褥上面,关掉电源,让宝宝睡觉。不提倡开着电热毯让宝宝睡觉,避免温度过热伤害到宝宝。

此外,不是所有的新生宝宝都需要加强保暖,新妈妈可以根据宝宝小手的温度,来判断宝宝需不需要加强保暖。如果宝宝的手心是干并热的,说明此刻宝宝不需要另外的保暖措施,如果宝宝的手冰凉,说明宝宝很冷,需要用上面介绍的方法为宝宝取暖,如果宝宝的手心湿热,证明保暖过度,新妈妈应及时给宝宝散热。

## 26. 健康睡姿睡出健康宝宝

俗话说:"睡得好,吃得饱,宝宝自然长得好。"新生宝宝一天的睡眠时间可达 12~15 小时,怎样才能睡出一个健康的宝宝呢?睡姿起着很大的作用。

宝宝睡姿分三种:仰睡、侧睡和趴睡。下面我们介绍一下这三种睡眠方式。

(1)仰睡

仰睡是宝宝最常见的睡眠方式。仰睡能够让新妈妈很好地观察宝宝,宝宝的四肢可以自由的活动。但仰睡也存在很多缺点:宝宝溢奶时,奶水会积聚在宝宝的咽喉,很难将由肺溢到食管内的奶水排出体外,容易呛入气管引起危险;仰睡将腹部朝外,使宝宝缺乏"安全感",不能熟睡;仰睡使宝宝喉部阻挡呼吸气流,使之不能自由地进出气管口,一旦气流阻力增大,宝宝在仰睡时呼吸就会有杂音,对原本呼吸就不顺畅的宝宝;造成呼吸困难,长期仰睡还会造成宝宝头部扁平。

### （2）侧睡

我们提倡宝宝侧睡。侧睡分左侧睡和右侧睡，一般采取右侧睡好一点，这样不仅可以避免压迫心脏，还可以减少宝宝溢奶，也有利于宝宝胃的消化。但是新生宝宝头颈的肌肉还很弱，不会自己翻身，加上长期让宝宝朝一个方向睡觉，容易使宝宝的头长偏，容易引起宝宝牙齿生长不齐，所以在侧睡的时候，新妈妈一定要帮助宝宝多翻身。

### （3）趴睡

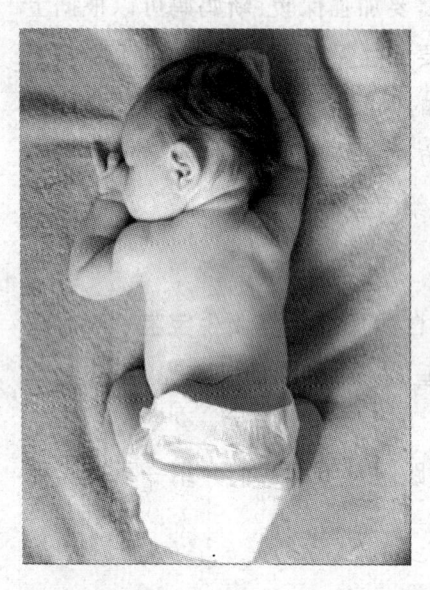

趴睡是最有争议的睡觉姿势。宝宝自身会比较喜欢趴着睡觉，因为宝宝在妈妈体内的时候就是蜷曲着身体的，趴着睡觉更接近于在妈妈子宫内的感觉，使宝宝有安全感，也睡得比较踏实；趴睡不会引起呕吐，即使宝宝溢奶，奶水也会顺着嘴角流出不至于呛着宝宝；趴睡可以增强宝宝心肺等器官的活动；也可以锻炼宝宝头颈和四肢的活动，增加肌肉的力量。但是新生宝宝还不会自己翻身，被褥等有可能阻塞口鼻，引起窒息。所以，趴睡虽然有很多好处，但应在宝宝半岁以后才可以让他（她）趴着睡觉，如新生宝宝有必要趴睡，要让宝宝在白天的时候趴睡，新妈妈要在一旁注意观察宝宝，切不可让宝宝因被褥阻塞口鼻而窒息。

新妈妈要根据宝宝自身的特点，交替选择适合宝宝的睡眠姿势，同时还要为宝宝提供良好的睡眠环境，可播放一些轻音乐给宝宝听，给宝宝养成很好的睡眠习惯。这样，才能睡出一个健康的宝宝。

## 27. 新生儿要不要剪指甲

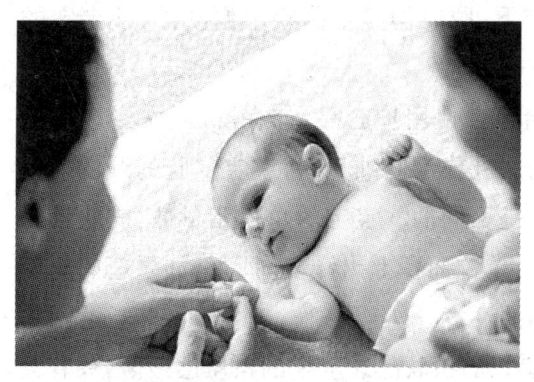

有的新妈妈看到宝宝没有目的的用小手来回的抓摸，担心宝宝会一不小心把自己抓伤，又不敢轻易为宝宝修剪指甲，于是就给宝宝做了一副手套，戴在手上。这其实是极其错误的。

所以，如果宝宝的指甲变长，新妈妈不要为宝宝做手套，应为宝宝剪指甲。宝宝指甲的生长速度很快，几乎一个星期就要为宝宝修剪一次。如何剪指甲才不会伤害到宝宝呢？下面我们来具体的介绍一下。

给宝宝剪指甲要选宝宝睡觉的时候，这时宝宝比较安静，不会乱动；给宝宝剪指甲的剪刀应该用细小的、清洁的，最好去药店买一把手术剪刀，或者用小一点的指甲刀，用完以后要注意清洁；剪指甲时抓住宝宝的小手，避免宝宝因晃动而戳伤皮肤；宝宝的指甲很软，修剪时候要注意，不要伤害到宝宝的手指；指甲要剪成圆形，避免宝宝胳膊乱动时抓伤小脸；剪完后要注意将宝宝的小手擦净，以免宝宝吮手指吃入细菌。

## 28. 宝宝需要护肤品吗

宝宝的皮肤天生很好，但是有些护肤品还是必不可少的。例如：每次喂奶后宝宝的口角容易遗留少许奶水，如不及时擦洗，时间一长容易出现红疹。新妈妈在这时要用温水给宝宝轻轻擦洗，然后涂上少量的润肤露。尿液的刺激也可使宝宝患尿布疹，新妈妈要用温水为宝宝清洗皮肤，然后等待屁股上的水分晾干，再在宝宝的屁股上涂上少

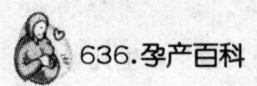

量的护臀霜;宝宝身体的皱褶处要保持清洁干燥,新妈妈每次为宝宝洗澡之后,都要在宝宝的腋下、腹股沟等部位涂上润肤油,使宝宝的皱褶处不易发炎、糜烂。

平时,新妈妈也可以给宝宝使用护肤品,如在洗脸、洗澡以后给宝宝的脸部、身体上涂上润肤乳或润肤油,保持宝宝皮肤的湿润。但是,宝宝皮肤的性质与大人是不同的。宝宝的总皮脂量低,皮肤较为干燥;大人的皮肤含水量高,单位面积上出汗多。所以,如果新妈妈要为宝宝购买护肤品,要特别的注意。

♥宝宝千万不能用新妈妈的护肤品。宝宝的角质层很薄,只有大人的三分之一厚。给宝宝买护肤品的时候,要选婴幼儿专用的护肤品。

♥选择时不要追求名牌或者买价格昂贵的产品,只有适合宝宝的才是最好的。购买时要选择不含香料、无刺激、温和、能够保持宝宝肌肤水分平衡的护肤品。

♥宝宝的护肤品不宜随意更换。

## 29. 给新生宝宝选床有学问

通常新生宝宝的睡眠时间是比较长的,一个好的睡眠环境对宝宝今后的发展有很大的好处。所以,新爸爸新妈妈要为宝宝选择一张能够让他(她)安静、舒适、健康成长的小床。

首先,给宝宝选床要注重安全性。为宝宝选床的时候要认真的检查,看看螺丝、铁钉有没有掉漏,有没有上紧,支撑垫褥的木条是否坚稳;最好选择圆木条状的栅栏,每根木条都应牢固地钉在各位置上,一根木条都不能缺少,木条要打磨的光滑,木条之间的缝隙不能超过6厘米,以防婴儿伸头出去时被夹往;栅栏的长度要高出床垫50厘米,如果太低,等宝宝能够站立的时候,容易爬出床外造成危险,若太高,新爸爸新妈妈抱宝宝出来的时候,将会十分的不方便;不要为宝宝选择有木雕的床,虽然好看,但一旦处理不好就容易刮伤宝宝;不要在宝宝的床上贴图画，因为不粘胶的一边卷起，宝宝很可能撕下放进嘴里，一不小心就会造成危险，也不要在宝宝的床边贴一些颜色鲜亮的图画，这样会刺激宝宝的神经，使宝宝烦躁不安，一般暖色调的图画宝宝会比较喜欢；宝宝喜欢用牙齿啃东西，选床时要看看床的表面有没有漆和防止床龟裂的保护层，还要看看涂床的油漆内是否含有铅，如果含有，宝宝在啃咬栏杆的时候容易引起铅中毒，从而引起宝宝贫血；当床垫调到最高位置时，它与床缘之间的距离最好要在25厘米以上，还要与床架紧密结合，防止宝宝将头伸出；婴儿床两边的床缘通常有两个高低调整位置，这些调整控制必须具有防范儿童的固定卡锁机能，使宝宝不能自己降下床缘。

另外，帮宝宝选床的时候应以木板床为宜，床垫也不要过软，因为宝宝的身体正在发育当中，如果床较软，容易引起脊柱变形；不要用塑料包扎床或者床垫，一不小心会引起宝宝窒息。此外还要注意床的大小，床太小，宝宝用的时间较短就会被淘汰，床太大，宝宝睡在上面没有安全感，所以要根据宝宝自身的特点来选择适合宝宝的床。

其次，要注意床的摆放位置。一般来讲，床不能摆放在靠窗的位置，如果宝宝能够接触到窗帘的拉绳就会抓来玩，绳子缠在脖颈上容易使宝宝窒息而死；床的附近也不能用绳子挂小玩具，如需吊挂，需要挂在宝宝的小手够不到的地方。

## 30. 如何布置宝宝的卧室

宝宝的成长需要有一个良好的环境。新生宝宝一天的大部分时间都是躺在床上，所以，宝宝的生长环境自然是卧室。新爸爸新妈妈要好好布置宝宝的卧室，让宝宝健康快乐的成长。

为宝宝布置卧室时，要注意，无论生理还是心理上的因素都要考虑到。一般来说，要做到母婴同室，这样便于新妈妈观察和照顾宝宝。卧室要清洁，这样细菌不容易滋生，可以减少宝宝生病，促进宝宝生长发育。新妈妈每天都要开窗,一方面可以让室内通风,使宝宝呼吸到新鲜的空气,开窗时,要注意不要让冷风直吹着宝宝,以免宝宝受凉;另一方面可使太阳射进房间,让宝宝晒一会儿太阳。

宝宝的卧室要保持一定的温度和湿度。一般来说室内温度在22℃~24℃,湿度在60%~65%即可。寒冷的冬季要用暖气、空调或者使用温水袋为宝宝取暖,用温水袋要注意不要烫伤了宝宝。炎热的夏天,新妈妈可用风扇、空调为宝宝降温,但要注意避免冷风直吹宝宝的身体,以免使宝宝感冒。不论冬天还是夏天,都不要忘记保持卧室的湿度,冬季可用空气加湿器,或在暖气片上放些干净的湿手巾和夏天勤拖地等来保持空气湿润。

不要让宝宝在刚刚粉刷过墙壁的卧室居住,这样强烈的气味对宝宝的鼻部刺激较大,容易引起宝宝呼吸困难或者中毒。禁止在宝宝的卧室吸烟。卧室的地面不宜铺地毯,一方面地毯不容易清洗,容易滋生细菌,引起宝宝生病,另一方面地毯的质地也不利于宝宝日后的学步和行走。

卧室墙壁上不要挂太多的色彩艳丽的图画,这样环境杂乱容易引起宝宝烦躁,如有必要可在墙壁上少挂几张有暖色调倾向的安静的图片,距离宝宝的眼睛不要太近,也不要总是那几张,要经常更换,这样对宝宝的视觉的发育是一个不错的刺激。卧室也可以准备音响,为宝宝播放一些柔和愉快的轻音乐,以促进宝宝听觉的发育。此外,还可以在距离宝宝床上方15~20厘米处放一个可发声的小娃娃哄宝宝开心,这样既可以锻炼视觉又可以锻炼听觉,一举两得。

## 二、新生儿的日常活动

传统的新生宝宝的日常活动可以用五个字来概括:吃、喝、拉、撒、睡。宝宝大部分的时间都是躺在襁褓中望着天花板,或者看着妈妈为宝宝准备的带声音的小玩具,很少会有新妈妈带宝宝外出活动。

## 639. 第十九章　新生儿

当今社会，新生宝宝的日常活动已经发生了很大的变化，我们鼓励新妈妈带宝宝进行适当的日常锻炼，这不仅不会对宝宝带来坏处，相反，这些日常活动会让宝宝很好的锻炼四肢，适应环境，形成开朗的性格，让宝宝有一个健康的身体，帮助宝宝快乐的成长。

### 1. 新生儿游泳是一项早期保健活动

宝宝因为在妈妈的羊水里生活了10个月，所以，他(她)们天生是不怕水的，如果你将他(她)们放入水中，这些小家伙们会很自然的在水中漂浮，甚至可以睁开双眼。

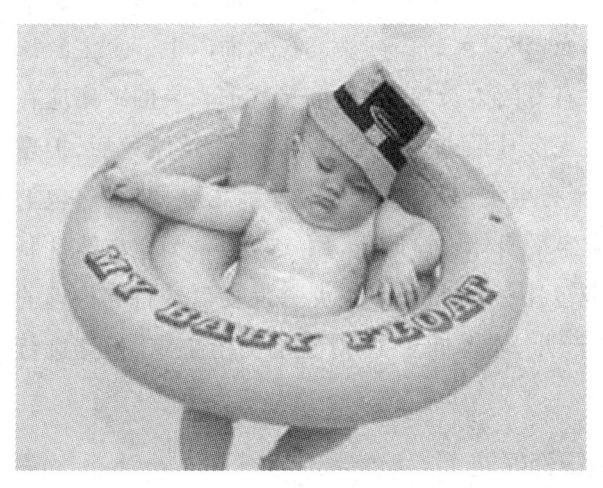

我国有的专家把"婴儿游泳"定义为：把0~12个月的婴儿放在专用安全保护措施和设备下，由经过专门培训的人员操作和看护，在新生儿出生当天即可进行的一项特定的、阶段性的人类水中早期保健活动。可以说，游泳对新生宝宝日后的发育很有益处。首先，游泳是在大脑的支配下完成的，长期游泳能促进宝宝脑神经的发育，提高大脑对外界环境的适应能力、反应能力，为宝宝智力和情商的发育打下良好的基础。第二，游泳时水压能够促进胸廓的发育，使宝宝的肺活量增加，水的按摩作用能使宝宝身心愉快，精神放松，水波的轻拍能促进宝宝的血液循环，使心跳加快，心肌得到很好的锻炼。第三，游泳能够促进肠的蠕动，有利于早期胎便的排出，增强宝宝的消化功能，有利于宝宝很好的进食。最后,游泳对体能的消耗,能帮助宝宝很好的入睡。

如果有条件,新爸爸新妈妈应该尽早带宝宝去游泳,时间最好在新妈妈给宝宝充分哺乳一小时后,一天两次,一次时间不超过20分钟,也可以根据宝宝的喜好来确定时间。新生宝宝游泳必须由专职培训人员进行护理操作,游泳馆室温28℃左右,游泳池水温37℃左右,游泳前先检查游泳圈颈围型号、保险按扣和有无破损、漏气,双气囊是否各充气约80%,是否帮宝宝贴好了脐带防水贴。准备工作做完以后,护理人员从前往后将泳圈套入婴儿颈部,把宝宝下颌放于下颌槽中,扣好双重保险粘贴,将婴儿缓慢放入水中。护理人员从旁边协助宝宝,帮助宝宝伸展四肢,让宝宝的头部始终在水面以上。宝宝游泳时,应注意全程都应该有专门人员监护,宝宝与监护人员的距离应在一臂以内,同时要防止宝宝耳朵进水引起中耳炎。游泳结束后,护理人员双手抱住宝宝躯干将宝宝抱出,在工作台上将游泳圈取下,包上浴巾为宝宝取暖,等宝宝的身体完全晾干,用75%酒精为宝宝擦洗脐部,并用一次性护脐带包扎。此外,有新生儿并发症需要特殊护理的宝宝、小于32周的早产儿、体重低于1800克的新生宝宝,不宜进行游泳锻炼。

## 2. 按摩对新生儿的健康有好处

近年来,对0~3个月的宝宝来说,按摩成为一项流行的"健身活动",究竟按摩对宝宝的身体有什么好处呢,下面我们来具体的介绍一下。

### (1)促进母子感情

宝宝刚生下来,最需要的是新爸爸新妈妈的疼爱。新爸爸新妈妈为宝宝按摩,会让宝宝觉得受到了疼爱,让宝宝感觉到温暖。一家三口,其乐融融,欢笑和愉悦能促进宝宝与家长之间的交流,让宝宝心理上有安全感,安全感越高的宝宝,长大以后独立性会越强。这对宝宝以后的发展很有作用。

**(2) 增强免疫力**

当人收到来自外界的压力时,身体会产生压力激素,免疫力就会下降。按摩可以降低压力激素(ACTH)的产生,从而增强宝宝自身的免疫力。

**(3) 消除焦虑,减轻疼痛**

对于经常哭闹的宝宝,如果经常给他(她)按摩,会让他(她)觉得有安全感,焦虑自然就消除了。此外,按摩可以使宝宝全身的肌肉放松,浑身舒畅,使肌肉不紧绷,疼痛就会减轻。

**(4) 促进生长发育**

通过双手给宝宝按摩,宝宝气血通畅,脉络通顺,肌肉得到很好的放松,增加了迷走神经的活动,使宝宝的身体产生更多的荷尔蒙、胰岛素,有利于宝宝胃的消化和肠的吸收,从而使得宝宝很好的吃饭,促进了身体的发育和体重的增加。

新妈妈给宝宝按摩时,要注意按摩的力度一定要轻,更准确地说给宝宝按摩就是抚摸。对于小于6周的宝宝,一次按摩最多不要超过10分钟。按摩时,要从左向右、从上到下的抚摸宝宝。用双手轻轻的抚摸宝宝的脸、腹部和背部,轻轻为宝宝移动胳膊、臀部、大腿和小腿的肌肉,不要给宝宝使用精油,以免宝宝吃手吃进肚子。

### 3. 新生儿不必等到满月才出门

有些老人说,新生宝宝必须要等到满月以后才可以出门,其实这是没有科学依据的。新生宝宝不必等到满月才出门,新爸爸新妈妈可以带宝宝尽情去享受大自然的空气和阳光。因为宝宝虽然看起来较弱,但是宝宝从妈妈体内出来后,身体内带有妈妈的部分抗体。

虽然如此,新妈妈带未满月的宝宝出门的时候要注意,不能带宝宝去人群过于密集的地方,人群太杂会使宝宝接触细菌的机会增加,容易使宝宝患病;出门尽量做好保暖工作,不让宝宝受到风寒;宝宝的眼睛没有发育好,出门时候如果阳光刺眼,就要注意给宝宝戴一顶小帽子遮阳;带好充足的尿片、衣服、奶瓶、奶粉,还有必需的药品;此外,出门时,新妈妈要让宝宝注意休息,不要累着他(她)。

### 4. 给新生儿做空气浴

空气浴对新生宝宝来说是很有好处的。空气浴能够让宝宝接触到新鲜的空气,新鲜空气的含氧量较高,能促进新陈代谢,抑制细菌的生长,防止感冒。另外室外的空气相对于室内的空气来说,温度相对较低,宝宝进行室外空气浴,能够提高宝宝神经和心血管系统的敏感度,调整体温以适应环境的变化,使皮肤和呼吸道得到很好的锻炼,增强对疾病的抵抗能力。

空气浴虽好,但给宝宝进行空气浴的时候要注意循序渐进。刚开始,让宝宝裸露或者穿得单薄宽松躺在床上,使宝宝的身体广泛的接触空气,起初宝宝还不是太适应,做几分钟即可,新生宝宝还可在20℃~24℃的室内进行。等到宝宝渐渐适应了,可将宝宝抱出户外,每天1~2次,每次做空气浴的时间,可由原来的几分钟延长至10~15分钟,未满月的宝宝不可超过20分钟。

给宝宝做户外空气浴是有季节性的。最好从夏季开始,渐渐过度到秋季、冬季。夏天应选择早晚凉快的时候,冬天时,要选择在10~11点之间,或下午3点左右较温暖的时间外出进行空气浴。空腹和饭后一小时不能外出进行空气浴,空气浴后应及时给宝宝补充水分和奶水。气温在30℃以上时,不宜将宝宝带出进行空气浴,这时候极容易晒伤宝宝柔嫩的皮肤,更有可能使宝宝中暑。

新妈妈要注意观察宝宝进行空气浴时的反应,如出现满头大汗、皮肤发紫、面有红疹、精神萎靡,或者面色苍白、手脚发凉的症状,应该马上停止锻炼。

### 5. 帮助宝宝做快乐体操

宝宝吃饱后和睡觉前,帮助他(她)做体操,有助于宝宝睡眠。给宝宝做体操不同于给宝宝做按摩,按摩只是停留在宝宝的皮肤,而体操则是让宝宝全身的肌肉和关节都得到运动,获得舒缓,相比较按摩更能锻炼宝宝的身体。给宝宝做体操要在宝宝出生后10天左右才能做,室内的温度最好在21℃~22℃之间,一天或者两天为宝宝做一次。

(1)颈部运动

让宝宝趴在床上,宝宝就会抬起头来。这样颈部就会得到很好的锻炼。注意刚开始不要让宝宝趴得太久,如果宝宝不再抬头了,证明宝宝累了,应该让宝宝翻过身来休息。

(2)胸部运动

新妈妈把右手放在宝宝的腰下面,托起宝宝的腰部,手向上轻轻抬一下,宝宝的胸部就动一下。如此重复几次,注意新妈妈的动作一定要缓慢、轻柔。

(3)上肢运动

让宝宝躺在床上,新妈妈握住宝宝的腕部,宝宝两手握住妈妈的大拇指,让宝宝的胳膊向外平展,手心向外,然后胳膊交叉在胸前,这样重复几次。然后将宝宝左胳膊肘关节前屈然后还原,再换右胳膊肘关节前屈再还原,这样也重复几次。将左臂弯曲贴近身体,以肩关节为中心做绕环运动,然后换右臂,也做同样的绕环运动,这样再次重复几次,注意帮助宝宝运动的时候,宝宝胳膊向外平展时可多用力,双手在胸前交叉时动作可轻柔些。做肘关节的活动时,新妈妈一只手要握住宝宝的肩,动作要轻柔。做肩关节的运动时也要轻柔,不要拉动宝宝的肩,让宝宝勉强做动作。

### (4)腰部运动

让宝宝仰卧在床上,把宝宝的左腿放在右腿上,让宝宝扭一扭,宝宝的腰部就会得到运动。然后换宝宝的右腿放在左腿上,做同样的运动。这样重复几次即可锻炼宝宝的腰部。

### (5)臀部运动

让宝宝翻身趴在床上,抬起宝宝的左脚,小屁股就会动一下,然后换宝宝的右脚,如此重复几次,也会使宝宝的臀部得到锻炼。

### (6)下肢运动

首先让宝宝仰卧,伸直双腿,分别向上、下、左、右各个方向伸展。然后屈左膝关节,让宝宝左腿靠近腹部,再换右腿做相同的动作。最后让宝宝俯卧在床上,新妈妈左手握住宝宝左脚的脚踝,右手握住左脚足前掌,轻轻的活动足前掌,然后换右脚重复相同的运动即可。

### (7)翻身锻炼

让宝宝仰卧并腿,两臂屈曲放在胸腹部。新妈妈右手扶宝宝的胸部,左手垫于宝宝背部,帮助宝宝从仰卧转为左侧卧,坚持几分钟之后还原,然后换另一边,让宝宝转为右侧卧。如此重复几次,锻炼宝宝翻身的能力。

## 三、新生儿的衣物穿着

小宝宝来到人间,身体各方面还没有发育成熟,平常给宝宝穿什么、怎么穿,都应该特别讲究。但是很多新爸爸新妈妈对如何给宝宝科学的穿衣不是太懂,所以在如何给孩子科学的穿衣过程中出现了很多问题。有些家长认为宝宝的衣服穿半年或者一年就不再穿了,买好的可惜,买差的又怕对宝宝的身体不好,所以在给宝宝购置衣服的时候左右为难;还有的家长老是给孩子穿同事或者亲戚家的孩子退下来的旧衣服,但不知道这样对宝宝的身体是否有坏处等等。为了解决这些给宝宝穿衣选衣的难题,我们在下面来介绍新生儿的衣物穿着问题,希望能给家长们一些启示。

## 1. 如何为新生儿购置衣服

给宝宝选衣服的时候看重的是颜色、面料,不一定要买品牌,买适合自己宝宝的衣服就是最好。

给宝宝选衣服的时候,要选色彩单纯、颜色素雅的,这样新妈妈在给宝宝洗衣服的时候,能通过衣服观察到宝宝的身体是否有异常。面料要选纯棉的,宝宝的肌肤柔嫩,纯棉面料的衣服不会对宝宝的皮肤造成伤害,同时还可以起到吸汗的作用。款式要买宽松、舒适的,样式简单即可。

给新生宝宝买衣服的时候,要尽量买能穿到2个月大的尺码,即使刚买来的衣服对宝宝来说还稍有些大,也不会对宝宝的生长发育造成危害。给宝宝买内衣的时候,不主张买带领子的衣服或者穿头衫,一般选有袖的斜襟短衫,或者是"和尚服"为好。也不要买带扣子或拉链的内衣,以免不小心伤害宝宝的皮肤。买外衣的时候应选连衣裤为好,新生宝宝的外衣可穿可不穿,一般用毯子裹好就可以了。

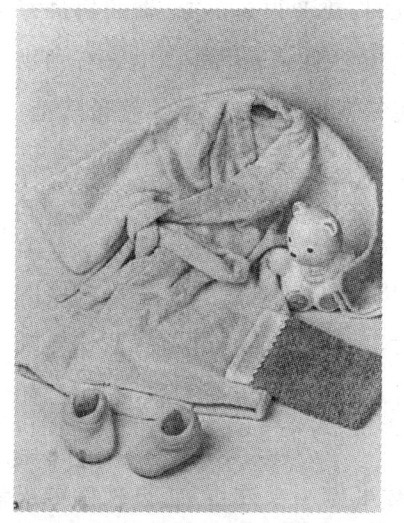

给宝宝买衣服的时侯,新妈妈要紧贴着衣服闻一下是否有特殊的刺激性气味,以免含有刺激宝宝肌肤的物质;不要让宝宝穿带有绳子的衣服,帽子上的绳子也最好拿掉,宝宝好奇心很强,什么东西都喜欢拿来吃,绳子上的小球往往是宝宝吞咽的对象,如不及时发现有可能

造成危险,如果绳子缠住宝宝的脖颈,轻者会勒出血痕,重者宝宝会窒息而死;买完衣服要先洗后穿,让宝宝的衣服在水中浸泡一段时间再洗,洗完之后放在阳光充足的地方晾干,这样可以降低衣服上残留的甲醛和过高的酸碱性,避免给宝宝肌肤带来伤害。

## 2. 新生儿穿旧衣有科学道理吗

宝宝出生时,老人们就拿出自己的育儿经教育年轻的爸爸妈妈,说宝宝要吃"百家饭",穿"百衲衣",这样宝宝长大后才有出息。其实穿旧衣是要注意的。如果旧衣服是同事或者亲戚的宝宝替换下来的,替换时间不是很长,衣服质地也还不错,也比较新,这时给宝宝穿穿旧衣也无妨。别的宝宝穿过的旧衣服,在柔软性和舒适度方面都胜过新衣服,宝宝的皮肤娇嫩,穿这样的旧衣服对宝宝的皮肤也有好处。另外,经过洗涤多次的旧衣本身消除了甲醛、铅等隐患,让新妈妈放心的给宝宝使用。在使用健康宝宝穿旧的衣服之前,一定要做好消毒杀菌工作,多洗几遍,然后放在太阳下暴晒消毒,才能给宝宝穿上身,否则如果衣服内含有病菌,可能对宝宝的健康不利。

如果衣服经过反复清洗质地比较旧,或者很久不穿,新妈妈最好不要给宝宝穿。经过反复洗涤的衣服,虽然消除了甲醛和铅等有毒物质的隐患,但衣服的质地也会改变,透气性也比较差,难免携带病菌,所以,很久不穿的旧衣不要给宝宝穿。

## 3. 新生儿衣服的 PH 值和甲醛含量不容忽视

很多新妈妈在给宝宝购买衣服的时候只注重款式,忽略衣服的 PH 值和甲醛含量,这是极其错误的。宝宝的皮肤是弱酸性的,这样既能保护宝宝皮肤,又能防止病菌的入侵。给宝宝选择衣服的时候,如果衣服的 PH 值与宝宝皮肤相差太大,容易对宝宝的皮肤产生刺激。近年来,我国对新生儿衣服的 PH 值标准做了硬性规定:直接接触皮肤的产品PH值为4.0~7.5,非直接接触皮肤的产品PH值为4.0~9.0。偏酸性的衣服PH值低于4.0,过度酸性服装在贮存过程中容易损坏;偏碱性的衣服PH值高于7.5,对这样的衣服来说,细菌、病菌繁殖生长较快,会影响宝宝的身体健康。所以,新妈妈在给宝宝买衣服的时候,应选PH值在4.0~7.5之间的为好。

此外,宝宝衣服中甲醛的含量也不容小视。现在的许多厂家都用廉价助剂为宝宝染印衣服,这样染出的衣服色彩斑斓,十分好看,但是这些廉价助剂中含有较高的甲醛,如果这些厂家没有在出厂前把甲醛清除,宝宝穿上这些含有甲醛超标的衣服后,衣服上的甲醛就会释放出来,使宝宝出现失眠、头痛、咳嗽等症状,严重时会出现窒息,对宝宝十分不利。我国在《国家纺织产品基本安全技术规范》中规定,0~24个月的婴幼儿的衣服属于A类产品,如果衣服中含有甲醛,应保证甲醛含量≤20mg/kg,大于24个月直接接触皮肤的B类儿童服装甲醛含量≤75mg/kg,非直接接触皮肤的C类儿童服装甲醛含量≤300mg/kg。新妈妈在给宝宝买衣服的时候,一定要看好标签上面的甲醛含量,以免买错。

## 4. 可以给新生儿穿束腰裤吗

我们提倡尽量不要给新生宝宝穿束腰裤,这样会影响宝宝身体的发育。宝宝在婴幼儿时期主要靠腹式呼吸为主,束腰裤上的松紧带容易阻碍宝宝的正常呼吸,引起宝宝呼吸困难,长期下去可引起宝宝胸廓肋骨外翻畸形,有时候新妈妈会误认为宝宝缺钙。如果新妈妈带宝宝去医院检查不是缺钙引起,那么新妈妈就要注意,是不是宝宝束腰裤上的松紧带太紧了。

## 5. 新生儿衣物的清洗和收纳

给宝宝穿什么样的衣服很重要,给宝宝清洗和收纳衣服也同

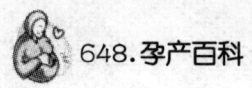

样很重要。下面我们将分开介绍一下,如何正确的给宝宝清洗和收纳衣服。

给宝宝清洗衣服的时候要注意几点。

(1)沾上污渍尽快洗

宝宝的衣服很容易弄上巧克力、果汁、奶渍等不容易清洗的污渍,新妈妈对付这些污渍时,最有效的办法是尽快清洗,如果宝宝弄脏了衣服,长时间不洗,污渍就会深入纤维,不容易清洗。

(2)单独给宝宝洗衣服

新妈妈给宝宝洗衣服的时候,不要将全家人的衣服混在一起清洗,这样大人衣服上的细菌就不会污染孩子的衣服,避免了交叉感染。

(3)分开清洗内外衣

宝宝的外衣容易存有污垢,外衣的细菌比内衣要多得多。而内衣紧贴着宝宝的身体,为避免外衣上的细菌感染内衣,清洗时应将内衣和外衣分开洗。

(4)手洗宝宝的衣服

洗衣机内沾有很多细菌,新妈妈用手给宝宝清洗衣物会更安全。

(5)用婴儿洗衣液清洗

婴儿洗衣液能够使衣服洗完之后柔软舒适,并且容易冲洗,对宝宝的身体危害性很小。使用时先准备温水,然后按照洗衣液的使用说明,倒入适当比例的婴儿洗衣液,把宝宝的衣服浸泡在里面大约20分钟,然后清洗,可以省时省力。

(6)不要用漂白剂、除菌剂

这些漂白剂和除菌剂虽然能够让衣服增白、除菌,但是却很难漂洗干净。如果要给宝宝的衣服杀菌可以在阳光下暴晒,尽管是天然的,但也有很好的效果。

### (7) 漂洗要干净

这是一道重要的工序。宝宝的衣服要是漂洗不干净,宝宝穿着不舒服不说,还可能造成宝宝皮肤瘙痒,引起皮肤炎症。所以,清洗宝宝的衣服后,要用清水至少漂洗3遍,直到漂洗干净为止。

关于宝宝衣服的收纳,新妈妈也要注意以下几点。

♥宝宝的衣服在收纳以前,一定要彻底的清洗晾干,以免滋生细菌,对宝宝身体不利。

♥内衣要用专门的袋子包起来,单独收纳。

♥用专门的无纺布收纳盒、纸制收纳箱、木箱等来收纳宝宝的衣服,不要让宝宝的衣服与大人的放在一起,也不要在箱子里放樟脑丸。

♥当太阳很大的时候,新妈妈千万不要懒惰,要把宝宝的衣服拿出来晒太阳杀菌,然后用上面的方法再次收纳起宝宝的衣服。

## 6. 新生儿穿衣不能过多

寒冷的冬天,新妈妈总是担心宝宝穿得不够暖,于是,里三层外三层地把宝宝包裹起来,殊不知这样会害了宝宝。

宝宝刚刚出生,身体发育不完善,体温的调节能力也很弱,可能因外界的寒冷而体温下降,也可能因外界的高温而体温上升。冬天,新妈妈给宝宝过度保暖,宝宝自己不能摆脱闷热的不利环境,当环境温度超过34℃时,会使宝宝身体大量出汗、

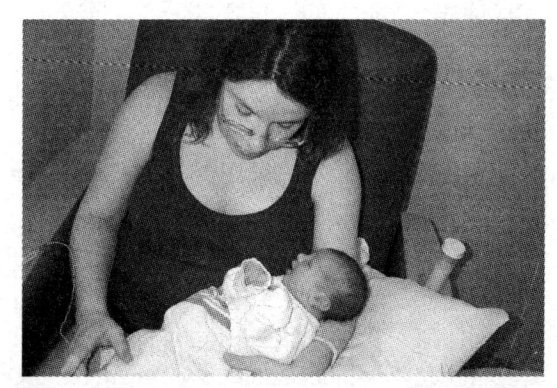

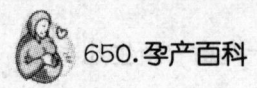

体液丢失,出现脱水,严重时还可出现酸中毒、甚至脑缺氧。

因此,给宝宝穿衣服的时候,要根据气候、环境温度来确定给宝宝穿多少,切不可没有章法的给宝宝乱套一气,这样不仅不会保护宝宝,还会伤害到宝宝。一般来说,宝宝在室内穿的衣服比大人多一件就可以满足宝宝自身的需要了。

## 7. 不要给新生儿戴手套

给新生宝宝戴手套会束缚孩子的双手,使手指的活动受限制。新生宝宝长大的过程中也在不断完善自己的触觉,用手套将宝宝的手束缚住,表面上是保护了宝宝,实际上让宝宝的小手不能自由的张握,对宝宝触觉的发育很不利。

另外,手套大多用棉布缝制,如果里面的线头脱落,宝宝又爱乱动,极易使线头缠住宝宝的手指,如发现不及时,会阻碍血液循环,严重时会引起手指坏死。

**图书在版编目(CIP)数据**

孕产百科/郭晓丽主编. －北京:华夏出版社,2009.4(2010重印)
ISBN 978-7-5080-5155-0

Ⅰ.孕… Ⅱ.郭… Ⅲ.①孕妇－妇幼保健－基本知识
②产妇－妇幼保健－基本知识 Ⅳ.R715.3

中国版本图书馆 CIP 数据核字(2009)第 041132 号

华 夏 出 版 社 出 版 发 行
(北京东直门外香河园北里4号 邮编:100028)
新 华 书 店 经 销
世 界 知 识 印 刷 厂 印 刷
三河市李旗庄少明装订厂装订
880×1230 1/32开本 21.75印张 490千字 插页1
2009年4月北京第1版 2010年7月北京第3次印刷
定价:38.00元

本版图书凡印刷装订错误可及时向我社发行部调换